国家级名老中医临证必选方剂系列丛书

耳鼻咽喉口腔科国医圣手时方

总主编：彭清华

主　编：李凡成　彭清华

副主编：沂耀杰　刘建华　谭　劲　朱镇华　宾　骥

编　委：文　志　申　琪　刘　湘　刘婷婷　卢　帅

多　鹏　孙海波　李　萍　李文娟　李韵霞

吴大力　陈　玄　陈立浩　杨伟丽　杨毅敬

周小军　周蓝飞　欧　晨　欧阳云　胡丹瑛

彭　波　彭　斌　谢　慧　谭涵宇　魏歆然

CNS K 湖南科学技术出版社

国家一级出版社　全国百佳图书出版单位

·长沙·

《国家级名老中医临证必选方剂系列丛书》编委会名单

编写说明

为了传承近现代全国中医各科名家的临床治疗经验，整理其临床有代表性的经验方，由湖南中医药大学牵头，组织20余所中医药院校及附属医院的专家，编写了《国家级名老中医临证必选方剂系列丛书》，包括《内科国医圣手时方》《外科国医圣手时方》《妇科国医圣手时方》《儿科国医圣手时方》《皮肤科国医圣手时方》《眼科国医圣手时方》《耳鼻咽喉口腔科国医圣手时方》《肿瘤科国医圣手时方》《疑难杂症国医圣手时方》共9个分册，力争编写成为继《方剂大辞典》和高等中医药院校教材《方剂学》之外的经典、权威的方剂工具书。本丛书由湖南中医药大学副校长彭清华教授担任总主编，欧阳云博士、周亚莎博士担任学术秘书。

本丛书国医圣手的遴选标准为：国医大师，近代著名老中医（已去世，如岳美中、蒲辅周、李聪甫、陈达夫等），经原国家人事部、原国家卫生部、国家中医药管理局认可的全国老中医药专家学术经验继承工作指导老师，并在国内有较大影响的临床一线专家。时方遴选标准为：选择出自以上名家的有代表性的经验方，配方科学、安全性高；所收录的经验方要有系统的研究论证，并在业内正规刊物上公开报道、发表论文或正式出版的；本丛书编者在临床上有过验证。文献引用期刊标准为：具有正规刊号的学术期刊（统计源期刊、核心期刊）或正式出版的著作。

为确保本丛书质量，各分册主编、副主编遴选标准为：相应专科临床一线专家；具有高级职称，本单位本科室学科带头人；各个分册主编、副主编，每个单位原则上只有一位专家；每个分册参编专家在10所本科院校以上。因此，9个分册的主编、副主编遍布全国各大本科及以上层次的中医药院校及其附属医院，体现了本丛书的权威性、公允性和代表性。

本丛书的编写，得到了湖南中医药大学、湖南科学技术出版社及各分册主编、副主编和编委所在单位的大力支持，在此一并致以衷心的感谢！

彭清华

于长沙

前　　言

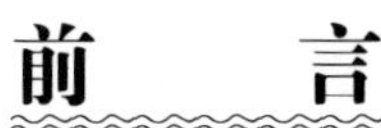

大济蒸人，华叶递荣；人不穷理，不可以学医；医不穷理，不可以用药。中医之路唯有承继医道，兼容并取，本造福于民、得惠苍生之旨，才能生生不息，芳源永流。名老中医是将中医药学基本理论、前人经验与临床实践相结合，解决临床疑难问题的典范，代表着中医学术和临床发展的最高水平。他们的学术思想和临证经验是中医药学术特点、理论特质的集中体现，与浩如烟海的中医古籍文献相比，它们更加鲜活，更具实用性，是中医药学这个伟大宝库中的一笔宝贵财富，必须要让其得以继承，并发扬光大。

《伤寒论》方称“经方”，经方以后之方称“时方”，继《伤寒论》之后，产生了数以万计的“时方”（今方），经方、时方并驾齐驱，荟萃医林，各有千秋，荫庇于民，应兼收并蓄，使古今之方优势互补，相得益彰。

中医耳鼻咽喉口腔科学有着悠久的历史，是中医学的一个重要临床学科，内容丰富。本书集近现代中医耳鼻咽喉口腔科名老中医经验之大成，分为耳科疾病、鼻科疾病、咽喉口腔科疾病、耳鼻咽喉肿瘤等章节。本书所辑录的时方均为国医大师、名老中医或其学术传人反复验证，临床可谓是屡试屡效之佳方，以继往圣绝学、保今生健康。读者应在辨证论治原则的指导下，有是证用是方，借鉴名医处方用药思路，触类旁通，举一反三。本书可供中医、中西医结合临床医师，中医院校临床专业研究生参考。

本书的编撰出版得到了湖南中医药大学、上海中医药大学、北京中医药大学、辽宁中医药大学、广州中医药大学、成都中医药大学、江西中医药大学、河南中医药大学等单位的大力支持和帮助，同时在编写过程中参考、引用了大量书籍、杂志的资料，在此致以诚挚的谢意。

本书方中药物剂量及单位本着尊重著作者原则，均与原著保持一致，未予换算，其中时方组成中单位为“克”的则改为“g”，部分时方未注明用药剂量，只能根据临床实际情况而定。部分药物为草药或别名，亦未详尽考证，请予理解。

一卷方书无以接纳万千，所集资料难免遗珠泽野。由于编者的水

平有限，书中错讹之处在所难免，敬请各位专家、广大读者及同仁不吝指教，以便再版时及时修正。

湖南中医药大学
李凡成　彭清华

目　录

第一章　耳科疾病

第一节　外耳湿疹

外耳湿疹属皮肤变态反应性疾病，与过敏体质、耳道流脓、耳部皮肤感染等有关，以小儿多见。急性者以耳郭及其周围皮肤弥漫红肿，瘙痒，水疱糜烂流水，灼热肿痛为主要表现；慢性者多因急性病变反复发作或病程迁延而成，病程长，以皮肤粗糙、皲裂、痒痛等为主要表现。

本病在中医称旋耳疮，其病机与胎热熏耳、风热湿邪犯耳、肝胆湿热熏耳、血燥耳窍失养等有关。

郭维一经验方

【组成】牛蒡子 5 g，连翘 6 g，金银花 10 g，紫苏叶 3 g，防风 5 g，荆芥 5 g，黄芩 5 g，苦参 3 g，五倍子 3 g，赤芍 3 g，海藻 5 g。

【功效】清热解毒，祛风燥湿。

【主治】急性旋耳疮，证属外感风热，湿热壅滞者。症见：耳周围皮肤局部红肿、糜烂、渗液，并有黄色疮痂附着；身热不扬，心烦，口干不欲饮，腹胀，纳差，便溏，舌质红，苔略黄，脉弦数。

【加减】酌情配合外治，常用黄连、黄柏、白芷、五倍子各等份，香油调成糊状贴患部。

【方解】脾失健运，湿困中焦，复感风热，内外相搏，上攻耳窍，故见耳周围皮肤局部红肿、糜烂、渗液，并有黄色疮痂；湿热内盛，热邪暗耗阴津，湿性黏滞，水湿不化内停，故见身热不扬、心烦、口干不欲饮；中焦运化失职，故见腹胀、纳差、便溏；舌脉为内有湿热，外夹风邪之象。

方中牛蒡子、连翘、金银花、黄芩合用清热解毒，祛壅滞之热毒；湿性缠绵黏滞，湿邪不去，热毒难清，故用苦参、黄芩、海藻苦寒之品燥湿以清热；紫苏叶、防风、荆芥疏散风热，表解而内邪易清；五倍子收湿解毒效佳；湿热之邪，易入营血，故用赤芍清热凉血养阴。方中诸药，清热解毒为主，疏散风邪为辅，燥湿利水为使，清热凉血为防，药合病机，故能取效。

【注意事项】本方寒凉药物众多，若素体阳虚或证属虚火上炎者不宜使用。

【现代研究】牛蒡子具有抗菌抗病毒、降血糖、钙拮抗、抗肿瘤、抗诱变等作用；黄芩具有明显的抑菌、抗过敏、解热、降血压、镇静、保肝、利胆、抗氧化等作用；连翘具有广谱抗菌、抗炎、解热、利尿及降血压等作用；金银花具有广谱抗菌、抑菌、抗病原微生物、抗炎、解热、促进白细胞的吞噬、降低胆固醇等作用；紫苏叶有微弱的解热作用，在试管内能抑制葡萄球菌生长，具有升血糖作用，紫苏水提液对家兔耳表静脉注射，可缩短血凝时间、血浆复钙时间和凝血活酶时间，说明紫苏对内源性凝血系统有促进作用，而对外源性凝血系统的影响并不明显，此外，紫苏叶还具有促进肠蠕动和镇静的作用；防风具有解热、抗炎、镇静、镇痛、抗过敏、抑菌等作用；荆芥具有增强皮肤微循环、增加汗腺分泌、抑菌、镇痛、抗炎、抗补体等作用；苦参醚提物及醇提物对金黄色葡萄球菌有较强的抑菌作用；苦参水浸剂对堇色毛癣菌、同心性毛癣菌、许兰毛癣菌、奥杜盎小芽孢癣菌等有抑制作用，苦参碱在体内外对小鼠艾氏腹水癌及肉瘤-180 有抑制作用，苦参总碱及氧化苦参碱有明显的升高白细胞作用，对环磷酰胺、X 射线与钴射线照射引起的白细胞减少有明显的治疗作用，苦参碱对小鼠巴豆油引起的耳郭肿胀、醋酸引起的小鼠腹腔渗出增加、大鼠角叉菜胶性足垫肿胀，均有抑制作用，抗心律不齐作用也较显著，此外，苦参有明显的利尿作用，苦参生物碱尚有安定、平喘、免疫抑制作用；五倍子体外试验对金黄色葡萄球菌、链球菌、肺炎链球菌以及伤寒沙门菌、副伤寒沙门菌、

志贺菌属、炭疽芽胞杆菌、白喉棒状杆菌、铜绿假单胞菌（绿脓杆菌）等均有明显的抑菌或杀菌作用，其所含鞣酸能和很多重金属离子、生物碱及苷类形成不溶性的复合物，可用作化学解毒剂，此外，五倍子由于其中所含的鞣酸对蛋白质有沉淀作用，皮肤、黏膜、溃疡接触鞣酸后，其组织蛋白质即被凝固，造成一层被膜而呈收敛作用，同时小血管也被压迫收缩，血液凝结而奏止血功效；赤芍具有抗血栓形成、抗血小板聚集、降血压及抗动脉粥样硬化、保肝、对心血管系统的调节作用等；海藻中所含维生素丰富，可维护上皮组织健康生长，减少色素斑点，抗病毒，防癌抗癌、预防白血病、降血压、抗甲状腺功能亢进作用也较显著。

葛英华经验方

【组成】醋柴胡 5 g，当归 10 g，赤芍 6 g，川芎 3 g，栀子 5 g，牛蒡子 10 g，防风 4.5 g，天花粉 6 g，连翘 10 g，车前子 15 g，甘草 3 g。

【功效】清利肝胆，疏风祛邪。

【主治】急性旋耳疮早期，证属肝胆湿热者。症见：外耳道及耳郭周围皮肤潮红、灼热、瘙痒，局部有水疱、糜烂、渗液及黄色痂皮附着；口苦，咽干，心烦，大便干，小便黄。舌尖红，苔白腻微黄，脉弦滑或数。

【加减】临证可配合外治法加强疗效。

【方解】足少阳胆之脉，其支者从耳后入耳中，出走耳前，与耳关系密切；肝胆互为表里，肝主疏泄，又肝藏血，肾藏精，精血同源，肝肾功能相关，肾开窍于耳，肝与耳关系亦密切相关。肝胆湿热为患，循经上犯耳窍，故见耳郭周围皮肤潮红、灼热、瘙痒；湿热甚者，燔灼皮肤津液，故见局部有水疱、糜烂、渗液及黄色痂皮附着；口苦、咽干等伴症及舌脉均为肝胆湿热之象。

方中柴胡疏肝，醋制其力尤甚；栀子、车前子清泻肝胆湿热；连翘、牛蒡子清热解毒消肿；肝性刚直，易受外风引动上攻清窍，川芎、防风疏风祛邪，防内外互结为患；湿热伤阴，故用当归、天花粉、赤芍养阴清热凉血；甘草调和诸药。方中诸药合用，共奏疏肝祛风、清热祛湿、解毒消肿、养阴凉血之功，如此则肝胆清利，不复上攻耳窍，耳疮可消。

【注意事项】本方适用于旋耳疮早期，若火毒壅盛或久病体虚者则不宜使用。

【现代研究】柴胡具有镇静、安定、镇痛、解热、镇咳等广泛的中枢抑制作用；柴胡及其有效成分柴胡皂苷有抗炎作用；柴胡皂苷又有降低血浆胆固醇作用，柴胡有较好的抗脂肪肝、抗肝损伤、利胆、降转氨酶作用；柴胡煎剂对结核分枝杆菌有抑制作用；柴胡挥发油还有抗感冒病毒作用，以及增强机体免疫的作用。当归具有抗菌、抗炎镇痛、保肝、抑制中枢神经系统、抗肿瘤并对血液、心血管及免疫系统有广泛的作用；赤芍具有抗血栓形成、抗血小板聚集、降血压及抗动脉粥样硬化、保肝、对心血管系统的调节作用等；川芎具有改善血流动力学状况、抗凝、降血压、抑菌、抗组胺和利胆作用；栀子具有抑菌、利胆、促进胰腺分泌、降血压、抗病原微生物、止血等作用；牛蒡子具有抗菌、抗病毒、降血糖、钙拮抗、抗肿瘤、抗诱变等作用；防风具有解热、抗炎、镇静、镇痛、抗过敏、抑菌等作用；天花粉所含蛋白有免疫刺激和免疫抑制两种作用，体外实验证明，天花粉蛋白可抑制人类免疫缺陷病毒（HIV）在感染的免疫细胞内的复制繁衍，减少免疫细胞中受病毒感染的活细胞数，能抑制 HIV 的 DNA 复制和蛋白质合成，天花粉水提取物的非渗透部位能降低血糖活性，天花粉煎剂对乙型溶血性链球菌、肺炎链球菌、白喉棒状杆菌有一定的抑制作用；连翘具有广谱抗菌、抗炎、解热、利尿及降血压等作用；车前子有显著利尿作用，还能促进呼吸道黏膜分泌，稀释痰液，故有祛痰的作用，此外对各种杆菌和葡萄球菌均有抑制作用。

谭敬书经验方

【组成】防风 10 g，蝉蜕 10 g，地肤子 10 g，党参 10 g，白术 10 g，黄芩 10 g，龙胆 10 g，苦参 10 g，泽泻 12 g，金银花 12 g，当

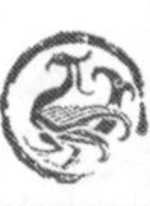

归 12 g，生薏苡仁 30 g，土茯苓 30 g。

【功效】祛风止痒，健脾渗湿，清热解毒。

【主治】慢性旋耳疮，证属脾虚不足、风热湿邪久滞者。症见：耳周皮肤奇痒流黄水，日久难愈，或反复缠绵，肢体困倦，身热不扬，腹胀纳呆；舌质淡胖苔白，脉缓。

【加减】常配合外治法，药用蛇床子 30 g，苦参、防风、荆芥、金银花各 15 g，枯矾（研末，加入煎好之药液中）30 g，清洗患处后，用青黛散撒于疮面，每日 3 次。

【方解】素体脾虚，运化失职，水湿不化，积聚为患，故见腹胀纳呆、肢体困倦等症；又外感风热之邪，正气不足则不能驱邪外出，在体内与湿邪互结，内外搏结，留滞耳窍，湿邪黏滞，则日久更耗正气，故见耳周皮肤奇痒流黄水，日久难愈；舌脉为脾虚湿邪上犯之象。

方中党参、白术、生薏苡仁坚固中焦，健脾祛湿以扶正，正气足则起以抗邪；防风、蝉蜕、地肤子祛风止痒，外疏风热之邪；黄芩、龙胆、苦参、金银花、土茯苓苦寒，清热解毒燥湿力峻，湿热互结之邪可破；泽泻加强利水渗湿之功，使邪从小便而去；湿热易伤阴耗血，故用当归养血活血而补不足。方中诸药合用，共奏健脾渗湿、祛风止痒、清热解毒之功，则外邪可散，内虚可复，疾患可除。

【注意事项】本方为内外合邪，久病体虚而设，若属初病邪盛者不宜使用。

【现代研究】防风具有解热、抗炎、镇静、镇痛、抗过敏、抑菌等作用；蝉蜕具有抗惊厥、镇静、解热等作用；地肤子具有较好的抗真菌和利尿作用；党参具有调节胃肠运动、抗溃疡、增强免疫功能、延缓衰老、抗缺氧、抗辐射等作用；白术具有强壮机体、增强免疫力、对肠管的双重调节、保肝利胆、利尿、降血糖、抗血凝、抗菌、抗肿瘤等诸多作用；龙胆具有较强的抗菌、抗炎作用，实验发现其水浸剂（1∶4）在试管内对石膏样毛癣菌、星形奴卡菌等皮肤真菌有不同程度的抑制作用，对钩端螺旋体、铜绿假单胞菌、变形杆菌、伤寒沙门菌也有抑制作用，龙胆碱对小鼠有镇静作用，可使活动能力降低、肌肉松弛，大剂量龙胆酊对动物有降血压作用，并能抑制心脏功能而减慢心率；黄芩具有明显的抑菌、抗过敏、解热、降血压、镇静、保肝、利胆、抗氧化等作用；苦参醚提物及醇提物对金黄色葡萄球菌有较强的抑菌作用；苦参水浸剂对堇色毛癣菌、同心性毛癣菌、许兰毛癣菌、奥杜盎小芽孢癣菌等有抑制作用，苦参碱在体内外对小鼠艾氏腹水癌及肉瘤-180 有抑制作用，苦参总碱及氧化苦参碱有明显的升高白细胞作用，对环磷酰胺、X 射线与钴射线照射引起的白细胞减少有明显的治疗作用，苦参碱对小鼠巴豆油引起的耳郭肿胀、醋酸引起的小鼠腹腔渗出增加、大鼠角叉菜胶性足垫肿胀，均有抑制作用，抗心律不齐作用也较显著，此外，苦参有明显的利尿作用，苦参生物碱尚有安定、平喘、免疫抑制作用；泽泻具有利尿、降血压、降血糖、抑菌、抗脂肪肝等作用；金银花具有广谱抗菌、抑菌、抗病原微生物、抗炎、解热、促进白细胞的吞噬、降低胆固醇等作用；当归具有促进血红蛋白及红细胞生成、保护心肌、兴奋子宫等作用。

龙胆泻肝汤加减（谭敬书经验方）

【组成】金银花 15 g，蒲公英 15 g，龙胆 10 g，栀子 10 g，黄芩 10 g，当归 10 g，生大黄（后下）6 g，木通 6 g，生地黄 20 g，柴胡 10 g，泽泻 10 g，车前子 10 g，蒺藜 10 g，防风 6 g，甘草 6 g。

【功效】清热利湿，祛风止痒。

【主治】旋耳疮，证属肝胆湿热，外夹风邪者。症见：耳周或耳郭皮肤瘙痒、流水、疼痛，伴口苦咽干，烦躁易怒，大便干结。舌质红，苔黄微腻，脉弦滑略数。

【加减】外用双氧水冲洗患处后，吹以青黛散；或内服的药渣再煎取汁后清洗患处。

【方解】外耳为少阳经所循，肝胆素有湿热，故见口苦咽干、烦躁易怒等症；风邪外袭，引动湿热循经上蒸耳窍，故见耳周皮肤瘙痒、流水、疼痛；舌脉为肝胆湿热夹有外邪之象。

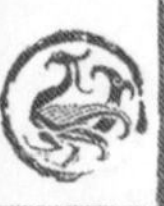

方中龙胆、栀子、车前子清泻肝胆湿热；肝性升发，恶郁滞，柴胡疏肝解郁，复肝之本性，促邪外出；金银花、蒲公英、黄芩清热解毒；蒺藜、防风疏风止痒；湿热伤阴，生地黄、当归养阴生津清热，防阴津过耗；木通、泽泻利水泄热，生大黄泄热通下，三者使邪从二便而出；甘草调和诸药。诸药合用，共奏清泻肝胆湿热之功，并外散风邪，内养阴血，上疏肝郁，下通二便，药证密扣，奏效迅捷。

【注意事项】旋耳疮日久，证属正虚邪恋者不宜使用。

【现代研究】金银花具有广谱抗菌、抑菌、抗病原微生物、抗炎、解热、促进白细胞的吞噬、降低胆固醇等作用；蒲公英具有抗病原微生物、保肝利胆、抗胃溃疡、提高免疫功能等作用；黄芩具有明显的抑菌、抗过敏、解热、降血压、镇静、保肝、利胆、抗氧化等作用；泽泻具有利尿、降血压、降血糖、抑菌、抗脂肪肝等作用；当归具有促进血红蛋白及红细胞生成、保护心肌、兴奋子宫等作用；栀子具有抑菌、利胆、促进胰腺分泌、降血压、抗病原微生物、止血等作用；大黄具有抗感染、抑菌抗病毒、保肝利胆、健胃、止血、降血压、降低血清胆固醇等作用；木通具有利尿、抗菌作用；生地黄水提取液有降血压、镇静、抗炎、抗过敏作用，其流浸膏有强心、利尿作用，此外还具有促进机体淋巴细胞的转化、增加 T 淋巴细胞数量的作用，并能增强网状内皮细胞的吞噬功能；柴胡具有镇静、安定、镇痛、解热、镇咳等广泛的中枢抑制作用及抗炎、抗脂肪肝、抑菌、抗感冒病毒、增强免疫功能等作用；龙胆具有较强的抗菌、抗炎作用，实验发现其水浸剂（1∶4）在试管内对石膏样毛癣菌、星形奴卡菌等皮肤真菌有不同程度的抑制作用，对钩端螺旋体、铜绿假单胞菌、变形杆菌、伤寒沙门菌也有抑制作用，龙胆碱对小鼠有镇静作用，可使活动能力降低、肌肉松弛，大剂量龙胆酊对动物有降血压作用，并能抑制心脏功能而减慢心率；泽泻具有利尿、降血压、降血糖、抑菌、抗脂肪肝等作用；车前子有显著利尿作用，还能促进呼吸道黏膜分泌，稀释痰液，故有祛痰的作用，此外对各种杆菌和葡萄球菌均有抑制作用；防风具有解热、抗炎、镇静、镇痛、抗过敏、抑菌等作用。

蔡福养经验方（一）

【组成】滑石 15 g，柴胡 6 g，黄芩 10 g，防风 10 g，地肤子 10 g，白鲜皮 10 g，车前子（包煎）10 g，木通 6 g，甘草 6 g。

【功效】清热除湿，疏风解毒。

【主治】旋耳疮，证属风热湿毒壅滞者。症见：耳郭红肿灼热瘙痒，皮肤表面糜烂、淌流黄水，伴烦躁，口干，溺赤。舌质淡红，苔黄，脉数。

【加减】宜配合局部外治，药用地肤子 6 g，枯矾 3 g，甘草 6 g，煎水 500 ml，熏洗患耳，再以苦参、滑石各等量，研细末，麻油调至稀糊状涂患处，每日 2～3 次。

【方解】风热之邪外袭，与体内湿邪搏结留滞耳窍，故见耳郭红肿灼热瘙痒、皮肤表面糜烂、淌流黄水；湿热耗阴伤津，碍脾扰神，故见烦躁、口干、溺赤；舌脉为风热湿毒互结之象。

方中滑石、黄芩、车前子清利湿热而解毒；防风、白鲜皮、地肤子祛风胜湿而止痒；佐以柴胡引药达耳，并能清热于少阳之脉而高奏药效；木通合滑石上清心火，下利小便，导邪下行；甘草和药而解毒。诸药合用，清热、除湿、疏风并举，上下通达，如此则开门驱寇，邪去体安。

【注意事项】本方苦寒药物较多，久病体虚者不宜使用。

【现代研究】柴胡具有镇静、安定、镇痛、解热、镇咳等广泛的中枢抑制作用及抗炎、抗脂肪肝、抑菌、抗感冒病毒、增强免疫功能等作用；地肤子具有较好的抗真菌和利尿作用；黄芩具有明显的抑菌、抗过敏、解热、降血压、镇静、保肝、利胆、抗氧化等作用；防风具有解热、抗炎、镇静、镇痛、抗过敏、抑菌等作用；车前子有显著利尿作用，还能促进呼吸道黏膜分泌，稀释痰液，故有祛痰的作用，此外对各种杆菌和葡萄球菌均有抑制作用；白鲜皮对多种致病真菌具有不同程度的抑制作用，本品所含白蘚碱于小量时对离体蛙心有兴奋作用，可使心肌张力增加，分钟输出量及搏出量均增加，对离体兔耳血管有明显的收缩作用，所含花椒碱有抗心律失常作用，白蘚碱对家兔和豚鼠子宫平滑肌有强力的收缩作用，茵芋碱也能加强猫或兔的在位子宫收缩，加强肾上腺素对子宫的影响，伊红染色法结果表明本品非极性溶剂提取物及挥发油有体外抗癌活性，根皮有解热作用；木通具有利尿、抗菌作用。

蔡福养经验方（二）

【组成】生地黄 30 g，熟地黄 30 g，川芎 10 g，当归 30 g，赤芍 20 g，白芍 20 g，红花 10 g，防风 12 g，荆芥 10 g，柴胡 10 g，黄芩 12 g，栀子 10 g，蝉蜕 6 g，甘草 6 g，地肤子 12 g。

【功效】养血益阴，滋润肌肤，祛风止痒，活血导滞。

【主治】慢性旋耳疮，证属血虚生风、瘀热互结者。症见：多病程较久，耳部皮肤增厚、干燥、脱屑、瘙痒，或有结痂，经久难愈，伴心烦，或有头晕目昏耳鸣，面色不华，唇甲色淡。舌淡，苔薄黄，脉沉缓。

【加减】宜配合油剂外治，可用当归、紫草各 15 g，芝麻油 150 ml，将二药置油内浸泡一宿。然后加热炸药，至药成黑褐色为度。捞出药渣，过滤，加入冰片 0.5 g，装瓶备用，用时以棉签蘸药液涂患处。

【方解】初受外邪，日久不愈，耗伤阴血，耳窍失养，故见耳部皮肤增厚、干燥；血虚日久化燥生风，风邪善动，故见患处脱屑、瘙痒；阴血不足，则内热顿生，煎津炼液，瘀血遂成，久病入络，则血瘀不行，瘀热互结，则病情反复不愈；舌脉为瘀热互结，阴血亏虚之象。

方中生地黄、熟地黄、当归、白芍共用，养阴生津，峻补久耗之阴血；防风、荆芥、蝉蜕、地肤子疏风止痒，风散则邪不走窜；川芎、赤芍、红花行气通络，活血化瘀，既除已成之瘀血，又防补阴之滋腻；柴胡、黄芩、栀子清泄三焦脏腑邪热，则热去津血不伤；甘草调和诸药。全方诸药合用，共奏养血益阴、祛风止痒、活血导滞之功，阴血复，风邪散，内热清，经络通，则耳疮自愈。

【注意事项】方中滋阴养血药众，旋耳疮证属湿（实）热壅滞者不宜使用。

【现代研究】生地黄水提取液有降血压、镇静、抗炎、抗过敏作用，其流浸膏有强心、利尿作用，此外还具有促进机体淋巴细胞的转化、增加 T 淋巴细胞数量的作用，并能增强网状内皮细胞的吞噬功能；熟地黄具有防止肾上腺皮质萎缩、促进肾上腺皮质激素合成等作用；当归具有促进血红蛋白及红细胞生成、保护心肌、兴奋子宫等作用；地肤子具有较好的抗真菌和利尿作用；黄芩具有明显的抑菌、抗过敏、解热、降血压、镇静、保肝、利胆、抗氧化等作用；栀子具有抑菌、利胆、促进胰腺分泌、降血压、抗病原微生物、止血等作用；柴胡具有镇静、安定、镇痛、解热、镇咳等广泛的中枢抑制作用及抗炎、抗脂肪肝、抑菌、抗感冒病毒、增强免疫功能等作用；防风具有解热、抗炎、镇静、镇痛、抗过敏、抑菌等作用；川芎具有改善血流动力学状况、抗凝、降血压、抑菌、抗组胺和利胆作用；赤芍具有抗血栓形成、抗血小板聚集、降血压及抗动脉粥样硬化、保肝、调节心血管系统的作用等；白芍具有提高机体巨噬细胞的吞噬功能、提高免疫功能、镇痛、解痉等作用；红花具有抗炎镇痛、镇静作用以及对心血管、血液、免疫及神经系统广泛的调节作用；荆芥具有增强皮肤循环、增加汗腺分泌、抑菌、镇痛、抗炎、抗补体等作用；蝉蜕具有抗惊厥、镇静、解热等作用。

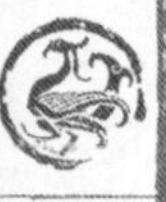

第二节　耳郭软骨膜炎

耳郭软骨膜炎有化脓性与非化脓性之分。

非化脓性耳郭软骨膜炎在临床上一般称为耳郭假性囊肿，病因不明，病变以耳郭软骨内积液为主，以耳郭凹面局限性隆起，肤色不变，按之有弹性，不痛或微痛等为主要表现，中医称耳郭痰包，认为属痰热蕴结耳郭所致。

化脓性耳郭软骨膜炎多因耳郭损伤、耳针治疗消毒不严导致感染，或邻近组织感染扩散所致，以耳郭红肿热痛，破溃溢脓、耳郭软骨坏死为主要表现，最终可致耳郭畸形，致病菌多为铜绿假单胞菌。中医称耳发、耳发疽，多属火毒侵袭所致。

龙胆泻肝汤加减（干祖望经验方）

【组成】羚羊角粉 3 g（每日冲服 1 g），龙胆 6 g，黄芩 10 g，栀子 10 g，夏枯草 10 g，苦丁茶 10 g，七叶一枝花 10 g，生地黄 10 g，泽泻 10 g，甘中黄 3 g。

【功效】清肝泻火，消肿止痛。

【主治】化脓性耳郭软骨膜炎，证属肝胆火热壅盛者。症见：耳部肿痛，溃烂流脓，或有发热烦躁，口渴多饮，耳下淋巴结肿痛，小便黄数。舌红苔薄黄，脉弦数。

【加减】局部溃疡而有红肿时，酌情用九一丹掺溃烂处，黄连膏纱布覆盖；好转后，宜用生肌散加黄连膏纱布盖。

【方解】外耳为少阳经所循，肝胆火盛，循经上灼耳窍，热毒燔灼黏膜肌肉，故见耳部肿痛、溃烂流脓；热邪伤津，故口渴多饮；相火扰神，故发热烦躁；舌红、苔薄黄、脉弦数为肝胆有热之象。

方中龙胆苦寒，既能泻肝胆实火，又能利肝经湿热；羚羊角咸寒，清肝平肝之力尤甚，用之防肝胆热盛生风，变生他病；黄芩、栀子、甘中黄苦寒，助龙胆清热泻火之功；七叶一枝花、夏枯草清热解毒、消肿止痛；肝乃藏血之脏，火热壅盛，则耗伤阴血，且方中诸药苦燥渗利伤阴之品居多，故用生地黄、苦丁茶滋阴清热、生津养血，使邪去而阴不伤；泽泻利水渗湿泄热，引热毒从小便而去。方中诸药合用，药简而力专，泻中有补，利中有滋，祛邪而不伤正，治病防变，使火降热清，肝胆清利，循经所发之症顿消。

【注意事项】方中苦寒之药较多，易伤脾胃，故脾胃虚寒和阴虚阳亢之症不宜使用。

【现代研究】羚羊角对中枢神经系统有抑制作用，降血压、解热作用也较明显，此外，羚羊角酶、酸水解液对金黄色葡萄球菌、铜绿假单胞菌、乙型链球菌及流感病毒均有不同程度的抑制作用；龙胆具有较强的抗菌、抗炎作用，实验发现其水浸剂（1∶4）在试管内对石膏样毛癣菌、星形奴卡菌等皮肤真菌有不同程度的抑制作用，对钩端螺旋体、铜绿假单胞菌、变形杆菌、伤寒沙门菌也有抑制作用，龙胆碱对小鼠有镇静作用，可使活动能力降低、肌肉松弛，大剂量龙胆酊对动物有降血压作用，并能抑制心脏功能而减慢心率；黄芩具有明显的抑菌、抗过敏、解热、降血压、镇静、保肝、利胆、抗氧化等作用；栀子提取物对结扎总胆管动物的 GOT 升高有明显的降低作用，还有利胆、降血压、镇静、抑菌等作用；夏枯草具有降血压、抗炎、抑菌等作用；生地黄水提取液有降血压、镇静、抗炎、抗过敏作用，其流浸膏有强心、利尿作用，此外还具有促进机体淋巴细胞的转化、增加 T 淋巴细胞数量的作用，并能增强网状内皮细胞的吞噬功能；泽泻具有利尿、降血压、降血糖、抑菌、抗脂肪肝等作用。

许履和经验方

【组成】紫花地丁 30 g，半边莲 15 g，夏枯草 10 g，连翘 10 g，赤芍 10 g，牡丹皮 10 g，黄芩 10 g，金银花 15 g，栀子 10 g，生

甘草 3 g。

【功效】清泻肝胆火热。

【主治】化脓性耳郭软骨膜炎，证属肝胆火热上炎者。症见：耳郭红肿疼痛，溃烂流脓，伴见头痛目赤，口苦咽干，心烦易怒，大便干结，小便量少色黄等。舌质红，苔黄，脉弦数。

【加减】若伴头痛，加菊花 6 g，钩藤 10 g。宜配合外治：①创口深的用九一丹拌于纸捻上插入创内；浅的掺九一丹。均用黄连油膏纱布盖贴。②红肿热痛处用金黄散蜂蜜调成糊状敷之。

【方解】肝胆火热旺盛，循经上灼耳窍，热毒燔灼耳郭黏膜肌肉，故见耳郭红肿疼痛，溃烂流脓；邪热上犯清窍，故见头痛目赤；火热伤津，故口苦咽干、大便干结、小便量少色黄；相火扰神，故心烦易怒；舌红、苔黄、脉弦数为肝胆火热之象。

方中栀子清泄肝胆火热，并能平息肝风，防热盛生风；黄芩、金银花、夏枯草、连翘、紫花地丁、半边莲、甘草等以清热解毒；火热易入阴血为患，用牡丹皮清热凉血。方中集众多寒凉药物，力专清泻火热，如此则直折其邪，火息热清，肝胆复其条达疏泄之性，无邪上犯，耳窍可安。

【注意事项】方中寒凉药物较多，素体虚寒或属阴虚阳亢者不宜使用。

【现代研究】紫花地丁具有抑制结核分枝杆菌、解热、抗炎、消肿等作用；夏枯草具有降血压、抗炎、抑菌等作用；牡丹皮所含牡丹酚及糖苷类成分均有抗炎作用，牡丹皮甲醇提取物有抑制血小板作用，牡丹酚有镇静、降温、解热、镇痛、解痉等中枢抑制作用及抗动脉粥样硬化、利尿、抗溃疡等作用；黄芩具有明显的抑菌、抗过敏、解热、降血压、镇静、保肝、利胆、抗氧化等作用；连翘具有广谱抗菌、抗炎、解热、利尿及降血压等作用；赤芍具有抗血栓形成、抗血小板聚集、降血压及抗动脉粥样硬化、保肝、调节心血管系统的作用等；金银花具有广谱抗菌、抑菌、抗病原微生物、抗炎、解热、促进白细胞的吞噬、降低胆固醇等作用；栀子提取物对结扎总胆管动物的 GOT 升高有明显的降低作用，还有利胆、降血压、镇静、抑菌等作用。

第三节 外耳道炎症

外耳道炎症，较常见的有外耳道炎、外耳道疖。

外耳道炎是外耳道皮肤和皮下组织的炎症，多见于夏季和气候湿热地域，常由细菌感染如金黄色葡萄球菌、铜绿假单胞菌、变形杆菌等引起，临床上以外耳道皮肤弥漫性红肿、糜烂，或粗糙、增厚为主要表现。中医对本病称为耳疮，急性者多因风热侵袭，或肝胆湿热，久病者多为血燥耳窍失养。

外耳道疖是外耳道外段毛囊、皮脂腺、耵聍腺的化脓性感染，常见致病菌为金黄色葡萄球菌。多发于夏季或气候湿热的地域。中医称耳疖或耳疔，因风热犯耳或肝火犯耳所致。

龙胆泻肝汤加减（蔡福养经验方）

【组成】龙胆 12 g，黄芩 10 g，栀子 10 g，车前子（包煎）12 g，木通 6 g，生地黄 10 g，柴胡 6 g，蒲公英 15 g，甘草 6 g，苦参 10 g，白鲜皮 12 g，赤芍 10 g。同时配合耳炎灵外治。

【功效】清泄肝胆，除湿解毒。

【主治】急性外耳道炎，证属肝胆湿热者。症见：外耳道灼热肿痛，耳道缩窄，伴见烦躁易怒，口苦溺赤，舌质红，苔黄而腻，脉弦微数。检查可见外耳道皮肤充血肿胀明显，耳周淋巴结泛红，压痛明显。

【加减】宜配合局部治疗，清洁疮面后，

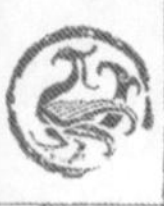

用小纱条蘸耳炎灵（大黄、黄芩、黄连、黄柏、苦参各 20 g，冰片研面 3 g，香油 500 ml，液状石蜡 1000 ml。将前五味药放入油锅内，浸泡 24 小时，然后加热炸药，待成黑褐色为度。然后滤净药渣，加入石蜡、冰片面，搅匀，过滤，分装于 10 毫升滴瓶内备用）药液塞患处，每日 1 次。

【方解】足少阳胆之脉上通耳窍，肝胆互为表里，肝胆湿热为患，循经上犯耳窍，故见外耳道灼热肿痛；湿热甚者，燔灼皮肤，故见外耳道皮肤充血肿胀明显；肝胆湿热积聚，疏泄失职，故见烦躁易怒、口苦溺赤等症；舌质红，苔黄而腻，脉弦微数为肝胆湿热之象。

方中龙胆、黄芩、栀子、车前子、木通、柴胡、甘草为龙胆泻肝汤，功专清泄肝胆湿热；加蒲公英、苦参、白鲜皮以助清热解毒，燥湿止痒；赤芍助生地黄清热凉肝，活血止痛；配以清热燥湿、解毒消肿之耳炎灵外治，直取疮部邪毒。如此内外兼施，俾使肝胆湿热一清，耳脉爽慧，则疮疾自愈矣。

【注意事项】方中多苦寒药物，素体虚弱或阴虚阳亢者不宜使用。

【现代研究】龙胆具有较强的抗菌、抗炎作用，实验发现其水浸剂（1∶4）在试管内对石膏样毛癣菌、星形奴卡菌等皮肤真菌有不同程度的抑制作用，对钩端螺旋体、铜绿假单胞菌、变形杆菌、伤寒沙门菌也有抑制作用，龙胆碱对小鼠有镇静作用，可使活动能力降低、肌肉松弛，大剂量龙胆酊对动物有降血压作用，并能抑制心脏功能而减慢心率；黄芩具有明显的抑菌、抗过敏、解热、降血压、镇静、保肝、利胆、抗氧化等作用；栀子提取物对结扎总胆管动物的 GOT 升高有明显的降低作用，还有利胆、降血压、镇静、抑菌等作用；木通具有利尿、抗菌作用；生地黄水提取液有降血压、镇静、抗炎、抗过敏作用，其流浸膏有强心、利尿作用，此外还具有促进机体淋巴细胞的转化、增加 T 淋巴细胞数量的作用，并能增强网状内皮细胞的吞噬功能；车前子有显著利尿作用，还能促进呼吸道黏膜分泌，稀释痰液，故有祛痰的作用，此外对各种杆菌和葡萄球菌均有抑制作用；柴胡具有镇静、安定、镇痛、解热、镇咳等广泛的中枢抑制作用及抗炎、抗脂肪肝、抑菌、抗感冒病毒、增强免疫功能等作用；赤芍具有抗血栓形成、抗血小板聚集、降血压及抗动脉粥样硬化、保肝、调节心血管系统的作用等；蒲公英具有较强的抑菌、利胆、保肝、抗内毒素及利尿等作用。

五味消毒饮加减（蔡福养经验方）

【组成】蒲公英 30 g，野菊花 25 g，紫花地丁 20 g，金银花 15 g，紫草 12 g，赤芍 10 g，皂角刺 6 g，大黄（后下）3 g，天花粉 15 g，白芷 10 g，甘草 6 g。

【功效】清热解毒，凉血消肿，活血止痛。

【主治】外耳道疖肿，证属热毒结滞、壅腐肌肤者。症见：外耳道灼热或跳痛引头，局部触压痛显著，耳下淋巴结压痛，或有发热恶寒，头痛，口苦咽干，便干溺赤等伴症；舌尖红，苔黄，脉弦数。

【加减】宜配合局部外治，药物及用法同上方。

【方解】热毒壅盛，结滞耳窍，燔灼肌肤，故见外耳道灼热或跳痛引头；耳窍位居头中，热毒上犯清窍，故见头痛；热邪耗伤阴津，故见口苦咽干、便干溺赤；舌尖红，苔黄，脉弦数为有热之象。

方中蒲公英、野菊花、紫花地丁、金银花共用，主以清热解毒；热毒壅盛，易入营血为患，故用紫草、赤芍清热凉血；天花粉、皂角刺、白芷消肿排脓，天花粉兼能清热泻火养阴生津，补热毒耗伤之阴津；大黄清热解毒，导热下行；甘草顾护中焦，防诸药过寒伤正。方中诸药合用，主以清热解毒，辅以凉血消肿，并不忘使邪有出路，顾卫正气，如是则邪去而不伤正，津复血凉而不生变，则疖肿可消。

【注意事项】方中寒凉药物众多，素体虚寒、脾胃不足者不宜使用。

【现代研究】蒲公英具有较强的抑菌、利胆、保肝、抗内毒素及利尿等作用；赤芍具有抗血栓形成、抗血小板聚集、降血压及抗

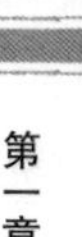

动脉粥样硬化、保肝、调节心血管系统的作用等；金银花具有广谱抗菌、抑菌、抗病原微生物、抗炎、解热、促进白细胞的吞噬、降低胆固醇等作用；紫花地丁具有抑制结核分枝杆菌生长、解热、抗炎、消肿等作用；皂角刺具有祛痰、抑菌等作用；大黄能增加肠蠕动，抑制肠内水分吸收，促进排便，还有抗感染作用，对多种革兰阳性和阴性菌均有抑制作用，对流感病毒也有抑制作用，有利胆和健胃作用，此外，还有止血、保肝、降血压、降低血清胆固醇等作用；天花粉所含蛋白有免疫刺激和免疫抑制两种作用，体外实验证明，天花粉蛋白可抑制 HIV 在感染的免疫细胞内的复制繁衍，减少免疫细胞中受病毒感染的活细胞数，能抑制 HIV 的 DNA 复制和蛋白质合成，天花粉水提取物的非渗透部位能降低血糖活性，天花粉煎剂对甲型溶血性链球菌、肺炎链球菌、白喉棒状杆菌有一定的抑制作用；白芷具有解热、镇痛与抗炎、解痉、兴奋中枢神经、升高血压、光敏、抗微生物作用、对心血管及平滑肌有双重作用。

托里透脓汤加减（蔡福养经验方）

【组成】生白术 12 g，陈皮 12 g，生黄芪 15 g，当归 15 g，穿山甲 6 g，川芎 10 g，皂角刺 6 g，白芍 12 g，生麦芽 15 g，甘草 6 g，肉桂 3 g，白芷 10 g，贝母 10 g。配合姜矾散加儿茶、血竭外治。

【功效】益气活血，托毒散结。

【主治】外耳道疖，证属气虚血瘀、湿毒困结者。症见：病程较久或病情反复，外耳道时痛时痒，间或淌流脓水，脓稀色白，或生细碎白屑，时轻时重，交替更作；伴见舌质淡，苔白，脉缓。检查见外耳道内局限性高肿，根硬如钉，皮色暗红，顶露黑星，按之微痛。

【加减】宜配合局部外治，药用干姜、枯矾、儿茶、血竭各等份，研细末，麻油调涂患处，每日 2～3 次。

【方解】久病耗气，气虚则不能抗邪于外，是以邪毒留滞，病情缠绵不愈；气为血之帅，气虚则血运无力，血瘀遂成，故见外耳道内局限性高肿、根硬如钉、皮色暗红、顶露黑星；气虚则脾胃运化失职，肺宣肃失调，均可致水湿停滞为患，日久聚而成毒，困结耳窍，故见外耳道时痛时痒、间或淌流脓水、脓稀色白；舌脉均为气虚水湿停聚之象。

方中白术、穿山甲、白芷、皂角刺、当归、生黄芪、甘草益气扶正，托毒散结，化湿透脓；贝母以助散结除脓之力；川芎、白芍助当归行气血而化滞散结，以导邪外出；佐以麦芽温运胃气，使胃气一盛而沉疴自起；另入少量肉桂鼓舞气血，温通血脉犹军中之鼓角，有助已却敌之用。并配以姜矾散（《医宗金鉴》：干姜、枯矾）加儿茶、血竭外治其患，以温阳化湿，散结祛腐，直捣敌巢。内服外用，切合病机，投治得当，故而收功。

【注意事项】方中有大量温补药物，证属实热为患无虚证者不宜使用。

【现代研究】白术具有强壮机体、增强免疫力、对肠管的双重调节作用、保肝利胆、利尿、降血糖、抗血凝、抗菌、抗肿瘤等诸多作用；陈皮具有升血压、调节心脏功能、扩张气管、利胆、降低血清胆固醇等作用；黄芪具有促进机体代谢、抗疲劳、促进血清和肝脏蛋白质的更新、抗菌、利尿等作用；当归具有抗菌、抗炎镇痛、保肝、抑制中枢神经系统、抗肿瘤并对血液、心血管及免疫系统有广泛的作用；皂角刺具有祛痰、抑菌等作用；川芎具有改善血流动力学状况、抗凝、降血压、抑菌、抗组胺和利胆作用；白芍具有提高机体免疫力、抗炎、镇痛、解痉等作用；白芷具有解热、镇痛与抗炎、解痉、兴奋中枢神经、升高血压、光敏、抗微生物等作用，并对心血管及平滑肌有双重调节作用；贝母具有镇咳、祛痰、降血压、解痉、抗溃疡等作用。

许履和经验方

【组成】紫花地丁 15 g，夏枯草 10 g，苦丁茶 10 g，金银花 10 g，连翘 10 g，白菊花 10 g，薄荷（后下）3 g，钩藤（后下）12 g，

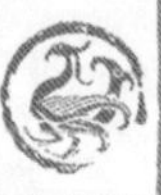

黑栀子 10 g，牡丹皮 6 g，赤芍 6 g，菊叶汁（冲服）半杯。

【功效】清肝息风，泻火解毒。

【主治】外耳道疖肿，证属少阳风火上炎清窍者。症见：耳生黑疔，肿绕耳外，剧痛流脓，伴见时发寒热，头痛目赤，急躁易怒，心烦失眠，便干溺赤。舌红，苔黄，脉弦数。

【加减】宜配合局部外治，可用硇砂散少许，取虎耳草打汁，调和灌入耳中，以棉花塞好，勿令流出，日换 2 次；并以菊叶汁调敷耳外肿处，干则以菊叶汁润之。

【方解】少阳经上入耳窍，风火循经上炎，滞于耳窍，燔灼黏膜，故见耳生黑疔、肿绕耳外、剧痛流脓；风火上攻清窍，故见头痛目赤；相火妄动，扰乱心神，故见急躁易怒、心烦失眠；舌脉为少阳火热之象。

方中白菊花、钩藤凉肝息风，风息而热不上攻；紫花地丁、夏枯草、金银花、连翘、黑栀子清热解毒，热清而风不生；薄荷疏散风热；肝藏血，火盛则易入阴血，故用牡丹皮、赤芍清热凉血；邪热伤及阴血，故用苦丁茶滋阴清热、生津养血；菊叶汁冲服则引药入经，加强清肝泻火之力。方中诸药合用，共奏清肝息风、泻火解毒之功，如此则风息热散，少阳畅通，耳疖自消。

【注意事项】方中寒凉药物较多，素体虚弱或久病正虚者不宜使用。

【现代研究】紫花地丁具有抑制结核分枝杆菌生长、解热、抗炎、消肿等作用；夏枯草具有降血压、抗炎、抑菌等作用；牡丹皮所含牡丹酚及糖苷类成分均有抗炎作用，牡丹皮的甲醇提取物有抑制血小板作用，牡丹酚有镇静、降温、解热、镇痛、解痉等中枢抑制作用及抗动脉粥样硬化、利尿、抗溃疡等作用；连翘具有广谱抗菌、抗炎、解热、利尿及降血压等作用；金银花具有广谱抗菌、抑菌、抗病原微生物、抗炎、解热、促进白细胞的吞噬、降低胆固醇等作用；薄荷具有解热、利胆、抗刺激、抑菌、消炎、止痛止痒等作用；栀子提取物对结扎总胆管动物的 GOT 升高有明显的降低作用，还有利胆、降血压、镇静、抑菌等作用；赤芍具有抗血栓形成、抗血小板聚集、降血压及抗动脉粥样硬化、保肝、调节心血管系统的作用等。

栀子清肝汤加减（王本立经验方）

【组成】栀子、生石膏各 15 g，牡丹皮、牛蒡子各 12 g，柴胡、当归、白芍、黄连、黄芩各 10 g，川芎、甘草各 6 g。

【功效】清肝泻火。

【主治】外耳道疖肿，证属肝经风火上炎者。症见：多有挖耳史，耳内或耳门肿痛，甚者跳痛引头腮，溃流血脓，张口咀嚼疼痛加重，伴见发热、口苦、尿黄；舌红，苔黄，脉弦数。

【加减】临证视其兼症酌加凉肝息风、健脾、宣肺、通下等药物。

【方解】肝经素有蕴热，加之掏耳诱发，风火相挟循经上蒸耳窍，燔灼肌肤黏膜，故见耳内或耳门肿痛、溃流血脓；风性走窜，邪毒上攻清窍，故见跳痛引头腮；伴症及舌脉均为肝经风热之象。

方中栀子、牡丹皮、黄芩、黄连清肝泻火，其肿痛自散；当归、川芎、白芍和血养血，其血脓当止；并辅以牛蒡子疏风散结，甘草泻火解毒。方以栀子清肝汤加减，重在清肝泻火解毒，兼以疏肝理气、和调血脉，是以药证相对，药到病去。

【注意事项】方中寒凉药物较多，素体虚弱或久病正虚者不宜使用。

【现代研究】栀子提取物对结扎总胆管动物的 GOT 升高有明显的降低作用，还有利胆、降血压、镇静、抑菌等作用；生石膏具有解热、提高肌肉和外周神经兴奋性、提高机体免疫能力、缩短血凝时间、利尿、增加胆汁排泄等作用；牡丹皮所含牡丹酚及糖苷类成分均有抗炎作用，牡丹皮的甲醇提取物有抑制血小板作用，牡丹酚有镇静、降温、解热、镇痛、解痉等中枢抑制作用及抗动脉粥样硬化、利尿、抗溃疡等作用；牛蒡子对肺炎链球菌有显著抗菌作用，还有解热、利尿、降低血糖、抗肿瘤等作用；柴胡具有镇静、安定、镇痛、解热、镇咳等广泛的中枢抑制作用及抗炎、抗脂肪肝、抑菌、抗感冒病毒、增强免疫功能等作用；当归具有抗菌、抗炎镇痛、保肝、抑制中枢神经系统、抗肿瘤并对血液、心血管及免疫系统有广泛的作用；白芍具有提高机体免疫力、抗炎、镇痛、解痉等作用；黄连具有抗菌、抗心律失常、利胆、抑制胃液分泌、抗急性炎症、抗溃疡、抑制组织代谢等作用；黄芩具有抑菌、解热、降血压、镇静、保肝、利胆、抗氧化等作用；川芎具有改善血流动力学状况、抗凝、降血压、抑菌、抗组胺和利胆作用。

第四节　分泌性中耳炎

分泌性中耳炎，又称非化脓性中耳炎、卡他性中耳炎、渗出性中耳炎、浆液性中耳炎等，多由上呼吸道感染，引起咽鼓管功能障碍、鼓室积液，导致听力障碍。在病因方面，与中耳腔的低毒性感染、变态反应、内分泌失调、气压损伤等也有一定关系。

中医认为，本病的发生，常与肺失宣降，少阳枢机不利，脾虚水湿停留，气滞血瘀、痰浊凝结等有关。

龙胆泻肝汤加减（齐强经验方）

【组成】龙胆 12 g，焦栀子 9 g，黄芩 9 g，柴胡 12 g，生地黄 12 g，车前子 6 g，泽泻 9 g，木通 9 g，当归 12 g，甘草 12 g，赤芍 12 g，连翘 9 g，金银花 15 g。

【功效】清利肝胆湿热。

【主治】肝胆湿热，上蒸耳窍型分泌性中耳炎。症见耳内胀闷堵塞感，耳内微痛，耳鸣如机器声，自听增强，烦躁易怒，口苦咽干，胸胁苦闷，舌红苔黄腻，脉弦数。

【加减】耳堵闷甚者，加苍耳子、石菖蒲。

【方解】本方所治之证为肝胆湿热，上蒸耳窍所致的分泌性中耳炎。肝胆湿热，上蒸耳窍，故耳内胀闷堵塞而微痛，耳鸣如机器声，听力下降；肝胆之火上炎，可见烦躁易怒，口苦咽干，胸胁苦闷；舌红苔黄腻，脉弦数均为肝胆湿热之证。治宜清利肝胆湿热。

方中龙胆苦寒泻肝胆实火，为主药；黄芩、栀子、连翘、金银花、赤芍清热解毒泻火，协助龙胆以清肝胆湿热，共为辅药；泽泻、木通、车前子清热利湿通窍，生地黄、当归养血润燥，柴胡疏畅肝胆，引诸药入肝胆经，甘草调和诸药，共为佐使。各药合用。共奏清利肝胆湿热之功。

【注意事项】本方药物多为苦寒之性，不宜多服、久服，药到病除即止。脾胃虚寒者慎用。

【现代研究】龙胆有抗炎、抗过敏的作用；栀子有抗菌、抗炎的作用；黄芩有抗菌、调节免疫功能的作用；柴胡及其有效成分柴胡皂苷有抗炎作用，其抗炎作用与促进肾上腺皮质系统功能有关，柴胡还有抗病毒、增强免疫功能的作用；生地黄有抗炎、抗过敏、增强免疫功能的作用；车前子有显著利尿作用，且对各种细菌均有抑制作用；泽泻、木通有利尿、抗炎作用；当归有抗炎、镇痛、抗损伤的作用；甘草有抗菌、抗病毒、抗炎、抗过敏、解毒作用，有类肾上腺皮质激素样作用；赤芍有镇静、抗炎止痛、对多种病原微生物有较强的抑制作用；连翘、金银花有广谱抗菌作用，有明显抗炎及解热功能。

【用方经验】齐强教授认为本方适用于肝胆湿热，上蒸耳窍所引起的分泌性中耳炎。方中所用木通为川木通，副作用小。木通所含的马兜铃为有毒成分，用量过大，可引起急性肾衰竭，甚至死亡，中毒主要原因是过量服用和久服。

耳聋治肺汤（干祖望经验方）

【组成】麻黄 3 g，杏仁、葶苈子、防己、石菖蒲各 10 g，甘草 3 g。

【功效】宣肺利窍。

【主治】渗出性中耳炎，证属湿浊阻肺

者。症见：多为新病，耳闭气感，耳鸣头昏，自声增强，听力下降，伴见咳嗽，有白粘痰，胸闷气促；舌淡红，苔薄白，脉滑。检查见鼓膜混浊，内陷，鼓室内可见积液征；听力检查多属传导性聋。

【加减】耳闭感明显，酌加木通、路路通以通利耳窍；外感鼻涕出，酌加防风、苍耳子之类；素有痰喘，酌加白芥子、紫苏子、莱菔子之类；咽喉不适，酌加薄荷、僵蚕之类；又耳属少阳经脉所循，肺系不利，邪侵耳窍，易致邪入少阳而化热，若伴耳鸣、口苦、咽干等症，当酌加蝉蜕、苦丁茶、郁金之类以清疏少阳。

【方解】外邪袭肺，肺失宣肃，清浊升降不分，水道失调，湿浊停聚肺窍为患，浊气在上，壅滞听道，故见耳闭气感、耳鸣头昏、听力下降；肺失肃降，湿浊停聚，故见咳嗽、有白黏痰、胸闷气促；舌苔脉为湿浊阻肺之象，检查中耳有积液更为水湿不化之明证。

方中麻黄、杏仁、甘草为三拗汤，宣肺散邪，止咳平喘，复肺宣肃之功能；葶苈子、防己肃肺利水湿以化浊；石菖蒲辛香通窍化浊。方中药简力专，主以恢复肺之功能，则湿浊自散，清升浊降，耳窍通利。

【注意事项】本方药多辛燥，实热壅滞者不宜使用。

【现代研究】麻黄具有平喘、镇咳、发汗、收缩心血管、兴奋大脑、利尿、抗变态反应、抗炎、解热、抗菌、抗病毒等作用；杏仁具有抑制咳嗽中枢、抑菌、抗炎、镇静等作用；葶苈子具有强心、抗癌、利尿等作用；防己有镇痛、解热、消炎、促肌肉松弛、利尿、抗过敏性休克及降低血压的作用；石菖蒲具有镇静、平喘、抑制皮肤真菌、减慢心率等作用。

调压流气饮（干祖望经验方）

【组成】木香 3 g，紫苏梗（或紫苏叶）6 g，青皮 6 g，枳壳 10 g，大腹皮 10 g，乌药 6 g，石菖蒲 10 g，柴胡 3 g，蔓荆子 15 g。

【功效】行气开痞，通经启窍。

【主治】渗出性中耳炎，证属肺经气郁者。症见：有外感病史，外感症已愈，耳闭仍存，或外感症并不明显，耳内气闭，听力不聪，伴见胸闷不适，腹胁胀闷；舌淡，苔薄，脉弦缓或平。检查见鼓膜混浊、内陷，鼓室内或可见积液；听力检查多属传导性聋。

【加减】病程较久，酌加落得打、路路通活血通络；兼脾胃不足，脉细，酌加葛根以助升发清阳。

【方解】肺位居上焦，主一身之气，外邪来袭，首当犯肺，正气抗邪，虽邪去而正亦损，肺气不足而郁滞不行，宣肃失职，浊气不降，壅塞清窍，故见耳内气闭感、听力不聪；气滞则上下不通，故见胸闷不适，腹胁胀闷；舌脉及检查所见均为肺经气郁不舒之象。

方中木香、紫苏梗、青皮、大腹皮、乌药、枳壳均能行气散郁，以通壅滞；石菖蒲通经开窍；柴胡、蔓荆子非为散邪解表，意在引药上行，直抵笼葱，亦可利清窍。方中诸药共用，合奏行气开痞、通经启窍之功，经气畅通，则耳窍清利。

【注意事项】方中多辛燥行气之药，病久体虚或阴虚火旺者不宜使用。

【现代研究】木香水提液、醇提液、挥发油及总生物碱能对抗组胺与乙酰胆碱对气管与支气管的致痉作用，挥发油中所含总内酯、木香内酯、二氢木香内酯等内酯成分以及去内酯挥发油均能对抗组胺、乙酰胆碱与氯化钡引起的支气管收缩作用，木香水提液、挥发油和总生物碱对小鼠离体小肠先有轻度兴奋作用，随后紧张性与节律性明显降低，低浓度的木香挥发油及从挥发油中分离出的各种内酯部分均能不同程度地抑制豚鼠与兔离体心脏的活动，对离体蛙心也有抑制作用，此外，有较好的抗菌作用；紫苏叶煎剂有缓和的解热作用，有促进消化液分泌，增进胃肠蠕动的作用，能减少支气管分泌，缓解支气管痉挛，本品水煎剂对大肠埃希菌、志贺菌属、葡萄球菌均有抑制作用；枳壳可以增加冠脉血流量和肾血流量，降低心肌氧耗量，可以明显增加尿量，其煎剂可以增强小肠平滑肌紧张程度和位相性收缩功能，对未孕及已孕的兔离体子宫、在位子宫和未孕兔的子

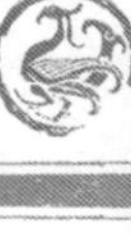

宫痿均有明显的兴奋作用，能使子宫收缩节律增加，此外还有抗变态反应的作用；石菖蒲具有镇静、平喘、抑制皮肤真菌、减慢心率等作用；柴胡具有镇静、安定、镇痛、解热、止咳等广泛的中枢抑制作用，还有较好的抗炎、抗脂肪肝、抗肝损伤、利胆、降低转氨酶、抗溃疡、抗感冒病毒、增强免疫功能、抗辐射等作用；蔓荆子有一定的镇静、止痛、退热、抗菌、抗病毒、增进外周和内脏微循环等作用。

【用方经验】渗出性中耳炎，患者表证已解，而耳闭失聪未除；或原本只有耳闭，并无表证，干氏认为此种证候当属气闭，乃肺经之气郁而不通，气机升降失常，耳失濡养之故也，亦即《景岳全书》中所谓气闭耳聋。盖九窍以通为用，不通则废，通则经气贯于笼葱，耳得其濡养则聪。现患者耳闭如堵，聩而不闻，诚如刘河间所言："人之眼耳鼻舌身意识神，能为用者，皆由升降出入之通利也，有所闭塞者，不能用也。若目无所见，耳无所闻，鼻无所臭，舌不知味，肠不能渗泄者，悉由……不能升降出入之故也。"

加减三甲散（干祖望经验方）

【组成】三棱 15 g、莪术 15 g，穿山甲 10 g，鳖甲 10 g，蝉蜕 6 g，昆布 10 g、海藻 10 g，桃仁 10 g、红花 10 g、落得打 10 g。

【功效】行气化瘀散结。

【主治】中耳炎，或声带炎，证属气滞血瘀痰凝互结者。症见：病程久或缠绵不愈，耳闭塞感，听力下降，检查见鼓膜粘连、增厚或萎缩变薄，鼓室或有少量积液，听力难复等。若为声带炎则检查可见声带肥厚而晦暗充血，室带、披裂长期僵肿难消。

【加减】临证视气滞、痰凝、血瘀各方面程度轻重主次，酌加行气、化痰、活血化瘀药物以助祛邪；鉴于病程较久，气血耗伤较甚，可酌加益气养血药物，以助扶正祛邪。

【方解】邪毒为患，耗气伤血，正气耗伤，无力抗邪，邪毒留滞体内难祛，气虚则血运无力，瘀滞渐成，气机不畅，则水湿不化，久聚成痰，与瘀滞互结，形成恶性循环，故病程久或缠绵难愈、鼓膜粘连、增厚或萎缩变薄，或声带肥厚而晦暗充血，室带、披裂长期僵肿难消；气滞血瘀痰凝互结，则清气不升，浊气不降，壅滞耳窍，故耳内闭塞感明显、听力下降；舌脉及检查结果均为气滞血瘀痰凝之象。

方中桃仁、红花、落得打活血化瘀，助以穿山甲活血通络，效力更强；三棱、莪术化瘀散结，昆布、海藻除痰散结，助以鳖甲散结之力更强；蝉蜕用于喉病可开音，用于耳鸣可止鸣，轻清升浮，引药上行。

【注意事项】方中行气活血化瘀药物较多，阳气虚甚及阴虚阳亢者不宜使用。

【现代研究】三棱可引起肠管收缩加强，紧张性升高，但其作用可被不同浓度的阿托品所拮抗，三棱水煎剂给药（相当生药 10 g)，有抑制血小板聚集、延长血栓形成时间、缩短血栓长度和减轻重量的作用，还有延长凝血酶原时间及部分凝血致活酶的趋势，降低全血黏度；莪术具有较好的抗肿瘤、抗早孕、抗菌抗炎、升高白细胞、抑制血小板聚集和抗血栓形成的作用；蝉蜕具有显著的免疫抑制和抗过敏、抗惊厥、镇静、解热等作用；桃仁、红花都能明显地改善血流动力学状况，增加冠状动脉血流量，降低血管阻力、改善微循环的作用。

【用方经验】声带肥厚而晦暗型充血，室带、披裂长期僵肿难消、中耳粘连等症，多属气滞、血瘀、痰凝所致，临床上一般治疗很难奏效，干氏认为对此需用峻剂猛药，才可激起它的反应。

通耳窍方（谭敬书经验方）

【组成】柴胡 10 g、香附 10 g、川芎 10 g、石菖蒲 10 g，当归 15 g，红花 10 g、泽兰 10 g、法半夏 10 g、茯苓 10 g，水蛭 5 g。

【功效】祛瘀除痰，行气通窍。

【主治】分泌性中耳炎，证属气滞血瘀痰凝者。症见：耳内胀闷闭塞感明显，耳鸣，听力下降较为明显，或有耳痛，病程较长；伴见头痛头昏，咽喉不适感，或如痰梗阻感，咳黏痰；舌暗红有瘀点，苔白腻，脉滑或弦

涩。检查见：鼓膜浑浊或充血内陷，可见积液平面，穿刺可见积液黏稠；纯音听阈测定检查可示传导性聋，声导抗检测可为B型或C型。

【加减】若耳闷胀闭塞感明显者，酌加路路通、丝瓜络、桃仁等；若兼见平素急躁易怒、胁肋不适等肝郁气滞者，酌加薄荷、枳壳、郁金等；若兼见气短懒言、纳差便溏等脾气虚弱者，酌加黄芪、白术、陈皮等。平素可嘱患者进行咽鼓管吹张等疗法以增强疗效。

【方解】耳为清窍，病久入络，邪毒滞留，脉络瘀阻，气滞血瘀，耳窍失养，故耳内胀闷闭塞感明显、耳痛、听力下降、病程较久；气滞血瘀，则清浊不分，浊气不降而津聚不散，久停于耳则化生痰浊，与瘀互结，故见耳内有积液、咽喉不适感，或如痰梗阻感；伴症及舌脉均为气滞血瘀痰凝之象。

方中柴胡、香附、川芎为《医林改错》通气散，行气通窍；当归、红花、泽兰、水蛭活血破瘀；法半夏燥湿祛痰；茯苓利水渗湿；石菖蒲助通气散行气通窍以利咽鼓管通畅；诸药合用，共奏祛瘀除痰、利湿化浊、行气通窍之功。

【注意事项】分泌性中耳炎证属虚证者不宜使用。

【现代研究】柴胡具有镇静、安定、镇痛、解热、镇咳等广泛的中枢抑制作用及抗炎、抗脂肪肝、抑菌、抗感冒病毒、增强免疫功能等作用；香附浸膏对实验动物立离体子宫有抑制作用，能降低其收缩力和张力，其挥发油有轻度雌激素样作用，香附水煎剂可明显增加胆汁流量，并对肝细胞功能有保护作用，其水煎剂有降低肠管紧张性和拮抗乙酰胆碱的作用，香附油对金黄色葡萄球菌有抑制作用，其提取物对某些真菌有抑制作用；川芎具有改善血流动力学状况、抗凝、降血压、抑菌、抗组胺和利胆作用；茯苓具有降血糖、增加心肌收缩力、增强免疫、护肝、抗胃溃疡、利尿、镇静等作用；半夏具有抑制呕吐中枢而止呕、止咳、抑制胃液分泌、抗胃溃疡等作用；当归具有抗菌、抗炎镇痛、保肝、抑制中枢神经系统、抗肿瘤并对血液、心血管及免疫系统有广泛的作用；水蛭煎剂有较强的抗凝血作用，能显著延长纤维蛋白的凝聚时间，水蛭提取物、水蛭素对血小板聚集有明显的抑制作用，水蛭煎剂能改善血液流变学，能降血脂，消退动脉粥样硬化斑块，增加心肌营养性血流量，对抗垂体后叶素引起的心律失常或明显的T波、ST段的变化，促进脑血肿吸收，减轻周围脑组织炎症反应及水肿，缓解颅内压升高，改善局部血循环，保护脑组织免遭破坏，对皮下血肿也有明显抑制作用；红花能明显改善血流动力学状况，增加冠状动脉血流量，降低血管阻力、改善微循环；石菖蒲具有镇静、平喘、抑制皮肤真菌、减慢心率等作用。

抗渗耳方（谭敬书经验方）

【组成】柴胡 10 g、香附 10 g，川芎 15 g、石菖蒲 15 g、白术 15 g、茯苓 15 g、金银花 15 g，黄芪 30 g，当归 12 g、黄芩 12 g，水蛭 5 g、炮山甲 5 g，泽泻 20 g。

【功效】健脾利水，化瘀通络，清热解毒，行气通窍。

【主治】慢性渗出性中耳炎，证属脾虚痰瘀热毒郁结者。症见：起病日久，反复不愈，耳闭塞胀闷感时轻时重，持续性耳鸣，听力下降明显，或有耳痛；伴见胸闷，咳黏痰，面色不华，肢倦乏力，时有低热，容易感冒；舌质暗淡，苔黄腻，脉弦细缓。检查见：鼓膜浑浊或充血内陷、增厚，穿刺有黏稠分泌物潴留；纯音听阈测定检查可示传导性聋，声导抗检测可为B型或C型。

【加减】若耳闭塞感、听力下降明显者，酌加路路通、丝瓜络、桃仁、红花等；中耳积液明显者，可配合穿刺引流，并嘱患者进行咽鼓管吹张等方法以增强疗效。

【方解】脾气虚弱，运化失职，中气不升，湿浊滞留耳窍，凝聚为痰，脾虚则正气不足，不能驱邪外出，耳为清窍，久则气滞血瘀，痰瘀久结，则生郁热，共停耳窍为患，耳窍失用，故见耳闭塞胀闷感、耳鸣、听力下降、中耳积液等症；因脾气虚弱，故病情时轻时重、病程较久、反复不愈；伴症及舌脉均为脾虚痰瘀热毒郁结之象。

方中白术、泽泻、茯苓、黄芪健脾渗利水湿，以治中耳积液渗出之源；《医林改错》通气散合石菖蒲、水蛭、炮山甲行气化瘀通窍，以利咽鼓管通畅；金银花、黄芩清热解毒，以抗菌、抗毒；黄芪、白术、当归益气养血，扶正固本以调节免疫功能。诸药合用，共奏健脾利水、化瘀通络、清热解毒、行气通窍之功。

【注意事项】分泌性中耳炎证属外邪犯耳或湿热壅盛者不宜使用。

【现代研究】柴胡具有镇静、安定、镇痛、解热、镇咳等广泛的中枢抑制作用及抗炎、抗脂肪肝、抑菌、抗感冒病毒、增强免疫功能等作用；香附浸膏对实验动物立离体子宫有抑制作用，能降低其收缩力和张力，其挥发油有轻度雌激素样作用，香附水煎剂可明显增加胆汁流量，并对肝细胞功能有保护作用，其水煎剂有降低肠管紧张性和拮抗乙酰胆碱的作用，香附油对金黄色葡萄球菌有抑制作用，其提取物对某些真菌有抑制作用；川芎具有改善血流动力学状况、抗凝、降血压、抑菌、抗组胺和利胆作用；石菖蒲具有镇静、平喘、抑制皮肤真菌、减慢心率等作用；金银花具有抗病原微生物、抗炎解热、加强防御功能、兴奋中枢、降血脂、抗内毒素等作用；白术具有双向调节肠管运动、防胃溃疡、促进细胞免疫功能，强壮机体等作用；茯苓具有降血糖、增加心肌收缩力、增强免疫、护肝、抗胃溃疡、利尿、镇静等作用；黄芪具有增强机体免疫功能、保肝、利尿、抗衰老、抗应激、降血压和较广泛的抗菌作用；当归具有抗菌、抗炎镇痛、保肝、抑制中枢神经系统、抗肿瘤作用，并对血液、心血管及免疫系统也有广泛作用；泽泻有利尿、降血压、降血糖、抗脂肪肝、抑菌等作用；黄芩具有抑菌、解热、降血压、镇静、保肝、利胆、抗氧化等作用；水蛭煎剂有较强的抗凝血作用，能显著延长纤维蛋白的凝聚时间，水蛭提取物、水蛭素对血小板聚集有明显的抑制作用，水蛭煎剂能改善血液流变学，能降血脂，消退动脉粥样硬化斑块，增加心肌营养性血流量，对抗垂体后叶素引起的心律失常或明显的 T 波、ST 段的变化，促进脑血肿吸收，减轻周围脑组织炎症反应及水肿，缓解颅内压升高，改善局部血循环，保护脑组织免遭破坏，对皮下血肿也有明显抑制作用；红花能明显的改善血流动力学状况，增加冠状动脉血流量，降低血管阻力、改善微循环的作用。

通气散加味（章柏年经验方）

【组成】柴胡 10 g，香附 10 g，郁金 10 g，石菖蒲 10 g，川芎 10 g，生姜 8 g。

【功效】理气通窍。

【主治】非化脓性中耳炎，证属肝胆郁滞者。症见：耳闭塞感明显，听力下降，天气变则病势尤重；伴平素情绪抑郁，胁下疼痛，口苦咽干等症；舌淡红，苔薄白，脉弦。检查见鼓膜混浊内陷，听力检查多为传导性聋。

【加减】用咽鼓管通气之法治疗，虽效不持久，尚可减轻于一时，宜配合治疗恢复咽鼓管功能。若兼肝胆郁热明显者，可去香附，酌加牡丹皮、栀子、龙胆、菊花等。

【方解】肝胆郁滞，则疏泄失职，气血不行，经络不通；少阳经上循耳窍，气血不通则浊气壅滞清窍，耳窍失养，故见耳闭塞感明显、听力下降；天气变化则全身气机郁滞不能适应，故病势加重；伴症舌脉为肝胆郁滞之明证。

方中柴胡、香附、郁金疏泄肝胆，川芎、石菖蒲辛香开窍，通畅气机。肾开窍于耳，少佐生姜补中有通，并作向导。诸药合用，共奏理气通窍之功，气机畅通，则清窍空灵，闭塞自除。

【注意事项】方中多辛散之品，阴虚或虚火上浮者不宜使用。

【现代研究】柴胡具有镇静、安定、镇痛、解热、止咳等广泛的中枢抑制作用，还有较好的抗炎、抗脂肪肝、抗肝损伤、利胆、降低转氨酶、抗溃疡、抗感冒病毒、增强免疫功能、抗辐射等作用；香附浸膏对实验动物立离体子宫有抑制作用，能降低其收缩力和张力，其挥发油有轻度雌激素样作用，香附水煎剂可明显增加胆汁流量，并对肝细胞

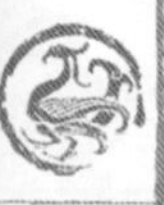

功能有保护作用，其水煎剂有降低肠管紧张性和拮抗乙酰胆碱的作用，香附油对金黄色葡萄球菌有抑制作用，其提取物对某些真菌有抑制作用；郁金对多种致病真菌有抑制作用，此外还对脂质代谢有影响；石菖蒲具有镇静、平喘、抑制皮肤真菌、减慢心率等作用；川芎具有改善血流动力学状况、抗凝、降血压、抑菌、抗组胺和利胆作用。

刘渡舟经验方

【组成】连翘 10 g，柴胡 16 g，漏芦 10 g，白芷 8 g，玄参 15 g，牡丹皮 10 g，夏枯草 16 g，天花粉 10 g，黄连 8 g，黄芩 4 g，生石决明 30 g，牡蛎 30 g。

【功效】清泻肝胆，养阴通窍。

【主治】急性非化脓性中耳炎，证属肝胆火盛循经上攻耳窍者。症见：多恼怒后突发耳聋、耳鸣如潮，头部轰响，颐部灼热而胀，吞咽时耳内作响，以致不闻外声；伴夜寐不安，晨起咯吐黏痰，两目多眵。舌红，苔白，脉弦滑小数。

【加减】若见肝火扰神者，酌加远志、酸枣仁、柏子仁等；若见横逆犯胃、胃失和降者，酌加旋覆花、生石膏、清半夏等；若见肝阳上亢者，酌加赭石、珍珠母、鳖甲等。

【方解】少阳经上循耳窍，肝胆火盛，循经上攻耳窍，故见耳鸣如潮、头部轰响、颐部灼热而胀；恼怒伤肝，易引动肝胆火热妄动，故症状多在恼怒后突发；相火扰心，故夜寐不安；目为肝之窍，火热上灼，故见两目多眵；肝火犯肺，火热灼津，故见咳吐黏痰；舌脉为肝胆火热之象。

方用柴胡、黄芩疏肝清胆，和解少阳；连翘、黄连、玄参、牡丹皮、天花粉清解热毒，兼养阴津；夏枯草、生石决明、牡蛎潜肝胆之阳亢；漏芦、白芷透窍散邪。本方清中有透，降中能滋，用治肝胆实火上攻，以突发耳鸣、耳聋为主要表现的急性非化脓性中耳炎，甚为适宜。

【注意事项】方中较多苦寒药物，素体脾胃虚寒者不宜使用。

【现代研究】连翘具有广谱抗菌、抗炎、解热、利尿及降血压等作用；柴胡具有镇静、安定、镇痛、解热、镇咳等广泛的中枢抑制作用及抗炎、抗脂肪肝、抑菌、抗感冒病毒、增强免疫功能等作用；白芷具有兴奋中枢神经、升高血压、抑菌、解热、抗炎、镇痛、解痉等作用；玄参有降血压、增加心肌血流量、抑菌、抗炎、镇静、抗惊厥等作用；牡丹皮具有抗炎、镇静、降温、解热、镇痛、解痉、抗动脉粥样硬化、利尿及抗溃疡的作用；夏枯草煎剂、水浸出液、乙醇-水浸出液及乙醇浸出液均可明显降低实验动物血压，水煎醇沉液小鼠腹腔注射，有明显抗炎作用，本品煎剂在体外对多种病菌有一定的抑制作用；黄芩具有抑菌、解热、降血压、镇静、保肝、利胆、抗氧化等作用；黄连具有抑菌、调节心脏收缩力、利胆、抗腹泻、抗炎、抑制组织代谢等作用；牡蛎具有镇静、抗惊厥、降血脂、抗凝血、抗血栓等作用。

羌活胜湿汤加减（朱进忠经验方）

【组成】羌活 4 g，独活 4 g，蔓荆子 1.5 g，甘草 2 g，防风 1.5 g，川芎 1.5 g，防己 6 g，藁本 1.5 g。

【功效】散风除湿清热。

【主治】非化脓性中耳炎，证属风湿夹热阻滞者。症见：耳内如物堵塞感，听力减退，有时耳内微微作痒，或伴头晕头重，口干，下肢沉重；舌苔薄白，脉濡缓。检查可见鼓膜混浊内陷，鼓室内可见积液，听力检查多属传导性聋。

【方解】风邪外袭，首犯上焦，湿性黏滞不行，耳窍位居巅脑，又为空窍，尤易留邪，故见耳内如物堵塞感、听力减退；风邪不去，故见耳内微微作痒；湿邪不去，郁而化热，灼津伤液，故见口干；湿热停留清窍或下注，故见头晕头重、口干；舌脉及检查所见均为湿邪不化之象。

方中羌活、防风、蔓荆子疏散风热、清利头目；防己、独活祛风除湿；川芎、藁本祛风，并能引药入经；甘草调和诸药。方中药味不多，风药居多，取其邪在上者宜发之之意，药量俱轻，取上焦如羽、非轻不举之

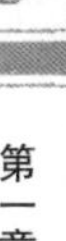

意，如此共奏散风除湿清热之功，邪去则耳窍通利。

【注意事项】方中风药较多，阴虚阳亢者不宜使用。

【现代研究】羌活具有镇痛、抗炎、解热、抑菌、抗过敏及抗心律失常的作用；独活有抗炎、镇痛及镇静作用，对血小板聚集有抑制作用，并有降血压作用，但不持久，所含香柑内酯、花椒毒素等有光敏及抗肿瘤作用；蔓荆子有一定的镇静、止痛、退热、抗菌、抗病毒、增进外周和内脏微循环等作用；防风具有解热、抗炎、镇静、抗惊厥、抗过敏、镇痛等作用；川芎具有改善血流动力学状况、抗凝、降血压、抑菌、抗组胺和利胆作用；藁本具有镇静、镇痛、抗炎、抗菌、平喘等作用。

【用方经验】湿邪者，重浊黏滞难化之邪也，其在上者当发之、散之，然而散之、发之太过则风气去而湿气在，故只宜小剂风药治之。

柴胡枳桔汤加减（朱进忠经验方）

【组成】柴胡 10 g，枳壳 10 g，白芍 10 g，桔梗 10 g，甘草 10 g，杏仁 10 g，郁金 10 g，紫苏叶 10 g，薄荷 10 g，黄芩 8 g。

【功效】疏肝理肺，疏风清热。

【主治】非化脓性中耳炎，证属痰郁气结、肝肺失疏者。症见：病程较长，有外感病史，耳堵塞感，听力减退，头重，伴肋胁苦满，时时叹气，心烦失眠。舌苔白，脉沉弦滑。检查可见鼓膜混浊内陷，鼓室内有积液征。听力检查可无下降或呈传导性聋。

【加减】若见咳嗽、胸闷者，酌加半夏、贝母、前胡等；若见急躁易怒、夜寐不安甚者，酌加黄连、赭石、龙胆、莲子心等；若耳闭塞感明显，舌质暗红，检查见鼓膜色暗者，酌加丹参、红花、水蛭、路路通、石菖蒲等。

【方解】外感之后，邪去正伤，气机不畅，水湿不化，聚而生痰，痰郁则阻滞气机，气结愈甚；肝主疏泄，肺主气，痰郁气结则肝肺失职，则全身气机受阻，清浊不分，停滞耳窍，故见耳堵塞感、听力减退、头重；肝失疏泄，故见肋胁苦满、时时叹气、心烦失眠；检查见鼓室内有积液征为水湿积聚之象；舌脉为肝肺郁滞之象。

方中柴胡、枳壳、郁金疏肝理气；白芍柔肝养阴；杏仁、紫苏叶一升一降，助以桔梗通调肺气；痰郁气结日久生热，故用黄芩清热；薄荷、紫苏叶疏风散邪，清未散之余邪；甘草调和诸药。方中诸药合用，共奏疏肝理肺、疏风清热之功，气机条畅，肝肺通利，则痰湿自去，余邪一清，久病可愈。

【注意事项】方中行气药物较多，久病体虚或阴虚阳亢者不宜使用。

【现代研究】柴胡具有镇静、安定、镇痛、解热、镇咳等广泛的中枢抑制作用及抗炎、抗脂肪肝、抑菌、抗感冒病毒、增强免疫功能等作用；枳壳可以增加冠脉血流量和肾血流量，降低心肌氧耗量，可以明显增加尿量，其煎剂可以增强小肠平滑肌紧张程度和位相性收缩功能，对未孕及已孕的兔离体子宫、在位子宫和未孕兔的子宫瘘均有明显的兴奋作用，能使子宫收缩节律增加，此外还有抗变态反应的作用；白芍有提高机体巨噬细胞的吞噬功能、提高免疫功能、镇痛、解痉等作用；杏仁具有抑制咳嗽中枢、抑菌、抗炎、镇静等作用；桔梗具有排痰、镇咳、增强抗炎和免疫作用，以及镇静、镇痛、解热等作用；郁金对多种致病真菌有抑制作用，此外还对脂质代谢有影响；紫苏叶煎剂有缓和的解热作用，可促进消化液分泌、增进胃肠蠕动，能减少支气管分泌、缓解支气管痉挛，本品水煎剂对大肠埃希菌、志贺菌属、葡萄球菌均有抑制作用；薄荷具有解热、利胆、抗刺激、抑菌、消炎、止痛止痒等作用；黄芩具有抑菌、解热、降血压、镇静、保肝、利胆、抗氧化等作用。

张赞臣经验方

【组成】生白芍 9 g，牡丹皮 9 g，丹参 9 g，当归 9 g，夏枯草 12 g，甘菊花 9 g，生、熟薏苡仁各 9 g，泽泻 9 g，炙海螵蛸 9 g，远志 4.5 g，柏子仁 9 g。

【功效】平肝养心，渗湿泄热。

【主治】渗出性中耳炎，证属心肝失调、湿热互阻耳窍者。症见：病程较长，耳内阻塞感，或有胀痛，听力下降，伴常有心悸，急躁易怒，失眠多梦，低热反复，口腻作干；舌淡，苔黄腻，脉弦滑。检查见鼓膜充血或混浊内陷，标志不清，鼓室反复积液不愈。

【加减】若见肝阳上亢者，酌加石决明、珍珠母、赭石、生牡蛎等；若见肝经湿热者，酌加龙胆、茵陈、木通等。

【方解】久病则气虚不化水谷，水湿停聚为患，久虚则内热遂生，湿热互结，上犯耳窍，则清窍闭塞，故见耳内阻塞感、听力下降；湿热阻滞，则气机运行不畅，肝性升达恶抑郁，遂疏泄失职，相火上炎，扰乱心神，故见心悸、急躁易怒、失眠多梦；湿热黏滞，留恋难去，故病程反复、鼓室反复积液不愈；舌脉均为湿热互阻之象。

方中牡丹皮、夏枯草、甘菊花清热泻肝，远志、柏子仁、丹参养心安神；湿热伤阴，生白芍柔肝，合丹参、当归滋阴养血；泽泻、海螵蛸除湿，治水湿积聚之标；生、熟薏苡仁健脾以祛湿；方中诸药合用，共奏渗湿泄热、养心平肝之效，湿化热消，肝气达，郁火散，心神得安，耳窍通利。

【注意事项】方中多寒凉渗泄药物，素体虚弱者不宜使用。

【现代研究】白芍有提高机体巨噬细胞的吞噬功能、提高免疫功能、镇痛、解痉等作用；牡丹皮具有抗炎、镇静、降温、解热、镇痛、解痉、抗动脉粥样硬化、利尿及抗溃疡的作用；丹参具有强心、抗血栓形成、改善微循环、促进组织的修复和再生、保肝抗菌、降血脂等作用；夏枯草煎剂、水浸出液、乙醇-水浸出液及乙醇浸出液均可明显降低实验动物血压，水煎醇沉液小鼠腹腔注射，有明显抗炎作用，本品煎剂在体外对多种病菌有一定的抑制作用；薏苡仁具有抑制癌细胞、解热、镇静、镇痛等作用；菊花具有抗菌、抗病毒、扩张冠脉及增加冠脉血流量、提高心肌耗氧量、解热、抗炎等作用；泽泻有利尿、降血压、降血糖、抗脂肪肝、抑菌等作用；当归具有抗菌、抗炎镇痛、保肝、抑制中枢神经系统、抗肿瘤并对血液、心血管及免疫系统有广泛的作用。

【用方经验】中耳积液属湿浊，口干而伴带下秽气难闻为有热，湿热内蕴，上阻清窍，下为带下，故治以清热渗湿法。又耳属肝胆之经，肝胆主外症，湿热阻滞耳窍，易致邪入肝胆，故清热之品，当兼清肝平肝，皆治本之法。以其平时心悸，故佐养心之品。

柴胡清肝汤加减（葛英华经验方）

【组成】柴胡 5 g，牛蒡子 10 g，郁金 5 g，当归 10 g，防风 6 g，石菖蒲 6 g，白芍 10 g，连翘 10 g，荆芥 5 g，甘草 3 g。

【功效】散风清热通窍。

【主治】急性分泌性中耳炎，证属肝胆有热、外受风邪者。症见：外感新病，耳内堵闷感，微痛微痒，伴耳鸣，听力下降，头昏头痛；平素急躁易怒，口苦咽干；舌尖红苔薄白，脉弦细微浮。检查见鼓膜充血或混浊内陷，鼓室内或有积液。

【加减】有中耳积液者，酌加车前子利湿化浊；舌偏红苔黄脉数等风热之证明显者，加金银花以助清热。

【方解】少阳经脉上循耳窍，少阳主胆，肝胆互为表里，肝胆有热，疏泄失职，气机停滞，清气不升，浊气不降，又受外来风邪引动，上犯耳窍，故见耳内堵闷感、微痛微痒；清窍壅塞，风邪窜动，故见耳鸣、听力下降、头昏头痛；舌脉为肝胆有热并兼外邪之象。

方中柴胡疏利少阳肝胆之邪，并引药入经；防风、牛蒡子、连翘、荆芥疏散风热；郁金行气开郁，解耳窍气机之壅滞；当归、白芍养血柔肝；石菖蒲开窍聪耳；甘草调和诸药。诸药合用，共奏散风清热通窍之功，肝胆热清则疏泄正常，外邪外散则邪不上犯，故耳疾速愈。

【注意事项】方中诸多疏散表邪之药，无外邪或素体表虚者不宜使用。

【现代研究】柴胡具有镇静、安定、镇痛、解热、镇咳等广泛的中枢抑制作用及抗炎、抗脂肪肝、抑菌、抗感冒病毒、增强免疫功能等作用；牛蒡子对肺炎链球菌有显著抗菌作用，还有解热、利尿、降低血糖、抗肿瘤等作用；郁金对多种致病真菌有抑制作用，此外还对脂质代谢有影响；防风具有解热、抗炎、镇静、抗惊厥、抗过敏、镇痛等作用；当归具有抗菌、抗炎镇痛、保肝、抑制中枢神经系统、抗肿瘤并对血液、心血管及免疫系统有广泛的作用；石菖蒲具有镇静、平喘、抑制皮肤真菌、减慢心率等作用；白芍有提高机体巨噬细胞的吞噬功能、提高免疫功能、镇痛、解痉等作用；连翘具有抗微生物、镇吐、抗肝损伤等作用；荆芥具有微弱解热、抑菌、镇痛、抗炎等作用。

【用方经验】耳属少阳经脉所循，少阳主胆，与肝互为表里。六淫侵袭，耳窍不利，可致少阳受邪，肝胆化热；亦或肝胆素有蕴热，复感风邪，引动肝胆郁热循经上犯，致耳窍不利。当以祛邪为主，兼疏肝胆。

麻杏苡甘汤加味（蔡福养经验方）

【组成】麻黄 3 g，薏苡仁 20 g，杏仁 10 g，荆芥 10 g，防风 10 g，川芎 12 g，羌活 10 g，薄荷 10 g，连翘 12 g，通草 6 g，柴胡 6 g，甘草 3 g。

【功效】疏风宣肺，祛湿解表。

【主治】急性非化脓性中耳炎，证属风热湿壅者。症见：多属新病，耳闷胀微痛，如物堵塞，听力减退，自听过强；伴见头痛闷重，身倦肢困，酸沉不适，微恶风寒，鼻塞涕白，口淡不渴；舌尖红，苔薄黄微腻，脉浮微数。检查见鼓膜充血或混浊，鼓室内或可见积液。听力检查多属传导性聋。

【加减】临证可视风、湿、热三者孰轻孰重加以增减疏风、利湿、清热药物比例。

【方解】外受风热湿邪，体内气机受阻，壅滞耳窍，清窍不通，故见耳闷胀微痛、如物堵塞、听力减退、头痛闷重；湿邪黏滞，水湿不化，合热邪耗气伤阴，故见身倦肢困、酸沉不适、口淡不渴；外邪不去，故见微恶风寒、鼻塞涕白；舌脉为外感风湿热之象。

方中以麻杏苡甘汤宣发肺气而散在表之风湿之邪，使风湿外邪从肌表而去，以免犯清窍；辅以防风、荆芥、羌活以助祛风胜湿解表之力；薄荷、连翘疏风清热，开发郁邪之结；佐以川芎、通草活血通络，除胀开闭；柴胡一味，既能清热于少阳以解耳部外邪，又能引诸药上达于耳，以奏药效。一矢二的，尤为妙哉！合方共奏宣肺解表，祛风胜湿，清热通络之功。其中宣肺之药尤胜，因“肺主声，故令耳能闻声”，肺气一宣，诸邪以解，声灌应耳，则聋胀可开也，此即“耳聋治肺”之谓也。

【注意事项】方中多辛散之药，素体阴血不足者不宜使用。

【现代研究】麻黄具有平喘、镇咳、发汗、收缩心血管、兴奋大脑、利尿、抗变态反应、抗炎、解热、抗菌、抗病毒等作用；薏苡仁具有抑制癌细胞、解热、镇静、镇痛等作用；杏仁具有抑制咳嗽中枢、抑菌、抗炎、镇静等作用；川芎具有改善血流动力学状况、抗凝、降血压、抑菌、抗组胺和利胆作用；荆芥、防风均具有抗菌抗炎、解热镇痛、抗病原微生物等作用；连翘具有抗微生物、镇吐、抗肝损伤等作用；羌活具有镇痛、抗炎、解热、抑菌、抗过敏及抗心律失常的作用；薄荷具有解热、利胆、抗刺激、抑菌、消炎、止痛止痒等作用；柴胡具有镇静、安定、镇痛、解热、止咳等广泛的中枢抑制作用，还有较好的抗炎、抗脂肪肝、抗肝损伤、利胆、降低转氨酶、抗溃疡、抗感冒病毒、增强免疫功能、抗辐射等作用。

通窍活血汤合通气散加减（蔡福养经验方）

【组成】赤芍 12 g，当归 20 g，桃仁 6 g，红花 6 g，川芎 10 g，丝瓜络 15 g，香附 10 g，柴胡 12 g，茯苓 20 g，石菖蒲 15 g，鸡血藤 25 g，连翘 12 g，贝母 12 g，甘草 6 g。

【功效】活血化瘀，行气通窍。

【主治】慢性渗出性中耳炎，证属邪毒久留、气血瘀阻者。症见：病史较久，耳内闷胀感，听力减退，耳鸣；舌质暗，苔薄，脉缓。检查见鼓膜内陷增厚，混浊，鼓室内可有少量或无积液。检查听力呈传导性聋或混

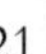

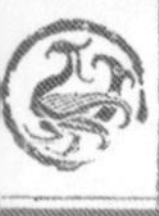

合性聋。

【加减】若久病气虚者，可酌加黄芪、党参、白术等；若见外邪者，可酌加防风、荆芥、羌活等。

【方解】“耳者，宗脉之所聚也。”宗脉畅通气血至耳，耳受之而听觉聪矣。若邪毒袭耳，留结不去，壅滞耳脉，气血运行不畅，瘀阻耳窍，故见耳内闷胀感、听力减退；久病不愈，正气耗伤，气血不足则无力驱邪，如此则成恶性循环，故病程较久；反复刺激耳窍黏膜，故鼓膜内陷增厚；舌脉为久病有瘀之象。

方中以通窍活血汤合通气散（柴胡、香附、川芎）活血行气，化瘀导滞；加丝瓜络、鸡血藤通经活络，疏通气血；辅以石菖蒲、贝母、茯苓、连翘化湿解毒，散结开闭。并以导引法导气入耳，以扶正御邪，聪耳开窍。全方合用使耳脉畅通而气血和利，正气充耳则结邪自开，血和邪去则胀闭可解矣。

【注意事项】方中活血化瘀力强，体虚甚或阴虚阳亢者不宜使用。

【现代研究】赤芍具有抗血栓形成、抗血小板聚集、降血压及抗动脉粥样硬化、保肝、调节心血管系统的作用等；当归具有抗菌、抗炎镇痛、保肝、抑制中枢神经系统、抗肿瘤并对血液、心血管及免疫系统有广泛的作用；桃仁具有改善血流动力学状况、抗凝、降血压、抑菌、抗过敏、抗组胺和利胆作用；红花具有抗炎镇痛、镇静以及对心血管、血液、免疫及神经系统广泛的调节作用；川芎具有改善血流动力学状况、抗凝、降血压、抑菌、抗组胺和利胆作用；香附浸膏对实验动物立离体子宫有抑制作用，能降低其收缩力和张力，其挥发油有轻度雌激素样作用，香附水煎剂可明显增加胆汁流量，并对肝细胞功能有保护作用，其水煎剂有降低肠管紧张性和拮抗乙酰胆碱的作用，香附油对金黄色葡萄球菌有抑制作用，其提取物对某些真菌有抑制作用；柴胡具有镇静、安定、镇痛、解热、镇咳等广泛的中枢抑制作用及抗炎、抗脂肪肝、抑菌、抗感冒病毒、增强免疫功能等作用；茯苓具有利尿、镇静、抗肿瘤、降血糖、增加心肌收缩力、抗胃溃疡等作用；石菖蒲具有镇静、平喘、抑制皮肤真菌、减慢心率等作用；连翘具有抗微生物、镇吐、抗肝损伤等作用；贝母具有镇咳、祛痰、降血压、解痉、抗溃疡等作用。

通气聪耳汤（蔡福养经验方）

【组成】柴胡、葛根、藿香、升麻、全蝎各 12 g，香附 15 g，木通（或通草）、枳壳、川芎、丝瓜络、路路通各 10 g。

【功效】宣通少阳，活血通络，开窍聪耳。

【主治】渗出性中耳炎，证属邪阻少阳者。症见：病程或长或短，耳内胀闷闭塞，耳鸣，耳内水响声，头重或痛，鼻塞不利，口苦咽干；舌暗，苔薄，脉弦。检查见鼓膜增厚，混浊，鼓室内可有少量或无积液。检查听力呈传导性聋或混合性聋。

【加减】急性期伴鼻塞声重，自声增强者，加苍耳子、辛夷花宣肺利鼻；耳内胀闷，头重如裹，耳内有水响声，鼓室内积液者，加杏仁、紫菀、桔梗宣肺揭盖，高原导水；耳胀闭日久，听力减退明显者，可合用益气聪明汤。

【方解】少阳经脉上循耳窍，邪阻少阳，经气不利，循经上阻耳窍，故见耳内胀闷闭塞、耳鸣；气机阻滞，清窍不利，故见头重或痛、鼻塞不利；口苦咽干、舌暗苔薄、脉弦均为少阳有邪之象。

方中柴胡疏利少阳，并升发清阳之气以达耳窍；辅以枳壳、川芎、香附宣通经气；佐以全蝎、葛根、木通、丝瓜络、路路通活络通经；使以升麻、藿香质轻味香，善于升提，引诸药上行以开耳窍。方中诸药合用，共奏宣通少阳、活血通络、开窍聪耳之功，经气通行无阻则清窍复利，耳疾自去。

【注意事项】方中多辛香行气耗散之品，素体阴血不足者不宜使用。

【现代研究】柴胡具有镇静、安定、镇痛、解热、止咳等广泛的中枢抑制作用，还有较好的抗炎、抗脂肪肝、抗肝损伤、利胆、降低转氨酶、抗溃疡、抗感冒病毒、增强免疫功能、抗辐射等作用；葛根具有扩张冠脉和脑血管、增加冠脉血流量和脑血流量、解热、解痉等作用；藿香具有促进胃液分泌、增强消化力、抗菌、防腐、微弱发汗等作用；升麻具有抑菌、解热、抗炎、镇痛、抗惊厥、升高白细胞、抑制血小板聚集及释放、抑制心功能而减慢心率、降低血压等作用；香附浸膏对实验动物立离体子宫均有抑制作用，能降低其收缩力和张力，其挥发油有轻度雌激素样作用，香附水煎剂可明显增加胆汁流量，并对肝细胞功能有保护作用，其水煎剂有降低肠管紧张性和拮抗乙酰胆碱的作用，香附油对金黄色葡萄球菌有抑制作用，其提取物对某些真菌有抑制作用；枳壳可以增加冠脉血流量和肾血流量，降低心肌氧耗量，可以明显增加尿量，其煎剂可以增强小肠平滑肌紧张程度和位相性收缩功能，对未孕及已孕的兔离体子宫、在位子宫和未孕兔的子宫瘘均有明显的兴奋作用，能使子宫收缩节律增加，此外还有抗变态反应的作用；川芎具有改善血流动力学状况、抗凝、降血压、抑菌、抗组胺和利胆作用；木通具有利尿、抗炎、抑菌等作用；路路通具有抗肝细胞毒活性及消肿等作用。

第五节　化脓性中耳炎

化脓性中耳炎有急性与慢性之分。

急性化脓性中耳炎是致病菌直接侵入中耳引起的中耳黏-骨膜的急性化脓性炎症。常见致病菌为乙型链球菌、金黄色葡萄球菌、白色葡萄球菌、肺炎链球菌等，以耳痛、鼓膜红肿穿孔，流黄脓为主要表现，多发于儿童。

慢性化脓性中耳炎主要由急性化脓性中耳乳突炎延误治疗或治疗不当，病程迁延所致。常见致病菌为变形杆菌、金黄色葡萄球菌、铜绿假单胞菌等，并以革兰阴性菌为多见，以鼓膜穿孔，耳内流脓经久不愈为主要表现。临床上，慢性化脓性中耳炎可分为单纯型、骨疡型（复杂型）与胆脂瘤型。单纯型者，病变主要位于鼓室黏膜层，无骨质破坏与听骨链的损害，鼓膜呈中央性中、小穿孔，听力损害较轻；骨疡型者，中耳黏膜上皮坏死，病变深达骨质，听骨链破坏，中耳腔见有肉芽组织或息肉生长，鼓膜多为大穿孔，或鼓膜穿孔位于或达到边缘，听力损害较重。胆脂瘤型者，中耳、乳突有胆脂瘤存在，骨质容易发生进行性破坏，容易产生颅内外并发症，鼓膜穿孔呈边缘性，分泌物多有骨质坏死的特殊腐臭味。

中医称本病为脓耳，或称急性脓耳、慢性脓耳。急性者多因风热犯耳或肝胆湿热熏蒸耳窍；慢性者多为脾肾不足，邪毒久滞。中医临床上，除内治法外，往往需要配合外治法。

龙胆泻肝汤加减（蔡福养经验方）

【组成】龙胆 12 g，黄芩 12 g，柴胡 12 g，栀子 10 g，生地黄 10 g，车前子 12 g，木通 10 g，当归尾 12 g，泽泻 10 g，苦参 10 g，薏苡仁 15 g，赤芍 12 g，甘草 6 g。

【功效】清利肝胆。

【主治】急性化脓性中耳炎，证属肝胆湿热熏蒸者。症见：耳内流脓，色黄量多，耳胀痛牵引头部，患耳重听，身发寒热，兼见口苦咽干，小便黄。舌红苔黄腻，脉弦数。检查见鼓膜混浊或有穿孔，鼓室内有黄脓性分泌物潴留。

【加减】配合外治清洁法，并滴入耳炎灵。耳炎灵：大黄、黄芩、黄连、黄柏、苦参各 20 g，冰片研面 3 g，香油 500 ml，液状石蜡 1000 ml。制法：先将前 5 味药放入油锅内，浸泡 24 小时，然后加热炸药，待成黑褐色为度。然后滤净药渣，加入液状石蜡、冰片面，搅匀，过滤，分装于 10 ml 滴瓶内备用。用法：先以 3%过氧化氢溶液清洗耳道，祛净脓液，再滴药液，每日 2 次。功效：清

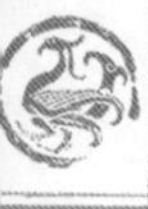

热解毒，燥湿除脓，消肿祛腐。适应证：急、慢性脓耳，耳疖，耳疮等。

【方解】少阳经上循耳窍，肝胆湿热壅滞，疏泄失职，邪毒上窜耳窍，故见耳内流脓、色黄量多；厥阴经上达巅顶，肝胆邪热走窜，故耳痛牵引头部、患耳重听；湿热伤阴，且易留恋肌肤不去，故见身发寒热，兼见口苦咽干、小便黄；舌脉及检查均为肝胆湿热之象。

方中龙胆、黄芩、栀子、车前子、泽泻、木通清泄肝胆火热之邪；柴胡疏肝；生地黄养阴柔肝；赤芍、当归尾凉血活血；苦参解毒燥湿；薏苡仁健脾化湿；甘草调和诸药。外用滴耳灵滴耳，解毒燥湿，除脓利窍，内外合治，收效甚速。

【注意事项】方中多苦寒渗泄之品，素体脾胃虚弱者不宜使用。

【现代研究】龙胆对多种皮肤真菌有不同的抑制作用，其提取物有抗炎、保肝、抗疟原虫、降血压、抑制心脏功能而减慢心率等作用；黄芩具有抑菌、解热、降血压、镇静、保肝、利胆、抗氧化等作用；车前子有显著利尿作用，还能促进呼吸道黏膜分泌，稀释痰液，故有祛痰的作用，此外对各种杆菌和葡萄球菌均有抑制作用；泽泻有利尿、降血压、降血糖、抗脂肪肝、抑菌等作用；薏苡仁具有抑制癌细胞、解热、镇静、镇痛等作用；柴胡具有镇静、安定、镇痛、解热、镇咳等广泛的中枢抑制作用，还有较好的抗脂肪肝、抗肝损伤、利胆、降低转氨酶、抗感冒病毒、增加蛋白质生物合成、抗辐射及增强免疫功能等作用；栀子提取物对结扎总胆管动物的GOT升高有明显的降低作用，还有利胆、降血压、镇静、抑菌等作用；生地黄水提取液有降血压、镇静、抗炎、抗过敏作用，其流浸膏有强心、利尿作用，此外还具有促进机体淋巴细胞的转化、增加T淋巴细胞数量的作用，并能增强网状内皮细胞的吞噬功能；木通具有利尿、抗菌作用；当归具有增加冠状动脉血流量、促进红细胞及血红蛋白生成与抗血栓作用；赤芍具有扩张冠状动脉、增加冠脉血流量、抑制血小板聚集、抗炎、抗血栓、抑制病原微生物等作用；苦参具有美容护肤、抗菌抗炎、抗肿瘤、升高白细胞、抗心律不齐的作用，此外还有明显的利尿作用，苦参生物碱尚有安定、平喘、免疫抑制作用。

小柴胡汤合肾热汤加减（王足明经验方）

【组成】柴胡、黄芩、法半夏各10 g，玉竹、白芍、牡蛎、麦冬、磁石各12 g，生地黄、建菖蒲各15 g，黄连5 g，甘草3 g。

【功效】疏泄风火，清热化湿。

【主治】急性化脓性中耳炎，或慢性化脓性中耳炎急性复发，证属少阴不足、风火上壅者。症见：耳内流脓，耳痛如锥，头痛如劈，恶寒发热，口苦咽干；舌质红，苔黄白，脉弦滑数。检查见鼓膜充血，或有穿孔，鼓室内有积液；耳周红肿，耳后完骨压痛明显。

【加减】若外兼风邪未去者，酌加荆芥、防风、蝉蜕等药；若兼肝胆火热明显者，酌加赭石、龙胆、栀子等药。

【方解】肾开窍于耳，少阳经上循耳窍。少阴不足则耳窍失养；虚火内生，又受外邪引动，少阳火热上攻耳窍，故见耳痛如锥、头痛如劈；火热上攻，燔灼腐烂黏膜肌肤，故见耳内流脓；火热伤津，故见口苦咽干；舌脉及检查所见为少阴不足、风火上壅之象。

方中黄连、甘草泻火解毒；建菖蒲芳香化浊；玉竹、白芍、生地黄、麦冬滋阴补肾；牡蛎、磁石既可潜阳，亦可补肾聪耳；柴胡、黄芩、法半夏清肃少阳之邪。方中诸药共用，合奏疏泄风火、清热化湿、滋养少阴之功，如此则外风散，内热清，少阴充足，耳窍通利。

【注意事项】方中较多苦寒药物，素体脾胃虚弱者不宜使用。

【现代研究】柴胡具有镇静、安定、镇痛、解热、镇咳等广泛的中枢抑制作用，还有较好的抗脂肪肝、抗肝损伤、利胆、降低转氨酶、抗感冒病毒、增加蛋白质生物合成、抗辐射及增强免疫功能等作用；黄芩具有抑菌、解热、降血压、镇静、保肝、利胆、抗氧化等作用；半夏具有抑制呕吐中枢而止呕、止咳、抗胃溃疡、抗肿瘤等作用；白芍具有提高机体免疫力、抗炎、镇痛、解痉等作用；牡蛎具有镇静、抗惊厥、降血脂、抗凝血、抗血栓等作用；麦冬具有调节血糖、提高免疫功能、抗缺氧、保护心肌、抗休克、抗菌等作用；磁石具有抑制中枢神经系统，镇惊、抗惊厥等作用；生地黄水提取液有降血压、镇静、抗炎、抗过敏作用，其流浸膏有强心、利尿作用，此外还具有促进机体淋巴细胞的转化、增加T淋巴细胞数量的作用，并能增强网状内皮细胞的吞噬功能；建菖蒲具有镇静安神、调节神经系统功能，有利于治疗失眠或抑郁的作用；黄连具有抑菌调节心脏收缩力、利胆、抗腹泻、抗炎、抑制组织代谢等作用。

【用方经验】《诸病源候论·耳病诸候》曰："耳者宗脉之所聚，肾气之所通。足少阴，肾之经也，劳伤血气，热乘虚而入于其经，邪随血气至耳，热气聚，则生脓汁，故谓之聤耳。"耳属肾之窍。脓耳之生，亦有从肾虚少阴不足，邪毒外侵而认识者。《备急千金要方》："治肾热背急挛痛耳脓血出或生肉塞之不闻人声方。"用磁石、白术、牡蛎各5两、甘草1两、生麦冬6两、生地黄汁1升、芍药4两、葱白1升、大枣15枚。《医方考·耳疾门》卷五称"肾热汤"，其曰："《千金》肾热汤：肾热耳中脓血，不闻人声者，此方主之。耳者，肾之窍，故肾热则令病耳，生脓出血，不闻人声也。是方也，磁石能引肺金之气下降于肾，肾得母气，自然清肃，而热日愈；生地黄汁、麦门冬、白芍，所以滋肾阴而泻肾热；乃葱白者，所以引肾气上通于耳也；牡蛎咸寒，能软坚而破结气，得葱白引之入耳，则能开听户而消脓血；乃白术、甘草、大枣者，健脾胃之品也，所以培万物之母，益土气而制肾邪尔。"

泻青丸加减（朱进忠经验方）

【组成】大黄3 g，冰片1 g，川芎10 g，当归10 g，羌活10 g，防风10 g，栀子10 g，薄荷（后下）6 g。

【功效】清泻肝胆，外散风寒。

【主治】小儿急性化脓性中耳炎，证属外感风寒未清、肝胆火盛上壅者。症见：病程短，有外感病史，耳痛、流脓，头痛，发热或伴有恶风，急躁易怒，心烦失眠，小便黄赤；舌质红，舌苔白，脉沉弦。检查可见鼓膜充血或穿孔，鼓室内有黄色脓液。听力检查可有轻度传导性聋。

【加减】若无明显外感者，可祛防风、羌活；若肝胆火炽者，酌加龙胆、黄芩、牡丹皮等；若平素急躁易怒、心烦失眠甚者，酌加黄连、莲子心、磁石、赭石等。

【方解】少阳经上循耳窍，肝胆互为表里，肝胆火盛，上壅耳窍，燔灼黏膜肌肤，故见耳痛、流脓、鼓膜充血或穿孔、鼓室内有黄色脓液；肝主疏泄，火邪壅盛，疏泄失职，上攻清窍，扰乱心神，故见头痛、急躁易怒、心烦失眠、小便黄赤；外感风寒，余邪未清，故见发热或伴有恶风、舌苔白。

方以泻青丸加减清泻肝胆火热，因外有风寒未去，故去大苦大寒之龙胆，肝失疏泄则火热易郁滞不行，故用栀子清泻三焦郁火；耳为清窍，高居巅顶，且有外邪留滞，故用川芎、羌活、防风疏风散寒，载药直达巅顶；肝藏血，火盛易伤阴血，故用当归滋养阴血；冰片、薄荷通窍，发散郁火；大黄泻火通下，导热从下焦而去。方中诸药合用，兼顾内有肝胆火热、外有风寒余邪之病机，温凉共用，火清寒散，则肝胆复常，耳窍清利。

【注意事项】方中有疏散之药，若肝阳上亢者不宜使用。

【现代研究】大黄具有抗感染、抑菌抗病毒、保肝利胆、健胃、止血、降血压、降低血清胆固醇等作用；冰片具有抑菌、抗炎等作用；川芎具有改善血流动力学状况、抗凝、降血压、抑菌、抗组胺和利胆作用；当归具有增加冠状动脉血流量、促进红细胞及血红蛋白生成与抗血栓作用；羌活具有镇痛、抗炎、解热、抑菌、抗过敏及抗心律失常的作用；防风具有解热、抗炎、镇静、抗惊厥、抗过敏、镇痛等作用；栀子提取物对结扎总胆管动物的GOT升高有明显的降低作用，还有利胆、降血压、镇静、抑菌等作用；薄荷具有通过兴奋中枢神经系统达到发汗解热作

用以及抗刺激、利胆、止咳、抗病毒、抑菌、消炎、止痛、止痒等作用。

【用方经验】耳病肝胆主外症，风热有余。急性脓耳之治，法用清肝泻火，乃为正治。然患儿舌苔白而不黄，而脉沉弦而不数，当夹寒邪，故弃解毒祛邪之伍，而兼疏风散寒之治。朱氏认为，其病在耳，位于高巅。东垣有言："高巅之上惟风可到。"故佐川芎、羌活、防风等辛温之品以疏风，且临床上，"火郁发之"之法，用清泻之品，或不如加辛温之药更速。方中加冰片、薄荷者，二药非但入肝，亦能通窍，发散郁火；乃肝火盛则多生胃热，故虽无大便秘结而少佐大黄，以利分消火热于下。

普济消毒饮加减（何任经验方）

【组成】连翘 9 g，黄芩 9 g，板蓝根 12 g，炒僵蚕 4.5 g，金银花 12 g，桃仁 6 g，玄参 9 g，黄连 3 g，牛蒡子 9 g，陈皮 4.5 g，炒苍耳子 4.5 g，蝉蜕 4.5 g。

【功效】清热解毒，疏风散邪，宣壅利窍。

【主治】急性中耳炎，证属风热邪毒上壅耳窍者。症见：新病初起，耳痛，面腮颊部亦牵掣作痛，耳内闷堵不适，听力减退，身热，微恶风寒；舌红，苔黄，脉浮数。检查可见鼓膜急性充血，标志不清。听力检查多属传导性聋。

【加减】若见发热恶寒者，酌加羌活、防风、荆芥等；若见高热，加生石膏；耳内跳痛不适、鼓膜充血、鼓室有积液者，酌加皂角刺、穿山甲、鱼腥草等；口苦咽干者，酌加龙胆、麦冬、知母等。

【方解】风热邪毒为患，首攻上焦，耳居巅顶，为清窍，风热壅滞耳窍，故见耳痛、闷堵不适、听力减退；风性走窜，耳面腮颊相邻，故见痛引面腮颊部；风热外袭，故见新病初起、身热、微恶风寒；舌脉为风热上壅之象。

方中以黄芩、黄连清泄上焦热毒为主药；牛蒡子、僵蚕与蝉蜕散头面之风热为辅；玄参、连翘、金银花、板蓝根加强清热解毒之功；陈皮理气而桃仁行血，二者合用，能疏气血之壅滞；苍耳子散风热，利上窍，引诸药直达病所；诸药合用，共奏清热解毒，疏风散邪，宣壅利窍之功。

【注意事项】方中诸多苦寒药物，素体脾胃虚弱或属虚火上浮者不宜使用。

【现代研究】连翘具有广谱抗菌、抗炎、解热、利尿及降血压等作用；黄芩具有抑菌、解热、降血压、镇静、保肝、利胆、抗氧化等作用；板蓝根具有抑菌、抗病毒、解热、增强免疫功能、抗氧化等作用；僵蚕有抗凝、催眠、抑菌等作用；陈皮具有升血压、调节心脏功能、扩张气管、利胆、降低血清胆固醇等作用；金银花具有抗病原微生物、抗炎解热、加强防御功能、兴奋中枢、降血脂、抗内毒素等作用；桃仁具有改善血流动力学状况、抗凝、降血压、抑菌、抗过敏、抗组胺和利胆作用；玄参有降血压、增加心肌血流量、抑菌、抗炎、镇静、抗惊厥等作用；黄连具有抑菌，调节心脏收缩力、利胆、抗腹泻、抗炎、抑制组织代谢等作用；牛蒡子具有抗菌抗病毒、降血糖、钙拮抗、抗肿瘤、抗诱变等作用；苍耳子具有抗菌、兴奋呼吸系统、降血压、镇咳、降血糖的作用；蝉蜕具有显著的免疫抑制和抗过敏、抗惊厥、镇静、解热等作用。

六君子汤加减（干祖望经验方）

【组成】太子参、金沸草、茯苓、麦芽各 10 g，白术、半夏、陈皮、香橼各 6 g，甘草 3 g。

【功效】健脾化痰。

【主治】慢性化脓性中耳炎，证属脾土不健、痰浊上泛者。症见：病程久，耳内流脓，时作时止，溢脓量多，色白清稀，无臭，肢体困倦，纳差，大便溏；苔白微腻，脉细滑。检查见鼓膜混浊或有穿孔，鼓室内或有脓性分泌物潴留。

【加减】同时宜配合外治，用 30%黄柏煎液滴耳。

【方解】脾气亏虚，健运失职，湿浊内生，久郁成痰，痰湿停滞耳窍，故见耳内流

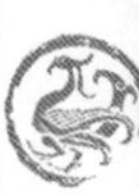

脓量多、色白清稀；脾虚生化无源，正气不能来复，抗邪无力，故病程久；痰湿久停，腐蚀鼓膜，故可见穿孔；肢体困倦等伴症及舌脉均为脾虚痰浊上泛之象。

方中太子参、白术、半夏、茯苓、麦芽、陈皮、香橼、甘草健脾益气除痰；金沸草降气消痰，行水化浊。诸药共奏健脾化痰之力，标本兼治，脾健则痰湿不生，痰湿化则耳窍通利。

【注意事项】方中大量滋补药物，热邪壅盛者不宜使用。

【现代研究】金沸草煎剂 5 mg/ml 用原代人胚肌皮单层细胞培养法，表明对单纯疱疹病毒（Ⅰ型）有抑制作用，全草煎剂用平板纸片法，对金黄色葡萄球菌、肺炎链球菌、铜绿假单胞菌、大肠埃希菌有抑制作用；茯苓具有利尿、镇静、抗肿瘤、降血糖、增加心肌收缩力、抗胃溃疡等作用；麦芽有助消化、降血糖、抗真菌、抑制催乳素释入及扩张支气管的作用；白术具有强壮机体、增强免疫力、对肠管的双重调节、保肝利胆、利尿、降血糖、抗血凝、抗菌、抗肿瘤等诸多作用；半夏具有抑制呕吐中枢而止呕、止咳、抗胃溃疡、抗肿瘤等作用；陈皮具有升血压、调节心脏功能、扩张气管、利胆、降低血清胆固醇等作用；香橼所含挥发油对胃肠道有温和刺激作用，能促进肠胃肠蠕动和消化液分泌，排除肠内积气，并有祛痰、抗炎、抗病毒、预防冻伤的作用。

五苓散加减（干祖望经验方）

【组成】太子参 10 g，升麻 3 g，茯苓 10 g，泽泻 10 g，猪苓 10 g，白术 10 g，桂枝 3 g，白扁豆 10 g，山药 10 g，薏苡仁 10 g，车前子 10 g，灯心草 3 扎。

【功效】健脾祛湿，升清降浊。

【主治】慢性化脓性中耳炎，证属脾虚湿浊上泛者。症见：久病耳内溢脓，时发时愈，脓色白量多，头昏，四肢乏力，纳差，大便溏薄。舌质胖嫩，边有齿印，苔白微腻，脉细。检查见鼓膜混浊或有穿孔，鼓室内或有脓性分泌物潴留。

【加减】另用黄柏滴耳液滴耳。

【方解】脾虚则运化失职，水湿不化，停滞不行，清浊不分，留滞耳窍，故见耳内溢脓、脓色白量多；脾虚则生化无源，故病久不愈；头昏、四肢乏力、便溏及舌脉均为脾虚湿滞之象。

方中以五苓散气化利水湿为主，加山药、扁豆、薏苡仁健脾以渗湿，佐以车前子、灯心草利湿之品，使水湿下输膀胱，邪从小便而去；缘湿为阴邪，最易困顿脾阳，耳为清窍，清气不升则浊气壅滞，故伍升麻以升清，清升浊自降；利湿与升清相辅相成，则有助于清气之升发，此乃寓升清于利湿之中。本病脾虚为本，湿胜为标，故方中诸药合用，共奏健脾祛湿、升清降浊之功，标本同治，故奏效迅捷。

【注意事项】方中诸多淡渗伤阴之品，素体阴虚阳亢者不宜使用。

【现代研究】升麻具有抑菌、解热、抗炎、镇痛、抗惊厥、升高白细胞、抑制血小板聚集及释放、抑制心脏功能而减慢心率、降低血压等作用；茯苓具有利尿、镇静、抗肿瘤、降血糖、增加心肌收缩力、抗胃溃疡等作用；泽泻有利尿、降血压、降血糖、抗脂肪肝、抑菌等作用；猪苓具有利尿、增强免疫力、抗肿瘤、抗辐射、保肝等作用；白术具有强壮机体、增强免疫力、对肠管的双重调节、保肝利胆、利尿、降血糖、抗血凝、抗菌、抗肿瘤等诸多作用；桂枝具有降温、解热、抑菌、抗病毒、健胃、利尿、强心、镇痛、镇静、抗惊厥等作用；薏苡仁具有抑制癌细胞、解热、镇静、镇痛等作用；车前子有显著利尿作用，还能促进呼吸道黏膜分泌，稀释痰液，故有祛痰的作用，此外对各种杆菌和葡萄球菌均有抑制作用。

温肾健脾汤（蔡福养经验方）

【组成】制附子，肉桂，泽泻，生黄芪，白术，茯苓，甘草。（剂量一般均以药典常用剂量为准）

【功效】温壮肾阳，健脾化湿，扶正托毒。

【主治】慢性化脓性中耳炎，证属脾肾阳虚、湿浊困结者。症见：病程久，耳内流脓，色白而黏，状如脂膏，时多时少，臭味不著，耳鸣重听，时或头晕，畏寒怕冷，四肢欠温，腰间常有冷感，或有五更泻泄；舌质淡，苔白，脉沉缓。检查见鼓膜混浊或有穿孔，鼓室内或有白脓性或豆腐渣样分泌物潴留。

【加减】脓液稀浊量多者，酌加苍术、薏苡仁、陈皮助其化湿除脓之力；耳聋明显，酌加石菖蒲醒脾化湿聪耳；大便溏泻，加四神丸（《景岳全书》方：肉豆蔻、茴香、木香、补骨脂，治脾肾虚所致五更溏泻）以温肾暖脾而止泻。临床上，宜配合外治，可用红棉散除湿祛腐而净脓。

【方解】脾主运化，肾阳主温煦全身脏腑官窍，又肾开窍于耳，脾肾阳虚，则水湿不化，湿浊内结，停聚耳窍为患，故见耳内流脓、色白而黏、状如脂膏；脾肾不足，生化无源，脏腑失于温煦，功能减退，正气不足以驱邪外出，故病程久；伴症及舌脉、检查均为脾肾阳虚、湿浊困结之象。

方中制附子、肉桂温壮肾阳；生黄芪、白术、茯苓、泽泻、甘草健脾祛湿、益气扶正。全方诸药合用，共奏温壮肾阳、健脾化湿、扶正祛邪之功，脾肾足则生化、温煦正常，湿浊自去，脓耳自愈。

【注意事项】方中多温补药物，证属实热内盛者不宜使用。

【现代研究】附子具有强心、抗炎、镇痛、抗衰老等作用；肉桂具有扩张血管、促进血液循环、增强冠脉及脑血流量、使血管阻力下降、解热、镇痛、镇静等作用；泽泻有利尿、降血压、降血糖、抗脂肪肝、抑菌等作用；黄芪具有促进机体代谢、抗疲劳、促进血清和肝脏蛋白质的更新、明显的利尿、改善贫血，增强和调节机体免疫功能等作用；白术具有强壮机体、增强免疫力、对肠管的双重调节、保肝利胆、利尿、降血糖、抗血凝、抗菌、抗肿瘤等诸多作用；茯苓具有利尿、镇静、抗肿瘤、降血糖、增加心肌收缩力、抗胃溃疡等作用。

【用方经验】脓耳以热症为多，然由虚寒而作者亦非鲜见，故临证不可不察。本例即由脾肾阳虚，湿浊困结，侵蚀耳内肌膜而发。故治以温肾健脾汤，加苍术、薏苡仁、陈皮助其化湿除脓之力；加石菖蒲醒脾化湿聪耳；大便溏泻，加四神丸以温肾暖脾而止泻；配以红棉散除湿祛腐而净脓。合用共奏温肾健脾，化湿托脓之功。用之能使阳复湿化，腐尽脓净而脓耳自愈矣。

第六节 周围性面瘫

周围性面瘫，即周围性面神经麻痹，临床上以贝尔面瘫较多见。贝尔面瘫多由骨管内面神经水肿所致，病因不明，可能与血管痉挛或病毒感染有关，主要表现为患侧面部麻木，无表情，伴额弛睛露，口角与人中沟歪向健侧，闭唇鼓颊时漏气而不能吹口哨等。

中医称贝尔面瘫为伤风口眼㖞斜。本病以经络痹阻为基本病机，与风痰阻络、风热犯耳、血瘀耳窍等有关。

祛风通络汤（张赞臣经验方）

【组成】钩藤 12 g，蒺藜 9 g，炙僵蚕 9 g，白芍 9 g，夏枯草 12 g，青葙子 9 g，决明子 9 g，当归 9 g，丝瓜络 9 g，首乌藤 12 g。

【功效】祛风通络。

【主治】面瘫。突起口角歪斜，患侧面部麻木，肌肉松弛，鼻唇沟变浅，眼睑不能完全闭合。

【加减】有外感表证者，可酌加荆芥、防风、蔓荆子、谷精草等加强疏散风热之力；如有血瘀见证可酌加丹参、赤芍；加强息风还可选用全蝎、天麻；养肝明目可酌加制何首乌、桑椹子；清热通络可用忍冬藤；手术引起者，加赤芍活血散瘀和营。

【方解】面瘫主要由风邪入络，气血受阻而引发，故治疗要点不离祛风通络。经络疏通，气血调达，则面部瘫痪之肌肉活动得以恢复。本方基本功效乃祛风通络，然肝阴不足、肝火上炎易致风火相煽，所以在疏风通络的同时，应注意随症加减，注意清肝火、养肝阴、补肝血。

方中蒺藜、炙僵蚕祛风通络，配钩藤息风镇惊、平降肝阳；决明子能疏散风热，加上青葙子、夏枯草，加强了清肝火散郁结的作用；白芍平肝，当归补血活血，两药相配，既能养血，又可柔肝敛阴；丝瓜络疏风通络，首乌藤养血通络。全方重点突出，功专而力宏。

【注意事项】凡外风引起之面瘫，以祛风平肝为主；手术损伤引起的面瘫，则侧重于和营通络，随症加减。

【现代研究】方中钩藤具有降血压、抗心律失常、镇静、抗惊厥、平喘、降血脂等作用；蒺藜具有降血压、强心、抗动脉硬化、利尿、强壮与抗衰老、抗过敏等作用；僵蚕具有催眠、抗惊厥、抗凝、降血糖等作用；白芍具有解热、抗炎及抗菌等作用；夏枯草具有降血压、抑菌、抗炎、降血糖、免疫抑制等作用；青葙子具有降血压作用；决明子具有降血压、降血脂、抑菌等作用；当归具有增加冠脉血流量、抗心律失常、抗氧化和清除自由基、对子宫“双向性”作用、抑制血小板聚集、对抗血栓等作用，此外，还有镇静、止痛及抗炎、抗菌作用；丝瓜络具有抗炎、镇静镇痛作用；首乌藤具有镇静催眠作用。

【用方经验】张赞臣教授认为，肝为风木之脏，主筋，藏血，血液亏耗，络脉空虚，肝阴不足，或肝火上炎，则内风易于窜动，外邪易于入侵，风火相煽为虐，故面瘫大都属于外受风邪引动肝风而发；而手术引起的面瘫，是由于损伤经络，以致气血阻滞，运行不畅，络脉失于宣通，而致面肌活动不能。张老治疗面瘫，既从辨病论治，又重视整体观来分析面部的局部病变，如伴眩晕或目珠胀痛等，均采取辨证施治，而不套用死板程式。在治疗中还应合理使用通下平肝法：胃肠炽热愈甚，肝火更旺，风阳不易平息，里实得通，里热得清，肝阳易得平降，有便结者，当合用通下之法。

第七节　突发性耳聋耳鸣

突发性耳聋，也称特发性暴聋，病因不明，可能与内耳血管供血障碍或迷路受到病毒感染有关，临床上以短时间内迅速发生显著程度的感音神经性聋为主要特点，听力损失在数日内达到高峰，可伴有耳鸣，早期或伴有眩晕。部分患者有自愈倾向，治疗得越早，有效的可能性越大，反之则疗效越差。

中医称本病为暴聋或暴聋耳鸣，其病机多从外感风邪闭耳，或脏腑失调，痰瘀闭耳认识。

三拗汤加减（干祖望经验方）

【组成】麻黄 3 g，杏仁 10 g，甘草 3 g，粉葛根 20 g，炙僵蚕 10 g，防风 5 g，路路通 10 g。

【功效】辛温宣散通窍。

【主治】突发性耳聋，证属外感风寒者。症见：患外感后突然听力下降，或伴有耳鸣，恶寒头痛，鼻塞涕清；舌苔薄白脉浮紧。检查见耳咽管通气良好，音叉检查气导、骨导消失。听力检查为感音神经性耳聋。

【加减】风寒表证不显者，去麻黄，酌加石菖蒲、白芷等化浊通窍之品。

【方解】风寒外袭，首犯上焦，肺卫受邪，则宣降失职，浊气壅滞耳窍，故见听力下降、耳鸣、鼻塞涕清、头痛；卫气受挫，不能抗邪于外，故见恶寒；舌苔薄白脉浮紧为风寒外袭之象。

方中麻黄、杏仁、甘草为三拗汤，散寒

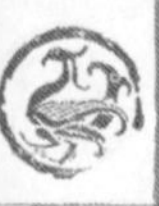

宣肺；防风发散风寒；粉葛根、炙僵蚕祛风散邪；路路通祛风通络。诸药合用，共奏宣肺通窍、疏风散寒之功，肺复宣降，清窍得通，耳疾望愈。

【注意事项】方中多辛温发散之品，阴虚阳亢者不宜使用。

【现代研究】麻黄具有平喘、镇咳、发汗、收缩心血管、兴奋大脑、利尿、抗变态反应、抗炎、解热、抗菌、抗病毒等作用；杏仁具有抑制咳嗽中枢、抑菌、抗炎、镇静等作用；葛根具有抗急性心肌缺血、扩张冠脉和脑血管、降低心肌耗氧量、降血压、解热、改善微循环等作用；僵蚕有抗凝、催眠、抑菌等作用；防风具有解热、抗炎、镇静、抗惊厥、抗过敏、镇痛等作用；路路通具有抗肝细胞毒活性及消肿等作用。

血府逐瘀汤加减（蔡福养经验方）

【组成】当归 15 g，生地黄 10 g，桃仁 6 g，红花 6 g，川芎 12 g，柴胡 10 g，赤芍 12 g，枳壳 10 g，牛膝 20 g，丝瓜络 15 g，路路通 15 g，石菖蒲 15 g，栀子 10 g，甘草 6 g。

【功效】活血化瘀，通络开窍。

【主治】突发性耳聋，证属气血瘀滞、耳脉受阻者。症见：新病突然听力下降，耳鸣不止，声高而尖，如机器内动，时而头痛如锥，心烦失眠。舌暗有瘀点，苔薄，脉细涩。检查鼓膜多无异常，听力检查为感音神经性耳聋。

【加减】若见急躁易怒、面红目赤等肝阳上亢者，酌加磁石、酸枣仁、赭石等。

【方解】耳为清窍，赖气血充养得以外听灵敏；气血郁滞则经络不通，气血难以上达清窍，浊邪壅滞耳窍，故见听力下降、耳鸣不止、头痛如锥；血瘀则心神失养，故见心烦失眠；舌暗有瘀点，苔薄，脉细涩均为气血瘀滞之象。

方中以血府逐瘀汤活血行气而化瘀，加丝瓜络、路路通、石菖蒲以通络开窍，栀子清心安神。诸药合用，共奏活血化瘀、通络开窍之功，气行血瘀自去，耳窍得养，听道聪敏。

【注意事项】方中多行气破散之品，阴虚阳亢者不宜使用。

【现代研究】当归具有增加冠状动脉血流量、促进红细胞及血红蛋白生成与抗血栓作用；路路通具有抗肝细胞毒活性及消肿等作用；生地黄水提取液有降血压、镇静、抗炎、抗过敏作用，其流浸膏有强心、利尿作用，此外还具有促进机体淋巴细胞的转化、增加T淋巴细胞数量的作用，并能增强网状内皮细胞的吞噬功能；桃仁、红花、川芎、赤芍都具有明显改善血流动力学状况，增加冠状动脉血流量，降低血管阻力、改善微循环的作用；川芎还有抗凝、降血压、抑菌、抗组胺和利胆作用；赤芍还有镇静、抗炎止痛、抑制血小板聚集、抑制病原微生物及抗血栓等作用；柴胡具有镇静、安定、镇痛、解热、镇咳等广泛的中枢抑制作用及抗炎、抗脂肪肝、抑菌、抗感冒病毒、增强免疫功能等作用；枳壳可以增加冠脉血流量和肾血流量，降低心肌氧耗量，可以明显增加尿量，其煎剂可以增强小肠平滑肌紧张程度和位相性收缩功能，对未孕及已孕的兔离体子宫、在位子宫和未孕兔的子宫瘘均有明显的兴奋作用，能使子宫收缩节律增加，此外还有抗变态反应的作用；牛膝具有抗炎、镇痛、提高机体免疫功能的作用，牛膝总皂苷对子宫平滑肌有明显的兴奋作用，怀牛膝能降低大鼠全血黏度、红细胞压积、红细胞聚集指数，并有抗凝作用，牛膝所含蜕皮甾酮有降脂作用，并能明显降低血糖，其煎剂对小鼠离体肠管呈抑制作用，对豚鼠肠管有加强收缩的作用；石菖蒲具有镇静、平喘、抑制皮肤真菌、减慢心率等作用；栀子提取物对结扎总胆管动物的 GOT 升高有明显的降低作用，所含成分有明显的利胆、利胰及降胰酶作用，还有镇静、抑菌、降血压等作用。

流气饮加减（干祖望经验方）

【组成】黄芪 10 g，枳壳 10 g，木香 6 g，乌药 6 g，桃仁 10 g，红花 6 g，陈皮 6 g，紫苏梗 10 g，葛根 6 g，石菖蒲 3 g。

【功效】行气活血。

【主治】爆震外伤性耳鸣，证属气滞血瘀者。症见：新病，因近距离爆炸声震耳，以致耳鸣不息，伴见精神紧张；舌淡苔薄，脉弦。检查见鼓膜完整，音叉测验正常。

【加减】伴见精神恍惚、心神不定者，为心神受惊，酌加龙骨、牡蛎、磁石等安神定志之品。

【方解】中医认为，肝经循行至耳，肺经结穴于耳中，本案的发生是因惊魂骇魄，肝肺被伤，气滞血瘀，以致耳鸣不息。脉弦为肝经有邪之象，检查正常示未发生传导性病变。方中桃仁、红花、葛根活血化瘀；肝藏血、藏魂，条达气机，肺藏魄、主气，爆震惊魂伤魄，肝肺受损，多致气虚、气机失调，发生血瘀，故以黄芪益气而助活血；枳壳、木香、乌药、陈皮、紫苏梗行气条肝以助活血；石菖蒲利九窍，启耳闭。所选方药，古为今用，师古而不泥古，宗“流气饮”而出“流气法”，灵活变通，达到活血化瘀，理气宣通之意。理法方药自成法度，亦合医理。

【注意事项】方中行气破散药物较多，阴虚火旺或虚火上亢者不宜使用。

【现代研究】黄芪具有增强机体免疫功能、保肝、利尿、抗衰老、抗应激、降血压和较广泛的抗菌作用；枳壳可以增加冠脉血流量和肾血流量，降低心肌氧耗量，增强小肠平滑肌紧张程度和位相性收缩功能，兴奋子宫平滑肌，此外还有利尿、抗变态反应的作用；桃仁、红花、川芎、赤芍都具有明显地改善血流动力学状况，增加冠状动脉血流量，降低血管阻力、改善微循环的作用；陈皮具有扩张气管、刺激性祛痰、调节心脏收缩力等作用；葛根具有抗急性心肌缺血、扩张冠脉血管和脑血管、降低心肌耗氧量、降血压、解热、改善微循环等作用；石菖蒲具有镇静、平喘、抑制皮肤真菌、减慢心率等作用。

补阳还五汤加减（谭敬书经验方）

【组成】黄芪 30 g，当归尾 15 g、川芎 15 g，桃仁 10 g、干地龙 10 g、莪术 10 g、青皮 10 g、黄柏 10 g，红花 5 g。

【功效】活血祛瘀，补益气血。

【主治】突发性聋，证属经脉失调、气虚血瘀者。症见：突发耳聋耳鸣，听力下降明显，耳鸣持续不已，日轻夜重；伴见气短懒言，疲倦无力，素易感冒，大便溏结不爽；舌质暗淡，有瘀点，苔微黄或少苔，脉细涩无力。纯音听阈测定多为感音神经性聋。鼓膜无明显变化。

【加减】若兼见气郁之象者，可酌加柴胡、路路通、香附等；若气虚之象明显者，可酌加白术、山药、砂仁等；平素易感冒、畏寒肢冷者，酌加防风、白术、桂枝等。

【方解】平素体虚，经脉失调，则易受外邪侵袭；耳为清窍，又位居巅顶，气虚则清气不升，耳窍更易失充，气虚血运无力，易停滞空窍为患。突发性聋，若无明显诱因，结合平素气虚之象及发病时舌脉，宜从气虚血瘀论治。

方中重用黄芪，补益元气，意在气旺则血行，瘀去络通；当归尾活血通络而不伤血；川芎、桃仁、红花助当归尾活血祛瘀；青皮、莪术行气破瘀，助芪、归补养之力；黄柏坚阴，防久病阴液耗伤；干地龙通经活络，力专善走，周行全身，以行药力。诸药合用，补气与活血共行，使气旺血行以治本，祛瘀通络以治标，标本兼顾，且补气而不壅滞，活血又不伤正，共奏补益气血、活血祛瘀之效。

【注意事项】突发性耳聋证属外感实邪或火热内盛者不宜使用。

【现代研究】黄芪具有增强机体免疫功能、保肝、利尿、抗衰老、抗应激、降血压和较广泛的抗菌作用；当归具有抗菌、抗炎镇痛、保肝、抑制中枢神经系统、抗肿瘤，并对血液、心血管及免疫系统有广泛的作用；桃仁、红花、川芎都具有明显地改善血流动力学状况，增加冠状动脉血流量，降低血管阻力、改善微循环的作用；川芎还有抗凝、降血压、抑菌、抗组胺和利胆作用；地龙具有解热、镇静、抗惊厥、舒张气管、降血压、增强免疫、抗菌等作用；莪术挥发油制剂对

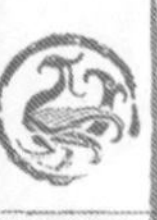

多种癌细胞既有直接破坏作用，又能通过免疫系统特异性免疫增强而获得明显的免疫保护效应，从而具有抗癌作用，此外还具有抑菌、抗胃溃疡、抑制血小板聚集及血栓形成、抗病毒、保肝及抗早孕作用；青皮所含挥发油对胃肠道有温和的刺激作用，能促进消化液的分泌和排除肠内积气，其煎剂能抑制肠管平滑肌，呈解痉作用，此外还有利胆作用，其注射液静脉注射有显著的升血压作用，对心肌的兴奋性、收缩性、传导性和自律性均有明显的正性作用，其挥发油中的柠檬烯有祛痰、扩张支气管、平喘作用；黄柏具有抗病原微生物、抑菌、抗心律失常、降血压、抗溃疡、镇静、降血糖等作用。

【用方经验】经脉失调，气滞血瘀，窍络痹阻不通而耳鸣耳聋者，病变主要在经络气血。以血瘀有形，病邪未祛，故聋鸣持续，无明显波动，以及脉弦，舌见瘀象为其特征。其全身有明显证候可辨者，当结合全身辨证；无明显证候可辨，或仅有某些不足以立证的症状，则从经脉失调，气滞血瘀辨治。本证往往有某些兼证，如肝郁、肝火、气虚、血虚等。本病患者从年龄（59 岁）考虑，多有气血不足，用补阳还五汤，重用黄芪以助益气活血，加莪术、青皮行气破瘀，黄柏乃坚阴之用。复诊时舌有裂纹，属阴液不足之象，故减黄芪之甘温，加生地黄之育阴，以尺脉仍弱属肾虚，加骨碎补补肾聪耳。治法始终以活血祛瘀为主，略兼补益，攻补得宜，又以新病，窍络瘀阻未甚，故疗程短，病愈速。

耳聋左慈丸加减（谭敬书经验方）

【组成】熟地黄、丹参、黄芪、磁石各 30 g，葛根、山药各 20 g，山茱萸、泽泻、茯苓、牡丹皮、柴胡、石菖蒲各 10 g，五味子 6 g。

【功效】补肾扶脾，益气升清，活血通窍。

【主治】突发性聋，证属脾肾两虚、清阳不升者。症见：突然发生听力下降，多在清晨起床后发生，耳鸣如蝉，持续不已，可反复发作而致病情加重；伴见眩晕，平素畏寒肢冷，面色不华，倦怠乏力，脘腹胀满，腰酸膝软，纳差便溏；舌淡胖有瘀点，边有齿痕，脉沉细缓。纯音听阈测定多为感音神经性聋。

【加减】经治疗病情好转者，宜用补中益气丸、复方丹参片等善后。

【方解】脾肾为人先后天之本，脾主运化，主升清，输布津液营养脏腑官窍，肾藏先天精气，上疏以濡养全身，肾开窍于耳，脾肾两虚，不能上输，清阳不升，耳窍失养，故见突发性听力下降、耳鸣；脏腑虚损，不能及时恢复，则易导致病情迁延不愈及反复；伴症及舌脉均为脾肾两虚之象。

方中针对肾虚之本，顾及脾肾久虚则易致肝阳无制而上扰耳窍，用耳聋左慈丸补肾聪耳，并能平肝；黄芪合山药、茯苓补脾益气，合葛根、柴胡益气升清；久病血虚易致血瘀清窍，丹参活血祛瘀通窍；诸药合用，以补肾扶脾、益气升清为主，辅以平肝、化瘀以顾其生变，药合病机，效当灵便。

【注意事项】突发性耳聋证属实邪壅滞者不宜使用。

【现代研究】熟地黄具有防止肾上腺皮质萎缩、促进肾上腺皮质激素合成等作用；丹参具有强心、抗血栓形成、改善微循环、促进组织的修复和再生、保肝抗菌、降血脂等作用；黄芪具有增强机体免疫功能、保肝、利尿、抗衰老、抗应激、降血压和较广泛的抗菌作用；磁石具有抑制中枢神经系统，镇惊、抗惊厥等作用；葛根具有解痉、降血糖、解热、雌激素样作用及调节循环系统的作用；山茱萸具有抑菌、强心、升血压、抗血栓、抗氧化等作用；茯苓具有降血糖、增加心肌收缩力、增强免疫、护肝、抗胃溃疡、利尿、镇静等作用；泽泻有利尿、降血压、降血糖、抗脂肪肝、抑菌等作用；牡丹皮具有抗炎、镇静、降温、解热、镇痛、解痉、抗动脉粥样硬化、利尿及抗溃疡的作用；柴胡具有镇静、安定、镇痛、解热、镇咳等广泛的中枢抑制作用及抗炎、抗脂肪肝、抑菌、抗感冒病毒、增强免疫功能等作用；石菖蒲具有镇静、平喘、抑制皮肤真菌、减慢心率等作用；五味子具有兴奋神经及呼吸系统、降血压、利胆、保肝、增强细胞免疫功能、抗氧化、抗衰老、抑菌等作用。

补中益气汤加减（谭敬书经验方）

【组成】黄芪、葛根、丹参各 20 g，党参、当归尾各 15 g，白芍 12 g，炙甘草、茯苓、白术、石菖蒲各 10 g，升麻、柴胡、陈皮各 6 g。

【功效】补中益气，升清降浊。

【主治】突发性耳聋，证属中气不足之“气闭耳聋”。症见：突然发生听力下降，多为双耳同发，耳鸣如蝉，病程较长，多反复不愈；伴见平素面色黄而少华，唇淡或黯，食欲不振，食后腹胀，眩晕，声低气短，倦怠乏力，便溏；舌淡，有齿痕，苔薄白或少苔，脉缓弱。检查见：纯音听阈测定多为感音神经性聋。鼓膜浑浊内陷。

【加减】若见腹胀满、时有疼痛等，酌加香附、枳实、砂仁等；平素畏寒怕冷、腰膝酸软、小便清长者，酌加菟丝子、补骨脂、防风、仙茅等；病情好转稳定者，可用补中益气丸或四君子丸等善后，视病情服用较长时间。

【方解】脾胃为后天之本，运化水谷精微营养全身脏腑官窍，脾胃虚弱，中气不足，气机逆乱，清气不升，精微不能上输于耳，耳窍失养，故见听力下降、耳鸣如蝉、病程较长；脾胃虚弱，则营养不济，故病情易反复；伴症及舌脉均为中气不足之象。

方中用补中益气汤益气健脾，升举阳气，耳为清窍，清气升而耳窍通；葛根、茯苓、石菖蒲助益气升清通窍化浊之力；白芍养血敛阴，补久病耗伤之阴血；丹参化瘀通络，防久病血瘀停阻清窍；诸药合用，共奏补中益气、升清降浊之功，气机畅通，则耳窍复利。

【注意事项】突发性耳聋证属实邪壅滞者不宜使用。

【现代研究】黄芪具有增强机体免疫功能、保肝、利尿、抗衰老、抗应激、降血压和较广泛的抗菌作用；葛根具有解痉、降血糖、解热、雌激素样作用及促进微循环的作用；白术具有强壮机体、增强免疫力、对肠管的双重调节、保肝利胆、利尿、降血糖、抗血凝、抗菌、抗肿瘤等诸多作用；丹参具有强心、抗血栓形成、改善微循环、促进组织的修复和再生、保肝抗菌、降血脂等作用；茯苓具有降血糖、增加心肌收缩力、增强免疫、护肝、抗胃溃疡、利尿、镇静等作用；当归具有抗菌、抗炎镇痛、保肝、抑制中枢神经系统、抗肿瘤作用，并对血液、心血管及免疫系统有广泛的作用；党参具有调节胃肠道运动、抗溃疡、增强免疫、降血压、延缓衰老、抗缺氧、抗辐射等作用；白芍具有促进吞噬细胞功能、提高机体免疫力、抗炎、镇痛、解痉等作用；升麻具有抑菌、解热、抗炎、镇痛、抗惊厥、升高白细胞、抑制血小板聚集及释放、抑制心脏功能而减慢心率、降低血压等作用；柴胡具有镇静、安定、镇痛、解热、镇咳等广泛的中枢抑制作用及抗炎、抗脂肪肝、抑菌、抗感冒病毒、增强免疫功能等作用；陈皮具有扩张气管、刺激性祛痰、调节心脏收缩力等作用。

关思友经验方

【组成】黄芪 30 g，桃仁 12 g，红花 12 g，当归 20 g，川芎 25 g，生地黄 30 g，赤芍 20 g，丹参 30 g，石菖蒲 25 g，郁金 25 g，蝉蜕 10 g，地龙 12 g，川牛膝 20 g，白芷 15 g，柴胡 13 g，甘草 12 g。

【功效】活血化瘀，通络开窍。

【主治】突发性耳聋，证属血脉瘀阻、窍道不通者。症见：新病突发性耳聋，耳胀痛，头晕，视力模糊，胁肋胀痛；舌质淡，苔薄白，舌下静脉粗紫、脉弦有力。检查见鼓膜色暗混浊，标识不清；听力检查为感音神经性耳聋。

【加减】临证可视气滞、血瘀情况调整药物用量比例。

【方解】气为血之帅，血为气之母，气血关系密切；血能载气，血瘀则气亦滞留不行；血脉不通，气血无力上达巅顶，清窍失养，浊气壅滞耳窍，故见突发性耳聋、耳胀痛、头晕、视力模糊；气滞不行则见胁肋胀痛；

舌脉为血脉瘀阻之象。

方中黄芪益气通脉；血府逐瘀汤加石菖蒲、郁金活血化瘀，通络开窍；地龙活络解痉；配伍蝉蜕、白芷祛风通窍；柴胡为引经药，能引诸药直达病所。诸药合用，共奏益气活血、化瘀通络、祛风开窍之功。

【注意事项】方中多行气破血药物，阴虚阳亢或内热炽盛者不宜使用。

【现代研究】黄芪具有增强机体免疫功能、保肝、利尿、抗衰老、抗应激、降血压和较广泛的抗菌作用；桃仁具有改善血流动力学状况、抗凝、降血压、抑菌、抗过敏、抗组胺和利胆作用；当归具有抗菌、抗炎镇痛、保肝、抑制中枢神经系统、抗肿瘤作用，并对血液、心血管及免疫系统有广泛的作用；牛膝具有抗炎、镇痛、提高机体免功能的作用，牛膝总皂苷对子宫平滑肌有明显的兴奋作用，牛膝能降低大鼠全血黏度、红细胞压积、红细胞聚集指数，并有抗凝作用，牛膝所含蜕皮甾酮有降脂作用，并能明显降低血糖，其煎剂对小鼠离体肠管呈抑制，对豚鼠肠管有加强收缩的作用；赤芍能扩张冠脉、增加冠脉血流量，抑制血小板聚集，镇静，抗炎止痛、抑制病原微生物等作用；丹参能扩张冠脉，增加冠脉血流量，改善心肌缺血，能提高耐缺氧能力，对缺氧心肌有保护作用，改善微循环，调节血脂，此外还有保护受损肝细胞，促进肝细胞再生，有抗肝纤维化作用，保护胃黏膜、抗胃溃疡、镇静、镇痛作用，并具有抗炎、抗过敏、抑菌等广泛的作用；生地黄水提取液有降血压、镇静、抗炎、抗过敏作用，其流浸膏有强心、利尿作用，此外还具有促进机体淋巴细胞的转化、增加T淋巴细胞数量的作用，并能增强网状内皮细胞的吞噬功能；石菖蒲具有镇静、平喘、抑制皮肤真菌、减慢心率等作用；郁金对多种致病真菌有抑制作用，此外还对脂质代谢有影响；蝉蜕具有抗惊厥、镇静、解热、抗过敏等作用；地龙具有解热、镇静、抗惊厥、舒张气管、降血压、增强免疫、抗菌等作用；白芷具有解热、镇痛抗炎、解痉、兴奋中枢神经、升高血压、光敏作用、抗微生物作用、对心血管及平滑肌有双重作用；柴胡具有镇静、安定、镇痛、解热、镇咳等广泛的中枢抑制作用及抗炎、抗脂肪肝、抑菌、抗感冒病毒、增强免疫功能等作用。

刘祖贻经验方

【组成】西党参10 g，干白术10 g，云茯苓10 g，广陈皮10 g，清半夏7 g，竹茹10 g，钩藤15 g，牡蛎（先下）15 g，龙齿（先下）15 g，首乌藤15 g，蒺藜15 g，辛夷（布包）10 g。

【功效】健脾化痰，平肝降逆。

【主治】突发性耳聋，证属脾虚肝气夹痰上壅者。症见：情绪波动后，骤感耳闭耳聋，伴心烦急躁，口干苦不欲饮，失眠，平素头胀痛且重，头晕目眩，神疲乏力，纳呆。舌质胖边有齿印，苔黄白而腻，脉弦微急。检查见鼓膜混浊，标志不清；听力检查多为感音神经性耳聋。

【加减】若见肝郁化热者，酌加菊花、栀子、牡丹皮、黄芩等；若见脉络瘀阻者，酌加丹参、桃仁、红花、路路通等；若见痰湿上阻清窍甚者，酌加石菖蒲、穿山甲、白芷等。

【方解】脾主运化水液、升清，脾虚则水湿内停，痰湿遂成，清气不升，则浊气壅滞于上，清窍不通，此东垣曰“脾胃虚则九窍不通”之理也，故见头胀痛且重、头晕目眩、神疲乏力、纳呆；肝主疏泄、升发，但有赖于经络通畅，中焦痰湿蕴结，上下不通，则肝疏泄失职，郁而不升；情绪波动，引动肝内郁滞之气，挟痰上逆直达耳窍，壅阻听道，故见骤感耳闭耳聋；相火郁滞，扰及心神，故见心烦急躁、失眠；痰湿内蕴，郁而生热灼津，故见口干苦不欲饮；舌脉为脾虚有痰肝气上逆之象。

方中四君子汤健脾益气，运化水湿；陈皮、半夏、竹茹理气化痰；钩藤、蒺藜和肝平肝；龙齿、牡蛎降逆下气；首乌藤宁心安神；辛夷辛散上行，《别录》曰“辛夷利九窍”，引药直达病所。诸药合用，共奏健脾化痰、平肝降逆之功，脾运健，痰湿化，肝郁舒，逆气平，清升浊降，经络通达，清窍通利，耳疾自愈。

【注意事项】方中多补益药物，实热壅盛者不宜使用。

【现代研究】党参具有调节胃肠运动、抗溃疡、增强免疫功能、延缓衰老、抗缺氧、抗辐射等作用；白术具有强壮机体、增强免疫力、对肠管的双重调节、保肝利胆、利尿、降血糖、抗血凝、抗菌、抗肿瘤等诸多作用；茯苓具有利尿、镇静、抗肿瘤、降血糖、增加心肌收缩力、增强免疫功能、护肝等作用；陈皮具有升血压、调节心脏功能、扩张气管、利胆、降低血清胆固醇等作用；半夏可抑制呕吐中枢而止呕，具有明显的止咳作用，有显著的抑制胃液分泌作用，对胃溃疡有显著的预防和治疗作用，其水煎剂对实验室性心律失常和室性早搏有明显的对抗作用；竹茹具有较强的抑菌作用；僵蚕有抗凝、催眠、抑菌等作用；牡蛎具有镇静、抗惊厥、降血脂、抗凝血、抗血栓等作用；龙齿具有镇静、催眠、抗惊厥等作用；辛夷具有局部收敛、刺激和麻醉、抗过敏与抗炎、兴奋子宫作用。

补中益气汤加减（吴光烈经验方）

【组成】生黄芪、熟地黄、枸杞子、磁石各 15 g，当归、炙甘草、黑豆衣、陈皮、葛根、柴胡、升麻各 10 g，白芍 12 g。

【功效】益气升清，养血聪耳。

【主治】突发性耳聋，证属气血不足者。症见：突发性耳聋，伴耳鸣，眩晕，恶心呕吐，劳作后症状加重；平素头晕乏力，面色萎黄，倦怠思睡，纳少；舌淡，苔薄白，脉细弱。检查见鼓膜色淡，标志不清；听力检查多为感音神经性耳聋。

【加减】伴见耳闭塞感明显、耳鸣声低沉、头昏等浊气壅滞清窍者，酌加石菖蒲、丝瓜络、路路通、水蛭等；伴见头晕、目赤等肝火上逆者，酌加菊花、栀子、赭石、钩藤等；伴见倦怠乏力、纳呆、便溏等脾胃虚弱者，酌加白术、山药、白豆蔻、砂仁等；伴见腰膝酸软、小便清冷、遗精等肾阳不足者，酌加菟丝子、补骨脂、肉桂、杜仲等。

【方解】耳为清窍，司听音，赖肾气上充、气血供养而功能灵敏，气血不足，则清气无力上达耳窍，浊气壅滞，故见耳聋、耳鸣、眩晕、恶心呕吐；劳作后气血耗伤，故病情加重；平素伴症及舌脉均为气血不足之象。

方中生黄芪、熟地黄、枸杞子、当归、炙甘草、黑豆衣、白芍、陈皮补益气血；柴胡、升麻升发清阳；葛根活血化瘀，亦能升发清阳；磁石聪耳。全方合用，共奏益气养血，升清聪耳之功，气血充足，则清升浊降，清窍通利，耳窍聪敏。

【注意事项】方中多为补益之品，证属实热壅盛或阴虚阳亢者不宜使用。

【现代研究】黄芪具有增强机体免疫功能、保肝、利尿、抗衰老、抗应激、降血压和较广泛的抗菌作用；熟地黄具有防止肾上腺皮质萎缩、促进肾上腺皮质激素合成等作用；枸杞子具有促进并调节免疫、强壮机体、促进造血、抗衰老等诸多作用；磁石具有抑制中枢神经系统，镇惊、抗惊厥等作用；当归具有抗菌、抗炎镇痛、保肝、抑制中枢神经系统、抗肿瘤作用，并对血液、心血管及免疫系统有广泛的作用；陈皮具有升血压、调节心脏功能、扩张气管、利胆、降低血清胆固醇等作用；葛根具有抗急性心肌缺血、扩张冠脉和脑血管、降低心肌耗氧量、降血压、解热、改善微循环等作用；柴胡具有镇静、安定、镇痛、解热、镇咳等广泛的中枢抑制作用及抗炎、抗脂肪肝、抑菌、抗感冒病毒、增强免疫功能等作用；升麻具有抑菌、解热、抗炎、镇痛、抗惊厥、升高白细胞、抑制血小板聚集及释放、抑制心脏功能而减慢心率、降低血压等作用；白芍具有提高机体免疫力、抗炎、镇痛、解痉等作用。

通气散合活血通窍汤（颜德馨经验方）

【组成】桃仁 9 g，红花 9 g，川芎 3 g，赤芍 3 g，大枣 7 枚，鲜姜 3 片，老葱 3 根，柴胡 6 g，香附 6 g，麝香（吞）0.03 g。

【功效】行气活血通窍。

【主治】突发性耳聋，证属气血郁结者。

症见：多由情绪受刺激引起，突然听力下降，耳鸣，伴头晕头痛，失眠多梦，平素情绪抑郁或思劳过度，急躁易怒，肢体困倦，短气懒言；舌红苔薄白，脉小弦。检查见鼓膜暗红充血，标志不清；检查多为感音神经性耳聋。

【加减】若瘀痛入络者，酌加全蝎、穿山甲、地龙等；胁下刺痛不适者，酌加郁金、益母草、水蛭等；心烦失眠多梦者，酌加黄连、远志、柏子仁等；纳呆腹胀等脾胃虚弱者，酌加白术、砂仁、豆蔻、厚朴等。

【方解】肝主疏泄，脾主运化，情绪抑郁或思劳过度，则易伤及肝脾，气血生化不足，气血郁结不行，不能上输清窍，耳窍失养，故见听力下降、耳鸣、头晕头痛；气血不足则心神失养，故失眠多梦；伴症及舌脉均为肝脾不舒之象。

方中桃仁、红花、川芎、赤芍活血化瘀祛滞；香附、柴胡、川芎疏肝理气，通络聪耳，并使药力上行；麝香、老葱通阳开窍；鲜姜、大枣补益脾胃。诸药合用，共奏行气活血通窍之功，如此则气血调和，耳窍得养，听力复聪。

【注意事项】方中活血祛瘀药物较多，阴虚火旺者、孕妇等不宜使用。

【现代研究】桃仁、红花、川芎、赤芍都具有明显地改善血流动力学状况，增加冠状动脉血流量，降低血管阻力、改善微循环的作用；川芎还有抗凝、降血压、抑菌、抗组胺和利胆作用；赤芍还有镇静、抗炎止痛、抑制血小板聚集、抑制病原微生物及抗血栓等作用；柴胡具有镇静、安定、镇痛、解热、镇咳等广泛的中枢抑制作用及抗炎、抗脂肪肝、抑菌、抗感冒病毒、增强免疫功能等作用；香附浸膏对实验动物立离体子宫有抑制作用，能降低其收缩力和张力，其挥发油有轻度雌激素样作用，香附水煎剂可明显增加胆汁流量，并对肝细胞功能有保护作用，其水煎剂有降低肠管紧张性和拮抗乙酰胆碱的作用，香附油对金黄色葡萄球菌有抑制作用，其提取物对某些真菌有抑制作用。

【用方经验】对于突发性聋，颜氏临证习用《医林改错》之通气散，方用柴胡 30 g，香附 30 g，川芍 15 g，共研细末，和匀，早晚开水冲服 9 g。取柴胡升阳达郁，香附理气开结，川芎活血祛瘀，三药合用，行气宣郁，活血通窍，俾郁开而窍通，窍通而聋已。若气郁血瘀甚者，则配合以通窍活血汤同用。

第八节 神经性耳聋耳鸣

神经性耳聋耳鸣，是指病变部位位于耳蜗、听神经、听觉中枢而产生的听力减退与耳鸣，临床上也常合并称为感音神经性耳聋耳鸣。常与全身慢性疾病有关，如糖尿病、肾病、甲状腺病、心脑血管系统疾病、免疫性疾病、营养不良，以及变态反应、寄生虫病、病灶感染等。临床常见的有噪声性耳聋耳鸣、药物中毒性耳聋耳鸣、传染中毒性（病毒感染）耳聋耳鸣、老年性耳聋耳鸣，以及更为常见的是原因不明的耳聋耳鸣等。

本病属于中医耳聋耳鸣范围，如果病程久者，也称为久聋耳鸣，或渐聋耳鸣，多由脏腑失调，气血阴阳亏虚，耳窍失养，或经脉阻痹，气滞血瘀所致。

六味地黄汤加味方
（赵尚久经验方）

【组成】淮山花 10 g，熟地黄 12 g，牡丹皮 6 g，茯苓 5 g，石菖蒲 5 g，泽泻 5 g，蝉蜕 5 g，葛根 20 g，山茱萸 6 g。

【功效】滋补肝肾，通窍聪耳。

【主治】小儿流脑后耳聋，证属肝肾受损者。症见：患流脑后两耳全然无闻，虽大声疾呼，亦无所觉，别无他症，舌正脉平。检查鼓膜多无异常。听力检查为神经性耳聋。

【方解】小儿为稚阴稚阳之体，先天后天

极易受损；流脑为患，伤及肝肾，肾开窍于耳，肝肾损则一身气机不畅，耳窍失养，邪毒滞留清窍，故见两耳全然无闻；因流脑余毒所伤，故无他症，舌脉亦无明显异常。检查所见排除传导性原因。

方中六味地黄汤滋补肝肾，补其所损，泻其余毒，另因小儿稚阳之体，补泻结合方合其体；耳为清窍，清气易达，故易山药为淮山花，取其性浮上达之理；石菖蒲、蝉蜕化浊通窍；葛根益气升清，助药力直达巅顶清窍，清升浊自降。诸药合用，滋补肝肾不足，清化脑中浊邪，通利壅塞耳窍，故疾病自愈。

【注意事项】方中较多滋补药物，湿热内盛者不宜使用。

【现代研究】熟地黄具有防止肾上腺皮质萎缩、促进肾上腺皮质激素合成等作用；牡丹皮具有抗炎、镇静、降温、解热、镇痛、解痉、抗动脉粥样硬化、利尿及抗溃疡的作用；茯苓具有利尿、镇静、抗肿瘤、降血糖、增加心肌收缩力、抗胃溃疡等作用；石菖蒲具有镇静、平喘、抑制皮肤真菌、减慢心率等作用；泽泻有利尿、降血压、降血糖、抗脂肪肝、抑菌等作用；蝉蜕具有显著的免疫抑制和抗过敏、抗惊厥、镇静、解热等作用；葛根具有抗急性心肌缺血、扩张冠脉和脑血管、降低心肌耗氧量、降血压、解热、改善微循环等作用；山茱萸具有抑菌、强心、升血压、抗血栓、抗氧化等作用。

【用方经验】六味地黄汤加味，而以淮山花易山药者，时珍谓花长于治耳聋也；加石菖蒲、蝉蜕，开闭塞之耳窍，纳葛根升津上行，专以营耳。而治疗之关键在于守方。因病程较长，肾精之复，朝夕难以为功；若不能洞悉此病之机綮，投三五剂不效，以为药不对证，即改弦更张，杂药频进，必致阵脚大乱。

二陈汤加味（干祖望经验方）

【组成】陈皮 10 g，清半夏 6 g，茯苓 15 g，石菖蒲 10 g、路路通 10 g，防已 10 g，升麻 6 g，蝉蜕 15 g，甘草 3 g。

【功效】燥湿化痰，升清开窍。

【主治】神经性耳鸣，证属痰浊蒙窍、清阳不升者。症见：耳鸣，耳内闭塞感，持续性或阵发性，病程较长，雨天加重，头昏，胸闷，咳白黏痰，纳呆。舌淡，苔黄腻滑润，脉细涩。检查鼓膜多无异常，标志尚清；中耳、内耳检查未见器质性病变。

【加减】若见纳呆、腹胀者，酌加苍术、厚朴、莱菔子；若见头晕眼花，酌加天麻、僵蚕；若见情志抑郁不舒、善太息者，酌加香附、郁金；若见耳郭等部位痰包者，酌加海藻、昆布、牡蛎。

【方解】水湿不化，凝结为痰，阻滞中焦，则上下交通不畅，清阳不升，浊阴壅塞耳窍，故见耳内闭塞感、耳鸣；痰浊为水湿渐聚而成，同气相求，故病程较长、雨天加重；痰浊蒙窍，故见头昏；滞留胸胁，肺失宣肃，故见胸闷、咳白黏痰；犯及脾胃，故见纳呆；舌脉为痰浊凝聚之象。

方中陈皮、清半夏、茯苓、甘草健脾燥湿化痰以治本；石菖蒲、防已、路路通、蝉蜕开窍，通耳止鸣；升麻升清，引药直达病所。诸药合用，共奏燥湿化痰、升清通窍之功，痰湿化，清阳升，浊阴降，耳鸣息。

【注意事项】方中药物性燥，阴虚火旺者不宜使用。

【现代研究】陈皮具有升血压、调节心脏功能、扩张气管、利胆、降低血清胆固醇等作用；半夏可抑制呕吐中枢而止呕，具有明显的止咳作用，有显著的抑制胃液分泌作用，对胃溃疡有显著的预防和治疗作用，其水煎剂对实验室性心律失常和室性早搏有明显的对抗作用；茯苓具有利尿、镇静、抗肿瘤、降血糖、增强心肌收缩力、增强免疫功能、护肝等作用；石菖蒲具有镇静、平喘、抑制皮肤真菌、减慢心率等作用；路路通具有抗肝细胞毒活性及消肿等作用；防已具有镇痛、消炎、抗过敏、抗病原微生物、抗癌等作用；升麻具有抑菌、解热、抗炎、镇痛、抗惊厥、升高白细胞、抑制血小板聚集及释放、抑制心脏功能而减慢心率、降低血压等作用；蝉蜕具有抗惊厥、镇静、解热、抗过敏等作用。

【用方经验】干教授认为，中医所称之

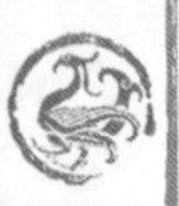

痰，除指呼吸道分泌物之外，还泛指体内一切积储在各器官组织内的败津腐液，绝大多数是可以见到的黏液物质，但也有无形之痰，如梅尼埃病的痰蒙清窍之痰，咽异感症的痰气相凝之痰等。不过无论看到的或看不到的，都可以分为风痰、寒痰、热痰、燥痰、湿痰、顽痰、结痰、脾虚之痰和肾水泛滥之痰，所以，治痰之法又分为消风痰、温寒痰、清热痰、润燥痰、理湿痰、攻顽痰、消结痰、健脾制痰、壮肾制痰等。耳鼻咽喉的痰症比较多，尤其是急性病，风、热、痰三者连袂为患，常谓急性风热痰、慢性脾肾衰。“火为痰之本，痰为火之标”，只有辨证精确，药合病机，才能达到理想疗效。

四物汤合通窍活血汤加减（干祖望经验方）

【组成】当归 10 g，丹参 10 g，熟地黄 10 g，白芍 6 g，红花 6 g，桃仁 6 g，益母草 10 g，路路通 10 g，石菖蒲 6 g，大枣 3 枚。

【功效】益气养血，化瘀通窍。

【主治】梅尼埃病后遗耳鸣耳聋，证属气虚血瘀者。症见：梅尼埃病发作后，双耳听力渐降，鸣响无宁日，如蝉鸣不息，面白神疲，时头晕，头痛如刺。舌暗淡，苔薄白，脉弦细。检查见鼓膜混浊，标志不清；听力检查为感音神经性耳聋。

【加减】若经治疗血络渐通，则去益母草、桃仁等药，酌加黄芪、党参、白术等药加强益气养血之力。

【方解】病情反复发作，耗气伤阴，气为血之帅，气虚则阴血瘀滞不行，血能载气，血络不通，则气滞不行；耳为清窍，气血不能上充，则耳窍失养，故见听力渐降、耳鸣；伴症及舌脉为气虚血瘀之象。

方中当归、熟地黄、白芍、大枣养血；丹参、红花、桃仁、益母草活血化瘀；路路通通络；石菖蒲通窍开闭。诸药合用，共奏益气养血、化瘀通窍之功，经络通畅，气血充足，则耳窍得养，耳鸣可息，耳聋望愈。

【注意事项】方中多滋腻药物，实热内盛者不宜使用。

【现代研究】当归具有增加冠状动脉血流量、促进红细胞及血红蛋白生成及抗血栓作用；丹参能扩张冠脉，增加冠脉血流量，改善心肌缺血，能提高耐缺氧能力，对缺氧心肌有保护作用，改善微循环，调节血脂，此外还有保护受损肝细胞，促进肝细胞再生，有抗肝纤维化、保护胃黏膜、抗胃溃疡、镇静、镇痛作用，并具有抗炎、抗过敏、抑菌等广泛的作用；熟地黄具有防止肾上腺皮质萎缩、促进肾上腺皮质激素合成等作用；白芍具有提高机体免疫力、抗炎、镇痛、解痉等作用；益母草对多种动物的子宫有兴奋作用，大剂量有一定的抗着床和抗早孕作用，可以调节肠管紧张性，此外还有强心、增加冠脉血流量和心肌营养性血流量的作用，能减慢心率，其粗提取物能扩张血管，有短暂的降血压作用，对血小板聚集、血栓形成以及红细胞的聚集性有抑制作用，能改善肾功能，益母草碱有明显的利尿作用；路路通具有抗肝细胞毒活性及消肿等作用；桃仁、红花都具有明显地改善血流动力学状况，增加冠状动脉血流量，降低血管阻力、改善微循环的作用；石菖蒲具有镇静、平喘、抑制皮肤真菌、减慢心率等作用。

【用方经验】干祖望认为：耳部疾病，尤其耳鸣耳聋之症，常与“瘀滞”有关。如粘连性中耳炎及鼓室硬化症的病因病机是气血瘀滞，瘀结空窍，中耳积液干涸而形成纤维增生，或炎症损害后的瘢痕形成；如若患者正气充沛，气血流畅，也不致造成耳聋。故活血化瘀一法最为常用，王清任的通窍活血汤一类方剂即最有代表性。故自拟验方化瘀聪听丸（肉桂、地鳖虫、当归尾、乳香、红花、鳖甲、落得打、川芎、干地龙、三七、甘草）治疗本病。

此外，干老亦认为：瘀滞听宫为急性突发性及慢性进行性的感音神经性耳聋疾病的主要病因病机之一。正如《医林改错》曰：“耳孔内小管通窍，管外有瘀血，靠挤管闭，故耳聋。”故而治疗上主张：“故凡血证，总以祛瘀为要”，应取活血化瘀法，常用代表方有通窍活血汤，严重的可用加减三甲散。常用药：桃仁、红花、川芎、赤芍、当归、香附、泽兰叶、益母草、丹参等。外用的导引按摩、“鸣天鼓”疗法对促进耳局部的血液循环，改善耳鸣耳聋症状，亦有一定的疗效。

干祖望经验方（一）

【组成】当归尾、葛根、桃仁、黑芝麻各10 g，赤芍、红花、泽兰各6 g，乳香、没药各3 g，乌药5 g，核桃仁5个。

【功效】行气活血，补肾通窍。

【主治】神经性耳鸣，证属气血瘀滞、窍络痹阻者。症见：神经性耳鸣，时轻时重，病程长，面色暗滞，躁扰不安，头痛，心悸；舌紫暗，苔薄白，脉细涩。检查见鼓膜混浊内陷，标志不清；耳窍无器质性病变。

【加减】若见气虚者，酌加黄芪、人参等；若见肾阳虚者，酌加补骨脂、菟丝子、淫羊藿等；若见耳胀闷感、头昏者，酌加石菖蒲、路路通、全蝎等。

【方解】气血瘀滞不行，经络痹阻，壅阻清窍，听宫噪杂，故见耳鸣、时轻时重；气血不行日久瘀滞渐成，故病程长；伴症及舌脉均为气血瘀滞之象。

方中当归尾、葛根、桃仁、赤芍、红花、泽兰活血化瘀；乳香、没药、乌药行气活血；耳为肾之窍，耳窍不通日久及肾，故用黑芝麻、核桃仁滋补肾元。诸药合用，共奏行气活血、补肾通窍之功，气血行，瘀滞祛，经络通，清窍利，耳鸣息。

【注意事项】方中多行气破血之品，阴血亏虚者不宜使用。

【现代研究】当归具有增加冠状动脉血流量、促进红细胞及血红蛋白生成及抗血栓作用；葛根具有扩张冠脉和脑血管、增加冠脉血流量和脑血流量、解热、解痉等作用；桃仁、红花、赤芍都具有明显地改善血流动力学状况，增加冠状动脉血流量，降低血管阻力、改善微循环的作用；赤芍还有镇静、抗炎止痛、抑制血小板聚集、抑制病原微生物及抗血栓等作用；泽兰水煎剂能对抗体外血栓形成，有轻度抑制凝血系统与增强纤溶活性的作用，其全草制剂有强心作用；乳香具有镇痛、消炎、升高白细胞等作用；没药具有降血脂、收敛、抗炎、抗菌及甲状腺素样作用；乌药具有抗菌、抗病毒、兴奋心肌、增加消化液分泌、促进血凝等作用。

【用方经验】同上方。

干祖望经验方（二）

【组成】黄连1.5 g，木通3 g，灯心草3扎，酸枣仁、熟地黄、麦冬、丹参、茯神、菟丝子、覆盆子各10 g。

【功效】滋阴补肾，清心降火。

【主治】神经性耳鸣，证属阴虚火旺、心肾不交者。症见：耳鸣如蝉，朝轻暮重，头晕乏力，难寐心烦，口干咽燥，不欲多饮，大便偏干。舌红少苔，脉细弦。检查见鼓膜充血，标志不清；耳部检查无明显器质性病变。

【加减】久病血络瘀滞者，可加桃仁、红花等；耳内闭塞感明显者，可加石菖蒲、全蝎、蝉蜕等。

【方解】肾开窍于耳，耳司听音，肾气上充于耳则耳窍清利、听觉灵敏；心火下行交与肾水，水火相交则火不上炎，水宫不寒，肾阴不足，心火失制，上灼耳窍，故见耳鸣如蝉、心烦难寐；耳为清窍，清阳升则耳窍通利，清晨阳气渐长，入暮则阳气渐消，故耳鸣朝轻暮重；虚火灼津，故见口干咽燥、大便偏干；舌脉为阴虚火旺之象。

方中熟地黄、麦冬、菟丝子、覆盆子补肾滋阴；黄连、木通、灯心草清心降火；丹参、酸枣仁、茯神养心安神。诸药合用，共奏滋阴补肾、清心降火之功，肾阴充足，心火降，耳窍得滋，耳鸣自止，诸症皆除。

【注意事项】方中多滋腻之品，湿热壅盛者不宜使用。

【现代研究】黄连具有抗菌、抗心律失常、利胆、抑制胃液分泌、抗急性炎症、抗溃疡、抑制组织代谢等作用；木通具有利尿、抗炎、抑菌等作用；酸枣仁具有镇静催眠、抗心律失常、降血脂、抗缺氧、增强免疫功能等作用；熟地黄具有防止肾上腺皮质萎缩、促进肾上腺皮质激素合成等作用；麦冬能增强网状内皮系统吞噬能力，升高外周白细胞，

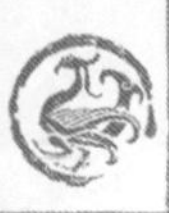

提高免疫功能，增加冠脉血流量，对心肌缺血有明显保护作用，并能抗心律失常及改善心肌收缩力，改善左心室功能及抗休克作用，还有一定的镇静和抗菌作用；丹参能扩张冠脉，增加冠脉血流量，改善心肌缺血，能提高耐缺氧能力，对缺氧心肌有保护作用，改善微循环，调节血脂，此外还有保护受损肝细胞，促进肝细胞再生，有抗肝纤维化、保护胃黏膜、抗胃溃疡、镇静、镇痛作用，并具有抗炎、抗过敏、抑菌等广泛的作用；菟丝子具有明显的壮阳作用，此外，对内分泌、心率和血压的调节均有作用；覆盆子具有抑菌及雌激素样作用。

干祖望经验方（三）

【组成】葛根 6 g，补骨脂 10 g，石菖蒲 3 g，益母草 10 g、桃仁 10 g、丹参 10 g，紫河车 10 g。

【功效】滋补肾精，化瘀通窍。

【主治】小儿药毒性耳聋，证属肾精亏损，瘀血阻滞者。症见：多发于学龄前儿童，有婴儿期耳肾毒性药物使用史，后出现听力消失，或伴见生长迟缓，余多无伴症；舌净脉平。检查可见外耳、鼓膜发育正常；听力检查多属重度感音神经性耳聋。

【加减】若生长迟缓，脾胃虚弱者，可酌加黄芪、人参、白术、砂仁等。

【方解】婴幼儿脏腑柔软，形气未充，不耐外扰，药毒伤体，易伤先天肾精，肾开窍于耳，邪毒滞留耳窍为患，故听力消失；肾精受损，五脏形体失于温煦，功能受限，故可见生长迟缓；有大量耳毒性或肾毒性药物使用史则为诊断之依据。

方中补骨脂补肾益精，紫河车大补元气，葛根、石菖蒲升清通窍以助精气达耳，因功能抑制，气血运行受碍，听宫受阻，馈用桃仁、丹参、益母草活血化瘀，改善局部微循环。诸药合用，共奏滋补肾精、化瘀通窍之功，肾精充足，气血调和，则耳疾可愈。

【注意事项】方中多补益、破血药物，证属实热者不宜使用。

【现代研究】葛根有抗心肌缺血、降低心肌耗氧量、增加氧供应、降血压、解热等作用；补骨脂具有雌激素样作用，还有促进骨髓造血、增强免疫和内分泌功能、抗衰老等作用；石菖蒲具有镇静、平喘、抑制皮肤真菌、减慢心率等作用；桃仁具有改善血流动力学状况、抗凝、降血压、抑菌、抗过敏、抗组胺和利胆作用；益母草煎剂、乙醇浸膏及所含益母草碱等对兔、猫、犬、豚鼠等多种动物的子宫均呈兴奋作用，益母草对呼吸中枢有直接兴奋、抗血小板聚集凝集、改善冠脉循环和保护心脏的作用，此外，抗肾衰竭、抗菌、抗氧化、防衰老作用也较显著；丹参能扩张冠脉，增加冠脉血流量，改善心肌缺血，能提高耐缺氧能力，对缺氧心肌有保护作用，改善微循环，调节血脂，此外还有保护受损肝细胞，促进肝细胞再生，有抗肝纤维化作用，保护胃黏膜、抗胃溃疡、镇静、镇痛作用，并具有抗炎、抗过敏抑菌等广泛的作用；紫河车具有增强机体免疫力、抗感染、促凝、促进伤口愈合、兴奋子宫、类激素样等作用。

【用方经验】患儿是药物中毒性耳聋，因婴儿时脏腑柔软，形气未充，不耐外扰，药物中毒，使脏腑功能抑制，耳失濡养致失聪。盖肾主耳，耳为肾窍，精气充沛上通于耳窍，则听力聪敏。

聪耳汤（张赞臣经验方）

【组成】生白芍 9 g，当归 9 g，牡丹皮 9 g，丹参 9 g，菖蒲 3.0～4.5 g，炙远志 4.5～6.0 g，蒺藜 9 g，枸杞子 9 g，耳聋左慈丸（包煎）12 g。

【功效】补益心血，益肝养肾，开闭通窍。

【主治】耳聋。暴聋或久聋均适用，随症加减。

【加减】肝郁气滞而致耳闭者，应以疏泄为主，一般不宜用重镇药及安神药；因惊恐而致暴聋者可用龙骨、牡蛎，但病久用之无效；如见肝热症状，可以桑芽清之，而不宜用栀子、黄芩凉遏；如胃纳不佳，不宜用麦冬、石斛之类；耳聋左慈丸内有磁石，长期服用易碍胃，故一般需包煎。

【方解】本方所治耳聋，适用于暴聋或久聋，临证须随症加减。耳聋与心、肝、肾三脏有密切关系，耳病应以肾为本，心为体、肝为用，发病可在肾，也可在心与肝。

方中白芍性凉味苦酸，入肝、肾二经，酸能养血柔肝，苦能下火，肝木得柔，则气机得以通调；当归性温味甘辛，入心、肝、脾经，能和血补血，两药相配，和气顺血，耳窍得以濡润，则能复司其职。牡丹皮辛苦性凉，入心、肝、肾经，有和血、生血、凉血的作用；丹参苦微温，能活血祛瘀，安神宁心，两药相合，相须为用。菖蒲辛温，能理气豁痰，通经疏络，使精血得以上达，则耳聪目明；远志补肾，使精充于下，则耳聪于上，两药皆为治耳聋窍闭之要药。蒺藜宣散肝经风邪；枸杞子善补肝肾之阴；耳聋左慈丸源于钱乙六味地黄丸加味，专治肝肾阴亏所致的耳鸣、失聪之症。全方标本兼顾，通补并施，中心不离调心、肝、肾之旨。

【注意事项】耳聋辨证时当分虚实。暴聋多属实证，由于心肝两经失调居多；久聋多属虚证，以老年人多见，多为肝肾不足，临床须根据病势缓急不同加减运用，不可原方套用。

【现代研究】方中白芍具有解热、抗炎及抗菌等作用；当归具有增加冠脉血流量、抗心律失常、抗氧化和清除自由基、对子宫“双向性”调节、抑制血小板聚集、抗血栓等作用，此外，还有镇静、止痛、抗炎、抗菌作用；牡丹皮具有降低心输出量、抗血小板凝聚、抗炎、抗变态反应和中枢抑制等作用；丹参具有增加冠脉血流量、扩张周围血管、降低血压、改善微循环、抗菌、镇静、镇痛等作用；石菖蒲具有镇静、降温、平喘、抑制真菌等作用；远志具有祛痰、镇静、抗惊厥、降血压、抗突变、抗菌、益智等作用；蒺藜具有降血压、强心、抗动脉硬化、利尿、强壮与抗衰老、抗过敏等作用；枸杞子具有促进免疫功能、增强抗病能力、促进造血功能、生长刺激、降血糖等作用。

【用方经验】张赞臣教授认为，耳聋治疗应按起因及病势缓急不同，或治标或治本，或标本兼治。如有肝肾不足之候，当补肝肾；如为肝旺脾弱，单用平肝悦脾之法；如虚实夹杂，必攻补兼施，开通并用，当用石菖蒲、远志之类开闭通窍，用白芍、当归之类通调气机。用药经验方面，张赞臣教授认为，石菖蒲性燥，用之易口干，故用量不宜过大，并可配用枸杞子、女贞子等加以监制；耳内有发胀感者，可与郁金合用。

复聪片（谭敬书经验方）

【组成】熟地黄、磁石各 30 g，淫羊藿、骨碎补各 12 g，黄芪、当归、丹参各 15 g，水蛭、炮穿山甲各 5 g，泽泻、石菖蒲各 10 g。

制法与用法：将磁石粉碎，过 100 目筛备用。余药以 70％乙醇提取过滤，回收后浓缩为流浸膏，加入磁石粉，烘干，然后制成片剂，每片含生药 0.5 g。口服，每次 6 片，每日 3 次，饭前淡盐汤送服，连服 60 日为 1 个疗程。

【功效】补肾活血，益气养血。

【主治】老年性聋、感音神经性耳聋，证属肾虚血瘀、气血不足者。症见：听力下降，多为双侧，耳鸣如蝉，起病较缓，进行性加重，耳内空虚感；伴见头昏眼花，面色不华，倦怠乏力，腰膝酸软，虚烦失眠；舌暗红有瘀点，苔薄白或少苔，脉细涩。检查见：纯音听阈测定为感音神经性聋，初期为高频听力下降，慢慢累及中频与低频听力。

【加减】若耳有胀闷闭塞感明显者，酌加柴胡、香附、川芎、路路通等；若病程较久，耳聋较甚者，可以酌加三棱、莪术、桃仁等；临床可根据肾虚、血瘀、气血亏虚的程度偏衰而辅以汤剂治疗。

【方解】老年人年老精气渐衰，肾开窍于耳，肾精亏虚不能上奉于耳，耳窍失养，则见双耳听力下降、起病较缓；肾为先天之本，肾虚则脏腑官窍失充，久则气血亏虚益甚，故见头晕眼花、面色不华、倦怠乏力、腰膝酸软等症；气虚则血行无力，久则成瘀，停留为患则诸症进行性加重；伴症及舌脉均为肾虚血瘀、气血不足之象。

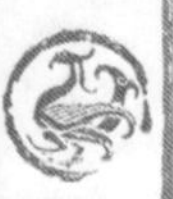

方中熟地黄、淫羊藿、骨碎补补肾；水蛭、穿山甲逐瘀通络；黄芪、当归、丹参益气养血活血；黄芪、泽泻升清降浊；石菖蒲芳香化浊通窍。诸药合用，共奏补肾活血，益气养血，升清降浊，通窍聪耳之功。

【注意事项】老年性聋各型可辨证加以使用。

【现代研究】熟地黄具有防止肾上腺皮质萎缩、促进肾上腺皮质激素合成等作用；磁石具有抑制中枢神经系统，镇惊、抗惊厥等作用；淫羊藿能增强下丘脑-垂体-性腺轴及肾上腺皮质轴、胸腺轴等内分泌系统的分泌功能，淫羊藿提取液能影响“阳痿”模型小鼠DNA合成，并促进蛋白质的合成，调节细胞代谢，明显增加动物体重及耐冻时间，淫羊藿醇浸出液能显著增加离体兔心冠脉血流量，淫羊藿煎剂及水煎乙醇浸出液给兔、猫、大鼠静脉注射，均有降血压作用；黄芪具有增强机体免疫功能、保肝、利尿、抗衰老、抗应激、降血压和较广泛的抗菌作用；当归具有抗菌、抗炎镇痛、保肝、抑制中枢神经系统、抗肿瘤作用，并对血液、心血管及免疫系统有广泛的作用；丹参能扩张冠脉，增加冠脉血流量，改善心肌缺血，提高耐缺氧能力，对缺氧心肌有保护作用，改善微循环，调节血脂，此外还有保护受损肝细胞，促进肝细胞再生，有抗肝纤维化作用，保护胃黏膜、抗胃溃疡，对中枢神经有镇静、镇痛作用，并具有抗炎、抗过敏、抑菌等广泛的作用；泽泻有利尿、降血压、降血糖、抗脂肪肝、抑菌等作用；石菖蒲具有镇静、平喘、抑制皮肤真菌、减慢心率等作用。

归脾汤加减（蔡福养经验方）

【组成】黄芪 15 g，党参 15 g，炒白术 12 g，当归 15 g，茯苓 12 g，陈皮 10 g，龙眼肉 15 g，酸枣仁 15 g，远志 10 g，升麻 6 g，磁石 15 g，甘草 6 g，大枣 5 枚。

【功效】健脾益气，养心安神。

【主治】神经性耳鸣，证属心脾两虚、清阳不升者。症见：多见于青年学子，劳心少息而致耳鸣，鸣声如蝉，昼夜不止，稍劳则甚，蹲下站起时头晕眼花，耳鸣更甚，自觉耳内有空虚、冷风吹拂之感，纳差腹胀，倦怠乏力，懒言语怯，健忘失眠，欲静厌动，面色微黄，或月经量少色淡；舌质淡，苔薄白，脉细弱。检查见鼓膜混浊，标志不清。

【加减】临证可视心脾虚弱程度调整养心、健脾药物比例。

【方解】《灵枢·口问》曰：“耳者，宗脉之所聚也。故胃中空则宗脉虚，虚则下溜，脉有所竭者，故耳鸣。”《古今医统》亦曰：“忧愁思虑则伤心，心虚血耗必致耳鸣耳聋。”脾乃气血生化之源，心主血脉而藏神，脾实心旺，气血上充于耳则耳窍静谧，司听灵敏。若劳倦思虑过度，损伤心脾，致气血不足，耳失濡养，神失静谧，故发耳鸣；伴症及舌脉均为心脾两虚之象。

方中归脾汤重振脾气而化生气血，养益心神而复其静谧；助以升麻升举清阳；酸枣仁、磁石安神熄鸣；易木香之燥，换陈皮以斡旋脾气，促其运化之能。合而共奏补益心脾，益气养血，安神熄鸣之功。

【注意事项】方中多滋补药物，实热内盛或阴虚阳亢者不宜使用。

【现代研究】黄芪具有增强机体免疫功能、保肝、利尿、抗衰老、抗应激、降血压和较广泛的抗菌作用；党参具有调节胃肠运动、抗溃疡、增强免疫功能、延缓衰老、抗缺氧、抗辐射等作用；白术具有强壮机体、增强免疫力、对肠管的双重调节、保肝利胆、利尿、降血糖、抗血凝、抗菌、抗肿瘤等诸多作用；当归具有增加冠状动脉血流量、促进红细胞及血红蛋白生成与抗血栓作用；茯苓具有利尿、镇静、抗肿瘤、降血糖、增加心肌收缩力、增强免疫功能、护肝等作用；陈皮具有升血压、调节心脏功能、扩张气管、利胆、降低血清胆固醇等作用；升麻具有抑菌、解热、抗炎、镇痛、抗惊厥、升高白细胞、抑制血小板聚集及释放、抑制心脏功能而减慢心率、降低血压等作用；酸枣仁具有镇静催眠、抗心律失常、降血脂、抗缺氧、增强免疫功能等作用；磁石具有抑制中枢神经系统，镇惊、抗惊厥等作用。

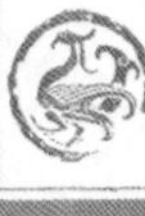

耳聋左慈丸加减（蔡福养经验方）

【组成】熟地黄 18 g，山药、山茱萸、牡丹皮、泽泻、茯苓各 9 g，五味子 6 g，磁石 30 g，生牡蛎、生龙骨各 15 g。

【功效】补肾益精，滋阴潜阳。

【主治】神经性耳聋，证属肾虚精亏者。症见：耳聋，或伴耳鸣，头晕目眩，腰痛，腰膝酸软，遗精早泄或月经延迟、量少；舌质红，苔少，脉细弱。检查见鼓膜混浊内陷，标志不清；听力检查为感音神经性耳聋。

【加减】若见虚火明显者，酌加知母、黄柏、玄参等；若见脾虚气滞者，酌加白术、砂仁、陈皮等。

【方解】肾开窍于耳，主藏精；若肾精不足，不能充养于清窍，以致耳鸣耳聋，甚则头晕目眩；腰为肾之腑，肾虚则腰疼、腰膝酸软；肾阴虚损，虚火妄动，干扰精室，故遗精早泄或月经延迟、量少；舌质红、苔少、脉细弱为肾精亏耗、虚火上炎之证。

方中熟地黄、山药、山茱萸、牡丹皮、泽泻、茯苓为六味地黄丸，肝肾同源，故用其滋补肝肾；五味子、生牡蛎、生龙骨收敛固涩肾精；磁石潜阳通窍。诸药合用，共奏补肾益精、滋阴潜阳之功，肾精得补，虚火得收，则耳窍得养，耳聋可愈。

【注意事项】方中滋腻及寒凉药物较多，脾胃虚弱者不宜使用。

【现代研究】熟地黄具有防止肾上腺皮质萎缩、促进肾上腺皮质激素合成等作用；茯苓具有利尿、镇静、抗肿瘤、降血糖、增加心肌收缩力、增强免疫功能、护肝等作用；磁石具有抑制中枢神经系统，镇惊、抗惊厥等作用；山茱萸具有抑菌、强心、升血压、抗血栓、抗氧化等作用；牡丹皮具有抗炎、镇静、降温、解热、镇痛、解痉、抗动脉粥样硬化、利尿及抗溃疡的作用；泽泻具有利尿、降血压、降血糖、抑菌、抗脂肪肝等作用；五味子具有兴奋神经及呼吸系统、降血压、利胆、保肝、增强细胞免疫功能、抗氧化、抗衰老、抑菌等作用；牡蛎具有镇静、抗惊厥、降血脂、抗凝血、抗血栓等作用；龙骨具有镇静、催眠、抗惊厥等作用。

启窍治聋方（王士贞经验方）

【组成】骨碎补、山茱萸、何首乌、白芍、柴胡、丹参、川芎、黄精、葛根、磁石、蜈蚣、毛冬青。按医院制剂规范制成丸剂。每次 6 g，每日 3 次。

【功效】补肾养肝，活血通窍。

【主治】小儿原因不明的中、重度神经性耳聋，证属肾元亏虚、脉络瘀阻者。症见：儿童期听力差，形体偏瘦，肤色偏黄黑，胃纳一般，自小夜间遗尿。舌质淡红，苔薄白，脉细弱。检查耳多无器质性病变；听力检查为感音神经性耳聋。

【加减】病情较重者，宜配合中药汤剂内服以加强疗效。

【方解】肾开窍于耳，主藏精；肾元亏虚，不能充养于清窍，故见听力差；肾主生殖、二便，肾元亏虚，生长无力，故见形体偏瘦、自小夜间遗尿；儿童脉细弱为肾虚之象。

方中骨碎补、山茱萸、黄精、何首乌平补肝肾，滋养精血；白芍、柴胡柔肝疏肝，且引药上行以达病所；丹参、川芎、毛冬青活血祛瘀；蜈蚣搜剔脉络；磁石重镇潜阳，葛根升阳通窍，两药相配，一升一降，调理气机。全方补而不腻，温而不燥，适合长期服用。

【注意事项】方中滋补药物较多，实热内盛或阴虚阳亢者不宜使用。

【现代研究】山茱萸具有抑菌、强心、升血压、抗血栓、抗氧化等作用；何首乌具有延长寿命、增强免疫功能、降低胆固醇、保肝等作用，从何首乌中提取的大黄酚能促进肠管运动；白芍具有提高机体免疫力、抗炎、镇痛、解痉等作用；柴胡具有镇静、安定、镇痛、解热、镇咳等广泛的中枢抑制作用及抗炎、抗脂肪肝、抑菌、抗感冒病毒、增强免疫功能等作用；丹参能扩张冠脉，增加冠脉血流量，改善心肌缺血，能提高耐缺氧能力，对缺氧心肌有保护作用，改善微循环，调节血脂，此外还有保护受损肝细胞，促进

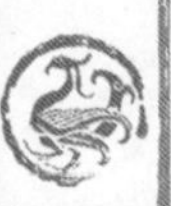

肝细胞再生，有抗肝纤维化、保护胃黏膜、抗胃溃疡、镇静、镇痛作用，并具有抗炎、抗过敏、抑菌等广泛的作用；川芎具有改善血流动力学状况、抗凝、降血压、抑菌、抗组胺和利胆作用；黄精具有抗病原微生物、抗疲劳、抗氧化、抗衰老、止血、抗病毒、增强缺氧耐受力等诸多作用；葛根具有扩张冠脉和脑血管、增加冠脉血流量和脑血流量、解热、解痉等作用；磁石具有抑制中枢神经系统，镇惊、抗惊厥等作用。

孙一民经验方

【组成】珍珠母（先煎）30 g，菊花 9 g，蒺藜 15 g，白芍 18 g，钩藤 18 g，生地黄 12 g，玄参 18 g，磁石（先煎）24 g，牡蛎 30 g，石菖蒲 6 g，麦冬 9 g，连翘 18 g，郁金 9 g，首乌藤 15 g。

【功效】滋阴平肝，潜阳通窍。

【主治】神经性耳聋证属肝火上扰者。症见：郁怒而生耳鸣耳聋，伴头晕，头痛，头胀有热感，每遇情绪激动则病情加重，口苦，咽干痛；平素性情急躁易怒，心烦，失眠梦多，小便黄。舌质红、苔薄白，脉弦细。检查见鼓膜充血，标志不清；听力检查多为感音神经性耳聋。

【加减】兼见肾阴虚者，酌加熟地黄、龟甲、黄精、枸杞子等；兼见肾阳虚者，酌加菟丝子、巴戟天、淫羊藿、仙茅等。

【方解】肝主疏泄，喜舒畅而恶抑郁，郁怒不止，则肝火内生，循经上灼耳窍，故见耳鸣耳聋、头晕头痛、头胀有热感；情绪激动则引动肝火上炎，故病情加重；火邪灼阴，故见口苦、咽干痛；相火扰神，故见心烦、失眠多梦；舌脉均为肝火上扰之象。

方中生地黄、玄参、磁石、牡蛎滋阴潜阳；珍珠母、菊花、蒺藜、白芍平肝清火；钩藤、首乌藤和络止痛；麦冬、连翘清心解热；郁金解郁；石菖蒲开窍。诸药合用，共奏滋阴平肝、潜阳通窍之功，肝火息，耳窍清，则耳鸣息、听力复。

【注意事项】方中多寒凉潜降药物，脾胃虚弱者不宜使用。

【现代研究】珍珠母具有抑制中枢神经、护肝、止痛、消炎和促进溃疡愈合的作用；菊花具有明显的抑菌、降血压、解热抗炎等作用；白芍具有提高机体免疫力、抗炎、镇痛、解痉等作用；钩藤具有降血压、镇静、抗惊厥、抑制血小板聚集和抗血栓形成等作用；生地黄水提取液有降血压、镇静、抗炎、抗过敏作用，其流浸膏有强心、利尿作用，此外还具有促进机体淋巴细胞的转化、增加T淋巴细胞数量的作用，并能增强网状内皮细胞的吞噬功能；石菖蒲具有镇静、平喘、抑制皮肤真菌、减慢心率等作用；麦冬能增强网状内皮系统吞噬能力，升高外周白细胞，提高免疫功能，增加冠脉血流量，对心肌缺血有明显保护作用，并能抗心律失常及改善心肌收缩力，改善左心室功能及抗休克作用，还有一定的镇静和抗菌作用；磁石具有抑制中枢神经系统，镇惊、抗惊厥等作用；连翘具有广谱抗菌及抗炎、解热、强心、利尿、降血压等作用；郁金对多种致病真菌有抑制作用，此外还对脂质代谢有影响。

张梦侬经验方

【组成】煅磁石 120 g、鳖甲 120 g、山药 120 g、熟地黄 120 g、玉竹 120 g，煅龙骨 60 g、煅牡蛎 60 g、山茱萸 60 g、泽泻 60 g、车前子 60 g、沙参 60 g、黄芪 60 g、胡芦巴 60 g、茯苓 60 g、龟甲 60 g，牡丹皮 30 g。上方制蜜丸如梧子大，每服 50 丸，饭前盐开水送下，每日 2 次。

【功效】阴阳双补，潜阳止鸣。

【主治】神经性耳鸣耳聋，证属阴阳两虚者。症见：多见于中老年人，病程较长，两耳蝉鸣，听力下降；伴见头晕，失眠，肢体乏力，时有梦中遗泄。舌淡苔少，脉弦滑，按之无力。检查见鼓膜混浊内陷，标志不清；听力检查多为感音神经性耳聋。

【加减】若病情较重者，可配合内服汤剂加强疗效。

【方解】耳为清窍，赖阳气阴血上充以司听力；人老体衰，阴阳两虚，则耳窍失养，功能失利，故见耳鸣、听力下降；伴症及舌脉均为阴阳两虚之象。

方中山药、熟地黄、山茱萸、泽泻、茯苓、牡丹皮为六味地黄丸，滋阴补肾；龟甲、鳖甲滋阴降火；车前子利尿清肝；煅龙骨、煅牡蛎、煅磁石潜阳止鸣；玉竹、沙参养阴；黄芪、胡芦巴益气温阳。全方合用，共奏阴阳双补、潜阳止鸣之效。病程较久，阴阳两虚，不能速补，故“丸药以缓之”，久服始见成效。

【注意事项】方中滋补药物较多，实热内盛者不宜使用。

【现代研究】磁石具有抑制中枢神经系统，镇惊、抗惊厥等作用；鳖甲具有强壮机体、抗疲劳、促进免疫、抗肿瘤等作用；熟地黄具有防止肾上腺皮质萎缩、促进肾上腺皮质激素合成等作用；山茱萸具有抑菌、强心、升血压、抗血栓、抗氧化等作用；茯苓具有利尿、镇静、抗肿瘤、降血糖、增加心肌收缩力、增强免疫功能、护肝等作用；泽泻具有利尿、降血压、降血糖、抑菌、抗脂肪肝等作用；车前子有显著利尿作用，还能促进呼吸道黏膜分泌，稀释痰液，故有祛痰的作用，此外对各种杆菌和葡萄球菌均有抑制作用；龟甲具有促进免疫功能、抗肿瘤、兴奋子宫、抗缺氧等作用；黄芪具有增强机体免疫功能、保肝、利尿、抗衰老、抗应激、降血压和较广泛的抗菌作用；牡蛎具有镇静、抗惊厥、降血脂、抗凝血、抗血栓等作用；龙骨具有镇静、催眠、抗惊厥等作用；牡丹皮具有抗炎、镇静、降温、解热、镇痛、解痉、抗动脉粥样硬化、利尿及抗溃疡的作用。

郭维一经验方

【组成】熟地黄 30 g，山茱萸 15 g，何首乌 15 g，炙龟甲（先煎）30 g，玉竹 10 g，石菖蒲 10 g，盐知母 10 g，盐黄柏 10 g，黄精 30 g。

【功效】滋阴潜阳。

【主治】神经性耳聋，证属阴虚于下、阳浮于上者。症见：多发于中老年人，突感听力不清，渐有增重，或有耳鸣，耳内堵塞感；伴口干不多饮，五心烦热，小便色黄；舌红津少，苔心薄白，脉细略数。检查见鼓膜充血或混浊内陷，标志不清；听力检查为感音神经性耳聋。

【加减】若见肝阴虚火旺者，酌加栀子、白芍、菊花、代赭石等药；若见五心烦热、失眠多梦者，酌加酸枣仁、远志、黄连、柏子仁等药。

【方解】人入中年，脏器渐衰，精气不足，阴虚于下，阳无以制，漂浮于上；耳为肾之窍，肾精充足则耳窍聪敏，阴阳不合，耳窍失养，虚阳上扰，浊阴壅滞清窍，故见听力下降、耳内堵塞感；阴虚故口干、五心烦热、小便色黄；舌脉均为阴虚阳浮之象。

方中熟地黄、山茱萸、何首乌、炙龟甲、黄精滋补肝肾之阴、收潜浮阳；盐知母、盐黄柏入肾，清泻浮火；诸药合用，共奏滋阴潜阳之功，阴足耳窍得养，浮阳收敛，不扰清窍，耳聋可愈，耳鸣可息。

【注意事项】方中诸多滋养药物，实热壅盛者不宜使用。

【现代研究】熟地黄具有防止肾上腺皮质萎缩、促进肾上腺皮质激素合成等作用；山茱萸具有抑菌、强心、升血压、抗血栓、抗氧化等作用；何首乌具有延长寿命、增强免疫功能、降低胆固醇、保肝等作用，从何首乌中提取的大黄酚能促进肠管运动；石菖蒲具有镇静、平喘、抑制皮肤真菌、减慢心率等作用；龟甲具有促进免疫功能、抗肿瘤、兴奋子宫、抗缺氧等作用；黄柏有抗病原微生物、抑菌、抗心律失常、降血压、抗溃疡、镇静、促进机体抗体生成等作用；知母动物实验有防止和治疗大肠埃希菌所致高热的作用，体外实验表明其具有广泛的抑菌、降血糖、抗肿瘤等作用；黄精具有抗病原微生物、抗疲劳、抗氧化、抗衰老、止血、抗病毒、增强缺氧耐受力等诸多作用。

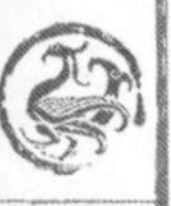

第九节 梅尼埃病

梅尼埃病是因内淋巴病变所致的发作性眩晕，其病因不明，临床以反复出现突然发作性眩晕为主要特点。急性发作期以旋转性眩晕为主，伴耳鸣耳聋，恶心呕吐、出冷汗等症，一般持续数日，尔后转入间歇期。间歇期时间不定，可无任何症状，或有后遗耳鸣耳聋。

本病属于中医学眩晕、耳眩晕范畴，与风痰上扰、痰热上扰、阳虚寒水上泛、肝阳上扰、气血不足、肝脾失调、脾肾亏虚等有关。急性发作期多属于实证或虚实挟杂证，缓解期以虚证为主。

平肝止眩汤（张赞臣经验方）

【组成】生白芍 9 g，夏枯草 12 g，嫩钩藤（后下）9 g，珍珠母（先煎）30 g（或生石决 15 g），穞豆壳 9 g，茯苓 9 g，蒺藜 9 g。

【功效】平抑肝阳，息风止眩。

【主治】耳源性眩晕，证属肝阳上亢型。表现为头晕目眩，眼球作胀，颈项牵强，胸闷口苦，急躁易怒，舌红苔黄，脉弦数。

【加减】肝阴虚或肝火上炎者，酌加甘菊花、决明子、青葙子、谷精草等；痰浊内阻，脾胃不和，可选加姜半夏、姜竹茹、陈皮、枳壳、莱菔子、胆南星等；颈项牵强，转头时眩晕加剧，系肝络内阻，肝风内动所致，酌加丝瓜络、络石藤、忍冬藤等通经活络；大便燥结者，加瓜蒌仁、火麻仁等滋阴润肠通腑。

【方解】本方所治耳源性眩晕，适用于肝阳上亢型。《黄帝内经》云“诸风掉眩，皆属于肝”。肝阴虚，或肝火上炎，则头晕目眩，眼球作胀，眼冒黑星、眼球震颤；肝络内阻或肝风内动，则颈项牵强，转头时眩晕加剧。

方中白芍养血敛阴，生用可加强平肝抑阳作用，配钩藤、夏枯草清泄肝热；珍珠母平肝潜阳安神；穞豆壳补益肾阴，养血平肝；茯苓健脾利水，保护脾胃，又具养心安神作用；蒺藜平肝、散郁、祛风。全方以平肝为中心，通过清热、疏散、镇定、养血等法，达到息风止眩的目的。

【注意事项】发作时宜静卧休息；饮食宜清淡、少盐，少饮水；避免精神过度紧张、熬夜或生气发怒。

【现代研究】方中白芍具有解热、抗炎及抗菌等作用；夏枯草具有降血压、抑菌、抗炎、降血糖、免疫抑制作用；钩藤具有降血压、抗心律失常、镇静和抗惊厥、平喘和降血脂等作用；珍珠母具有保肝明目、抗惊厥、抗衰老作用；茯苓具有利尿、镇静、抗肿瘤、促进免疫等作用；蒺藜具有降血压、强心、抗动脉硬化、利尿、强壮与抗衰老、抗过敏等作用。

【用方经验】张赞臣教授认为，眩晕其病在肝，其本则在肾，所以在临证时均应用平肝息风药或补益肝肾、养血息风药，并依据“治病必求于本”的原则，辨证施治，以获全效。临床上见证常有夹杂，故各种治法当兼顾。若脾胃虚弱，即使有肝阳上亢见证，重镇之类、平肝潜阳之品仍不宜多用，以免损伤脾胃。若大便燥结难下，通下药一般不用生大黄，以免苦寒克伐伤正，多用清热润肠通腑的火麻仁、瓜蒌仁、脾约麻仁丸等。

扶正止眩汤（张赞臣经验方）

【组成】炒党参 9 g，炙黄芪 9 g，全当归 9 g，陈皮 4.5 g，白芍 9 g，潼蒺藜 9 g，蒺藜 9 g，枸杞子 9 g。

【功效】益气养血，息风止眩。

【主治】耳源性眩晕，证属气血两亏型。表现为眩晕反复发作，迁延日久，少气乏力，站立摇晃，面白无华，耳鸣啾啾如秋虫，舌淡胖，脉细弱。

【加减】凡见畏光羞明，眼冒黑星、眼球

震颤明显，属肝阴虚，虚风引动目系急，或兼血不荣目或肝火上炎，可酌加甘菊花、决明子、青葙子、穞豆衣、谷精草等；若脘腹胀满、恶心、呕吐剧烈，多为痰浊内阻，脾胃不和，可选加姜半夏、姜竹茹、陈皮、枳壳、莱菔子、胆南星等；颈项牵强，转头时眩晕加剧，系肝络内阻，肝风内动所致，酌加丝瓜络、络石藤、忍冬藤等通经活络药；大便燥结者，加瓜蒌仁、火麻仁等滋阴润肠通腑。

【方解】本方所治耳源性眩晕，适用于肝肾不足、气血两亏、虚阳上越型。肝肾同源，水不涵木，髓海空虚，或思虑劳伤过度，气血两亏，气虚清阳不振，血虚生风，脑失所养，故脑转耳鸣迭出。

方中党参性味甘平，主归脾肺二经，以补脾肺之气为主要作用，同时既能补气，又能补血。党参配黄芪共补气，当归补血活血，调经止痛，润肠通便。白芍养血敛阴，当归配白芍以补血；潼蒺藜配枸杞子以补肾养肝，蒺藜平肝、散邪、祛风。全方以补益气血、滋养肝肾为主，佐以陈皮理气健脾，使之补而不滞。气充清阳升，血生风自灭，肝肾足则髓海不空，脑转耳鸣亦能自止。

【注意事项】发作时宜静卧休息；饮食宜清淡、少盐，少饮水；避免精神过度紧张、熬夜或生气发怒。

【现代研究】方中党参具有提高免疫功能、提高机体适应性、对中枢神经系统、心血管系统、血液系统等均有改善作用；黄芪具有提高免疫、延长细胞寿命、刺激干扰素系统、调节心血管系统、抗疲劳、抗氧化、抗衰老等作用；当归具有增加冠脉血流量、抗心律失常、抗氧化和清除自由基、对子宫“双向性”调节、抑制血小板聚集、对抗血栓等作用，此外，还有镇静、止痛抗炎、抗菌作用；陈皮具有舒张支气管、抗炎、抗溃疡、升血压和兴奋心脏作用；白芍具有解热、抗炎及抗菌等作用；潼蒺藜具有镇痛及抗疲劳作用、抗炎、提高免疫、改善血液流变指标和保肝等作用；蒺藜具有降血压、强心、抗动脉硬化、利尿、强壮与抗衰老、抗过敏等作用；枸杞子具有促进免疫功能、增强抗病能力、促进造血功能、刺激生长、降血糖等作用。

【用方经验】请参考“平肝止眩汤”。

勾泽合剂（孙海波经验方）

【组成】钩藤 15 g，首乌藤 15 g，石决明 20 g，生牡蛎 25 g，泽泻 50 g，白术 30 g，竹茹 15 g，牛膝 15 g，酸枣仁 15 g，半夏 15 g。

【功效】平肝息风，燥湿化痰。

【主治】肝阳上扰型的耳眩晕。症见突发性旋转性眩晕、波动性与渐进性耳聋、耳鸣、耳胀满感，舌红苔薄黄，脉弦数。

【加减】病程久者，加黄芪以补气降血压。

【方解】本方所治之证以情志不遂，肝气郁结，气郁化火生风，炼液成痰，痰饮上逆，阻遏清阳，浊阴不降则头目眩晕。肝阳偏亢，肝气郁结，化火生风，上扰清窍，故眩晕、耳鸣、耳聋。治宜平肝息风，燥湿化痰。

方中钩藤性凉，主入肝经，既能清肝热，又能平肝阳，故可用治肝火上攻或肝阳上亢之头胀头痛，眩晕等症；石决明咸寒清热，质重潜阳，专入肝经，而有清泄肝热、镇潜肝阳、利头目之效，为凉肝、镇肝之要药，本品又兼有滋养肝阴之功，故对肝肾阴虚、肝阳眩晕，尤为适宜，与钩藤同为君药；牛膝味苦善降泄，能活血通经，养血安神，导热下泄，引血下行，以降上炎之火；半夏燥湿化痰，降逆止呕；泽泻利水渗湿、泄热；白术健脾燥湿，与半夏配伍，祛湿化痰，止眩之功益佳，白术与泽泻两药合用，一燥一滋，相得益彰；首乌藤、酸枣仁以养心安神；牡蛎以平肝潜阳，安神定惊。诸药配伍，共奏平肝息风，燥湿化痰之功。

【注意事项】寒水上泛或髓海不足证者，不宜使用本方。

【现代研究】钩藤具有镇静，降血压，抑制血小板聚集，抗血栓，改善微循环，降低血液黏稠度，保护内皮功能的作用；泽泻能增加动物的尿量和氯化钠的排泄量，也能增加健康人的尿量，尿素和氯化钠的排泄量；石决明有抑菌、保肝、抗凝等作用；牛膝有

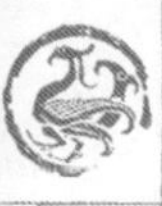

降低血压、利尿、抗凝、降低血糖、抗炎、镇静等作用；牡蛎、首乌藤具有镇静，催眠，降脂，降血压，利尿作用。

【用方经验】孙海波教授认为随着病程迁延，燥热伤阴耗气而气阴两虚，气虚清阳不升，清阳不能上布，清窍失养，则致头晕目眩，即《灵枢·口问》曰："上气不足，脑为之不满，耳为之苦鸣，头为之苦倾，目为之眩。"故可加入黄芪以补气降血压，取其双向调节之功，补气则血行畅达。

半夏白术天麻汤加减（蔡福养经验方）

【组成】清半夏 12 g，茯苓 30 g，白术 15 g，天麻 6 g，陈皮 12 g，泽泻 12 g，佩兰 10 g，代赭石 20 g，石菖蒲 12 g，通草 10 g，甘草 6 g。

【功效】燥湿化痰，运脾降浊。

【主治】梅尼埃病，证属痰浊中阻者。症见：眩晕时发时止，发则自觉天旋地转，视物昏花，动作不稳，如坐舟车，闭目静卧稍减，泛恶欲呕，过后头重头昏，耳鸣如闻流水，听力渐觉失聪，胸脘满闷，纳呆，口中黏腻；舌淡胖有齿痕，苔白腻，脉弦缓。

【加减】食欲不佳，酌加神曲、炒熟麦芽健脾开胃；痰浊渐除，脾胃不足，酌加补中益气汤。

【方解】丹溪曰："无痰不作眩。"水湿不化，则痰蕴中州，升降失序，浊邪上泛，蒙蔽清窍，故见眩晕时发时止、发则自觉天旋地转、视物昏花、动作不稳；湿痰阻胸、碍脾，故见胸脘满闷、纳呆、口中黏腻；舌脉均为脾虚痰浊中阻之象。

方中半夏白术天麻汤（以陈皮易橘红）健脾祛湿化痰；石菖蒲通窍化浊；泽泻、佩兰、木通利水化浊；用代赭石降逆之性，挟浊气下降。诸药合用，共奏燥湿化痰、运脾降浊之功，俾使痰湿去则脾运自复，脾运复权，斡旋于中州，促使浊邪以降，浊降而清自升，如是，则痰眩休止矣。

【注意事项】方中多辛燥之品，阴虚阳亢、气血不足者不宜使用。

【现代研究】半夏具有抑制呕吐中枢而止呕、止咳、抗胃溃疡、抗肿瘤等作用；茯苓具有降血糖、增加心肌收缩力、增强免疫、护肝、抗胃溃疡、利尿、镇静等作用；白术具有双向调节肠管运动、防胃溃疡、促进细胞免疫功能，强壮机体等作用；天麻具有镇痛、镇静、抗惊厥、降血压、益智、明目等作用；陈皮具有升血压、调节心脏功能、扩张气管、利胆、降低血清胆固醇等作用；泽泻具有利尿、降血压、降血糖、抑菌、抗脂肪肝等作用；佩兰挥发油对流行性感冒病毒有抑制作用，佩兰 100%水煎剂，用试管稀释法，对白喉棒状杆菌、金黄色葡萄球菌、八叠球菌、变形杆菌、伤寒沙门菌等有抑制作用，其挥发油对流感病毒有抑制作用；赭石对肠管有兴奋作用，可使肠蠕动亢进，所含铁质能促进红细胞及血红蛋白的新生，对中枢神经系统有镇静作用；石菖蒲具有镇静、平喘、抑制皮肤真菌、减慢心率等作用；通草有较强的利尿效果。

半夏白术天麻汤加减（谭日强经验方）

【组成】法半夏 10 g，白术 10 g，天麻 6 g，茯苓 10 g，陈皮 5 g，柴胡 9 g，石菖蒲 5 g，磁石 12 g，生姜 3 片，竹茹 10 g。

【功效】健脾化痰、镇静宁神。

【主治】梅尼埃病，证属脾虚痰湿上蒙者。症见：头晕目眩，自觉房屋旋转，坐立不稳，耳鸣，恶心呕吐，胸膈痞闷，纳呆，便溏；舌淡胖，苔白滑，脉象弦缓。

【加减】若眩晕较甚者，酌加僵蚕、胆南星等；头痛者，酌加蔓荆子、蒺藜等；恶心呕吐者，酌加赭石、旋覆花等；兼气虚者，酌加党参、黄芪等。

【方解】脾主运化水湿，脾虚则水湿不化，痰湿内生，清浊不分，蒙蔽清窍，故见头晕目眩、耳鸣；痰湿阻滞中焦故见恶心呕吐、纳呆、便溏；痰湿流于胸膈则见痞闷；舌脉均为脾虚痰湿之象。

方中用半夏、陈皮、白术、茯苓、生姜健脾化痰，降逆止呕；天麻平肝息风止眩；

石菖蒲化痰开窍；竹茹清胆和胃；柴胡疏肝理气。诸药合用，共奏健脾化痰、镇静宁神之效；脾运健，则痰湿不生，清升浊降，清窍通利，眩晕自止。

【注意事项】方中多辛燥之品，阴虚阳亢、气血不足者不宜使用。

【现代研究】半夏具有抑制呕吐中枢而止呕、止咳、抗胃溃疡、抗肿瘤等作用；白术具有双向调节肠管运动、防胃溃疡、促进细胞免疫功能，强壮机体等作用；天麻具有镇痛、镇静、抗惊厥、降血压、益智、明目等作用；茯苓具有降血糖、增加心肌收缩力、增强免疫、护肝、抗胃溃疡、利尿、镇静等作用；陈皮具有升血压、调节心脏功能、扩张气管、利胆、降低血清胆固醇等作用；石菖蒲具有镇静、平喘、抑制皮肤真菌、减慢心率等作用；柴胡具有镇静、安定、镇痛、解热、镇咳等广泛的中枢抑制作用及抗炎、抗脂肪肝、抑菌、抗感冒病毒、增强免疫功能等作用；磁石具有抑制中枢神经系统，镇惊、抗惊厥等作用；竹茹具有较强的抑菌作用。

温化止眩汤（谭敬书经验方）

【组成】熟附片 10 g，茯苓 12 g，白术 12 g，泽泻 15 g，白芍 15 g，法半夏 10 g，陈皮 10 g，桂枝 6 g，炙甘草 6 g，生姜 5 片。

【功效】温阳利水，蠲饮止眩。

【主治】眩晕，梅尼埃病，证属阳虚水停者。症见：眩晕，多为突发性，转动头颈则眩晕加剧，耳鸣重听，伴见恶心呕吐，起则欲倒，渴不欲饮，畏寒肢冷，小便不利，大便溏；舌淡，苔白腻或滑，脉沉弦。前庭功能检查可有阳性表现。

【加减】偏肾阳虚者可合金匮肾气丸加减；偏脾虚者可合六君子汤加减。

【方解】耳为清窍，阳虚则清气不升，浊气不降，水湿不化，聚为水饮，停聚耳窍，则突发眩晕、耳鸣重听；转动头项则水饮流转，故眩晕加重；水饮停聚上焦，阳虚则脾胃气逆，故恶心呕吐、起则欲倒；伴症及舌脉均为阳虚水停之象。

方中熟附片温肾壮阳，益火之源，以消阴翳；白术健脾燥湿；生姜温散水气；桂枝通阳化气；法半夏燥湿祛痰；茯苓、泽泻通调水道，下输膀胱；陈皮理气燥湿；白芍养阴和阳，以防术、附、姜之温燥过度；甘草调和诸药。饮邪属阴，得温则化，饮化眩止，故以温化止眩名之。诸药合用，共奏温阳利水、蠲饮止眩之功。

【注意事项】梅尼埃病证属气郁痰盛者不宜使用。

【现代研究】附子具有抗炎、强心、镇痛、抗衰老等作用；白术具有双向调节肠管运动、防胃溃疡、促进细胞免疫功能，强壮机体等作用；茯苓具有降血糖、增加心肌收缩力、增强免疫、护肝、抗胃溃疡、利尿、镇静等作用；泽泻有利尿、降血压、降血糖、抗脂肪肝、抑菌等作用；白芍有提高机体巨噬细胞的吞噬功能、提高免疫功能、镇痛、解痉等作用；半夏具有抑制呕吐中枢而止呕、止咳、抑制胃液分泌、抗胃溃疡等作用；陈皮具有扩张气管、刺激性祛痰、调节心脏收缩力等作用；桂枝具有降温、解热、抑菌、抗病毒、健胃、利尿、强心、镇痛、镇静、抗惊厥等作用。

真武汤合二陈汤加减（谭敬书经验方）

【组成】附片 6 g，生姜 5 片，白芍 20 g，白术 15 g，茯苓 15 g，泽泻 15 g，法半夏 10 g，陈皮 10 g，炙甘草 5 g。

【功效】温肾壮阳，化饮祛痰。

【主治】位置性眩晕，证属肾阳不足，耳失温养。症见：时发眩晕，常因体位姿势改变诱发或加重；伴见平素怕冷畏寒，易感冒，耳鸣耳聋，常吐清稀痰涎，腰膝酸软，小便清长，夜尿较频；舌淡胖，苔薄白润，脉沉缓无力。前庭功能检查多有异常。

【加减】若平素畏寒怕冷、四肢厥冷甚等肾阳虚弱甚者，酌加淫羊藿、菟丝子、补骨脂、狗脊等；若见耳鸣耳聋等，酌加柴胡、香附、川芎、路路通、石菖蒲等；若平素易感冒、体质较虚者，酌加黄芪、防风、桂

枝等。

【方解】肾为先天之本，肾阳温煦全身脏腑官窍，肾开窍于耳，肾阳亏虚，则耳窍失养，故时发眩晕；耳位居高位，又为空窍，故易受体位姿势改变影响耳内压力及空间状态；肾阳不足，清浊不分，清气不升，浊气易停留高位而化为痰饮为患，痰饮黏滞，故邪不易去，病情易反复；伴症及舌脉均为肾阳不足之象。

方中用真武汤温阳利水，标本兼治；二陈汤燥湿化痰、理气和中，本病主要为肾虚水停清窍为患，诸药合用，共奏温肾壮阳、化饮祛痰之功，药对病机，虽简而效速。

【注意事项】位置性眩晕证属实热或气滞血瘀者不宜使用。

【现代研究】附子具有抗炎、强心、镇痛、抗衰老等作用；白术具有双向调节肠管运动、防胃溃疡、促进细胞免疫功能，强壮机体等作用；茯苓具有降血糖、增加心肌收缩力、增强免疫、护肝、抗胃溃疡、利尿、镇静等作用；泽泻有利尿、降血压、降血糖、抗脂肪肝、抑菌等作用；白芍有提高机体巨噬细胞的吞噬功能、提高免疫功能、镇痛、解痉等作用；半夏具有抑制呕吐中枢而止呕、止咳、抑制胃液分泌、抗胃溃疡等作用；陈皮具有扩张气管、刺激性祛痰、调节心脏收缩力等作用。

【用方经验】谭敬书认为：位置性眩晕发生的机理与前庭功能平衡失调有关。《灵枢·卫气》曰："上虚则眩。"耳司听觉与平衡，为肾之外窍，肾阳不足，耳失温煦，则功能失健而时作眩晕，故用真武汤温肾煦耳。本例痰浊水饮之临证表现并不明显，但根据朱丹溪"无痰则不作眩"之论而合用二陈汤，共奏温阳化饮祛痰之功而获良效。

半夏白术天麻汤加减（颜正华经验方）

【组成】天麻 12 g，生白术 12 g，清半夏 15 g，茯苓 15 g，泽泻 12 g，蒺藜 12 g，钩藤 15 g，赤芍 12 g，生姜 12 g。

【功效】温化痰饮，息风止眩。

【主治】梅尼埃病，证属痰饮内停、阻蔽清阳者。症见：头晕目眩，自觉万物旋转，难以站立，早晚为重，伴恶心欲吐，心悸阵作，口干不喜饮，肝区时痛、牵及肩臂；舌暗红，苔薄黄，脉沉弦。

【加减】伴见脾气虚者，酌加黄芪、党参等；头昏、耳闭塞感明显者，酌加石菖蒲、香附、丝瓜络等；胸闷咳白黏痰多者，酌加天南星、白芥子、白前等。

【方解】痰饮内停，阻蔽清阳，饮邪为患，蔽于阳则眩，凌于心则悸，逆于胃则呕；痰饮内停，则气机不畅，肝主疏泄，恶抑郁，故见肝区时痛、牵及肩臂；气滞则血瘀，故见舌暗红；苔薄黄，脉沉弦为痰饮内停之象。

方中以半夏、茯苓、白术健脾燥湿，泽泻加强利湿之功，使湿有出路；天麻、钩藤、蒺藜平肝息风；赤芍化血络瘀滞；生姜合半夏以化痰止呕。诸药合用，共奏温化痰饮、息风止眩之功，痰饮化则清阳升，清窍通利，眩晕不作。

【注意事项】方中多辛燥之品，阴虚阳亢、气血不足者不宜使用。

【现代研究】天麻具有镇痛、镇静、抗惊厥、降血压、益智、明目等作用；白术具有双向调节肠管运动、防胃溃疡、促进细胞免疫功能，强壮机体等作用；半夏具有抑制呕吐中枢而止呕、止咳、抗胃溃疡、抗肿瘤等作用；茯苓具有降血糖、增加心肌收缩力、增强免疫、护肝、抗胃溃疡、利尿、镇静等作用；泽泻具有利尿、降血压、降血糖、抑菌、抗脂肪肝等作用；钩藤具有降血压、镇静、抗惊厥、抑制血小板聚集和抗血栓形成等作用；赤芍能扩张冠脉、增加冠脉血流量，抑制血小板聚集，镇静，抗炎止痛、抑制病原微生物等作用。

半夏白术天麻汤加减（陈粹吾经验方）

【组成】明天麻 9 g，滁菊花 9 g，生白术 9 g，云茯苓 9 g，炒薏苡仁 15 g，广陈皮 6 g，清半夏 9 g，春柴胡 6 g，熟女贞 9 g，枸杞子 9 g。

【功效】健脾化痰，养阴息风。

【主治】梅尼埃病，证属脾虚痰盛、虚风上扰者。症见：眩晕宿疾复发，头旋目矇，如坐舟中，耳鸣，恶心呕吐，动作则尤甚；胸闷，胁肋胀痛不舒。舌红，苔白厚腻，脉弦滑，而两尺小弱。

【加减】若见恶心呕吐甚者，酌加旋覆花、代赭石等；若见眩晕较甚者，酌加胆南星、石菖蒲、僵蚕等；若见胸闷、咳白黏痰者，酌加天南星、白芥子、白前等。

【方解】脾虚则水湿不化，痰湿内生，清浊不分，蒙蔽清窍，故见眩晕、头旋目矇；痰饮停胸则胸闷，留胁则见胁肋胀痛不舒，犯胃则见恶心呕吐；久病不愈或反复发作，则虚及肝肾，阴虚生风，虚风上扰，则眩晕尤甚；舌脉均为痰湿内盛、肝肾阴虚之象。

方中半夏白术天麻汤，健脾利湿、化痰息风，以滁菊花易蔓荆子，既清头目，又能平肝，合天麻则息风之力更强；再配合《局方》逍遥散，疏肝解郁理气，不用归、芍养血，而用女贞、枸杞子滋益肝肾，可免虚风之内生。诸药合用，共奏健脾化痰、养阴息风之效，脾运健则痰湿化，阴血足则虚风散，清窍通灵，眩晕不作。

【注意事项】方中多辛燥之品，阴虚阳亢、气血不足者不宜使用。

【现代研究】天麻具有镇痛、镇静、抗惊厥、降血压、益智、明目等作用；菊花具有明显的抑菌、降血压、解热抗炎等作用；白术具有双向调节肠管运动、防胃溃疡、促进细胞免疫功能，强壮机体等作用；半夏具有抑制呕吐中枢而止呕、止咳、抗胃溃疡、抗肿瘤等作用；茯苓具有降血糖、增加心肌收缩力、增强免疫、护肝、抗胃溃疡、利尿、镇静等作用；陈皮具有升血压、调节心脏功能、扩张气管、利胆、降低血清胆固醇等作用；柴胡具有镇静、安定、镇痛、解热、镇咳等广泛的中枢抑制作用及抗炎、抗脂肪肝、抑菌、抗感冒病毒、增强免疫功能等作用；薏苡仁具有抑制癌细胞、解热、镇静、镇痛等作用；女贞子可增强非特异性免疫功能，对异常的免疫功能具有双向调节作用，对化疗和放疗所致的白细胞减少有升高作用，可降低实验动物的血清胆固醇，有预防和消减动脉粥样硬化斑块和减轻斑块厚度的作用，能减少冠状动脉粥样硬化病变数并减轻其阻塞程度，能明显降低高龄鼠脑、肝中丙二醛含量，具有一定抗衰老作用，有强心、利尿、降血糖及保肝作用，并有止咳、缓泻、抗菌、抗肿瘤作用；枸杞子具有促进并调节免疫、强壮机体、促进造血、抗衰老等诸多作用。

活血利水汤（蔡福养经验方）

【组成】当归 15 g，川芎 12 g，赤芍 10 g，白芍 10 g，红花 6 g，泽兰 12 g，桂枝 10 g，猪苓 15 g，茯苓 15 g，泽泻 12 g，甘草 6 g，生姜 6 g。

【功效】活血化瘀，利水行湿。

【主治】梅尼埃病，证属水瘀互结、阻闭清窍者。症见：眩晕，耳鸣，听力减退，愦愦欲吐，或呕吐痰液，反复发作，伴胸闷不舒，时或头痛，健忘失眠，夜梦纷纭，口中黏腻，纳差。舌质晦暗而胖，苔白水滑，脉沉有力。

【加减】若眩晕重，酌加代赭石降逆止呕；脾胃失健，酌加神曲、佩兰健脾和胃；耳鸣耳聋明显，酌加磁石聪耳；睡眠不佳，酌加酸枣仁养心安神；耳内闭塞感，酌加丝瓜络、路路通、柴胡、石菖蒲行气通窍。

【方解】水湿不化，湿浊蒙窍，气血不行，瘀血遂成，与水互结，留滞清窍，耳脉受阻则听觉失聪，平衡失常而晕病频作；水瘀互结，经脉不通，故见胸闷不舒、头痛；水湿不化、血瘀不行，则心神失养，故见健忘失眠、夜梦纷纭；舌脉为水瘀互结之象。

方中当归、川芎、赤芍、红花活血化瘀；桂枝、泽兰、猪苓、茯苓、泽泻温阳利水；白芍合桂枝，调和气血；甘草、生姜温助脾胃而化湿行水。诸药合用，共奏活血化瘀、利水行湿之功，瘀血去，水湿化，则清窍通利，眩晕不作，耳鸣可息，诸症可止。

【注意事项】方中行气破血、淡渗之品，阴虚阳亢者不宜使用。

【现代研究】当归具有抗菌、抗炎镇痛、保肝、抑制中枢神经系统、抗肿瘤并对血液、

心血管及免疫系统有广泛的作用；川芎具有改善血流动力学状况、抗凝、降血压、抑菌、抗组胺和利胆作用；赤芍能扩张冠脉、增加冠脉血流量，抑制血小板聚集，镇静，抗炎止痛、抑制病原微生物等作用；白芍有提高机体巨噬细胞的吞噬功能、提高免疫功能、镇痛、解痉等作用；红花具有降低冠脉阻力、增加冠脉血流量、保护和改善心肌缺血、扩张周围血管、降低血压等作用；泽兰水煎剂能对抗体外血栓形成，有轻度抑制凝血系统与增强纤溶活性的作用，其全草制剂有强心作用；茯苓具有降血糖、增加心肌收缩力、增强免疫、护肝、抗胃溃疡、利尿、镇静等作用；桂枝具有降温、解热、抑菌、抗病毒、健胃、利尿、强心、镇痛、镇静、抗惊厥等作用；泽泻具有利尿、降血压、降血糖、抑菌、抗脂肪肝等作用；猪苓有较强的利尿作用，猪苓多糖有抗肿瘤、防治肝炎的作用，猪苓水及醇提取物分别有促进免疫及抗菌作用。

六味地黄汤加味（王寿亭经验方）

【组成】熟地黄 30 g，山药 25 g，山茱萸 5 g，茯苓 30 g，泽泻 12 g，夏枯草 25 g，陈皮 10 g，半夏 12 g，钩藤 15 g，赭石 10 g，石斛 30 g，生石膏 30 g，瓦楞子 15 g，甘草 3 g。

【功效】滋阴补肾，清肝息风，降逆和胃。

【主治】梅尼埃病，证属阴虚肝旺、胃气不和者。症见：病程较长，阵发性头晕眼花，头痛，天旋地转，不能行动，甚则恶心呕吐，呃逆，面红目赤，急躁易怒，心烦失眠；舌质淡红，苔少，脉象弦数。

【加减】若见肝火旺盛者，加菊花、栀子、牡丹皮、黄芩等；若见心烦失眠多梦者，加远志、酸枣仁、合欢皮等；若见恶心呕吐、呃逆频频者，加旋覆花、枳实等。

【方解】肝肾阴虚，则虚火内升，相火无以制，上犯清窍，故见头晕眼花、头痛；横逆犯胃，胃气上逆，故见恶心呕吐、呃逆；虚火熏蒸，故见面红目赤、急躁易怒；虚火扰神则见心烦失眠；舌脉为阴虚肝旺之象。

方中六味地黄汤滋补肝肾之阴；钩藤、夏枯草清肝息风止眩；陈皮、半夏、赭石化痰降逆止呕；石斛滋阴；生石膏清胃热；瓦楞子治酸止呕；甘草调和诸药。诸药合用，共奏滋阴补肾、清肝息风、降逆和胃之功，阴足则不作风，肝胃和则气不上逆，清窍安宁，眩晕自停。

【注意事项】方中多滋腻药物，脾胃虚弱或实热内盛者不宜使用。

【现代研究】熟地黄具有防止肾上腺皮质萎缩、促进肾上腺皮质激素合成等作用；山茱萸具有抑菌、强心、升血压、抗血栓、抗氧化等作用；茯苓具有降血糖、增加心肌收缩力、增强免疫、护肝、抗胃溃疡、利尿、镇静等作用；泽泻具有利尿、降血压、降血糖、抑菌、抗脂肪肝等作用；陈皮具有升血压、调节心脏功能、扩张气管、利胆、降低血清胆固醇等作用；半夏具有抑制呕吐中枢而止呕、止咳、抗胃溃疡、抗肿瘤等作用；钩藤具有降血压、镇静、抗惊厥、抑制血小板聚集和抗血栓形成等作用；夏枯草具有降血压、抗炎、抑菌等作用；代赭石对肠管有兴奋作用，可使肠蠕动亢进，所含铁质能促进红细胞及血红蛋白的新生，对中枢神经系统有镇静作用；生石膏具有解热、提高肌肉和外周神经兴奋性、提高机体免疫能力、缩短血凝时间、利尿、增加胆汁排泄等作用；瓦楞子所含碳酸钙能中和胃酸，减轻胃溃疡之疼痛。

泽泻汤（王希仲经验方）

【组成】泽泻 60 g，炒白术 12 g。

【功效】健脾利水除饮。

【主治】梅尼埃病，证属水停心下、上乘清阳者。症见：眩晕反复发作，逐渐加重，眩晕发作时，自觉天旋地转，头晕耳鸣，恶心呕吐，伴体胖，倦怠乏力，食少便溏；胖大舌，水滑苔，脉沉滑。

【加减】临证可视兼症加用健脾化痰、平肝降逆、温化寒痰药物加强疗效。

【方解】水停心下，上乘清阳之位，使清

阳不升，浊阴上冒，故见眩晕、耳鸣；水气犯及脾胃，故见恶心呕吐；伴症及舌脉均为脾虚湿盛之象。

方中重用泽泻降浊阴以泻水气，泻心下停留之水饮，使之从小便而去。少佐白术补土健脾以利水，使脾健水去而痰饮不复生。

【注意事项】本方淡渗利湿药物用量较大，阴虚阳亢者不宜使用。

【现代研究】泽泻具有利尿、降血压、降血糖、抑菌、抗脂肪肝等作用；白术具有双向调节肠管运动、防胃溃疡、促进细胞免疫功能，强壮机体等作用。

钩菊地黄汤合泽泻汤加减（王现图经验方）

【组成】钩藤 15 g，菊花 15 g，茯苓 15 g，熟地黄 24 g，山茱萸 15 g，牡丹皮 12 g，泽泻 15 g，山药 20 g，何首乌 15 g，车前子 15 g，葶苈子 15 g。

【功效】补肾养肝，清肝息风，利湿止眩。

【主治】梅尼埃病，证属肝肾不足者。症见：头晕目眩，反复发作，如坐舟车，外物旋转，睁眼则重，闭目则轻，甚则恶心呕吐；食欲减少，精神不振，耳鸣如蝉，烦躁失眠，疲倦乏力，记忆力减退；舌质淡红，苔少，脉象虚数无力。

【加减】若见腰膝酸软、小便清冷等肾阳虚甚者，酌加菟丝子、补骨脂、淫羊藿等；若见面红目赤、耳鸣如潮等肝火旺盛者，酌加栀子、赭石、黄芩等；若见眩晕甚、咳白黏痰等痰湿壅盛者，酌加半夏、天南星、白前、白芥子等。

【方解】肝藏血，肾藏精，肝肾不足，则精血无以上养清窍；肝阴不足则相火失制，生风上扰清窍，故见头晕目眩、耳鸣如蝉、烦躁失眠；犯及中焦则见恶心呕吐、食欲减少；肾虚则记忆力减退；舌脉均为肝肾不足之象。

方中六味地黄汤滋补肝肾之阴；加钩藤、菊花平肝清肝，何首乌养肝，以止头目眩晕；又加车前子、葶苈子，助泽泻利水湿从小便而去。诸药合用，共奏补肾养肝、清肝息风、利湿止眩之功，肝肾足，清窍得养，风息火降，清升浊降，眩晕不作。

【注意事项】方中多滋腻药物，实热壅盛者不宜使用。

【现代研究】钩藤具有降血压、镇静、抗惊厥、抑制血小板聚集和抗血栓形成等作用；菊花具有明显的抑菌、降血压、解热抗炎等作用；茯苓具有降血糖、增加心肌收缩力、增强免疫、护肝、抗胃溃疡、利尿、镇静等作用；山茱萸具有抑菌、强心、升血压、抗血栓、抗氧化等作用；牡丹皮具有抗炎、镇静、降温、解热、镇痛、解痉、抗动脉粥样硬化、利尿及抗溃疡的作用；熟地黄具有防止肾上腺皮质萎缩、促进肾上腺皮质激素合成等作用；泽泻具有利尿、降血压、降血糖、抑菌、抗脂肪肝等作用；何首乌具有延长寿命、增强免疫功能、降低胆固醇、保肝等作用，从何首乌中提取的大黄酚能促进肠管运动；车前子有显著利尿作用，还能促进呼吸道黏膜分泌，稀释痰液，故有祛痰的作用，此外对各种杆菌和葡萄球菌均有抑制作用；葶苈子具有强心、抗癌、利尿等作用。

知柏地黄汤合归芎益母草汤加减（王现图经验方）

【组成】熟地黄 20 g，山茱萸 15 g，茯苓 15 g，泽泻 15 g，知母 12 g，黄柏 12 g，山药 15 g，当归 12 g，川芎 12 g，益母草 30 g，煅磁石 20 g，生龙骨 20 g，生牡蛎 20 g，菊花 15 g，钩藤 15 g。

【功效】滋阴清热，平肝止眩。

【主治】梅尼埃病，证属肝肾阴虚、虚火上扰者。症见：头目眩晕，不敢睁眼，自觉房屋树木旋转，甚则恶心呕吐；食欲减少，失眠多梦，耳鸣，心悸不安，精神不振，腰腿酸痛，全身乏力，易出虚汗，大便稀薄，小便黄热，月经紊乱；舌质深红，舌苔薄白，脉虚缓无力。

【加减】兼见肾阳虚者，酌加菟丝子、补骨脂、淫羊藿等；兼见肝阳上亢者，酌加珍珠母、赭石、石决明等；兼见肺胃阴伤者，

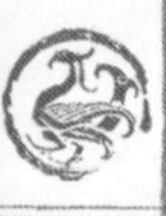

酌加沙参、玄参、麦冬、玉竹等。

【方解】肝肾阴虚，则阴不制阳，虚火遂生，上扰清窍，另肝藏血，肾藏精，精血不足则清窍失养，故见头晕目眩、耳鸣；相火扰心则见心悸不安、失眠多梦；犯及脾胃则见恶心呕吐、食欲减少；伴症及舌脉均为肝肾不足之象。

方中以知柏地黄汤滋阴清热；加龙骨、牡蛎、磁石镇静安神，平肝潜阳；菊花、钩藤清肝息风，止眩定晕；当归、川芎、益母草调和冲任。诸药合用，共奏滋阴清热、平肝止眩之功，精血复，虚火敛，则清窍不受其扰，眩晕辄停。

【注意事项】方中多滋腻药物，实热壅盛者不宜使用。

【现代研究】熟地黄具有防止肾上腺皮质萎缩、促进肾上腺皮质激素合成等作用；山茱萸具有抑菌、强心、升血压、抗血栓、抗氧化等作用；茯苓具有降血糖、增加心肌收缩力、增强免疫、护肝、抗胃溃疡、利尿、镇静等作用；泽泻具有利尿、降血压、降血糖、抑菌、抗脂肪肝等作用；知母动物实验有防止和治疗大肠埃希菌所致高热的作用，体外实验表明其具有广泛的抑菌、降血糖、抗肿瘤等作用；黄柏有抗病原微生物、抑菌、抗心律失常、降血压、抗溃疡、镇静、促进机体抗体生成等作用；当归具有抗菌、抗炎镇痛、保肝、抑制中枢神经系统、抗肿瘤并对血液、心血管及免疫系统有广泛的作用；川芎具有改善血流动力学状况、抗凝、降血压、抑菌、抗组胺和利胆作用；益母草对多种动物的子宫有兴奋作用，大剂量有一定的抗着床和抗早孕作用，可以调节肠管紧张性，此外还有强心、增加冠脉血流量和心肌营养性血流量的作用，能减慢心率，其粗提取物能扩张血管，有短暂的降血压作用，对血小板聚集、血栓形成以及红细胞的聚集性有抑制作用，能改善肾功能，益母草碱有明显的利尿作用；磁石具有抑制中枢神经系统，镇惊、抗惊厥等作用；牡蛎具有镇静、抗惊厥、降血脂、抗凝血、抗血栓等作用；龙骨具有镇静、催眠、抗惊厥等作用；菊花具有明显的抑菌、降血压、解热抗炎等作用；钩藤具有降血压、镇静、抗惊厥、抑制血小板聚集和抗血栓形成等作用。

龙胆泻肝汤加减（何任经验方）

【组成】龙胆 4.5 g，五味子 4.5 g，柴胡 4.5 g，木通 4.5 g，栀子 9 g，当归 9 g，黄芩 6 g，泽泻 6 g，知母 6 g，酸枣仁 15 g，生地黄 12 g，天麻 9 g。

【功效】清肝泻火，平肝息风。

【主治】梅尼埃病，证属肝阳上扰者。症见：常因情绪激动引发，头晕目眩，伴耳鸣，恶心欲呕，平时两目视物不清，面红目赤，急躁易怒，心烦失眠，两胁作痛，尿黄；舌红，苔少，脉弦。

【加减】若兼肝阴不足者，酌加白芍、枸杞子、鳖甲等；若见心神不宁者，酌加黄连、远志、柏子仁等；若兼肾阴不足者，酌加熟地黄、黄精、女贞子等。

【方解】厥阴上达巅顶，肝阳亢盛，化风上扰清窍，故见头晕目眩、耳鸣；肝开窍于目，肝阳亢盛则目受其邪，故见目赤、视物不清；胁为肝胆之地，故两胁作痛；肝气横逆犯胃则恶心欲呕，肝火上扰心神则心烦失眠；舌脉为肝阳亢盛之象。

方中龙胆、栀子、黄芩、知母、泽泻、木通清利肝胆郁火；当归、生地黄养血柔肝；柴胡疏理肝气；五味子、酸枣仁养心安神；天麻平肝息风。诸药合用，共奏清肝泻火、平肝息风之功，肝阳得降，肝火得清，清窍宁静，眩晕不作。

【注意事项】方中多苦寒药物，脾胃虚弱者不宜使用。

【现代研究】龙胆具有利胆、保肝、利尿、抗菌作用，并对消化道及中枢神经系统功能具有促进作用；五味子具有兴奋神经及呼吸系统、降血压、利胆、保肝、增强细胞免疫功能、抗氧化、抗衰老、抑菌等作用；柴胡具有镇静、安定、镇痛、解热、镇咳等广泛的中枢抑制作用及抗炎、抗脂肪肝、抑菌、抗感冒病毒、增强免疫功能等作用；木通具有利尿、抗炎、抑菌等作用；知母动物实验有防止和治疗大肠埃希菌所致高热的作用，体外实验表明其具有广泛的抑菌、降血糖、抗肿瘤等作用；天麻具有镇痛、镇静、抗惊厥、降血压、益智、明目等作用；栀子具有利胆、利胰及降胰酶、降血压、镇静、抑菌等作用；当归具有抗菌、抗炎镇痛、保肝、抑制中枢神经系统、抗肿瘤并对血液、心血管及免疫系统有广泛的作用；黄芩具有明显的抑菌、抗过敏、解热、降血压、镇静、保肝、利胆、抗氧化等作用；泽泻具有利尿、降血压、降血糖、抑菌、抗脂肪肝等作用；生地黄水提取液有降血压、镇静、抗炎、抗过敏作用，其流浸膏有强心、利尿作用，此外还具有促进机体淋巴细胞的转化、增加T淋巴细胞数量的作用，并能增强网状内皮细胞的吞噬功能。

五苓散加减（李斯炽经验方）

【组成】桂枝 9 g，白术 9 g，茯苓 9 g，猪苓 9 g，泽泻 9 g，厚朴 9 g，藿香 9 g，甘草 3 g。

【功效】温阳利水。

【主治】梅尼埃病，证属脾肾阳虚、寒水上泛者。症见：突发头晕眼花，不思饮食，口中干燥，但饮水即吐，小便不利，并见形体消瘦，少气懒言；舌质淡，苔白腻，脉濡软乏力。

【加减】若兼脾胃气虚者，酌加黄芪、党参、莱菔子、神曲等；若见肾阳虚甚者，酌加补骨脂、附子、肉桂、淫羊藿等；若见痰饮内停者，酌加半夏、苍术、车前子、藿香等。

【方解】脾主运化水液，脾阳虚则水湿不化，阻滞中焦，气机不行，清浊不分；肾主温煦，肾阳不足，则水液气化无力，停聚不行；脾肾阳虚故水湿停聚，清窍受邪，故发眩晕；运化不足则官窍失养，故口中干燥、形体消瘦；水饮不得化故饮水即吐、小便不利；舌脉为脾肾阳虚有湿之象。

方中白术健脾；桂枝温阳行水；茯苓、猪苓、泽泻利水渗湿；加厚朴行气，气行则水行；藿香芳香化浊；甘草调和诸药。《伤寒论》曰“渴欲饮水，水入即吐者，名曰水逆，五苓散主之”，故以五苓散加味，诸药合用，共奏温阳利水之功，脾肾阳复，水湿得化，清升浊降，眩晕自停。

【注意事项】方中多渗利之品，阴血亏虚者不宜使用。

【现代研究】桂枝具有降温、解热、抑菌、抗病毒、健胃、利尿、强心、镇痛、镇静、抗惊厥等作用；白术具有双向调节肠管运动、防胃溃疡、促进细胞免疫功能，强壮机体等作用；茯苓具有降血糖、增加心肌收缩力、增强免疫、护肝、抗胃溃疡、利尿、镇静等作用；猪苓有较强的利尿作用，猪苓多糖有抗肿瘤、防治肝炎的作用，猪苓水及醇提取物分别有促进免疫及抗菌作用；泽泻具有利尿、降血压、降血糖、抑菌、抗脂肪肝等作用；厚朴煎剂对肺炎链球菌、白喉棒状杆菌、甲型溶血性链球菌、枯草杆菌、志贺氏及施氏痢疾杆菌、金黄色葡萄球菌、炭疽杆菌及若干皮肤真菌均有抑制作用，厚朴酚对实验性胃溃疡有防治作用，此外厚朴还有降血压等作用；藿香具有促进胃液分泌、增强消化力、抗菌、防腐、微弱发汗等作用。

消眩汤（张琪经验方）

【组成】龙胆 15 g，栀子 10 g，黄芩 15 g，柴胡 15 g，生地黄 20 g，玄参 20 g，生赭石 30 g，生牡蛎 20 g，生龙骨 20 g，珍珠母 30 g，生甘草 15 g，当归 15 g。

【功效】平肝清热，镇摄息风。

【主治】内耳眩晕症，证属肝火上炎者。症见：头目眩晕欲倒，如坐舟车，发作时呕吐不止，头痛，面红目赤，急躁易怒，口渴，心烦失眠，小便黄数。舌红苔燥，脉弦而数。

【加减】若见肝郁明显者，酌加香附、枳壳、川芎等；若见相火扰神者，酌加黄连、柏子仁、远志等；若见头痛甚者，酌加蔓荆子、菊花、石膏等。

【方解】厥阴经上循巅顶，肝火内盛，热盛生风，循经上扰清窍，故见头目眩晕欲倒、头痛、面红目赤；火旺则疏泄失职，故见急躁易怒；相火扰神故见心烦失眠；火热灼阴

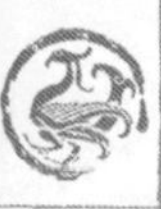

伤津故见口渴、小便黄数；舌脉为肝火旺盛之象。

方中龙胆、栀子、黄芩清泄肝火；肝火上炎，肝阴亦多亏耗，当归、生地黄、玄参补肝阴润肝燥；生代赭石、生牡蛎、生龙骨、珍珠母平肝潜阳，降肝逆；柴胡疏肝，并引药入经；甘草调和诸药。诸药合用，共奏平肝清热、镇摄息风之功，肝火得泄，肝阳得制，清窍空灵，眩晕不作。

【注意事项】方中苦寒药物较多，脾胃虚弱者不宜使用。

【现代研究】龙胆具有利胆、保肝、利尿、抗菌作用，并对消化道及中枢神经系统功能具有促进作用；栀子具有利胆、利胰及降胰酶、降血压、镇静、抑菌等作用；黄芩具有明显的抑菌、抗过敏、解热、降血压、镇静、保肝、利胆、抗氧化等作用；柴胡具有镇静、安定、镇痛、解热、镇咳等广泛的中枢抑制作用及抗炎、抗脂肪肝、抑菌、抗感冒病毒、增强免疫功能等作用；生地黄水提取液有降血压、镇静、抗炎、抗过敏作用，其流浸膏有强心、利尿作用，此外还具有促进机体淋巴细胞的转化、增加 T 淋巴细胞数量的作用，并能增强网状内皮细胞的吞噬功能；牡蛎具有镇静、抗惊厥、降血脂、抗凝血、抗血栓等作用；龙骨具有镇静、催眠、抗惊厥等作用；珍珠母具有抑制中枢活动、护肝、止痛、消炎和促进溃疡愈合的作用；当归具有抗菌、抗炎镇痛、保肝、抑制中枢神经系统、抗肿瘤并对血液、心血管及免疫系统有广泛的作用。

温胆汤加减（张琪经验方）

【组成】半夏 20 g，陈皮 16 g，茯苓 20 g，甘草 10 g，竹茹 15 g，枳实 15 g，石菖蒲 15 g，苍术 15 g。

【功效】化痰和胃。

【主治】梅尼埃病，证属痰湿中阻、胃气上逆者。症见：眩晕、耳鸣不能起床，目视物旋转不敢睁眼，胃脘搅闹恶心呕吐，胸闷，咳痰白黏，肢体困倦，欲卧喜静，纳差；舌淡，舌苔白腻，脉濡滑。

【加减】兼痰湿阻肺者，酌加瓜蒌、白芥子、天南星、薤白等；兼脾胃虚弱、纳差者，酌加鸡内金、白豆蔻、白术、砂仁等；若见头昏、耳内闭塞感明显者，酌加香附、川芎、路路通、泽泻等。

【方解】胃主和降，痰湿中阻，阻滞气机，浊气不降，上蒙清窍，故见眩晕、耳鸣；痰湿阻胃故见胃脘搅闹恶心呕吐、纳差；气机不行故见胸闷；痰湿性黏滞不行，故见肢体困倦、欲卧喜静；舌脉为痰湿中阻之象。

方中以半夏燥湿化痰，降逆和胃；竹茹清胆和胃，止呕除烦；枳实、陈皮理气化痰，使气顺痰消；茯苓、苍术健脾利湿；石菖蒲化痰开窍；甘草调和诸药。诸药合用，共奏化痰和胃之功，痰湿得化，中焦复升降之职，清升浊降，眩晕自止。

【注意事项】方中诸多辛燥之品，阴虚阳亢者不宜使用。

【现代研究】半夏具有抑制呕吐中枢而止呕、止咳、抗胃溃疡、抗肿瘤等作用；陈皮具有升血压、调节心脏功能、扩张气管、利胆、降低血清胆固醇等作用；茯苓具有降血糖、增加心肌收缩力、增强免疫、护肝、抗胃溃疡、利尿、镇静等作用；竹茹具有较强的抑菌作用；枳实可以增加冠脉血流量和肾血流量，降低心肌氧耗量，可以明显增加尿量，其煎剂可以增强小肠平滑肌紧张程度和位相性收缩功能，对未孕及已孕的兔离体子宫、在位子宫和未孕兔的子宫瘘均有明显的兴奋作用，能使子宫收缩节律增加，此外还有抗变态反应的作用；石菖蒲具有镇静、平喘、抑制皮肤真菌、减慢心率等作用；苍术具有抗痉挛、降血糖、排钠、排钾、治疗夜盲及角膜软化症等作用。

张珍玉经验方

【组成】白芍 9 g，党参 15 g，黄芪 20 g，当归 9 g，生地黄 9 g，钩藤 12 g，甘草 3 g，龟甲 12 g，白术（炒）9 g，柴胡 6 g，天麻 6 g，陈皮 6 g。

【功效】滋肝阴，息肝风，补中益气。

【主治】梅尼埃病，证属肝阴不足、阴虚

阳亢，兼中气不足者。症见：眩晕常发，每于下蹲起立时为甚，每因劳累或情绪激动时加重，病发时自觉天地旋转，耳鸣，不能视物，甚则恶心、呕吐，经期提前，经前乳房胀痛，胃纳欠佳，二便正常；舌质正常，边有齿印，无苔，脉弦细，两关弦大。

【加减】肝郁者，酌加木香、枳壳等；兼痰湿内盛者，酌加半夏、枳实、苍术等；兼肝火旺盛者，酌加菊花、栀子、黄芩等。

【方解】肝性升发，肝阴不足，肝阳失制，上扰清窍，故见眩晕；中气不足，气机升降无力，阻滞中焦，清气不升，浊气不降，蒙蔽清窍，故见眩晕反复发作；情绪激动易引动肝阳，劳累耗气益甚，故常使病情加重；浊气阻胃，胃气上逆则恶心呕吐、胃纳欠佳；肝气不舒故见经期提前、经前乳房胀痛；舌脉为中气不足兼肝阴不足、肝阳上亢之象。

方中以钩藤、天麻平肝潜阳息风；白芍、当归滋阴柔肝；龟甲、生地黄补益肝肾；党参、黄芪、白术益气健脾；柴胡、陈皮疏肝理气，调升降。方中不用半夏降逆止呕，恐嫌半夏燥烈伤阴，今本肝阴不足，而见无苔之象，故弃之不用。

【注意事项】方中多滋腻、辛燥药物，内热炽盛者不宜使用。

【现代研究】白芍有提高机体巨噬细胞的吞噬功能、提高免疫功能、镇痛、解痉等作用；党参具有调节胃肠运动、抗溃疡、增强免疫功能、延缓衰老、抗缺氧、抗辐射等作用；黄芪具有增强机体免疫功能、保肝、利尿、抗衰老、抗应激、降血压和较广泛的抗菌作用；当归具有抗菌、抗炎镇痛、保肝、抑制中枢神经系统、抗肿瘤作用，并对血液、心血管及免疫系统有广泛的作用；生地黄水提取液有降血压、镇静、抗炎、抗过敏作用，其流浸膏有强心、利尿作用，此外还具有促进机体淋巴细胞的转化、增加T淋巴细胞数量的作用，并能增强网状内皮细胞的吞噬功能；龟甲具有促进免疫功能、抗肿瘤、兴奋子宫、抗缺氧等作用；白术具有双向调节肠管运动、防胃溃疡、促进细胞免疫功能，强壮机体等作用；柴胡具有镇静、安定、镇痛、解热、镇咳等广泛的中枢抑制作用及抗炎、抗脂肪肝、抑菌、抗感冒病毒、增强免疫功能等作用；钩藤具有降血压、镇静、抗惊厥、抑制血小板聚集和抗血栓形成等作用；天麻具有镇痛、镇静、抗惊厥、降血压、益智、明目等作用；陈皮具有升血压、调节心脏功能、扩张气管、利胆、降低血清胆固醇等作用。

赵莱经验方

【组成】紫石英（先煎）30 g，钟乳石（先煎）30 g，熟附片 6 g，党参 30 g，鹿角霜 24 g，菟丝子 15 g，补骨脂 9 g，苍术 3 g，陈皮 6 g，法半夏 9 g，茯苓 9 g，麦芽 9 g，谷芽 9 g，扁豆（杵）15 g。

【功效】温肾镇纳，兼化痰湿。

【主治】梅尼埃病，证属阳虚痰湿内盛者。症见：反复发作眩晕多年，发作时见周围景物或觉自身旋转，须闭目静卧不敢行动，头晕时伴耳鸣，每次发作时间不定，逐年加重，平素肢冷畏寒，困倦喜卧，纳呆，恶心吐涎水，腰膝酸软，大便溏泄，小便清冷；舌质淡，边带青紫，苔白滑，脉沉细无力。

【加减】临症见痰湿壅盛者，加枳实、白芥子、天南星、旋覆花等加强燥湿化痰之力。

【方解】阳气虚弱，脏腑失于温煦，水液失于气化，聚而化痰，阻滞气机，蒙蔽清窍，故见眩晕；伴症及舌脉均为阳虚痰湿内盛之象。

方中以紫石英、钟乳石、熟附片温肾，摄纳浮阳；鹿角霜、菟丝子、补骨脂填补肾精；党参、麦芽、谷芽益气健脾；苍术、法半夏、陈皮、茯苓燥湿化痰；扁豆健脾利湿。诸药合用，共奏温肾镇纳、健脾化痰之功，肾精充足，脾胃健运，清窍得养，眩晕无发。

【注意事项】方中多温补辛燥药物，阴虚阳亢者不宜使用。

【现代研究】紫石英有兴奋中枢神经，促进卵巢分泌的作用；附子具有抗炎、强心、镇痛、抗衰老等作用；党参具有调节胃肠运动、抗溃疡、增强免疫功能、延缓衰老、抗缺氧、抗辐射等作用；鹿角霜具有强壮机体、促肾上腺皮质激素样作用；苍术具有抗痉挛、

降血糖、排钠、排钾、治疗夜盲及角膜软化症等作用；菟丝子具有明显的壮阳作用，此外，对内分泌、心率和血压的调节均有作用；补骨脂具有雌激素样作用、促进骨髓造血、增强免疫和内分泌功能、抗衰老等作用；陈皮具有升血压、调节心脏功能、扩张气管、利胆、降低血清胆固醇等作用；半夏具有抑制呕吐中枢而止呕、止咳、抗胃溃疡、抗肿瘤等作用；茯苓具有降血糖、增加心肌收缩力、增强免疫、护肝、抗胃溃疡、利尿、镇静等作用。

小半夏加茯苓汤合泽泻汤加味（姜春华经验方）

【组成】半夏、茯苓、五味子各 9 g，泽泻 24 g，白术 12 g，生姜 3 g。

【功效】化痰和胃，除饮定眩。

【主治】内耳眩晕，证属心下有支饮、饮邪上犯者。症见：病发则视物旋转，头目冒眩，呕吐痰涎，胸闷，纳少。舌胖大、苔白腻而滑，脉沉弦。

【加减】临证视兼症可酌加疏肝理气、化痰除痹、益气通窍之品。

【方解】水湿不化而清窍失养，痰饮内停，阻滞气机升降，上蒙清窍，故见眩晕；停于心下犯胃故见呕吐痰涎、胸闷、纳少；舌脉为痰饮内停之象。

方中小半夏加茯苓汤和胃降逆、化痰散饮；泽泻汤健脾化饮；痰湿积聚，耗气伤津，故加五味子敛气生津，同时防诸药辛燥太过。诸药合用，药简而力峻，攻化水饮之邪，复中焦脾胃升降之职，清窍空灵，眩晕自消。

【注意事项】方中多为辛燥淡泄药物，阴虚阳亢者不宜使用。

【现代研究】半夏具有抑制呕吐中枢而止呕、止咳、抗胃溃疡、抗肿瘤等作用；茯苓具有降血糖、增加心肌收缩力、增强免疫、护肝、抗胃溃疡、利尿、镇静等作用；五味子具有兴奋神经及呼吸系统、降血压、利胆、保肝、增强细胞免疫功能、抗氧化、抗衰老、抑菌等作用；泽泻具有利尿、降血压、降血糖、抑菌、抗脂肪肝等作用；白术具有双向调节肠管运动、防胃溃疡、促进细胞免疫功能，强壮机体等作用。

【用方经验】朱丹溪曰：“无痰不作眩。”内耳眩晕症，苔白腻而滑，此心下有支饮，阳气被遏，饮邪上犯，所以冒眩，故用小半夏加茯苓汤合泽泻汤，使痰饮去则胃气和，眩晕得平。

方中五味子为姜氏治疗耳源性眩晕的有效药物，据现代药理研究，五味子对中枢神经有显著的兴奋作用，并能促进代谢，提高视觉、听觉等感受器官的感受作用。

蒋天佑经验方

【组成】炙黄芪 20 g，生白术 60 g，陈皮 6 g，升麻 12 g，柴胡 12 g，党参 15 g，当归 20 g，黑芝麻 30 g，炒酸枣仁 30 g，鸡内金 15 g，枸杞子 20 g，炙甘草 6 g。

【功效】补中益气，升清降浊。

【主治】梅尼埃病，证属中气不足，腑浊上干者。症见：发于老年人，头晕目眩，伴有耳鸣欠聪，视物模糊，口干苦，纳差，周身困乏，失眠。舌质淡红，白苔，脉两寸无力。

【加减】临证可视五脏衰弱之偏，酌加补益各脏之品。

【方解】人至老年，脏器渐衰，脾胃不足，运化失职，脏腑失养，浊邪积聚，上蒙清窍，故见眩晕；耳鸣失聪、视物模糊、口干苦、周身困乏、失眠为五脏不足之象，舌脉为中期不足之象。

方中以补中益气汤，升清降浊，加黑芝麻、枸杞子滋阴通便明目，鸡内金助脾胃运化，酸枣仁安神。诸药合用，共奏补中益气、升清降浊之功，五脏得补，诸窍得养，则各复其职，诸症望消。

【注意事项】方中多辛温药物，阴虚内热者不宜使用。

【现代研究】黄芪具有增强机体免疫功能、保肝、利尿、抗衰老、抗应激、降血压和较广泛的抗菌作用；白术具有双向调节肠管运动、防胃溃疡、促进细胞免疫功能，强壮机体等作用；陈皮具有升血压、调节心脏功能、扩张气管、利胆、降低血清胆固醇等作用；升麻具有中度抗菌、解热、抗炎、镇痛、抗惊厥、升高白细胞、抑制血小板聚集及释放、减慢心率、降血压等作用；柴胡具有镇静、安定、镇痛、解热、镇咳等广泛的中枢抑制作用及抗炎、抗脂肪肝、抑菌、抗感冒病毒、增强免疫功能等作用；党参具有调节胃肠运动、抗溃疡、增强免疫功能、延缓衰老、抗缺氧、抗辐射等作用；当归具有抗菌、抗炎镇痛、保肝、抑制中枢神经系统、抗肿瘤并对血液、心血管及免疫系统有广泛的作用；枸杞子具有促进并调节免疫、强壮机体、促进造血、抗衰老等诸多作用。

【用方经验】临床上一般常见耳病多与肾有关，治疗当求之于肾。可是老年耳病与脾胃也确有关系，因为五脏开窍于五官（耳、眼、鼻、口、舌），皆有赖脾胃输五谷之精以养，若脾胃有病，五脏失养，五官亦自然生气失常而罹病，所以耳病求治于脾胃，也是理中之义。

第二章 鼻科疾病

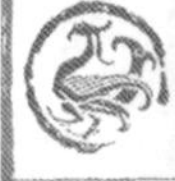

第一节 酒渣鼻

酒渣鼻是一种主要发生于面部中央的红斑和毛细血管扩张的慢性皮肤病，因鼻色紫红如酒渣故名酒渣鼻。中医传统理论认为，此病是由肺胃积热上蒸，复遇风寒外袭，血瘀凝结而成；或嗜酒之人，酒气熏蒸，复遇风寒之邪，交阻肌肤所致；近年来发现90%以上患者在皮损处可找到毛囊虫（螨），因此，认为其发生与毛囊虫寄生有关。但中国学者近来发现，此病与胃中幽门螺旋杆菌过量繁殖有一定的对应关系。本病多见于中年人，女性多于男性，但男性患者病情较重，皮损好发于面部中央，对称分布。常见于鼻部，两颊，眉间，颏部。主要症状有鼻子潮红，表面油腻发亮，持续存在，伴有瘙痒、灼热和疼痛感。早期鼻部出现红色的小丘疹、丘疱疹或脓疱，鼻部毛细血管充血严重，肉眼可见明显树枝状的毛细血管分支，多有毛孔开大，最终鼻部出现大小不等的结节和凹凸不平的增生，鼻尖与鼻翼部肥大不适，严重影响患者的美观。本病缠绵难愈，时轻时重，经治疗后还要保持良好的饮食和作息习惯以防止复发。

加味养阴清热汤（顾伯华经验方）

【组成】玄参12 g，生地黄15 g，白花蛇舌草30 g，黄芩9 g，生石膏12 g，制大黄9 g，侧柏叶12 g，生山楂12 g，桑白皮9 g。

【功效】养阴清热，凉血解毒，通腑清上。

【主治】阴液不足，肺胃积热所致酒渣鼻。症见鼻翼皮肤潮红增厚、血管扩张、毛孔开大，或伴该皮肤油脂多，鼻面或有红色小丘疹，大便干结，舌质红，苔薄，脉细数。

【加减】此方为内服剂。临证时宜配合颠倒散（大黄、硫黄各等份为末），茶水调涂鼻部。

【方解】阴液不足，阴虚生内热，肺胃积热，火热之邪熏蒸于上，血分受热，故鼻翼皮肤潮红，病程久则致局部皮肤增厚、血管扩张、毛孔开大；积热生毒，则致鼻面红色小丘疹；肺胃积热，升降失调，浊阴不降，易致鼻面部皮脂旺盛；积热久郁，亦耗阴液，阴虚与积热内蕴，故大便干结；舌质红、苔薄、脉细数均为阴虚有热之象。

方中玄参、生地黄滋阴清热、凉血解毒；黄芩、生石膏、桑白皮清泄肺胃之积热；白花蛇舌草清热解毒，尤其适合于具有鼻面痤疮难消者；侧柏叶凉血清肺；山楂消食化积，行气散瘀，尤其适合于鼻面油脂旺盛者；制大黄泻火通便，凉血活血，功力峻猛，制用以缓其性，通下窍以清上窍。全方合用，共奏养阴清热，凉血解毒，通腑清上之功。

【注意事项】脾胃虚寒者忌用。

【现代研究】生地黄水提取液有降血压、镇静、抗炎、抗过敏作用，其流浸膏有强心、利尿作用，此外还具有促进机体淋巴细胞的转化、增加T淋巴细胞数量的作用，并能增强网状内皮细胞的吞噬功能；黄芩具有抗菌、抗病毒、抗炎、解热、镇静、抗凝、降血脂、抗动脉粥样硬化及降血压等作用；玄参有降血压、增加心肌血流量、抑菌、抗炎、镇静、抗惊厥等作用；生石膏具有解热、提高肌肉和外周神经兴奋性、提高机体免疫能力、缩短血凝时间、利尿、增加胆汁排泄等作用；大黄具有抗感染、抑菌抗病毒、保肝利胆、健胃、止血、降血压、降低血清胆固醇等作用；侧柏叶煎剂能明显缩短出血及凝血时间，有镇咳、祛痰、平喘、镇静、抑菌等作用；桑白皮具有利尿、降血压、镇静作用；白花蛇舌草具有抗肿瘤、抗菌消炎等作用。

杨怀珍经验方

【组成】枇杷叶10 g，黄芩12 g，玄参12 g，栀子10 g，牡丹皮10 g，连翘12 g，白

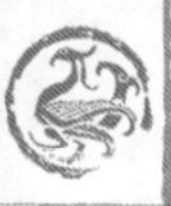

茅根 30 g，麦冬 10 g，桑白皮 10 g，甘草 6 g。

【功效】清热宣肺，凉血解毒。

【主治】热毒蕴肺型酒渣鼻。症见鼻尖部皮肤潮红、毛细血管扩张、皮质口增大、分泌物增多，在进食辛辣刺激性食物或情绪兴奋紧张时表现更为明显；继之皮肤潮红持续不退加重，成批出现痤疮样丘疹，有的变化为脓疱，毛细血管扩张明显；日久鼻翼部皮脂腺和结缔组织增生，毛囊口明显扩大，脂样分泌物旺盛，损害呈结节状，表面凹凸不平，毛细血管显著扩张。可伴有发热、口干舌燥、烦躁、便秘等全身症状；舌质红，苔黄，脉数。

【加减】热毒壅盛、脓疱明显者，加蒲公英、板蓝根、黄柏、知母等；口渴甚者加石膏；五心烦热者加地骨皮；胃纳不佳者，加陈皮、焦三仙等；若大便干结，加大黄、火麻仁等。

【方解】热毒蕴肺，上攻鼻窍，火热熏灼，则见鼻部皮肤潮红，毛细血管扩张，皮质口增大；热蒸津液，皮脂灼化，故脂样分泌物增多；热盛蚀肤，故丘疹、脓疱群生；热毒熏灼肌肤，耗伤津液，肺无所输布，故见发热，口干舌燥、烦躁、便秘等；舌质红、苔黄、脉数均为热积之象。

方中黄芩、枇杷叶清解上焦肺经之热；栀子清透三焦火热，并能除烦、凉血解毒；牡丹皮、桑白皮入肺，清热力胜；白茅根甘寒，清热凉血，清肺胃热；麦冬生津止渴，清热润肺，补热伤之津液；玄参入血分清热凉血，并能养阴泻火解毒，一药而兼多用；连翘、甘草清热解毒，甘草兼调和诸药之使。方中诸药合用，共奏清热宣肺、凉血解毒之功。

【注意事项】阴虚火旺或肺气虚寒者忌用。

【现代研究】黄芩具有抗菌、抗病毒、抗炎、解热、镇静、抗凝、降血脂、抗动脉粥样硬化及降血压等作用；牡丹皮具有抗炎、镇静、降温、解热、镇痛、解痉、抗动脉粥样硬化、利尿及抗溃疡的作用；连翘具有抗微生物、镇吐、抗肝损伤等作用；金银花具有抗病原微生物、抗炎解热、加强防御功能、兴奋中枢、降血脂、抗内毒素等作用；枇杷叶具有镇咳、去痰、平喘、抗菌等作用；白茅根具有利尿、止血等作用；桑白皮具有利尿、降血压、镇静作用；玄参具有降血压、增加心肌血流量、抗菌、抗炎、镇静、抗惊厥等作用；栀子提取物对结扎总胆管动物的GOT升高有明显的降低作用，所含成分有明显的利胆、利胰及降胰酶作用，还有镇静、抑菌、降血压等作用；麦冬具有调节血糖、提高机体免疫力、增加冠脉血流量、抗菌及镇静等作用。

朱仁康经验方

【组成】生地黄 30 g，当归 9 g，丹参 9 g，赤芍 9 g，陈皮 9 g，黄芩 9 g，红花 9 g，生甘草 6 g。

【功效】清热凉血。

【主治】肺经血热型酒渣鼻。症见鼻尖部出现粟粒样皮疹，潮红，有皮脂样渗出现象，继之出现脓疱，在精神紧张及进餐时潮红更加明显，毛孔扩大，毛细血管扩张；鼻干，偶有鼻衄，可伴有全身发热、口干舌燥、烦躁等症状；舌质红，苔黄，脉弦滑。

【加减】大便干燥加大黄 2 钱（后下），大青叶 3 钱，或配合服栀子金花丸或大黄䗪虫丸，选服一种。配合外用方祛斑膏或者颠倒散。

【方解】肺经血热化火，熏灼皮肤，则皮肤潮红、出现粟粒样皮疹；热蒸津液，熏灼皮肉，故有皮脂样渗出现象，继之出现脓疱；火热迫血妄行，不循脉道，则见鼻衄；肺朝百脉，肺经有热，布散失职，则见鼻干、全身发热、口干舌燥、烦躁等症；舌质红、苔黄、脉弦滑均为肺经血热症状。

方中生地黄甘苦寒质润，入营血分，为清热凉血之要药，既能清热养阴，又能生津止渴，重用为君；黄芩苦寒，主入肺胃经，善清泻肺胃火热及中上焦实热；丹参苦性微寒，对血热瘀滞之症尤为相宜，既可清热凉血，又可除烦安神；与赤芍三药合用，助君药清肺经火毒、凉血祛瘀，共为臣药；当归甘辛温，为“补血圣药”，既补热伤之血，又可活血，补而不滞；陈皮辛苦温，理气健脾，合当归使补血不留瘀，合辛温之红花活血通经防止清热留寒致瘀，三者均为佐药；甘草生用清热解毒，调和诸药，功兼佐使。

【注意事项】肺胃虚寒者及外感风寒时慎用。

【现代研究】生地黄水提取液有降血压、镇静、抗炎、抗过敏作用，其流浸膏有强心、利尿作用，此外还具有促进机体淋巴细胞的转化、增加T淋巴细胞数量的作用，并能增强网状内皮细胞的吞噬功能；黄芩具有抗菌、抗病毒、抗炎、解热、镇静、抗凝、降血脂、抗动脉粥样硬化及降血压等作用；赤芍具有抗血栓形成、抗血小板聚集、降血压及抗动脉粥样硬化、保肝、调节心血管系统的作用；丹参具有强心、抗血栓形成、改善微循环、促进组织的修复和再生、保肝抗菌、降血脂等作用；当归具有抗菌、抗炎镇痛、保肝、抑制中枢神经系统、抗肿瘤并对血液、心血管及免疫系统有广泛的作用；陈皮具有抗溃疡、利胆、抗炎、对心血管及平滑肌多重作用；红花具有抗炎镇痛、镇静作用以及对心血管、血液、免疫及神经系统有广泛的调节作用。

谭敬书经验方

【组成】生石膏 20 g，鸡血藤 20 g，生大黄（泡服）2 g，黄芩 10 g，知母 10 g，当归尾 10 g，川芎 10 g，赤芍 15 g，生地黄 15 g，昆布 15 g，红花 3 g。外涂颠倒散。

【功效】清脾泻热，化瘀散结。

【主治】酒渣鼻，证属脾胃积热上攻、外鼻气滞血瘀者。症见：鼻翼皮肤潮红增厚、血管扩张、毛孔开大，或伴鼻部皮肤油脂多，鼻面或有红色小丘疹，常有鼻干、鼻痒感；伴见口臭，口微干，或渴欲饮水，常有口腔溃疡，心烦失眠，或有发热，大便干结，小便黄赤；舌质红，苔黄，脉弦滑。

【加减】外鼻皮肤增厚明显、气滞血瘀之象明显者，酌加桃仁、牡蛎、三棱、莪术等；经治疗郁热已清、若见脾胃虚寒者，应益气健脾、行气活血，选用六君子汤酌加桃仁、红花、川芎、赤芍等行气活血之品；大便干结、小便短赤甚者，酌加瓜蒌仁、郁李仁等。

【方解】脾胃为后天之本，容纳运化水谷精微以濡养脏腑官窍；脾胃积热，运化失职，津液不足，积热循经上攻，熏灼鼻窍，耗伤津液，故见鼻翼皮肤潮红、血管扩张、毛孔开大、常有鼻干鼻痒感；积热日久，郁而不发，致气滞血瘀，故见鼻翼皮肤暗红增厚、油脂多；脾胃积热上灼，故见易发口腔溃疡、口干口渴、心烦失眠、大便干结、小便短赤；舌质红、苔黄、脉弦滑为有热之象。

方中生石膏、知母清泻阳明之火，并能生津除烦止渴；黄芩、生地黄、赤芍清热凉血，生地黄合知母养阴生津，赤芍合川芎等活血散瘀；久病鼻窍局部气滞血瘀明显，川芎、红花、赤芍、鸡血藤行气活血；积热耗伤阴血，血瘀亦致血虚，当归尾、鸡血藤补血活血；昆布软坚消肿，增强诸药活血之力；生大黄清热泻火凉血，并泻下之力较强，能导热下行，使脾胃积热从大便而去。诸药合用，清热泻火力巨，化瘀散结功显，并辅以养阴生津，补血行气，配合外治，则内热可除，外滞可消，鼻疾可愈。

【注意事项】酒渣鼻证属久病体虚鼻窍失养者不宜使用。

【现代研究】生石膏具有解热、提高肌肉和外周神经兴奋性、提高机体免疫能力、缩短血凝时间、利尿、增加胆汁排泄等作用；生地黄水提取液有降血压、镇静、抗炎、抗过敏作用，其流浸膏有强心、利尿作用，此外还具有促进机体淋巴细胞的转化、增加T淋巴细胞数量的作用，并能增强网状内皮细胞的吞噬功能；黄芩具有抑菌、解热、降血压、镇静、保肝、利胆、抗氧化等作用；大黄能增加肠蠕动，抑制肠内水分吸收，促进排便，还有抗感染作用，对多种革兰阳性和阴性菌均有抑制作用，对流感病毒也有抑制作用，有利胆和健胃作用，此外，还有止血、保肝、降血压、降低血清胆固醇等作用；知母动物实验有防止和治疗大肠埃希菌所致高热的作用，体外实验表明其具有广泛的抑菌、降血糖、抗肿瘤等作用；当归具有抗菌、抗炎镇痛、保肝、抑制中枢神经系统、抗肿瘤

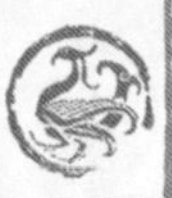

作用，并对血液、心血管及免疫系统有广泛的作用；川芎具有改善血流动力学状况、抗凝、降血压、抑菌、抗组胺和利胆作用；赤芍具有抗血栓形成、抗血小板聚集、降血压及抗动脉粥样硬化、保肝、保护心血管系统的作用等；红花具有抗炎镇痛、镇静作用，以及对心血管、血液、免疫及神经系统广泛的调节作用。

第二节 急性鼻炎与慢性鼻炎

急性鼻炎是以鼻黏膜为主的上呼吸道黏膜的急性感染性炎症。初起多为病毒感染，继而引起细菌感染。多因受凉所致，早期以鼻干、打喷嚏、鼻塞、流清涕，或有周身不适，畏寒发热，头痛等为主，中后期鼻塞加重，涕少而黏。可继发鼻窦炎、中耳炎、咽炎、喉炎、气管支气管炎等多种呼吸道炎症。中医称伤风鼻塞，常从风寒或风热犯肺认识为主。

慢性鼻炎是鼻腔黏膜和黏膜下层的慢性炎症。慢性单纯性鼻炎以交替性、间歇性鼻塞，伴有少量黏涕或清涕，鼻甲肿胀为主要特点；慢性肥厚性鼻炎以持续性鼻塞，少量黏涕，鼻甲或鼻甲骨增生性肥厚为主要特点。可继发鼻窦炎、中耳炎、咽喉炎，或引起头痛。中医称为鼻窒，整体病机以肺脾气虚或肺脾郁热多见，局部病机以寒邪或郁热久滞，或气滞血瘀、痰浊凝结为主。

华良才经验方

【组成】羌活 6 g，独活 6 g，苍术 8 g，防风 10 g，升麻 10 g，白芷 10 g，葛根 10 g，麻黄 4 g，花椒 5 g，生黄芪 10 g，苍耳子 10 g，辛夷 10 g，细辛 3 g，生姜、大枣、葱白为引。

【功效】辛温解表、散寒通窍。

【主治】慢性鼻炎，因风寒外感，肺失宣降，寒邪滞留所致。症见素有慢性鼻炎，复因感冒后，鼻塞加重、声重，甚者不闻香臭，打喷嚏，流涕清稀，头痛，恶寒发热，舌淡红，苔薄白，脉浮紧。检查可见鼻黏膜淡红、充血肿胀，鼻内积有清稀涕液。

【加减】若交替性鼻塞者，加路路通、菖蒲各 6 g；流涕较多者，加桔梗 10 g；兼有头痛，加川芎、蔓荆子各 10 g；若鼻甲有肥厚性改变，加土贝母、白薇、芙蓉叶各 10 g；若黏膜色赤，加紫草、牡丹皮各 6 g；若在冬季或遇寒加重，可加鹿角屑 3～6 g，再酌加辛夷用量。

【方解】寒邪久滞鼻窦，故可见间歇性、交替性鼻塞；新感风寒，肺失宣降，故声重、鼻黏膜淡红肿胀；正气抗争，故喷嚏频作；肺失肃降，水道不利，故流涕清稀；风寒束表，卫阳被郁，营卫失调，故见恶寒发热、头痛；舌质淡红、苔薄白、脉浮紧均为外感风寒之证。

方中以麻黄、防风、羌活、独活、辛夷疏风散寒解表；苍耳子、白芷、细辛疏散风寒，通窍止痛；升麻辛甘发散，解表升阳；苍术发汗行湿；花椒、黄芪温通经脉，助阳解表；姜枣调和营卫，葱白引诸药入肺胃经，且通阳。

【注意事项】风热壅肺者不宜使用。

【现代研究】麻黄具有平喘、镇咳、发汗、收缩心血管、兴奋大脑、利尿、抗变态反应、抗炎、解热、抗菌、抗病毒等作用；防风、羌活、独活具有较好的解热、镇痛、镇静、抗炎作用；苍耳子具有抗菌、兴奋呼吸系统、降血压、镇咳、降血糖的作用；辛夷具有降血压、抗炎、镇痛的作用；升麻有抗菌、消炎、降血压、抑制心肌、降心率、解热、镇静、镇痛、解痉的作用，另外还有升高白细胞、抑制血小板聚集及释放作用；白芷具有解热、镇痛与抗炎、对心血管作用、解痉、抗菌、促进光敏作用、抗癌、抗辐射、兴奋中枢神经等作用；细辛具有解热、镇静、镇痛、抗炎、免疫抑制和抗变态反应、平喘、祛痰、强心、抗心肌缺血、升高血压、抗菌、抗病毒及局麻等作用；黄芪具有增强机体免疫功能、保肝、利尿、抗衰老、抗应激、降血压和较广泛的抗菌作用；葛根具有解痉、降血糖、解热、雌激素样作用及调节循环系统的作用；花椒具有抑菌、扩血管及去除寄生虫等作用。

苍耳子散加味（葛英华经验方）

【组成】苍耳子 6 g，白芷 10 g，荆芥 6 g，川芎 3 g，杭菊花 10 g，金银花 12 g，连翘 12 g。

【功效】疏风清热通窍。

【主治】外感风热型慢性鼻炎。症见鼻塞，交替性发作，流涕，嗅觉减退，头胀闷而痛，发热，口渴，舌尖红，苔薄黄，脉浮数。检查：鼻黏膜充血，下鼻甲肿大。

【加减】涕多者，加生薏苡仁、藿香，以加强健脾利湿排脓的作用。鼻塞重者，加辛夷，以加强散邪通窍之力。

【方解】本方所治之证为外感风热所引起的慢性鼻炎。风热外袭，肺失宣降，鼻窍不利，则见鼻塞、流涕、嗅觉减退；发热，口渴，舌尖红，苔薄黄，脉浮数均为外感风热之证。治宜疏风清热，宣肺通窍。

本方苍耳子散邪通鼻窍，为主药；白芷、荆芥、川芎祛风散邪、通利鼻窍；菊花、金银花、连翘疏风清热，共为辅药。诸药合用，共奏疏风清热通窍之功。

【注意事项】苍耳子有毒，不宜久服或过量服用。

【现代研究】本方苍耳子具有抗菌、抗过敏的作用；白芷对多种细菌有一定的抑制作用，有解热、抗炎的功能；荆芥有抗菌、抗炎、镇痛作用；川芎可扩血管、改善微循环，能抑制多种杆菌，有抗组胺和利胆作用；菊花具有抗炎、解热、镇静及抗菌作用；金银花有广谱抗菌作用，有明显抗炎及解热功能；连翘有广谱抗菌作用，可以抗炎、解热。

【用方经验】葛英华教授认为慢性鼻炎早期，因外感风热引起者，均可用本方。临床应根据患者的全身情况来辨证用药。涕多者，加生薏苡仁、藿香，以加强健脾利湿排脓的作用。鼻塞重者，加辛夷，以加强散邪通窍之力。病久，表现为舌淡，体胖，脉沉细者，宜加生黄芪、茯苓，以健脾益气。

麻杏石甘汤加味（葛英华经验方）

【组成】麻黄 3 g，杏仁 6 g，生石膏（先煎）30 g，苍耳子 6 g，栀子 5 g，生甘草 3 g。

【功效】清肺通窍。

【主治】肺经壅热型慢性鼻炎。症见鼻塞，交替性发作，流黄涕，口干，舌尖红，苔黄，脉数。检查：鼻黏膜充血，下鼻甲肿大，鼻底有黏性分泌物。

【加减】黄涕多者，加黄芩、败酱草、藿香，以加强清热排脓的作用。鼻塞重者，加辛夷，以加强散邪通窍之力。头痛者，加川芎、菊花、白芷，以加强清热止痛的作用。

【方解】本方所治之证为肺经壅热引起的慢性鼻炎。肺经壅热，熏灼鼻窍，故见鼻塞、流黄涕、下鼻甲肿大；口干、舌尖红、苔黄、脉数均为肺经壅热之证。治宜清肺通窍。

本方以石膏辛甘寒，清泄肺热，麻黄辛苦温，宣肺散邪。二药相制为用，既能宣肺，又能泄热，共为主药；栀子清热泻火，苍耳子散邪通窍，共为辅药；杏仁苦降，肃降兼宣发肺气，为佐药；甘草调和诸药，为使药。诸药合用，共奏清肺通窍之功。

【注意事项】此药不宜久服。有高血压的患者，慎用。

【现代研究】麻黄有抗炎、解热、抗菌的作用；石膏有消炎镇痛、退热的作用；苍耳子具有抗菌、抗过敏的作用；栀子有抗菌、抗炎的作用；杏仁可抗炎、镇痛、止咳平喘；甘草有抗菌、抗病毒、抗炎、抗过敏、解毒作用，有类肾上腺皮质激素样作用。

【用方经验】葛英华教授认为慢性鼻炎的发病与肺、脾关系密切，实证多表现为肺热，虚证多表现为脾虚湿困。本方主要用于肺经壅热。临证应辨证用药，若黄涕多者，加黄芩、败酱草、藿香，以加强清热排脓的作用。鼻塞重者，加辛夷，以加强散邪通窍之力。头痛者，加川芎、菊花、白芷，以加强清热

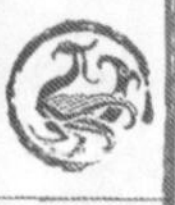

止痛的作用。

逍遥散加味（葛英华经验方）

【组成】柴胡 6 g，当归 10 g，白芍 10 g，茯苓 10 g，白术 6 g，黄芩 10 g，清半夏 10 g，白芷 6 g，桔梗 10 g，陈皮 6 g，生甘草 3 g。

【功效】疏肺清热通窍。

【主治】肺气郁滞型慢性鼻炎。症见鼻塞日久，交替发作，时流浊涕，易叹息，胸闷，小便黄，大便正常，舌尖微红，苔薄黄，脉弦。检查：鼻黏膜暗红肿胀，下鼻甲肿大，鼻底有稠黏涕。

【加减】鼻塞明显者，加辛夷、苍耳子以散邪通窍；病久者，可加生黄芪、茯苓，以加强健脾益气的作用。

【方解】本方所治之证为肺气郁滞型慢性鼻炎。肺气郁滞，鼻窍不利，则见鼻塞、易叹息、胸闷；肺失宣降，水液内停，郁久化热，则流浊涕，小便黄；舌尖微红，苔薄黄，脉弦均为肺气郁滞化热之证。治宜疏肺清热通窍。

本方柴胡疏肝解郁，当归、白芍养血柔肝，共为主药；茯苓、白术健脾益气，黄芩、白芷清肺泻热通窍，半夏化痰解郁，陈皮梳理气机，调畅中焦使之升降有序，共为辅药；桔梗宣肺散邪，载药上行，为佐药；生甘草调和诸药，为使药。本方是逍遥散加减而来，逍遥散是疏肝解郁之方，但五脏之郁皆可用之。方中有桔梗散肺之郁，黄芩泻肺之热，且引诸药入肺，使肺气之郁，得以宣畅，肺热之象，得以清泄。故诸药合用，共奏疏肺清热通窍之功。

【注意事项】孕妇慎用。

【现代研究】柴胡有抗炎、抗菌、抗过敏、增强免疫功能的作用；当归有抗炎、镇痛、抗损伤的作用；白芍可抗菌、抗炎、镇痛、解痉、增强免疫力；茯苓可利尿、增强免疫功能；白术能促进细胞免疫功能，有抗菌、抗肿瘤作用；黄芩有抗菌、调节免疫功能的作用；半夏有镇咳、祛痰作用；白芷对多种细菌有一定的抑制作用，有解热、抗炎的功能；桔梗有镇咳、镇痛、解热、增强抗炎和免疫作用；陈皮有抗炎、抗氧化作用；甘草有抗菌、抗病毒、抗炎、抗过敏、解毒作用，有类肾上腺皮质激素样作用。

【用方经验】葛英华教授认为本方适用于慢性鼻炎，辨证为肺气郁滞，兼有热证者。本方是逍遥散加减而来，逍遥散是疏肝解郁之方，但五脏之郁皆可用之。方中有桔梗散肺之郁，黄芩泻肺之热，且引诸药入肺，使肺气之郁，得以宣畅，肺热之象，得以清泄。临床应辨证用药，鼻塞明显者，加辛夷、苍耳子以散邪通窍；病久者，可加生黄芪、茯苓，以加强健脾益气的作用。

刘韵远经验方（一）

【组成】荆芥 9 g，防风 9 g，辛夷 3 g，白芷 9 g，桑叶 9 g，菊花 6 g，桔梗 6 g，苍耳子 9 g。

【功效】辛温散寒，宣肺通窍。

【主治】风寒袭肺之急性鼻炎。症见鼻塞声重，喷嚏时作，流涕清稀，头痛，恶寒发热，舌淡红，苔薄白，脉浮紧或浮缓。检查见鼻黏膜淡红肿胀，鼻内积有清稀涕液。

【加减】风寒较重者加麻黄、羌活增强疏风散寒之力；鼻塞较重者加川芎、路路通宣肺通窍；鼻涕多者加鱼脑石、瓜蒌散结去涕；若鼻涕变黄，则是寒郁化热，可酌加黄芩、薄荷等清热解表。

【方解】风寒袭肺，肺卫失宣，邪壅鼻窍，故鼻塞声重、鼻黏膜淡红肿胀；风寒袭表，正气抗争，驱邪外出，故喷嚏时作；肺失肃降，水道不利，故鼻流清涕；风寒束表，卫阳被郁，营卫失调，故见恶寒发热、头痛；舌质淡红、苔薄白、脉浮紧或浮缓均为外感风寒之证。

方中荆芥、防风均味辛性微温，温而不燥，长于发表散风，共用为君；辛夷、苍耳子、白芷合用通窍止涕，发散风寒，兼能止头痛，三者共为臣药；桑叶、菊花辛甘性凉，善走上焦，既发散解表，又防表寒郁而化热，为佐药；桔梗辛平，宣肺去涕，并能载药上行，为佐使之用。

【注意事项】风热袭表或寒郁化热甚者不宜使用。

【现代研究】荆芥、防风均具有抗菌抗炎、解热镇痛、抗病原微生物等作用；辛夷具有局部收敛、刺激和麻醉、抗过敏与抗炎、兴奋子宫作用；苍耳子具有降血压、降血糖及对呼吸系统的双重调节等作用；白芷具有解热、镇痛与抗炎、解痉、兴奋中枢神经、升高血压、促进光敏作用，抗微生物、对心血管及平滑肌有双重调节作用；桑叶、菊花具有明显的抑菌、降血压、解热抗炎等作用；桔梗具有镇静、镇痛、镇咳、增强抗炎和免疫作用。

刘韵远经验方（二）

【组成】辛夷 3 g，白芷 9 g，桑叶 9 g，菊花 6 g，青黛 3 g，黄芩 9 g，桔梗 6 g，苍耳子 9 g。

【功效】辛凉散风，宣肺通窍。

【主治】风热袭表之鼻炎。症见鼻塞较重，鼻流黏稠黄涕，鼻痒气热，喷嚏时作，发热，头痛，微恶风，口渴，咽痛，咳嗽痰黄，舌质红，苔薄黄，脉浮数。检查可见鼻黏膜色红肿胀，鼻内有黄涕。

【加减】若鼻涕量多者，酌加蒲公英、鱼腥草等清热化浊去涕；若鼻涕带血者，酌加白茅根、茜草等清热凉血；若头痛发热甚者，可酌加柴胡、防风等解表止痛；

【方解】风热外袭，肺失宣降，风热上扰鼻窍，故见鼻塞声重、鼻黏膜色红肿胀、鼻流黏黄涕、鼻痒气热、喷嚏时作；风热犯肺，肺气上逆，故咳嗽痰黄；发热、微恶风、头痛、口渴、舌质红、苔薄黄、脉浮数均为风热犯肺之证。

方中黄芩苦寒，主入肺经，长于清上焦火热，为君药。青黛咸寒，寒能清热，咸以入血，故有清热解毒、凉血、止血之功，善泻肺热；桑叶、菊花辛甘性凉，善走上焦，发散解表清热，三者共助君药清热宣肺，为臣药；辛夷、苍耳子、白芷合用通窍止涕，发散风邪，兼能止头痛，以上三药共为佐药；桔梗辛平，宣肺去涕，并能载药上行，为佐使之用。

【注意事项】风寒感冒者不宜使用。

【现代研究】黄芩具有显著的抑菌抗炎、解热镇静、降血压、保肝利胆等作用；青黛具有抗菌、抗癌和保肝作用；辛夷具有局部收敛、刺激和麻醉、抗过敏与抗炎、兴奋子宫作用；苍耳子具有降血压、降血糖及对呼吸系统有双重调节等作用；白芷具有解热、镇痛与抗炎、解痉、兴奋中枢神经、升高血压、光敏、抗微生物作用、对心血管及平滑肌有双重作用；桑叶、菊花具有明显的抑菌、降血压、解热抗炎等作用；桔梗具有镇静、镇痛、镇咳、增强抗炎和免疫作用。

当归龙荟丸加减（朱进忠经验方）

【组成】冰片（冲）1 g，栀子 10 g，熟大黄 3 g，当归 10 g，川芎 10 g，羌活 10 g，防风 10 g，薄荷 6 g。

【功效】疏肝泻火。

【主治】肝胆郁火射肺所致慢性鼻炎。症见持续性鼻塞，嗅觉减退，甚者不闻香臭；鼻腔灼痛，鼻干或少量黄浊涕，偶有涕中带血丝；语声重浊或伴头晕头胀，耳鸣耳胀，心烦，便秘；每逢恼怒或情绪紧张时上述症状明显加重；舌质红，苔黄，脉弦数。检查可见鼻黏膜红肿，甚者充血明显；鼻腔有黄涕或干痂残留。

【加减】若肝胆火盛者加龙胆、青黛、黄连等疏肝泄热；肺经火盛者可加黄连、黄芩等清泻肺火；大便干结者加芦荟润肠通便；若情绪低沉肝郁明显者可加柴胡、木香等疏肝解郁；鼻塞甚，嗅觉迟钝者可加辛夷、白芷、石菖蒲、苍耳子等发散通窍。

【方解】肝胆郁火，横逆犯肺，上灼鼻窍，则鼻窍不利，可见持续性鼻塞、嗅觉减退、鼻腔灼痛、鼻干或少量黄浊涕；火伤血络，血不归经，则见鼻黏膜红肿甚至充血明显、偶有血丝；相火上浮，熏灼脑室，则见头晕头胀、耳鸣心烦、便秘；恼怒或情绪紧张时引动肝胆郁火上冲，所以诸症加重。舌质红、苔黄、脉弦数均是肝火犯肺之证。

方中川芎、当归合用补血活血，疏肝解

郁，并补火热耗伤之阴血；栀子苦寒，归心肺三焦经，清热泻火除烦，兼能凉血解毒；冰片辛苦微寒，入心脾肺经，开窍醒神，清热止痛；熟大黄苦寒，清热泻火，凉血解毒，泻下攻积；防风、羌活辛苦温，解表散寒祛风；薄荷辛凉，疏散风热，清利头目，利咽透疹，疏肝行气。全方寒凉同用，泻火为主，兼以条畅气机，火热去，肝胆舒，则邪自去。

【注意事项】脾胃虚寒和阴虚阳亢之证，皆不宜用之。

【现代研究】冰片具有抑菌、抗炎等作用；栀子具有抑菌、利胆、促进胰腺分泌、降血压、抗病原微生物、止血等作用；薄荷具有解热、利胆、抗刺激、抑菌、消炎、止痛止痒等作用；川芎具有改善血流动力学状况、抗凝、降血压、抑菌、抗组胺和利胆作用；防风具有解热、抗炎、镇静、抗惊厥、抗过敏、镇痛等作用；羌活具有镇痛、抗炎、解热、抑菌、抗过敏及抗心律失常的作用；当归具有抗菌、抗炎镇痛、保肝、抑制中枢神经系统、抗肿瘤并对血液、心血管及免疫系统有广泛的作用；栀子提取物对结扎总胆管动物的 GOT 升高有明显的降低作用，所含成分有明显的利胆、利胰及降胰酶作用，还有镇静、抑菌、降血压等作用；大黄具有抗感染、抑菌抗病毒、保肝利胆、健胃、止血、降血压、降低血清胆固醇等作用。

通宣益气丸（汤）
（谭敬书经验方）

【组成】黄芪 20 g，葛根 20 g，白术 10 g，防风 10 g，苍耳子 10 g，白芷 10 g，当归 10 g，赤芍 10 g，黄芩 10 g，蒺藜 10 g，桔梗 10 g，川芎 5 g，升麻 6 g，金银花 12 g。

【功效】益气升清，祛风解毒，活血除痰，宣肺通鼻。

【主治】用于慢性鼻炎、鼻窦炎、过敏性鼻炎，证属清阳不升，邪浊滞留鼻窍者。症见：慢性鼻炎可见鼻塞，持续性或交替性，鼻涕少黏；鼻窦炎可见白黏涕量多，鼻塞，头昏头痛明显，嗅觉减退；变应性鼻炎可见打喷嚏，流清涕或有白黏涕，鼻内痒；诸病早晚及天气变凉时则易发或加重；伴见平素易感冒，面色不华，倦怠乏力，少气懒言，纳差，大便不调；舌淡，苔薄白或稍腻，脉缓弱。检查见：鼻黏膜及鼻甲肿胀，或淡白或暗红。

【加减】根据主症轻重及伴症不同而药物及药量稍加变化，总以通宣益气为基本原则。

【方解】鼻为清窍，人体之气周流全身不息，停滞则为病。气机壅滞，则清阳不升，浊气不降，清气不升则鼻窍失养，浊气不降则鼻窍失利，气失流通则水湿不化，停滞鼻窍为患，故可见鼻塞、鼻流浊涕、嗅觉减退等；清阳不升，则卫外不足，易受外界邪气侵袭，内外交争，故易喷嚏、流清涕、素易感冒；早晚及天气变凉时外界阳气不足，故易发病或加重；伴症及舌脉均为气虚之象。

方中升麻、葛根、黄芪、白术益气升清；防风、白芷、蒺藜、苍耳子疏风宣肺，通窍除涕；当归、川芎、赤芍活血通络；黄芩、升麻、金银花清热解毒；桔梗祛痰并载药上行。诸药合用共奏益气升清，疏风解毒，活血除痰，宣肺通窍之效。

【注意事项】证属实热壅盛者不宜使用。

【现代研究】黄芪具有增强机体免疫功能、保肝、利尿、抗衰老、抗应激、降血压和较广泛的抗菌作用；葛根具有解痉、降血糖、解热、雌激素样作用及调节循环系统的作用；防风具有抗炎、解热、镇静、镇痛、抗惊厥、抗过敏等作用；白术具有强壮机体、增强免疫力、对肠管的双重调节、保肝利胆、利尿、降血糖、抗血凝、抗菌、抗肿瘤等诸多作用；苍耳子具有降血压、降血糖及对呼吸系统的双重调节等作用；白芷具有解热、镇痛抗炎、解痉、兴奋中枢神经、升高血压、光敏、抗微生物作用、对心血管及平滑肌有双重作用；当归具有抗菌、抗炎镇痛、保肝、抑制中枢神经系统、抗肿瘤作用，并对血液、心血管及免疫系统有广泛的作用；赤芍具有抗血栓形成、抗血小板聚集、降血压及抗动脉粥样硬化、保肝、调节心血管系统的作用；黄芩具有抑菌、解热、降血压、镇静、保肝、利胆、抗氧化等作用；桔梗具有镇静、镇痛、镇咳、增强抗炎和免疫作用；川芎具有改善血流动力学状况、抗凝、降血压、抑菌、抗组胺和利胆作用；升麻具有抑菌、解热、抗炎、镇痛、抗惊厥、升高白细胞、抑制血小板聚集及释放、抑制心脏功能而减慢心率、降低血压等作用；金银花具有抗病原微生物、抗炎解热、加强防御功能、兴奋中枢、降血脂、抗内毒素等作用。

第三节　变应性鼻炎

变态反应性鼻炎，简称变应性鼻炎，与此相类似的还有嗜酸性细胞增多性非变应性鼻炎、血管运动性鼻炎，临床上以突然阵发性鼻内痒、喷嚏、流清涕，或有鼻塞，发作过后如常人，可呈季节性或常年性反复发作。中医称此类疾病为鼻鼽，其病因病机多为肺脾肾阳气不足，卫外不固，不任风寒异气侵袭所致。其常见证候有肺气虚、肾阳虚、脾气亏虚等证，亦有腑脏郁热证、气血瘀滞证等。

葛英华经验方

【组成】炙甘草 10 g，党参 10 g，麦冬 10 g，生地黄 10 g，火麻仁 10，阿胶 10 g，桂枝 3 g，生姜 2 片，大枣 3 枚。

【功效】益气养阴，调和营卫。

【主治】气血不足，营卫不和型的变应性鼻炎。症见鼻塞，打喷嚏，流清涕，心悸心慌，大便干，舌淡红，苔薄白，脉细。检查：鼻黏膜苍白水肿。

【加减】鼻塞重者，加辛夷、苍耳子以散邪通窍。流清涕多者，加五味子、诃子补肺敛气。

【方解】本方所治之证为气血不足，营卫不和所引起的变应性鼻炎。肺气虚寒，卫表不固，风寒趁虚而入，邪正相争，则打喷嚏；肺失清肃，气不摄津，则流清涕不止；水湿停聚鼻窍，则鼻黏膜苍白水肿；气虚血少，心失所养，则心悸心慌；阴血不足，失于滋养，则大便干。舌淡红，脉细均为气血不足之证。治宜益气养阴，调和营卫。

本方以炙甘草甘温益气，缓急养心为主药；党参、大枣健脾益气养心，麦冬、生地黄、阿胶、火麻仁甘润之品，滋养阴血，合主药益心气而养心血，共为辅药；桂枝、生姜发散风寒、调和营卫，共为佐使药。诸药合用，共奏益气养阴，调和营卫之功。

【注意事项】热盛者，不宜服用。

【现代研究】炙甘草有抗菌、抗病毒、抗炎、抗过敏、解毒作用，有类肾上腺皮质激素样作用；党参能增强机体的应急能力及免疫功能；麦冬可提高免疫功能，增强机体的适应性，提高耐缺氧能力；生地黄有抗炎、抗过敏、增强免疫功能的作用；火麻仁能润滑肠道，镇痛、抗炎；阿胶有显著的补血作用；桂枝具有抗菌、抗病毒、抗炎、抗过敏的作用；生姜有抗炎、解热、抗菌、镇痛的作用；大枣有抗变态反应作用，可祛痰。

【用方经验】葛英华教授认为变应性鼻炎的发病与肺、脾、肾功能障碍有关，临床多表现为虚寒证，也有部分患者表现为热证。在临床应用中，应辨证施治。如气血不足，营卫不和者，可用本方。鼻塞重者，加辛夷、苍耳子以散邪通窍；流清涕多者，加五味子、诃子补肺敛气；畏风怕冷明显者，加细辛、干姜以温肺散寒；鼻痒甚者，加僵蚕、蝉蜕以祛风止痒。

桂枝汤加味（来春茂经验方）

【组成】桂枝 9 g，白芍 9 g，炙甘草 4.5 g，生姜 3 片，大枣 5 枚。以上同煎，另用葶苈子 15 g，蝉蜕 9 g，二味研末，分 3 次吞服，用上汤药送下，每日 1 剂。

【功效】补肺固表。

【主治】肺气亏虚型变应性鼻炎。症见反复阵发性喷嚏，鼻塞鼻痒，清涕如水，嗅觉

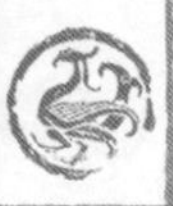

减退，遇风冷加重，早晚多发。伴见畏风怕冷，自汗，气短懒言，语声低怯，面色苍白，或咳嗽痰稀。舌质偏淡，苔薄白，脉缓弱。检查见下鼻甲肿大光滑，鼻黏膜淡白或灰白，鼻道可见水样分泌物。

【加减】气虚甚者加黄芪、党参、白术；鼻流浊涕色黄加黄柏、黄芩；头痛鼻塞加藁本、川芎、白芷、僵蚕、辛夷、苍耳子；鼻流清涕难休加五味子、诃子、乌梅。

【方解】肺气虚寒，卫表不固，风寒乘虚而入，邪正相争，则反复阵发性喷嚏；肺失清肃，气不摄津，津液外溢，则清涕自流不收；水湿停聚鼻窍，则鼻黏膜苍白、肿胀，鼻塞不通；肺气虚弱，精微无以输布，则气短懒言、语声低怯；肺卫不固，腠理疏松，故恶风自汗，遇风冷加重；因风寒束肺，肺气不宣，则咳嗽痰稀；面色苍白、舌质淡、苔薄白、脉虚弱为气虚之证。

方中用桂枝汤调和营卫，补肺固表；葶苈子能泻肺中水气，止咳；蝉蜕息风止痒。

【注意事项】肺经郁热者不宜使用。

【现代研究】桂枝汤不仅具有较强的抗炎、镇静、镇痛、镇咳、平喘、祛痰作用，且对体温和汗腺呈双向调节作用。蝉蜕具有显著的免疫抑制和抗过敏、抗惊厥、镇静、解热等作用；葶苈子具有强心、抗癌、利尿等作用。

荆防败毒散加减（陈增燊经验方）

【组成】荆芥 10 g，防风 6 g，苍耳子 10 g，薄荷 5 g，菊花 10 g，羌活 10 g，川芎 10 g，生姜 2 片，甘草 3 g。

【功效】辛温散寒。

【主治】外感风寒所致变应性鼻炎。症见鼻塞，阵发性鼻痒、喷嚏，大量清涕，伴头痛畏寒，周身不适，发热恶寒，舌质淡红，苔薄，脉浮紧。

【加减】若正气虚者，加人参、黄芪等益气扶正祛邪；咳嗽痰白者，加杏仁、白前止咳化痰；夹湿者，加独活、防己、秦艽等祛风除湿；头痛重者，加白芷、威灵仙等祛风止痛。

【方解】风寒外袭，肺卫受邪，上攻鼻窍，邪壅鼻窍，故鼻塞、阵发性鼻痒；风寒袭表，正气抗争，驱邪外出，故喷嚏时作；肺失肃降，水道不利，故鼻流清涕；风寒束表，卫阳被郁，营卫失调，故见恶寒头痛，周身不适，发热；舌质淡红、苔薄、脉浮紧均为外感风寒之证。

方中羌活辛温发散，气味雄烈，善于升散发表，长于驱除上部风寒湿邪，故用为君药。荆芥、防风辛微温，均善于祛风解表，助君药解表散寒之力；苍耳子辛苦温入肺经，发散风寒且通鼻窍止痛，三药共为臣药。薄荷轻清上扬，引药上升，助诸药宣散表邪；菊花散表止头痛，合薄荷与诸辛温解表药同用防止辛温太过伤正；川芎行气活血，并能祛风；三者皆为佐药。生姜为引，助解表之力；甘草调和药性，兼以益气和中，共为佐使之品。

【注意事项】风热外感及阴虚火盛者不宜使用。

【现代研究】防风具有解热、抗炎、镇静、抗惊厥、抗过敏、镇痛等作用；荆芥具有较强的抑菌、抗炎作用，还有一定的镇痛和解热作用；羌活具有镇痛、抗炎、解热、抑菌、抗过敏及抗心律失常的作用；薄荷具有解热、利胆、抗刺激、抑菌、消炎、止痛止痒等作用；苍耳子具有降血压、降血糖及对呼吸系统的双重调节等作用；菊花具有抗菌、抗病毒、扩张冠脉及增加冠脉血流量、提高心肌耗氧量、解热、抗炎等作用；川芎具有改善血流动力学状况、抗凝、降血压、抑菌、抗组胺和利胆作用。

参苓白术散加减（陈增燊经验方）

【组成】党参 6 g，白术 6 g，茯苓 10 g，山药 10 g，泽泻 6 g，薏苡仁 15 g，苍耳子 10 g，黄芪 6 g，甘草 3 g。

【功效】益气补肺，健脾利湿。

【主治】肺脾气虚型变应性鼻炎。症见反复阵发性喷嚏、鼻塞鼻痒、清涕连连，遇风冷加重，早晚多发。食少纳呆，腹胀便溏，四肢倦怠无力，少气懒言。舌质淡胖，边有

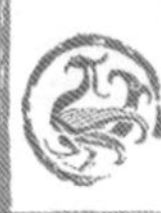

齿痕，苔薄白，脉缓弱无力。检查见下鼻甲肿大光滑，黏膜淡白或灰白，鼻道内可见水样分泌物。

【加减】鼻痒甚者，加僵蚕、蝉蜕等；喷嚏多、清涕长流者，加乌梅、五味子等；日久阳陷者加升麻、柴胡升举中阳；若畏风怕冷者，加防风、桂枝等；兼腹胀便溏者，加砂仁、莲子肉。

【方解】肺气虚则卫表不固，风寒乘虚而入；脾气不足则化生不足，鼻窍失养；正邪相争，则反复阵发性喷嚏，鼻痒；脾肺气虚，水湿不运，气不摄津，停聚鼻窍，故鼻塞、清涕连连、下鼻甲肿大、黏膜淡白；脾气虚弱，运化失职，则食少纳呆、腹胀便溏；少气懒言、四肢倦怠无力、舌质淡、舌体胖、舌边有齿痕、脉弱无力均为气虚之证。

方中党参、黄芪归肺脾经，善补脾肺之气；白术入脾胃经，被誉为“脾脏补气健脾第一要药”，三者共用为君药。茯苓、山药益气健脾，兼能渗湿止泻；泽泻利水渗湿力优，合茯苓可祛停聚之水气；苍耳子辛苦温入肺经，发散风寒且通鼻窍止痛，四药合用为臣药。薏苡仁健脾利湿，加强补气止涕之力，为佐药。甘草调和诸药为使药之用。

【注意事项】阴虚火旺者慎用。

【现代研究】黄芪具有促进机体代谢、抗疲劳、促进血清和肝脏蛋白质的更新、抗菌、利尿等作用；白术具有强壮机体、增强免疫力、对肠管的双重调节、保肝利胆、利尿、降血糖、抗血凝、抗菌、抗肿瘤等诸多作用；茯苓具有利尿、镇静、抗肿瘤、降血糖、增加心肌收缩力、抗胃溃疡等作用；党参具有调节胃肠运动、抗溃疡、增强免疫功能、延缓衰老、抗缺氧、抗辐射等作用；薏苡仁具有抑制癌细胞、解热、镇静、镇痛等作用；泽泻具有利尿、降血压、降血糖、抑菌、抗脂肪肝等作用；苍耳子具有降血压、降血糖及对呼吸系统的双重调节等作用。

附苍汤（陈增燊经验方）

【组成】苍耳子 10 g，辛夷 10 g，赤芍 10 g，川芎 10 g，桑寄生 10 g，枸杞子 10 g，酸枣仁 10 g，熟地黄 10 g，附子 6 g，防风 6 g，当归 10 g。

【功效】补肾祛风。

【主治】肾阳亏虚型变应性鼻炎。症见反复阵发性喷嚏，鼻痒鼻塞，流清涕。伴面色苍白，形寒肢冷，腰膝酸软，头痛，耳鸣，神疲倦怠，小便清长。舌质偏淡，苔薄，脉缓弱。检查见鼻黏膜苍白肿胀，鼻道残留清稀分泌物。

【加减】风寒重者，加桂枝、防风；气虚者，加黄芪、白术；鼻痒甚者，加蝉蜕、僵蚕；肾阳虚甚者，加肉桂、淫羊藿、鹿茸；清涕多者，加五味子、乌梅。

【方解】肾阳亏虚，风邪侵袭肺窍，则阵发性喷嚏，鼻痒；阳气虚弱不能摄津，则流清涕；水湿不化，留滞鼻窍，则鼻塞；正气不足，病邪久恋，则病情反复不愈；阳虚浊阴不降，风邪上扰，则头痛耳鸣；面色苍白、形寒肢冷、腰膝酸软、神疲倦怠、舌质淡、苔薄、脉缓弱均为肾阳亏虚之证。

方中附子、熟地黄、枸杞子温肾补阳气之亏虚，此扶正以祛邪；防风祛风解表胜湿，桑寄生祛风湿、补肝肾、强筋骨，二者合用祛邪不伤正；苍耳子、辛夷发散风寒、通窍止涕；川芎、赤芍活血祛瘀，散气滞所致之血瘀，通鼻窍；当归甘辛温，活血止痛、补血调经，祛瘀且补已伤之血；酸枣仁性平，养心益肝，安神，养阳气久虚失养之心神。诸药合用，补肾阳之虚弱，祛外袭之风邪，使邪去体安。

【注意事项】外感风热、内有郁热者不宜使用。

【现代研究】附子具有抗炎、强心、镇痛、抗衰老等作用；熟地黄具有防止肾上腺皮质萎缩、促进肾上腺皮质激素合成等作用；枸杞子具有促进并调节免疫、强壮机体、促进造血、抗衰老等诸多作用；辛夷具有收缩黏膜血管的作用，能保护鼻黏膜，并促进黏膜分泌物的吸收，减轻炎症，乃至鼻腔通畅，另外还有镇静镇痛、抗过敏、降血压作用；苍耳子具有降血压、降血糖及对呼吸系统的双重调节等作用；当归具有促进血红蛋白及红细胞生成、保护心肌、兴奋子宫等作用；

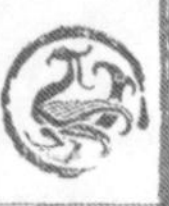

川芎具有改善血流动力学状况、抗凝、降血压、抑菌、抗组胺和利胆作用；赤芍具有扩张冠状动脉、增加冠脉血流量、抑制血小板聚集、抗炎、抗血栓、抑制病原微生物等作用；酸枣仁具有镇静催眠、抗心律失常、降血脂、抗缺氧、增强免疫功能等作用。

前胡玉屏汤（张赞臣经验方）

【组成】前胡9 g，天花粉9 g，辛夷6 g，青防风6 g，薏苡仁12 g，炒白术12 g，炙黄芪30 g，白桔梗4.5 g，炙甘草3 g。

【功效】益气固本，祛风通窍。

【主治】老年鼻鼽。老年多涕，常有鼻呼吸欠畅、清涕长流症状出现，尤其外出受冷风一吹，或进食时被热气一熏，清水样鼻涕会不自觉地流淌下来。

【加减】鼻塞重者，可加细辛、藿香（尤苔腻湿重者可重用）；分泌物清稀，可加杏仁、浙贝母；分泌物黄稠，可加瓜蒌皮、冬瓜子；结合鼻黏膜色泽情况，辨证加减用药：老年鼻鼽鼻黏膜呈苍白、水肿状为多；但亦有色泽鲜红或暗紫者，舌下脉亦多充盈、迂曲，系兼瘀血，结合分泌物黏稠及全身表现，偏热者可选加赤芍、牡丹皮，偏寒者选加当归、川芎。

【方解】本方所治属老年鼻鼽。老年人由于鼻黏膜功能减退，加上血流瘀滞、鼻甲肿胀，因此常有清涕长流症状出现。治以益气固本，祛风通窍之品。方中重用黄芪，意在补益肺气。清涕长流，当用收涩之剂，但不能强敛，以防滞凝，治应重在益气，肺气一旦恢复充实，虽不用酸敛药，收敛功能亦能改善，表卫固，则涕止；合薏苡仁、炒白术之健脾益气，佐防风固表而不留邪，使补而不滞也；辛夷入肺经，善散风宣肺而通鼻窍，同时配以防风加强祛风之力，无论风寒、风热均可适用。前胡辛苦微寒，降气化痰，开泄通窍，配桔梗，一升一降，祛痰排脓，新开苦泄。天花粉消肿排脓而不伤正；炙甘草与桔梗相配即为甘桔汤，长于祛痰利咽，兼治鼻、咽之疾患，炙甘草同时兼顾脾胃。

【注意事项】老年多涕，要辨寒热，寒者多为肺气虚，水湿停聚，或生息肉，气道不畅，久则寒郁化热，致咽喉干痛，里热化火，肺阴不足，津气不得上承，并非一概为虚寒证。

【现代研究】方中黄芪具有提高免疫、延长细胞寿命、刺激干扰素系统、调节心血管系统、抗疲劳、抗氧化、抗衰老等作用；前胡具有抗炎、祛痰、解痉作用；天花粉有调节免疫、抗肿瘤、抑制蛋白质的生物合成以及抗菌作用；辛夷具有抗菌、对心血管和中枢系统的调节、抗过敏、对局部的收敛、刺激和麻醉作用；防风具有抗菌、抗病毒、抗炎、提高免疫和解热作用；薏苡仁具有抗癌、镇静镇痛、降温和解热作用；白术具有调节免疫、抑菌、保肝利胆、调节胃肠运动、抗肿瘤、抗凝血、降血糖等作用；桔梗有祛痰镇咳、抗炎与免疫增强、抗溃疡、镇静、镇痛、解热以及松弛平滑肌、抗肿瘤等作用；甘草有肾上腺皮质激素样作用，并有抗溃疡、解痉、保肝、调节免疫、抗病毒及抗菌、止咳平喘和祛痰等作用。

【用方经验】老年人正气虚弱，卫表不固，因此，补益肺气是根本，随着病情的发展，久则犯及脾肾，脾、肾虚衰，单一治肺，劳而无功，必兼理脾肾，方能奏效。总之，益气固本是基础，但尚需调整气机枢纽。治疗重点在于以下4点：①重在补益肺气；②佐以宣通、开泄之品；③兼顾脾胃；④结合鼻黏膜色泽情况，辨证加减用药。张教授的前胡玉屏汤是其经验方“辛前甘桔汤”和玉屏风散的合方，使得祛风不伤正，固表不留邪。当然，临证还需辨寒热，寒者多为肺气虚，久则寒郁化热；另外，鼽者多由嚏致，作嚏要问有无鼻痒，不痒为气分回转之兆，痒则示外受风邪。

玉屏风散合桂枝汤加减（许履和经验方）

【组成】生黄芪15 g，防风6 g，白术10 g，桂枝5 g，党参10 g，诃子10 g，炙甘草8 g，生姜8片，红枣5枚。

【功效】益卫阳，祛风寒。

【主治】卫阳不固、风寒外侵型变应性鼻炎。症见鼻塞鼻痒，喷嚏频频，清涕如水，常在外感风寒后发作；伴见体寒畏冷，怕风，自汗，气短懒言，语声低怯，面色苍白，或咳嗽痰稀。舌质淡，苔薄白，脉虚弱。检查见下鼻甲肿大光滑，鼻黏膜淡白或灰白，鼻道可见水样分泌物。

【加减】鼻痒甚，加僵蚕、蝉蜕；涕多者，加桔梗、鱼脑石；风寒重者，加荆芥、防风；兼见腰膝酸软者，加枸杞子、菟丝子等。

【方解】卫阳不固，素禀不耐，故风寒易侵袭机体。肺卫居表，鼻窍居上，受外来风寒之邪，寒闭孔窍，弱阳起而抗邪，故见鼻塞，鼻痒，喷嚏频频；肺失清肃，津液外溢，则清涕如水难收；水湿停聚，故见鼻黏膜淡白肿胀，鼻塞；弱阳无法与邪相争，则体寒畏冷，怕风；自汗、气短懒言、语声低怯、面色苍白、舌质淡、苔薄白、脉虚弱均为卫阳不固、风寒外侵之证。

方中用玉屏风散以益卫阳，桂枝汤以散风寒，卫阳本虚故去阴柔之白芍，加入诃子以敛肺气，党参益气固表，藩篱坚固，外邪无可乘之机，此亦安内攘外之法。正气足，邪不可干，病可愈。

【注意事项】外感风热或内有积热者忌用。

【现代研究】黄芪具有促进机体代谢、抗疲劳、促进血清和肝脏蛋白质的更新、抗菌、利尿等作用；防风具有抗炎、解热、镇静、镇痛、抗惊厥、抗过敏等作用；白术具有强壮机体、增强免疫力、对肠管的双重调节、保肝利胆、利尿、降血糖、抗血凝、抗菌、抗肿瘤等诸多作用；桂枝具有降温、解热、抑菌、抗病毒、健胃、利尿、强心、镇痛、镇静、抗惊厥等作用；诃子具有抗菌、强心、解痉等作用；党参具有调节胃肠运动、抗溃疡、增强免疫功能、延缓衰老、抗缺氧、抗辐射等作用。

五龙颗粒（熊大经经验方）

【组成】党参、黄芪、白术、茯苓、山药、僵蚕、蝉蜕、枸杞子、五味子、细辛。

【功效】补益肺脾、祛风止痒、通窍止涕。

【主治】鼻鼽，鼻痒、打喷嚏、流清涕、鼻塞，鼻中、下甲肿大，鼻腔有大量清水样分泌物，西医诊断为变应性鼻炎、嗜酸性粒细胞增多性非变应性鼻炎者。

【加减】头痛者，加荆芥、防风、藁本以祛风止痛；病程长者，加巴戟天、肉桂以温肾；怕冷畏风者，加桂枝、白芍、防风等益肺固表；喷嚏频作，清涕不止者，加乌梅、诃子、淫羊藿。

【方解】此方是由四君子汤加减而成。党参、黄芪、白术、茯苓、山药等补脾益气，健脾除湿，补后天以养先天，僵蚕、蝉蜕宣肺通窍，活络止痒。枸杞子益肾补养先天、五味子酸收止涕。综观全方，通过健脾益气、补肺通络，启闭、除湿、止痒而达到消除症状、改善体质的目的。

【注意事项】此方以补益肺脾之气见长，用于肺脾气虚型鼻鼽有效。实证、热证患者慎用。

【现代研究】经过 20 余年反复的实验研究证实，五龙颗粒能明显缓解变应性鼻炎大鼠症状；升高其降低的鼻分泌物 pH 值至正常范围；改善病理变化：①缓解局部症状。②调节鼻腔 pH 值，维持鼻腔正常内环境。③降低血清组胺含量，控制炎性介质的释放以减轻局部变态反应性炎性。④改善局部黏膜的充血水肿。⑤阻止嗜酸性粒细胞在炎症局部的浸润。⑥降低鼻黏膜上皮厚度。⑦减少腺体增生。⑧减少杯状细胞数目。⑨减轻局部的炎性反应程度。同时，五龙颗粒能调整鼻黏膜肥大细胞数目及功能至正常状态；五龙颗粒能降低变应性鼻炎大鼠鼻黏膜 P 物质的表达，减少变应性鼻炎大鼠鼻黏膜雌激素受体阳性细胞数目，增强变应性鼻炎大鼠鼻黏膜白细胞介素 2 mRNA 的表达，降低变应性鼻炎大鼠鼻黏膜白细胞介素 3 mRNA 的表达等。

熊大经教授认为中医药的免疫调节体现在双向调节上。其作用包括：①对正常机体无明显影响，对免疫失调机体却有显著作用；

②无者抑之，陷者举之，强者折之，弱者济之。即通过调治阴阳、气血、脏腑等以纠正机体过低或过高的免疫状态，使之重新恢复和维持免疫稳定，也就是调整和正常化作用；③既可增强正常机体的抗病免疫能力，又可祛除致病因素，即扶正祛邪的相反相成作用。如陈修园所云："邪去正自复，正复邪自去，攻也，补也，一而二，二而一也。"运用中医药扶正祛邪治疗有关自身免疫性疾病，常呈现对免疫既抑制又促进的双向调节。如黄芪F3可提高淋巴因子IL-2激活的杀伤细胞（LAK细胞），以增强对肿瘤的杀伤效应，而黄芪的另一种成分F2在单体时有很强的免疫抑制作用，说明黄芪等这类中药本身包含类似于阴阳对立制约的两类成分，在人体免疫功能偏低时，可使其提高，偏高时又可使其抑制，表现了双向免疫调节作用。免疫调节是一种整体调节，其中医学的基本理论依据是阴阳学说。"阴平阳秘"是机体的自稳状态。《伤寒论·太阳病篇》有"阴阳自和者必自愈"的论述。总之实验证实，五龙颗粒具有较好的抗炎、抗过敏作用。五龙颗粒方中党参、白术、茯苓、黄芪益气渗湿，使肺脾脏气充盈，湿邪得利，进而能增强机体免疫功能，对抗组胺等介质对机体的损害作用，以及机体对感染的敏感性等。

【用方经验】熊大经在多年的临床实践中发现，单纯的肺气虚寒型鼻鼽并不多见，肺脾气虚型鼻鼽患者在临床上更为常见；而且，即使是肺气虚寒型鼻鼽，治疗时如果单纯从肺论治，不同时兼补脾气，疗效也是不理想的。因此，熊大经根据《景岳全书》"故人之自生至老，凡先天之有不足者，但行后天培养之力，则补天之功，亦可居其强半，此脾胃之气所关于人生者不小"的理论，认为后天脾胃功能的强健可以改变先天禀赋的异常，强调立足于温补脾气，兼以补肺益肾通窍治疗鼻鼽。同时，结合现代医学观点，鼻鼽中发病占绝大多数的变应性鼻炎与遗传密切相关，带有与变应性鼻炎发病相关基因的个体称为特应型（atopic type）个体，并且本病的发生发展与宿主的免疫紊乱有关。从而确立了本病的治疗关键在于恢复机体的正常免疫功能状态，改善特应型体质。熊大经认为体质状况在疾病的发生、发展、转归等方面起着决定性作用，个人体质虽由先天决定，但其具有可调性，体质禀承于先天，得养于后天。先天禀赋决定着个体体质的相对稳定和个体体质的特异性。而后天的各种环境因素、营养状况、精神因素又使得机体体质具有可变性，体质的可变性包括生长发育过程中的自然变化和后天人为环境因素所起的变化。在影响体质的各种后天因素中，药物因素的作用又是不可忽视的，药物因素既可以损害个体的体质，又可以增强个体体质，减少异常体质的发生，防止或减轻病者体质的恶化。该方剂治疗鼻鼽效果颇佳，但是临床证型千变万化，熊大经强调临证时必须根据患者的年龄、体质、发病季节等诸多因素来加减化裁。

温阳祛风汤（谭敬书经验方）

【组成】淫羊藿10 g，锁阳10 g，蛇床子10 g，蒺藜10 g，白芷10 g，乌梅10 g，枸杞子12 g，桑椹子12 g，白芍12 g，细辛3 g。

【功效】温补肺肾，祛风散寒。

【主治】用于变应性鼻炎，证属肺肾虚寒者。症见：鼻塞，鼻痒，喷嚏连连，大量清水涕，嗅觉减退；伴素有形寒肢冷，自汗，面色苍白，气短懒言，腰膝酸软，小便清长，或见遗精早泄；舌质淡，苔薄白，脉沉弱无力。检查见下鼻甲肿胀光滑，鼻黏膜淡白或灰白，中鼻道可见水样分泌物。

【加减】肺气虚甚者，酌加黄芪、防风、白术；肾气虚甚者，酌加菟丝子、山药、鹿茸、巴戟天；清涕多者，酌加五味子、苍耳子等。

【方解】肺开窍于鼻，主宣降，布津液以养鼻窍；肾为先天，藏精充养全身脏腑，温煦官窍；肺脾受邪，阳气不足，久则生寒，则鼻窍失于温煦，津液不散，功能失司，故见鼻塞、大量清涕、嗅觉减退、鼻黏膜淡白或灰白；气虚则机体卫护失固，则易受外邪侵袭，故见鼻痒、喷嚏连连；伴症及舌脉均为肺肾虚寒之象。

方中淫羊藿、锁阳、蛇床子温肾壮阳；枸杞子、桑椹子、白芍补益肝肾；蒺藜、白芷祛风止嚏；细辛温肺散寒通窍；乌梅敛肺抗敏，涩津止涕。诸药合用，共奏温补肺肾、祛风散寒之功，温补纠本与宣散祛标共行，如此则本复邪去，无后顾之患。

【注意事项】变应性鼻炎证属实热者不宜使用。

【现代研究】白芷具有解热、镇痛与抗炎、解痉、兴奋中枢神经、升高血压、促进光敏、抗微生物、对心血管及平滑肌有双重作用；白芍具有促进吞噬细胞功能、提高机体免疫力、抗炎、镇痛、解痉等作用；细辛具有解热、镇静、镇痛、抗炎、免疫抑制和抗变态反应、平喘、祛痰、强心、抗心肌缺血、升高血压、抗菌、抗病毒及局麻等作用；淫羊藿能增强下丘脑-垂体-性腺轴及肾上腺皮质轴、胸腺轴等内分泌系统的分泌功能，淫羊藿提取液能影响“阳痿”模型小鼠DNA合成，并促进蛋白质的合成，调节细胞代谢，明显增加动物体重及耐冻时间，淫羊藿醇浸出液能显著增加离体兔心冠脉血流量，淫羊藿煎剂及水煎乙醇浸出液给兔、猫、大鼠静注，均有降血压作用；锁阳醇提取物灌胃，可使吞噬功能低下小鼠的巨噬细胞吞噬红细胞能力有所恢复，静滴可使幼年大鼠血浆睾酮含量显著提高，提示锁阳有促进动物性成熟作用，锁阳水浸液对实验动物有降低血压、促进唾液分泌作用，能使细胞内DNA和RNA合成率增加；蛇床子能延长小鼠交尾期，增加子宫及卵巢重量，其提取物也有雄激素样作用，可增加小鼠前列腺、精囊、提肛肌重量，对耐药性金黄色葡萄球菌、铜绿假单胞菌及皮肤癣菌有抑制作用，可延长新城鸡瘟病毒鸡胚的生命，杀灭阴道滴虫，其所含的花椒毒酚有较强的抗炎和镇痛作用，另外，还有抗心律失常、降低血压、祛痰平喘、延缓衰老、促进记忆、局麻、抗诱变、抗骨质疏松、杀精子等作用；蒺藜水浸液及乙醇浸出液对麻醉动物有降血压作用，其水溶性部分有利尿作用，蒺藜总皂苷有显著的强心作用，有提高机体免疫功能、强壮、抗衰老等作用，蒺藜水煎液有降低血糖作用，水提取物有抗过敏作用；枸杞子具有促进免疫及造血功能、强壮、抗衰老、抗突变、降血脂、保肝、降血压、降血糖等作用。

关思友经验方

【组成】干姜12 g，细辛3 g，黄芪30 g，五味子10 g，白术30 g，麻黄6 g，防风10 g，银柴胡10 g，乌梅10 g，制附子（另包先煎）10 g，鹿茸（冲服）1 g。

【功效】温肺散寒，温暖督肾。

【主治】肺肾阳虚型变应性鼻炎。症见鼻痒鼻塞，喷嚏连连，大量清水涕，嗅觉减退；伴素日畏风怕冷，自汗，面色苍白，气短懒言，形寒肢冷，腰膝酸软，神疲倦怠，小便清长，或见遗精早泄；舌质淡，苔薄白，脉沉弱无力。检查见下鼻甲肿胀光滑，鼻黏膜淡白或灰白，鼻道可见水样分泌物。

【加减】鼻痒甚，可加僵蚕、蝉蜕、银柴胡；平素腰膝酸软、下肢寒凉者，可加枸杞子、菟丝子、杜仲；涕多者，可加桔梗、鱼脑石、苍耳子透脑止涕；若男子遗精早泄、女子带下清稀者，加山茱萸、桑螵蛸、芡实。

【方解】肺气虚寒，卫表不固，肾阳不足，温煦失职，风寒等外邪异气易乘虚而入，正邪相争，则喷嚏连连、鼻痒；肺失清肃，气不摄津，肾阳虚弱，气化失职，寒水上犯鼻窍，则清涕长流不止、鼻塞、下鼻甲肿胀、黏膜苍白或淡白；肺卫不固，腠理疏松，故恶风自汗；形寒肢冷、面色苍白、腰膝酸软、神疲倦怠、遗精早泄、舌质淡、苔薄白、脉沉弱无力均为肺肾阳气虚弱之象。

方中防风、黄芪、白术为玉屏风散，益气固表止汗；麻黄、附子、细辛助阳解表；乌梅、五味子收敛走散之阳气，敛肺止涕；银柴胡合五味子、乌梅祛风脱敏；干姜暖中，合鹿茸、附子温暖督肾。诸药共奏温肺散寒，温督暖肾之功，外邪可去，正气可复，病去身安。

【注意事项】外感风热及内有蕴热者忌用。

【现代研究】黄芪具有促进机体代谢、抗疲劳、促进血清和肝脏蛋白质的更新、明显

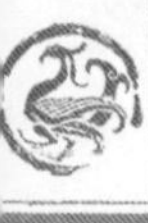

的利尿、改善贫血，增强和调节机体免疫功能等作用；白术具有双向调节肠管运动、防胃溃疡、促进细胞免疫功能，强壮机体等作用；防风具有解热、抗炎、镇静、镇痛、抗惊厥、抗过敏等作用；附子具有强心、抗炎、镇痛、抗衰老等作用；麻黄具有发汗、解热、兴奋中枢神经、升血压、抗病毒、抗病原微生物等作用；细辛具有解热、抗炎、镇静、抗惊厥及局麻、抑菌等作用；乌梅具有抑菌、增强免疫、对抗豚鼠的蛋白质过敏性休克、组胺性休克、在体外抑制蛔虫活动等作用；五味子具有兴奋神经及呼吸系统、降血压、利胆、保肝、增强细胞免疫功能、抗氧化、抗衰老、抑菌等作用；银柴胡具有解热、抗动脉粥样硬化等作用；干姜具有镇静镇痛、抗炎、止呕及短暂升高血压等作用；鹿茸具有明显的抗脂质过氧化作用及抗应激等作用。

吉良辰经验方

【组成】苍耳子 30 g，北细辛 9 g，辛夷头 30 g，川芎 9 g，白芷 30 g，薄荷梗 30 g，苦桔梗 30 g。上药共为细末，每以生黄芪 30 g 水煎趁热冲泡药末 6 g，先熏鼻孔，待温饮服，早晚各 1 次。

【功效】益气宣肺，通窍固表。

【主治】肺气不足，卫气失固型变应性鼻炎。症见鼻塞，鼻痒，喷嚏频频，清涕如水，嗅觉减退，伴见头痛，畏风怕冷，自汗，气短懒言，语声低怯，面色苍白，或咳痰清稀。舌质淡，舌苔薄白，脉虚弱。检查见下鼻甲肿大光滑，鼻黏膜淡白或灰白，鼻道可见水样分泌物。

【加减】若喷嚏多，清涕长流不止者，可加乌梅、五味子等；若畏风怕冷甚，遇寒则喷嚏频频者可加防风、白术、桂枝等；鼻痒甚，可加僵蚕、蝉蜕等。

【方解】肺气不足，卫表失固，风寒乘虚而入，邪正相争，则喷嚏频频；肺失清肃，气不摄津，津液外溢，则清涕自流不收；水湿停聚鼻窍，则鼻黏膜苍白、肿胀，鼻塞不通；肺卫感受风寒，郁遏不通，阳明经气上逆，故见前额或眉棱骨处头痛；肺气虚弱，精微无以输布，则气短懒言、语声低怯；肺卫不固，腠理疏松，故恶风自汗；因风寒束肺，肺气不宣，则咳嗽痰稀；面色苍白、舌质淡、苔薄白、脉虚弱为气虚之证。

方中以苍耳子、北细辛、辛夷头宣肺外达，通利肺窍；川芎、桔梗载药上行，升宣气血；薄荷梗清散轻宣，以防邪郁化热；佐用白芷芳香通窍，善走阳明经而治阳明头痛。上药合奏宣肺通窍之功，诸品为末做成散剂，并以生黄芪煎汤热冲如法用药，使之益气宣肺，通窍固表，缓缓收效。

【现代研究】黄芪具有促进机体代谢、抗疲劳、促进血清和肝脏蛋白质的更新、明显的利尿、改善贫血，增强和调节机体免疫功能等作用；细辛具有解热、抗炎、镇静、抗惊厥及局麻、抑菌等作用；薄荷具有解热、利胆、抗刺激、抑菌、消炎、止痛止痒等作用；川芎具有改善血流动力学状况、抗凝、降血压、抑菌、抗组胺和利胆作用；辛夷具有局部收敛、刺激和麻醉、抗过敏与抗炎、兴奋子宫作用；苍耳子具有降血压、降血糖及对呼吸系统的双重调节等作用；白芷具有解热、镇痛与抗炎、解痉、兴奋中枢神经、升高血压、抗微生物作用，并对心血管及平滑肌有双重作用；桔梗具有镇静、镇痛、镇咳、增强抗炎和免疫作用。

焦树德经验方

【组成】荆芥 10 g，防风 6 g，川芎 10 g，菊花 10 g，辛夷 10 g，苍耳子 10 g，生牡蛎(先下) 30 g，白芷 10 g，鹅不食草 3 g，红花 10 g，细辛 3 g，桔梗 5 g。

【功效】散风祛寒，宣肺通窍。

【主治】风寒束肺型慢性变应性鼻炎。症见鼻痒鼻塞，流清涕，喷嚏连连，伴眼痒、头痛、汗出、畏冷。舌质略暗，苔薄白，脉沉滑。检查见下鼻甲暗红肿胀，鼻道有水样分泌物。

【加减】正气虚者，加黄芪、白术、人参；鼻痒甚，加僵蚕、蝉蜕、蜈蚣；清涕多而不止者，加乌梅、五味子等；久病瘀滞明显、鼻甲肥厚肿胀者，加三棱、莪术、郁金、

丹参；气滞者，加柴胡、升麻；遇风加重者，加银柴胡、五味子、蝉蜕。

【方解】平素卫阳不固，风寒外袭，肺气失宣，鼻窍不利，故见鼻痒、流清涕；风邪上扰，正气抗争，则喷嚏连连、眼痒；风寒外袭，则头痛、畏冷、汗出。舌质略暗、苔薄白、脉沉滑、下鼻甲暗红肿胀，为病久入络，血脉瘀阻，兼见风寒之证。

方中以荆芥、防风散风祛寒，辛夷通窍散风祛寒，共为主药。川芎行血中气滞，上行头目搜风开郁治头痛；菊花清利头目，且可散风；细辛、苍耳子辛温通肺窍、散风寒；白芷散风寒止头痛，并有辛香走窜、芳香开窍之功；生牡蛎重镇潜阳散结；鹅不食草通鼻窍；红花活瘀通络；共为臣佐之用。桔梗开宣肺气，有引药上达肺窍的作用，引经而为使药。

【注意事项】变应性鼻炎脏腑蕴热者忌用。

【现代研究】防风具有解热、抗炎、镇静、抗惊厥、抗过敏、镇痛等作用；荆芥具有较强的抑菌、抗炎作用，还有一定的镇痛和解热作用；辛夷具有收缩鼻黏膜血管、促进黏膜分泌物的吸收、抗炎、抗过敏、镇痛、降血压等作用；苍耳子具有降血压、降血糖及对呼吸系统的双重调节等作用；菊花具有抗菌、抗病毒、扩张冠脉及增加冠脉血流量、提高心肌耗氧量、解热、抗炎等作用；白芷具有解热、镇痛与抗炎、解痉、兴奋中枢神经、升高血压、抗微生物作用，并对心血管及平滑肌有双重作用；桔梗具有镇静、镇痛、镇咳、增强抗炎和免疫作用；细辛具有解热、抗炎、镇静、抗惊厥及局麻、抑菌等作用；红花具有降低冠脉阻力、增加冠脉血流量、保护和改善心肌缺血、扩张周围血管、降低血压等作用；川芎具有改善血流动力学状况、抗凝、降血压、抑菌、抗组胺和利胆作用；牡蛎具有镇静、抗惊厥、降血脂、抗凝血、抗血栓等作用；鹅不食草具有抑菌、祛痰、止咳平喘、抗病毒等作用。

颜德馨经验方

【组成】川芎 30 g，红花 9 g，赤芍 9 g，桃仁 9 g，当归 9 g，生地黄 9 g，柴胡 6 g，白芷 6 g，贝母 9 g，僵蚕 9 g，地龙 6 g。

【功效】散风化瘀。

【主治】顽固性变应性鼻炎，证属久病入络为瘀者。症见喷嚏时作，清涕连连，鼻痒，嗅觉减退，缠绵不愈；伴见头晕头痛，面部如蚁爬行，幽幽痒痛，眼痒，巩膜可见瘀丝累累，皮肤干燥，身体困倦，常发低热，素易感冒；舌质暗，苔薄，脉细涩。

【加减】面部麻木等风相明显者，酌加蜈蚣、全蝎等虫类药搜剔伏风；血瘀明显者，酌加土鳖虫、三棱、莪术等活血逐瘀。

【方解】鼻病缠绵不愈，外感邪气留伏络脉，正气不足而间断大作，故喷嚏时作、清涕连连；正邪抗争则鼻痒；久病正气不足，清窍失养，则头晕头痛、嗅觉减退；邪气久留，则碍气阻血，瘀血乃成，此久病入络为瘀，故巩膜可见瘀丝累累、身体困倦、常发低热；风邪未去，久则潜伏入络，又其性善走窜，故面部如蚁爬行、幽幽痒痛、眼痒；舌暗苔薄、脉细涩为有瘀之象。

方中重用川芎活血祛风，行气止痛；桃仁、红花、赤芍活血祛瘀以助川芎之功；僵蚕、白芷、地龙助川芎祛风止痛，白芷兼通窍；久瘀则气滞不行，用柴胡疏肝解郁，助川芎行气；生地黄、当归滋养阴血，使活血化瘀而不伤血耗液；生地黄兼能清伏热，当归兼助上药活血调经之功；贝母合生地黄清血分伏热，并有化瘀之功。诸药合用，共奏散风化瘀之功。

【注意事项】变应性鼻炎属新感者不宜使用。

【现代研究】川芎、桃仁具有改善血流动力学状况、抗凝、降血压、抑菌、抗过敏、抗组胺和利胆作用；红花具有抗炎镇痛、镇静作用，以及对心血管、血液、免疫及神经系统广泛的调节作用；赤芍具有扩张冠脉、增加冠脉血流量、抑制血小板聚集、镇静、抗炎、止痛、抗病原微生物等作用；当归具有抗菌、抗炎镇痛、保肝、抑制中枢神经系统、抗肿瘤并对血液、心血管及免疫系统有广泛的作用；生地黄水提取液有降血压、镇静、抗炎、抗过敏作用，其流浸膏有强心、

利尿作用，此外还具有促进机体淋巴细胞的转化、增加T淋巴细胞数量的作用，并能增强网状内皮细胞的吞噬功能；柴胡具有镇静、安定、镇痛、解热、镇咳等广泛的中枢抑制作用及抗炎、抗脂肪肝、抑菌、抗感冒病毒、增强免疫功能等作用；白芷具有兴奋中枢神经、升高血压、抑菌、解热、抗炎、镇痛、解痉等作用；僵蚕有抗凝、催眠、抑菌等作用；地龙具有解热、镇静、抗惊厥、舒张气管、降血压、增强免疫、抗菌等作用；贝母具有镇咳、祛痰、降血压、解痉、抗溃疡等作用。

赵昌基经验方

【组成】黄芪 15 g，党参 15 g，白术 10 g，防风 12 g，桂枝 10 g，蝉蜕 6 g，大枣 15 g，薄荷 8 g，白芍 18 g，苍耳子 10 g，辛夷 9 g，甘草 6 g。

【功效】补肺益气，固表止汗，调和营卫。

【主治】肺气失肃，营卫失和型变应性鼻炎。症见晨起喷嚏连连，清涕滂沱，鼻塞，鼻痒，伴头痛，汗出；素易感冒，面白少华，神疲体倦，舌淡，苔薄白，脉细无力。检查见鼻甲淡白肿胀，鼻黏膜淡白或灰白，鼻道有大量清稀分泌物残留。

【加减】若喷嚏多，清涕长流者，加乌梅、五味子；鼻痒甚，加僵蚕、银柴胡；恶风寒甚者，加荆芥、淡豆豉；兼见咳喘者，加紫苏子、桔梗。

【方解】肺气不固，失于清肃，邪气外袭，正邪相搏而喷嚏连连、鼻痒；肺气虚甚，气不摄津，清涕滂沱；水湿停聚鼻窍，则见鼻塞、鼻黏膜淡白或灰白、鼻道残留清稀分泌物；营卫失和则汗出，肺气虚弱，卫阳不固则易感冒；面白少华，神疲体倦，舌淡，苔薄白，脉细无力均为肺气虚、营卫失和之象。

方中黄芪、党参、白术、防风补肺益气，固表止汗；桂枝、白术调和营卫；薄荷、苍耳子、辛夷、蝉蜕祛风通窍；大枣、甘草调和诸药。诸药合用，共奏补肺益气、固表止汗、祛风通窍、调和营卫之效。

【注意事项】内有郁热者不宜使用。

【现代研究】黄芪具有促进机体代谢、抗疲劳、促进血清和肝脏蛋白质的更新、明显的利尿、改善贫血，增强和调节机体免疫功能等作用；白术具有双向调节肠管运动、防胃溃疡、促进细胞免疫功能，强壮机体等作用；防风具有解热、抗炎、镇静、镇痛、抗惊厥、抗过敏等作用；党参具有调节胃肠运动、抗溃疡、增强免疫功能、抗缺氧、抗辐射等作用；桂枝具有解热、抗炎、镇静、镇痛、抗惊厥、抗过敏、增强免疫功能等作用；白芍具有提高机体免疫力、抗炎、镇痛、解痉等作用；蝉蜕具有抗惊厥、镇静、解热、抗过敏等作用；辛夷具有收缩鼻黏膜血管、促进黏膜分泌物的吸收、抗炎、抗过敏、镇痛、降血压等作用；苍耳子具有降血压、降血糖及对呼吸系统的双重调节等作用；薄荷具有解热、利胆、抗刺激、抑菌、消炎、止痛止痒等作用。

朱进忠经验方

【组成】柴胡 10 g，半夏 10 g，黄芩 10 g，党参 10 g，生姜 10 g，甘草 10 g，大枣 5 枚，桂枝 10 g，白芍 10 g。

【功效】和解枢机，调和营卫。

【主治】肝木失达、营卫失调型变应性鼻炎。症见：每遇风冷、花香等刺激性气味或情绪烦躁或压力较大时则鼻痒、喷嚏、流清涕，甚者眼睛发痒；伴恶风汗出、口苦，咽干，烦躁易怒，舌质淡红，苔薄白，脉弦缓。检查见鼻甲暗红肿胀，鼻黏膜淡白，鼻道有少量清稀分泌物残留。

【加减】遇寒诸症甚者，加防风、白术；喷嚏多、清涕不止者，加乌梅、五味子；兼腹胀便溏者，加白术、砂仁；鼻痒甚，加僵蚕、蝉蜕；若渴者，去半夏，加天花粉；若咳者，宜去党参、生姜、大枣，加五味子、干姜。

【方解】肝木失达，肝气上逆，气机升降不调，肺气不降，营卫失调，则易受刺激性气体、冷空气及情绪影响受邪，则鼻黏膜淡白；正邪相争，则鼻痒、喷嚏，甚者眼痒；肺失清肃，气不摄津，则流清涕、鼻道有少量清稀分泌物残留；肝气郁结，郁火上犯，则口苦、咽干、烦躁易怒、鼻甲暗红肿胀；恶风汗出、口苦、咽干、烦躁易怒、舌质淡红、苔薄白、脉弦缓均为肝木失达、营卫失调之证。

方中柴胡苦平，入肝胆经，透泄少阳之邪，并能疏泄气机之郁滞，散表邪；黄芩苦寒，清泄少阳半里之郁热，柴胡之升散，得黄芩之降泄，两者配伍，是和解少阳的基本结构；桂枝、白芍调和营卫，固表祛邪；党参、大枣补气固表，扶气祛邪兼能抗邪内传；肝气横逆，易脾胃受邪，佐以半夏、生姜和胃降逆止呕；甘草助参、枣扶正，且能调和诸药。诸药合用，和解枢机，兼调和营卫，气机条畅，卫表得固，外邪弗能侵袭。

【注意事项】外受风热之邪重者或邪已传里者不宜使用。

【现代研究】柴胡、桂枝具有解热、抗炎、镇静、镇痛、抗惊厥、抗过敏、增强免疫功能等作用，柴胡还有较好的抗肝损伤、抗脂肪肝、利胆、抗溃疡等作用；白芍具有提高机体免疫力、抗炎、镇痛、解痉等作用；黄芩具有明显的抑菌、抗过敏、解热、降血压、镇静、保肝、利胆、抗氧化等作用；半夏具有明显的止咳作用，还有广泛的抗肿瘤、对抗心律失常和室性早搏、抗胃溃疡等作用；党参具有调节胃肠运动、抗溃疡、增强免疫功能、抗缺氧、抗辐射等作用。

玉屏苍耳汤（王德鉴经验方）

【组成】黄芪 25 g，白术 10 g，防风 15 g，苍耳子 15 g，辛夷 15 g，白芷 15 g，杭菊花 15 g，木通 10 g，五味子 15 g，桑螵蛸 15 g。

【功效】益气敛肺，辛散风寒，通利湿邪。

【主治】肺脾气虚兼外感之变应性（过敏性）鼻炎、血管运动性鼻炎、慢性单纯性鼻炎、慢性鼻窦炎等。

【加减】如鼻塞较重，鼻甲肥大，黏膜充血，是偏于热邪盛，宜加蒲公英、紫花地丁；如鼻塞较重，鼻甲肥大，黏膜色淡肿胀，是寒邪凝重，宜加川芎、桂枝；如涕多，是湿邪盛宜加藿香，加重木通用量；涕多而稠黄，是湿热盛，宜加冬瓜仁、车前草；若属鼻窦炎，宜加皂角刺。如有阵发喷嚏、流清涕，宜加细辛、生薏苡仁；如有头痛，加藁本、蔓荆子；阴虚者加鳖甲、柏子仁；如鼻腔肌膜干萎、涕痂多，宜加何首乌、川芎、赤芍。

【方解】本方由玉屏风散及苍耳子散合方而成。外邪侵犯，风为先导、挟寒、挟热、挟湿入侵肺系、客于鼻窍、邪气壅滞，则鼻塞不通。方用苍耳子、辛夷、白芷疏散风邪、通利鼻窍；防风固表祛风；黄芪、白术补肺健脾、益气实表，冀脏腑功能旺盛，鼻窍得以滋养，清阳之气出清窍，清窍自利；五味子、桑螵蛸收敛固涩，收湿生津；木通通经利尿、利湿通窍；微苦辛凉清热之菊花，使清气上浮，以清鼻窍之邪，还可温凉调节，以防辛温过度。全方补泻合用、收散并举，肺气宣通，相得益彰，鼻窍自通。

【注意事项】本处方中所用的木通为三叶木通或白木通干燥藤茎，亦可用川木通，但不能用关木通，因关木通为马兜铃的藤茎，马兜铃酸有毒，关木通用量过大，可引起急性肾衰竭，中毒症状为：呕吐、头痛、面肿、尿频、尿急，重者神志不清等。

【现代研究】玉屏风散由黄芪、白术、防风组成。中医传统把玉屏风散用于“虚人腠理不固，易感风邪”的预防和治疗，经现代系统研究证实：玉屏风散具有重要的免疫作用，包括免疫双向调节作用，提高巨噬细胞吞噬能力，提高淋巴细胞转化百分率，促进细胞免疫能力，增强免疫球蛋白 IgA，降低 IgE，抑制流感病毒，抗疲劳、耐低温、耐缺氧等作用。苍耳子散由苍耳子、辛夷、白芷、薄荷组成（本方去薄荷），为鼻病专药，现代药理研究认为：苍耳子具有镇咳和呼吸兴奋作用，并有抑菌和免疫调节作用，辛夷具有收缩鼻黏膜血管，促进黏膜分泌物的吸收而发挥抗过敏作用；白芷具有抑菌、抗炎、解热、镇痛等作用。五味子和桑螵蛸为收涩药，五味子具有调节大脑皮质的兴奋和抑制过程，

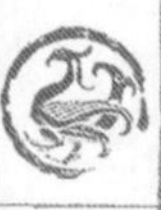

具有镇咳和祛痰作用，更重要的是具有与人参相似的适应原样作用，能增强机体对非特异性刺激的防御能力，增强细胞免疫功能，提高免疫利于变应性鼻炎的治疗。

【用方经验】苍耳玉屏汤补泻合用、收散并举，切合包括变应性鼻炎在内的多种鼻炎的病因病机，从而成为治疗鼻炎的基本方，临床上使用本方一定要辨清寒热虚实，肺气虚寒兼外感风寒湿邪，最宜于本方，所以临床上多用于变应性鼻炎及患鼻病日久者，而对外感风热及肝火上炎或肺经湿热之鼻窦炎者本方不适用。

五指毛桃四君子汤（王士贞经验方）

【组成】五指毛桃（加或不加黄芪）30 g，党参（或太子参）15 g，茯苓 15 g，白术 10 g，防风 10 g，辛夷 10 g，白芷 10 g，蝉蜕 5 g，地龙干 10 g，五味子 10 g，炙甘草 6 g。

【功效】健脾益气，温肺固表。

【主治】肺脾气虚之鼻鼽，包括变应性（过敏性）鼻炎、血管运动性鼻炎、慢性单纯性鼻炎等，亦可用于肺脾气虚之慢性鼻窦炎、鼻咽炎等。

【加减】耳堵塞感、头昏脑胀，加通窍药，如辛夷、白芷、石菖蒲；如汗多、畏风怕冷，重用五爪龙；鼻塞加石菖蒲、细辛；清涕难止加用诃子、益智、桑螵蛸、芡实之类；鼻出血时加用仙鹤草、白茅根，太子参替代党参，以育阴止血；营卫不和，加白芍、桂枝。

【方解】本方重用五指毛桃（性甘，微温）健脾补肺，行气利湿，补而不燥而为君药；党参甘温益气，白术健脾燥湿，茯苓健脾渗湿；辛夷、白芷、防风疏散风邪、通利鼻窍；五味子收敛固涩；地龙、蝉蜕息风通络；炙甘草，益气和中，调和诸药。

【注意事项】有胃病反酸者不能用五味子。

【现代研究】五指毛桃是一种食药同源的植物，在广东地区民间广泛用来煲汤，经研究证实补骨脂素为五指毛桃的主要活性成分之一，具有抗菌、抗病毒、抗凝血、抑制肿瘤、免疫调节等作用。五指毛桃根煎剂、乙醇提取物、乙醇回流后残渣的水提取物，分别给小鼠灌服对氨水喷雾引起的咳嗽均有明显的止咳作用。试管试验对金黄色葡萄球菌、甲型溶血性链球菌亦有较好的抑菌作用。四君子汤方具有明显的增强机体免疫功能作用，如能提高小白鼠腹腔巨噬细胞的吞噬功能，促进淋巴细胞转化，促进骨髓造血功能，调节胃肠运动，增强垂体-肾上腺皮质系统功能，改善微循环等作用。辛夷具有收缩鼻黏膜血管，促进黏膜分泌物的吸收而发挥抗过敏作用，白芷具有抑菌、抗炎、解热、镇痛等作用。地龙具有明显的解热、抗组织胺及增强免疫作用；五味子具有镇咳和祛痰作用，能增强机体对非特异性刺激的防御能力，增强细胞免疫功能，从而利于鼻鼽的治疗。

【用方经验】鼻鼽伴有如汗多、畏风怕冷等，要重用五爪龙，50 g 或 100 g。在南方炎热地区应用五爪龙要优于黄芪，因为黄芪性燥，服用药后患者有烘热即上火的感觉。如若清涕难止，可加用诃子、益智仁、桑螵蛸、芡实之类。年老患者或患鼻鼽病史较长者，多有阴液亏损表现，宜加用太子参等补阴药。

补气助阳汤（孙海波经验方）

【组成】黄芪、桂枝、白术、紫苏叶、藿香、白芷、细辛、附子、炙麻黄、防风、荆芥穗、党参、蝉蜕。

【功效】扶正驱邪通窍。

【主治】正虚邪侵所致的变应性鼻炎，症见鼻痒、鼻塞、打喷嚏、流鼻涕，兼见畏寒，面色苍白，舌质淡，苔薄白，脉虚弱。

【加减】偏肺气虚，加桔梗、诃子；偏脾气虚，加茯苓、陈皮；偏肾阳不足，加熟地黄、肉桂。

【方解】方中重用黄芪大补脾肺之气为君。黄芪甘微温，归肺脾二经，擅长补益脾肺之气以扶正。《珍珠囊》云“黄芪甘温纯阳，其用有五：补诸虚不足，一也；益元气，二也；壮脾胃，三也；去肌热，四也；排脓止痛，活血生血，内托阴疽，为疮家圣药，五也”。《本经》亦云“黄芪…补虚，小儿百病”。白术、附子、桂枝同为臣。白术苦甘温，归脾胃经，助黄芪补气健脾，《本草汇言》中云“白术乃扶植脾胃，散湿除痹，消食除痞之要药。脾虚不健，术能补之；胃虚不纳，术能助之”；附子辛甘温，归心肾脾经，上助心阳，中温脾阳，下补肾阳。黄芪、白术、附子合用达到补助脾肺肾，增强正气之功。桂枝辛甘温，归心肺膀胱经，可通阳扶卫，有助卫实表之功，《本经疏证》云“其用之道有六：曰和营、曰通阳、曰利水、曰下气、曰行水、曰补中”，且与白术同用，可以运脾阳，化水湿。藿香辛微温，归脾胃肺经，化湿解表；紫苏叶，辛温，归肺脾经，可醒脾宽中，行气解表，与藿香同用醒脾行气，化湿解表。白芷辛温归肺胃经，解表散风，通窍燥湿；细辛辛温，归肺肾心经，由于其性辛香走窜，善通鼻窍，止疼痛，《本经》云其“明目，利九窍”，祛风散寒，通窍，止痛，温肺化饮，为少阴肾经引经药，与附子同用共行助阳解表之效；麻黄辛发散，性温散寒，主入肺与膀胱经，功在开腠理，透毛窍，发汗解表以散风寒。麻黄、细辛、白芷共为佐药，协助君臣药以驱邪外出，增强散风、清热、通窍之功。诸药合用，共奏扶正驱邪通窍之效。

【现代研究】现代药理研究表明，黄芪、白术具有调节机体细胞和体液免疫的作用，麻黄还有较强的抗组胺作用。

【用方经验】孙海波教授认为鼻鼽多为正虚邪侵，以肺脾肾虚，风寒等外邪犯鼻所致。正虚主要是指肺脾肾的不足，以肺为主。肺气的充实，有赖于脾气的运化、输布和肾气的摄纳。脾为后天之本，生化之源，脾虚则诸脏气亦虚，若脾气虚弱，纳运失职，湿浊内停，且气无以充养，肺失宣降，津液停聚，致寒湿久凝鼻窍，出现鼻塞、喷嚏、清涕不止。而气之根在于肾，又主命门之火，肾水充盈，吸入之气才能经过肺的肃降，下纳于肾，若肾元亏虚，摄纳无权，气不归原，阳气易于耗散，风邪得以内侵致病，同时肾虚则不能温养脾肺，可致鼽嚏。故采用“扶正驱邪通窍”之法，重用黄芪大补脾肺之气为之首要也。

温鼻通窍饮（谢强经验方）

【组成】炙黄芪 15 g，葛根 15 g，白术 12 g，桂枝 10 g，生麻黄 6 g，辛夷（包煎）6 g，防风 10 g，蝉蜕 6 g，炙甘草 10 g，薄荷（药引，后下）3 g。

【功效】益气升阳，温鼻通窍。

【主治】肺气虚寒型的变应性鼻炎。症见鼻塞，鼻痒，喷嚏频频，清涕如水，嗅觉减退，畏风怕冷，自汗，气短懒言，语声低怯，面色苍白，或咳嗽痰稀，舌质淡，舌苔薄白，脉虚弱。

【加减】鼻痒甚，可酌加僵蚕、蒺藜以疏风止痒；若喷嚏多、清涕长流不止者，可加五味子、覆盆子以敛气摄津；若畏风怕冷，清涕如水者，可酌加干姜、大枣以调和营卫；若腹胀便溏者，可酌加山药、神曲以健脾益气。

【方解】本方所治之证为肺气虚寒，卫外不固，风寒外袭，侵犯鼻窍致鼻鼽之证。肺气虚寒，卫外不固，风寒外袭，邪正相争，故喷嚏频频；肺失清肃，气不摄津，津液外溢，故清涕自流不收；寒湿之邪停聚鼻窍，故鼻塞不通；肺气虚弱，故气短懒言、语声低怯；肺卫不固，腠理疏松，故可见恶风自汗；因风寒束肺，肺气不宣，故咳嗽痰稀；面色苍白、舌质淡、苔薄白、脉虚弱均为气虚之证。治宜益气升阳，温鼻通窍。

方中以炙黄芪、葛根、白术益气升阳、补益肺脾为君；以桂枝、生麻黄、辛夷温肺散寒、温鼻通窍为臣；以防风、蝉蜕、薄荷祛风止痒为佐；使用甘草、薄荷，以炙甘草补中益气、调和诸药，以薄荷向上引诸药达鼻通窍。全方温肺散寒、通窍利鼻、补肺固表，以治其根本。诸药合之，共奏益气升阳，温鼻通窍之功。

【注意事项】肺经伏热，上犯鼻窍者，不宜使用本方。鼻渊有热者忌用。

【现代研究】方中炙黄芪有增强特异性和非特异性免疫功能、升高红细胞的比容，增加红细胞数、保肝、减缓自然衰老、抗溃疡

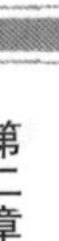

等作用；桂枝具有解热、镇痛、镇静、抗惊厥、抗菌、抗病毒、扩张血管、促进发汗等作用；白术有抗溃疡、增强机体免疫功能、抗应激、增强造血功能等作用；生麻黄具有发汗、平喘、利尿、抗炎、抗过敏、镇咳、祛痰、解热、抗菌、抗病毒等作用；防风有解热、镇痛、镇静、抗菌、抗炎等作用；葛根有增加脑及冠脉血流量、解痉、降血糖、解热及雌激素样等作用；辛夷有抗过敏与抗炎、局部收敛、刺激和麻醉、兴奋子宫等作用；蝉蜕有抗过敏、免疫抑制、保护红细胞的作用；生甘草有类肾上腺皮质激素样作用；薄荷有抗菌抗炎、抗病毒、抗癌、促进透皮吸收等作用。

【用方经验】变应性鼻炎是临床常见的鼻病，属于中医学“鼻鼽”范畴。经云：肺主鼻，鼻为肺之窍，故鼻的生理、病理与肺有密切的关系。其发病的关键环节就是肺气虚寒，卫表不固。《证治要诀》云：“清涕者，脑冷肺寒所致”。谢强教授认为治疗时应重视益气升阳，从肺脾论治。自拟温鼻通窍饮，以补益肺脾、温肺散寒、益气升阳、通窍利鼻。由于药证相符，故在提升阳气，减轻症状等方面均获得较好的疗效。用之于临床能有效缓解鼻塞，鼻痒，打喷嚏，流清涕等症状，甚至达到根治的效果。此外，谢强教授要求药煎煮完毕离火，先用毛巾围住鼻与药罐趁热熏鼻15分钟，然后内服，药蒸汽熏鼻有助温鼻通窍。

第四节　干燥性鼻炎与萎缩性鼻炎

干燥性鼻炎是一种特殊类型的慢性鼻炎，也认为属于萎缩性鼻炎的早期，临床上以鼻腔干燥少津，伴有鼻内灼热、刺痒感，下鼻甲前端少许干痂黏附，或有鼻中隔黏膜糜烂，易致鼻出血等为特点。

萎缩性鼻炎，其鼻腔黏膜、骨膜及骨质发生萎缩性改变，往往伴有鼻内干燥、容易出血，嗅觉障碍，鼻内脓痂形成与鼻臭，甚至头痛。本病以原发性为多，多发生于山区，气候干燥地区，女性多于男性；继发性者主要由于鼻腔或鼻窦疾病如慢性鼻窦炎，鼻腔特殊感染性疾病，以及鼻腔手术不当而成。

中医称干燥性鼻炎为鼻燥，对萎缩性鼻炎称为鼻槁，其病机多属阴虚鼻窍失养，或兼气虚，或兼热邪，或兼气血瘀滞等。

华良才经验方

【组成】生地黄15 g，熟地黄15 g，沙参15 g，山茱萸10 g，山药15 g，牡丹皮8 g，桑叶10 g，桑白皮10 g，蒲公英20 g，炙枇杷叶10 g，生石膏30 g，阿胶10 g，杏仁10 g，麦冬10 g，生甘草6 g，黑芝麻10 g，白芝麻10 g（嚼服），柿霜10 g（冲服）。

【功效】补肺肾之阴，清肝肺郁火。

【主治】肺肾阴虚、挟肝肺郁热型萎缩性鼻炎。症见鼻干较甚，鼻塞、鼻腔内干痂附着，不易擤出，时流黄绿涕，鼻气臭，易鼻衄，嗅觉减退；伴见头痛，咽部干燥，干咳少痰，或痰带血丝，腰膝酸软，手足心热，舌红苔少，脉细数。检查见鼻黏膜色红干燥，鼻甲萎缩，或有脓涕痂皮积留，鼻气恶臭。

【加减】若鼻衄者，加白茅根、藕节等；腰膝酸软者，加牛膝、杜仲；嗅觉减退者，加辛夷、薄荷等；鼻干甚，加玄参、百合。可同时配合外治法，清洗鼻痂，还可用芝麻油加少许冰片溶解滴鼻，或用白蜜涂抹鼻腔，一日数次。

【方解】肺肾阴虚，阴不上承，鼻失滋养，兼以虚火上炎，灼伤鼻窍黏膜，故见鼻干较甚、易鼻衄、嗅觉减退、涕痂积留鼻窍、鼻黏膜色红干燥、鼻甲萎缩；肺肝经郁热上蒸熏灼，则黄浓绿涕，鼻臭；阴虚肺燥，故见干咳少痰；阳络受损则痰带血丝；肾阴不足，腰膝失养，虚火内盛，故见腰膝酸软、手足心热；舌红苔少、脉细数为阴虚之象。

方中生熟地黄、麦冬、沙参滋养肺肾之阴，生津润燥；炙枇杷叶、桑白皮、桑叶清泻肺肝郁热；牡丹皮、石膏清肺肾之虚热，兼能生津润燥，牡丹皮并制山茱萸之温涩；山茱萸、山药补益肝脾肾，阿胶滋阴、润肺、补血，合黑白芝麻共补人身之气血；柿霜为滋阴生津之良品；杏仁合枇杷叶、柿霜共行降肺气止逆之功；蒲公英、生甘草清热解毒利咽，甘草兼调和诸药。

【注意事项】内有郁热者忌用。

【现代研究】生地黄水提取液有降血压、镇静、抗炎、抗过敏作用，其流浸膏有强心、利尿作用，此外还具有促进机体淋巴细胞的转化、增加T淋巴细胞数量的作用，并能增强网状内皮细胞的吞噬功能；熟地黄具有防止肾上腺皮质萎缩、促进肾上腺皮质激素合成等作用；沙参具有降血压、抑菌、抗炎、镇静等作用；牡丹皮具有抗炎、降温、解热、镇痛等作用；山茱萸具有抑菌、强心、升血压、抗血栓、抗氧化等作用；桑叶具有抑菌、降血糖等作用；枇杷叶、桑白皮均具有止咳、抑菌、抗炎等作用；阿胶具有明显的补血作用；蒲公英具有较强的抑菌、利胆、保肝、抗内毒素及利尿等作用。

黑参丸（齐强经验方）

【组成】玄参、生地黄、麦冬各等份。共为末，炼蜜为丸，每丸重9 g，早晚各服1丸。配合局部滴油：麻油加蜜清汁，每日3次。

【功效】养阴润燥。

【主治】肺阴虚型萎缩性鼻炎。症见鼻干，鼻衄，嗅觉减退，咽干燥，干咳少痰，或痰带血丝，舌红少苔，脉细数。

【加减】若鼻衄加白茅根、墨旱莲、藕节凉血止血。

【方解】本方所治之证为肺阴虚，虚火上炎所致的萎缩性鼻炎。肺阴虚，津不上承，鼻失滋养，兼以虚火上炎，灼伤鼻窍黏膜，故见鼻干、鼻衄、嗅觉减退；阴虚肺燥，故见干咳少痰，阳络受损则痰带血丝；舌红少苔，脉细数均为肺阴虚之象。故治宜养阴润燥。

方中玄参养阴生津，润燥清热，为主药；麦冬滋液润燥，生地黄养阴清热，为辅助药；三药均属质润之品，合用有养阴润燥的作用。

【注意事项】脾胃虚寒者，慎用。本方含玄参，玄参反藜芦。

【现代研究】玄参对多种细菌有抑制作用，能抗炎、镇静、抗惊厥；生地黄有抗炎、抗过敏、增强免疫功能的作用；麦冬可提高免疫功能，增强机体的适应性。

【用方经验】齐强教授认为本方适用于萎缩性鼻炎辨证为肺阴虚者。若兼有肾阴虚者，可加女贞子、墨旱莲、黄精等，以加强补肾阴的作用。若鼻腔干痂多者，可配合鼻腔冲洗法。局部可用复方薄荷油滴鼻。

赵昌基经验方

【组成】沙参 15 g，麦冬 12 g，黄芩 12 g，黄连6 g，白芍 18 g，白芷 12 g，辛夷 10 g，茯神15 g，鱼腥草 20 g，栀子 6 g，薄荷12 g，蝉蜕6 g，牛膝15 g。

【功效】清心泄肺，佐以滋阴宁神。

【主治】心肺郁热、上犯鼻窍型萎缩性鼻炎。症见鼻内干燥，灼热疼痛，时流腥臭脓涕，易鼻衄或涕痂带血丝；伴见头痛，口渴咽干，心烦失眠多梦，小便黄，大便干结；苔黄，脉细数。检查见鼻腔黏膜干燥暗红，多有鼻中隔黏膜糜烂结痂。

【加减】鼻衄者加白茅根、茜草根；咽干肿痛者，加桔梗、生甘草、蒲公英；脓涕多者，加皂角刺；咳嗽者，加杏仁、炙枇杷叶。

【方解】心肺郁热，邪热上蒸鼻窍，津液耗损，则鼻内干燥、灼热疼痛、易鼻衄或涕痂中带血丝、鼻窍黏膜干燥暗红；郁热熏蒸津液，则时流腥臭脓涕、多有鼻中隔黏膜糜烂结痂；郁热上攻头窍，则头痛；心经郁热，则心烦失眠多梦；心肺郁热耗伤津液，则口渴咽干、小便黄、大便干结；苔黄、脉细数为心肺有热之象。

方中黄芩苦寒，专入肺经，善清肺火及上焦实热；黄连苦寒，长于清中焦湿热，尤

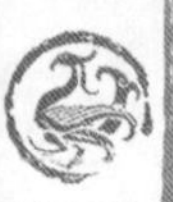

善清泻心经实火；栀子清泻三焦火邪，泻心火而除烦；三者合用，清心泄肺力胜。沙参、麦冬生津润燥，补耗伤之阴津；白芍养血敛阴，兼能平抑肝阳，防止火热耗伤阴血引动肝阳上亢；白芷、辛夷通窍止痛；鱼腥草、蝉蜕、薄荷清热解毒利咽；茯神合黄连、栀子清心除烦安神；牛膝引火下行、利水通淋，使热从小便而去。诸药合用，共奏清肺泻肺之功，佐以养阴宁神，使诸症皆愈，病体得安。

【注意事项】证属阳虚者忌用。

【现代研究】黄芩、栀子均具有抑菌、解热、降血压、镇静、保肝、利胆、抗氧化等作用；黄连具有抑菌调节心脏收缩力、利胆、抗腹泻、抗炎、抑制组织代谢等作用；白芷具有兴奋中枢神经、升高血压、抑菌、解热、抗炎、镇痛、解痉等作用；辛夷具有收缩鼻黏膜血管、保护鼻黏膜、减轻炎症、抑菌、抗过敏、镇痛、降血压等作用；蝉蜕具有抗惊厥、解热、镇静等作用；白芍具有促进吞噬细胞功能、提高机体免疫力、抗炎、镇痛、解痉等作用；鱼腥草具有明显的抗菌、抗病毒、提高机体免疫力、抗炎等作用；牛膝具有抗炎、镇痛、提高机体免功能的作用，牛膝总皂苷对子宫平滑肌有明显的兴奋作用，牛膝能降低大鼠全血黏度、红细胞压积、红细胞聚集指数，并有抗凝作用，牛膝所含蜕皮甾酮有降脂作用，并能明显降低血糖，其煎剂对小鼠离体肠管呈抑制，对豚鼠肠管有加强收缩的作用；麦冬具有调节血糖、提高免疫功能、抗缺氧、保护心肌、抗休克、抗菌等作用。

【用方经验】萎缩性鼻炎，多发生于年轻男女，以鼻甲膜、骨膜萎缩、结痂、恶臭为主要症状，同时伴头痛，以前额及两眉心尤甚，心烦失眠多梦，五心烦热等阴虚见症。其病机为心肺郁热，上犯清窍，治宜清心泻肺，化痰开窍，佐以养阴宁神，故用黄连阿胶汤合养阴清肺汤治疗，药证相符，痼疾速愈。

第五节 鼻窦炎

鼻窦炎有急性与慢性之分。急性鼻窦炎主要属于鼻窦黏膜的急性化脓性炎症，多继发于急性鼻炎，临床上以外感新病，出现发热、头痛、鼻塞、流脓涕等症为主要特点。常见致病菌如肺炎链球菌、甲型溶血性链球菌；其次为杆菌，如流感嗜血杆菌、变形杆菌等。此外，厌氧菌感染亦不少，临床上多为混合感染。慢性鼻窦炎主要是鼻窦黏膜的慢性化脓性炎症，因急性鼻窦炎未愈，病程迁延而成，临床上以久病鼻塞、流脓涕、嗅觉减退，或伴头痛等为主要特点。致病菌与急性鼻窦炎类似，并可见到霉菌感染。

中医称鼻窦炎为鼻渊，一般分为虚实两类，实证类以风热犯肺，或肺热、脾胃热、肝胆热证为主，鼻涕黄浊量多，口干舌红，苔黄脉实；虚证类以肺脾气虚、肾阳亏虚为主，兼邪毒（寒、湿、热、瘀）久留，因此多虚实夹杂。

董建华经验方

【组成】川芎 9 g，白芷 6 g，苍耳子 9 g，细辛 2.4 g，辛夷 9 g，苍术 9 g，菊花 9 g，葛根 9 g，陈皮 6 g。

【功效】辛开肺窍，通里透气。

【主治】风寒凝郁、邪闭肺窍型鼻窦炎。症见鼻塞，流涕，涕时清时浊，头痛剧烈，尤以鼻窦处为重，遇风冷症状加重；伴见畏风恶寒，发热；舌淡红，苔白或腻，脉细滑小数。检查见鼻黏膜充血肿胀，尤以中鼻甲为甚，中鼻道或嗅沟可见黏性分泌物。头额、眉棱骨或颌面部叩痛，或压痛。

【加减】可依症酌加佩兰芳香化浊，蝉蜕疏风邪，黄芩清肺热。

【方解】风寒外袭，肺窍受邪，正邪相争，邪闭肺窍，则鼻塞流涕、鼻黏膜充血肿胀；浊涕壅塞鼻窍，则见头痛剧烈、中鼻道或嗅沟可见黏性分泌物；寒邪闭阻肺窍，则遇风冷引邪出动，诸症加重；畏风汗出、发热、舌淡红、苔白或腻、脉细滑小数均为风寒凝郁，寒闭肺窍之象。

方中苍耳子、辛夷、白芷、菊花、细辛散风解表、通窍止痛、燥湿排脓；苍术祛风散寒，兼燥湿止涕；陈皮理肺气；川芎上行活血散风止头痛；葛根升阳散风止痛。诸药合用，共奏辛开肺窍、通里透气之功。

【注意事项】阴虚热盛或湿热内盛者不宜使用。

【现代研究】川芎具有改善血流动力学状况、抗凝、降血压、抑菌、抗组胺和利胆作用；细辛具有解热、抗炎、镇静、抗惊厥及局麻、抑菌等作用；苍耳子具有降血压、降血糖及对呼吸系统的双重调节等作用；白芷具有解热、镇痛与抗炎、解痉、兴奋中枢神经、升高血压、促进光敏、抗微生物作用，并对心血管及平滑肌有双重作用；菊花具有抗菌、抗病毒、扩张冠脉及增加冠脉血流量、提高心肌耗氧量、解热、抗炎等作用；辛夷具有收缩鼻黏膜血管、保护鼻黏膜、减轻炎症、抑菌、抗过敏、镇痛、降血压等作用；苍术具有抗痉挛、降血糖、排钠、排钾、治疗夜盲及角膜软化症等作用；陈皮具有扩张气管、刺激性祛痰、调节心脏收缩力等作用；葛根具有抗急性心肌缺血、扩张冠脉和脑血管、降低心肌耗氧量、降血压、解热、改善微循环等作用。

刘惠民经验方

【组成】麻黄 6 g，生石膏 15 g，薄荷 6 g，苍耳子 9 g，荆芥穗 6 g，白芷 6 g，菊花 9 g，金银花 9 g，天花粉 12 g，乳香 4.5 g，山药 15 g，柴胡 4.5 g，甘草 6。

【功效】疏风清热，宣肺通窍。

【主治】肺经郁热、上蒙清窍型鼻窦炎。症见鼻塞，流黄脓涕，量多，嗅觉减退，头痛剧烈，每因感冒引起症状复发或加重；可兼有素易感冒，发热恶寒，全身不适，或咳嗽，舌质红，舌苔薄黄，脉数或滑数。检查见鼻黏膜充血红肿，鼻道可见黄黏性分泌物。

【加减】若头晕头痛较重者，加天麻、僵蚕、川芎；若失眠多梦、久病不愈者，加菟丝子、酸枣仁、枸杞子、钩藤；若兼脓涕量多，色黄或黄绿，或有腥臭味，头晕头痛，烦躁易怒，口苦咽干寐少梦多，脉弦数等症，为肝胆邪热上蒸清窍，上方去乳香、山药、柴胡，加天麻、石决明、夏枯草、黄芩、牡丹皮、大黄等清肝泻胆；若为妊娠兼肺经郁热者，于清利之品中加人参、杜仲、桑寄生、砂仁、白术、炒酸枣仁等补益脾肾，益气安胎。

可配合外治法：鱼脑石 3 块，牛黄 2.2 g，硼砂 7.5 g，冰片 1.5 g。共研细粉，凡士林 10 g，调成膏，以棉棒醮药塞鼻中，两侧交替进行，每日 3～4 次。

【方解】素易感冒，营卫失和，病久肺经内生郁热，肺开窍于鼻，郁热循经上蒸鼻窍，则鼻甲充血红肿、鼻塞不通、流黄脓涕、量多；邪壅肺系，肺气不利，则嗅觉减退、头痛剧烈；常因外受风热外邪引发或加重，则发热恶寒、全身不适；舌质红、苔薄黄、脉数或滑数均为肺经郁热之象。

方中麻黄辛温，开宣肺气以平喘，开腠解表以散邪；石膏辛甘大寒，清泻肺热以生津，辛散解肌以透邪；二药一辛温，一辛寒；一以宣肺为主，一以清肺为主，且俱能透邪于外，合用则相反之中寓有相辅之意，既消除致病之因，又调理肺的宣发功能，二者共用为君；石膏用量远大于麻黄，不失辛凉之意。金银花、菊花俱能清热解毒、疏散风热；苍耳子、白芷解表祛风、通窍止痛排脓；四者共为臣药。天花粉清热泻火、生津止渴、兼能助臣药消肿排脓；乳香活血行气以止头痛；久病易累及脾肾，故佐以山药生津益肺，补养脾肾；柴胡苦辛微寒，性升发，合石膏以解表清里退热，合山药升举中气，助乳香行气止痛；俱为佐药之用。薄荷辛凉，荆芥穗辛温，二者均性上行，合用祛风解表，清利头目，是无论风寒风热常用解表组合，兼能引药上行；甘草助山药补脾益气，助金银花、菊花清热解毒，并能祛病久脾虚所生之痰，兼能调和诸药；三者共为佐使之用。诸

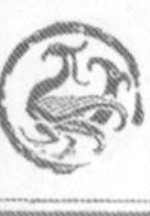

药合用，肺经郁热可清，鼻窍可通，头痛可止，并能防病久所生之变，一方而奏全功。

【注意事项】久病虚寒者忌用。

【现代研究】麻黄具有发汗、解热、利尿、兴奋心脏、抗病毒、抗病原微生物等作用；生石膏具有解热、提高肌肉和外周神经兴奋性、提高机体免疫能力、缩短血凝时间、利尿、增加胆汁排泄等作用；苍耳子具有降血糖、镇咳、抑制心脏功能而减慢心率，调节呼吸、抑菌、抗真菌等作用；白芷具有抑菌、解热、镇痛、抗炎、解痉等作用；薄荷具有通过兴奋中枢神经系统达到发汗解热作用以及抗刺激、利胆、止咳、抗病毒、抑菌、消炎、止痛、止痒等作用；菊花具有抗菌、抑病毒、解热、抗炎等作用；柴胡具有镇静、安定、镇痛、解热、镇咳等广泛的中枢抑制作用及抗炎、抗脂肪肝、抑菌、抗感冒病毒、增强免疫功能等作用；金银花具有广谱抗菌、抑菌、抗病原微生物、抗炎、解热、促进白细胞的吞噬、降低胆固醇等作用；荆芥具有增加汗腺分泌、微弱解热、抑菌、抗炎等作用；天花粉所含蛋白有免疫刺激和免疫抑制两种作用，体外实验证明，天花粉蛋白可抑制 HIV 在感染的免疫细胞内的复制繁衍，减少免疫细胞中受病毒感染的活细胞数，能抑制 HIV 的 DNA 复制和蛋白质合成，天花粉水提取物的非渗透部位能降低血糖活性，天花粉煎剂对溶血性链球菌、肺炎链球菌、白喉棒状杆菌有一定的抑制作用；乳香具有镇痛、消炎、升高白细胞等作用。

【用方经验】刘氏认为，鼻窦炎的发生原因主要有三：一为外感邪毒，入肺化热；二为胆腑郁热，上移于脑；三为脾气不运，清阳不升。故多采用清宣肺窍，疏利肝胆，健脾益气等法。对急性者常配用解表药物，病程久者酌加益肾之品，常能收效。除应用汤药内服外，多喜用鱼脑石、牛黄、冰片、硼砂等清热透窍之品，配成油膏或药粉局部应用。鱼脑石乃黄花鱼头中之石样小骨块，性味甘平，刘氏经验，本品配以牛黄、冰片等药物有较好的清热、消炎、利窍之功能，故常喜采用之。

辛前甘桔汤（张赞臣经验方）

【组成】辛夷 6 g，防风 6 g，前胡 9 g，天花粉 9 g，薏苡仁 12 g，桔梗 4.5 g，生甘草 3 g。

【功效】疏风清热，通窍排脓。

【主治】鼻渊。症见浊涕常流，如脓如髓，腥臭难闻，及嗅觉减退等症。

【加减】鼻塞重者，可加细辛、藿香（尤苔腻湿重者可重用）；湿浊蕴肺者，可加苍耳子、石菖蒲、路路通等；热证鼻塞，可加荷梗；排脓药如天花粉性甘寒，适用于热证；白芷辛温，适用于风寒之证；黄芪可托补排脓；头痛要按部位分经用药，如额部头痛多选白芷、藁本，颞部头痛宜用白芍、蒺藜，头顶或枕部痛可选蔓荆子，眼眶痛可加用决明子、青葙子；分泌物清稀，可加杏仁、贝母；分泌物黄稠，可加瓜蒌皮、冬瓜子；黏膜水肿甚者，可加茯苓、泽泻；黏膜红肿者，可加赤芍、牡丹皮。

【方解】本方所治为鼻渊。症因受风冷，寒郁化火，风热遏郁，邪毒羁留，致鼻膜肿胀，肝胆之火上逆，宜清泄为主，佐以扶正之品。

方中辛夷入肺经，善散风宣肺而通鼻窍，同时配以防风加强祛风之力，无论风寒、风热均可适用；前胡辛苦微寒，降气化痰，开泄通窍，配桔梗，一升一降，祛痰排脓，新开苦泄；薏苡仁甘淡渗湿，有清肺排脓健脾之功，又能生津润燥，合天花粉可加强消肿排脓作用而不伤正；生甘草泻火解毒，调和诸药，与桔梗相配即为甘桔汤，长于祛痰利咽，兼治鼻、咽之疾患。全方药性平和，通条兼施，宜于慢性病者长期服用。

【注意事项】鼻渊治以清泄为主，佐以扶正之品，但用补益药时须注意：邪热重时进补宜暂缓，或配以疏散药，以免留邪；脾气不足、胃纳欠佳时宜配健脾理气药以防滞，见舌苔厚腻则养阴药免进。

【现代研究】方中辛夷具有抗菌、抗过敏作用，对心血管和中枢系统调节作用，对局部有收敛、刺激和麻醉作用；前胡具有抗炎、祛痰、解痉作用；天花粉有调节免疫、抗肿瘤、抑制蛋白质的生物合成以及抗菌作用；防风具有抗菌、抗病毒、抗炎、提高免疫和解热作用；薏苡仁具有抗癌、镇静镇痛、降温和解热作用；桔梗有祛痰镇咳、抗炎与增强免疫、抗溃疡、镇静、镇痛、解热以及松弛平滑肌、抗肿瘤等作用；甘草有肾上腺皮质激素样作用、抗溃疡、解痉、保肝、调节免疫、抗病毒及抗菌、止咳平喘和祛痰等作用。

【用方经验】张赞臣教授认为，鼻渊的治疗以疏风清热、通窍排脓为原则。因久病每易伤正，常需通调兼施，在清泄的基础上，佐以扶正之品。但由于临床表现错综复杂，故局部辨证应与全身辨证相结合，如有局部充血，涕呈黄脓，而全身虚寒见证者；亦有局部苍白、涕清稀，而全身内热见证者；药可根据寒热虚实之辨证结果酌情选用。患鼻渊日久者，咽部常有病变，检查每见咽后壁淋巴滤泡增生，故治鼻病勿忘兼顾咽病。

眉棱骨痛方（谭敬书经验方）

【组成】苍耳子 12 g，白芷 12 g，川芎 15 g，大蜈蚣 2 条，皂角刺 10 g，桃仁 10 g，制草乌 6 g（先煎），法半夏 10 g，白芍 20 g，生甘草 10 g，黄芩 15 g，鱼腥草 20 g，木通 10 g。

【功效】逐瘀开痰，清热解毒，祛风止痛。

【主治】用于急性额窦炎，证属瘀热痰浊风毒互结者。症见：头额部疼痛剧烈，头昏，平躺时较剧，鼻塞，有大量黄黏涕，或有腥臭味，嗅觉不灵；伴见发热，口苦咽干，口渴欲饮，咳黄黏痰，注意力不集中，目眩，耳鸣耳聋，烦躁，失眠，大便干结，小便短赤；舌暗红，边有瘀斑，苔黄腻，脉数有力或涩。检查见：鼻甲及鼻黏膜红肿充血，中鼻道可见黏性分泌物附着，额部可有按压痛及叩击痛。

【加减】额部疼痛明显者，酌加蔓荆子、柴胡、藁本等；口臭、口渴明显等胃热壅盛者，酌加石膏、知母、麦冬、天花粉、芦根等；大便干结、小便短赤者，酌加大黄、麻仁、芦荟等；若见烦躁易怒、口苦咽干、舌红苔黄、脉弦有力等肝胆热盛者，酌加龙胆、代赭石、青黛等。

【方解】额窦开口于中鼻道，位居头上内侧，头鼻为清窍，受清气、津液之濡养，痰浊凝聚，日久与瘀毒互结，内生热毒滞留空窍；再因鼻窍易受外来风邪之侵袭，风性善变、来去较急，故常急性发作；风热痰浊瘀毒滞留清窍，清浊不分，故见头痛剧烈、头昏、鼻塞、大量浊涕、有腥臭味；因额窦位置较高，平躺时不宜引流，故诸症较剧；伴症及舌脉、检查所见均为瘀热痰浊风毒互结之象。

方中川芎、皂角刺、桃仁活血化瘀；法半夏除痰燥湿；苍耳子、白芷、制草乌、蜈蚣祛风止痛；黄芩、鱼腥草、木通清热解毒；白芍、甘草缓急止痛。合用共奏逐瘀除痰，清热解毒，祛风止痛之功。

【注意事项】鼻窦炎如属久病急性发作者，则宜酌加扶正之品。

【现代研究】苍耳子具有降血压、降血糖及对呼吸系统的双重调节等作用；白芷具有解热、镇痛抗炎、解痉、兴奋中枢神经、升高血压、光敏、抗微生物作用，并对心血管及平滑肌有双重调节作用；川芎具有改善血流动力学状况、抗凝、降血压、抑菌、抗组胺和利胆作用；皂角刺具有祛痰、抑菌等作用；桃仁具有改善血流动力学状况、抗凝、降血压、抑菌、抗过敏、抗组胺和利胆作用；半夏具有明显的止咳作用，还有广泛的抗肿瘤、对抗心律失常和室性早搏、抗胃溃疡等作用；白芍具有促进吞噬细胞功能、提高机体免疫力、抗炎、镇痛、解痉等作用；鱼腥草具有明显的抗菌、抗病毒、提高机体免疫力、抗炎等作用；黄芩具有抑菌、解热、降血压、镇静、保肝、利胆、抗氧化等作用；木通具有利尿、抗炎、抑菌等作用。

麻黄附子细辛汤合苍耳子散加减（谭敬书经验方）

【组成】附片 6 g，麻黄 6 g，细辛 3 g，

苍耳子 10 g，白芷 10 g，辛夷 10 g，白芍 15 g，白术 12 g，茯苓 12 g，炙甘草 6 g。

【功效】温阳驱寒。

【主治】慢性鼻窦炎，证属阳虚寒凝者。症见：病程较长，鼻塞，鼻涕白黏，量多，头痛，嗅觉减退；伴见形寒肢凉，背寒如掌大，小便清长，夜尿多；舌淡苔白，脉沉细弱。检查见：鼻黏膜及鼻甲淡白，中鼻道可见白黏分泌物附着。

【加减】若畏寒、背膝冷痛、小便清长明显者，酌加肉桂、补骨脂、菟丝子等温补肾阳；若见自汗出、易感冒等气虚明显者，酌加黄芪、党参、五味子等；若见白鼻涕多者，酌加皂角刺、桔梗等；头痛甚者，酌加柴胡、蔓荆子、藁本等。

【方解】鼻属督脉所循，督脉统一身之阳，阳气充足，督脉温通，鼻窍得养，若阳虚寒凝，督脉不畅，则鼻窍失煦，寒性凝滞，水湿不化，停聚鼻窍，故见头痛、鼻塞、浊涕黏白、嗅觉减退；伴症及舌脉均为阳虚寒凝之象。

方中附片、麻黄、细辛为仲景麻黄附子细辛汤，温阳散寒；苍耳子、白芷、辛夷为苍耳子散主要药物组成，散寒通窍，止痛排脓；白术、茯苓、甘草为四君子汤主要药物组成，健脾益气，渗湿排脓；白芍养阴敛阴，柔肝止痛，一能防久病寒凝郁而化热，一能制附、苍等之辛燥；甘草兼为使药，调和诸药。诸药合用，温阳驱寒为主，佐以通窍排脓止痛，药切病机，如此可奏良效。

【注意事项】鼻窦炎证属实热证者不宜使用。

【现代研究】麻黄具有平喘、镇咳、发汗、收缩心血管、兴奋大脑、利尿、抗变态反应、抗炎、解热、抗菌、抗病毒等作用；附子具有抗炎、强心、镇痛、抗衰老等作用；细辛具有解热、镇静、镇痛、抗炎、免疫抑制和抗变态反应、平喘、祛痰、强心、抗心肌缺血、升高血压、抗菌、抗病毒及局麻等作用；辛夷具有收缩鼻黏膜血管、促进黏膜分泌物的吸收、抗炎、抗过敏、镇痛、降血压等作用；苍耳子具有降血压、降血糖作用，并对呼吸系统有双重调节作用；白芷具有解热、镇痛与抗炎、解痉、兴奋中枢神经、升高血压、光敏、抗微生物作用，并对心血管及平滑肌有双重调节作用；白术具有强壮机体、增强免疫力、对肠管有双重调节作用，并有保肝利胆、利尿、降血糖、抗血凝、抗菌、抗肿瘤等诸多作用；茯苓具有利尿、镇静、抗肿瘤、降血糖、增加心肌收缩力、抗胃溃疡等作用；白芍具有促进吞噬细胞功能、提高机体免疫力、抗炎、镇痛、解痉等作用。

升麻解毒汤（谭敬书经验方）

【组成】升麻 10 g，葛根 15 g，赤芍 12 g，黄芩 12 g，鱼腥草 12 g，蒲公英 20 g，桔梗 10 g，白芷 10 g，苍耳子 10 g，甘草 6 g。

【功效】清热解毒，通窍除涕。

【主治】用于急、慢性鼻窦炎，证属肺胃实热者。症见：鼻塞，鼻流黄脓涕，量多，有异味，嗅觉减退，头痛；伴见面红目赤，口臭，口渴欲饮，咽干，或有身热，咳嗽，咳黄黏痰，大便干结，小便短赤；舌红，苔黄，脉洪数。检查见：鼻黏膜及鼻甲充血肿胀，中鼻道可见黄脓黏涕附着，鼻窦区可有按压痛及叩击痛。

【加减】身热、口渴、舌红、脉数，加生石膏；口苦咽干，耳鸣耳聋，加柴胡、藿香、龙胆；头晕身重，脘胀纳呆加藿香、佩兰、生薏苡仁；鼻塞涕难出者，加川芎、当归尾、皂角刺、穿山甲之类；涕中带血，加茜草根、牡丹皮、白茅根、小蓟；涕黄浊量多加金银花、虎杖；涕白黏量多加生薏苡仁、茯苓、泽泻；头痛甚者加蒺藜、白芍、制草乌；体虚加生黄芪、当归；便秘加大黄。

【方解】肺开窍于鼻，阳明经绕行于鼻，肺胃热盛，邪热循经上蒸，熏灼鼻窍黏膜，故见鼻黏膜及鼻甲充血肿胀、鼻流黄浊涕、量多；病久则腐肉化肌，故见涕有异味；鼻为清窍，邪热停聚，则鼻失通利，故见鼻塞、嗅觉减退；邪热停聚脑窍，则见头痛；伴症及舌脉均为肺胃热盛之象。

方中升麻、葛根归肺、胃经，清解肺胃热毒，并借其升举之力助排脓之功，并能使诸药上升，直达清窍，兼能生津，补热耗所损之阴津；黄芩、鱼腥草、蒲公英、赤芍清泄肺胃热毒、凉血化瘀，防久病热郁血瘀；苍耳子、白芷通窍止痛，并合鱼腥草、桔梗等化脓止涕；桔梗一能排脓，一能助升、葛之升举之力，载药上行；甘草一能清热解毒，一能调和诸药，使各奏其功，并行不悖。诸药合用，共奏清热解毒、通窍止涕之功，肺胃邪热可除，则鼻窍复归通利。

【注意事项】慢性鼻窦炎证属虚证者不宜使用。

【现代研究】葛根具有解痉、降血糖、解热、雌激素样作用及调节循环系统的作用；赤芍具有抗血栓形成、抗血小板聚集、降血压及抗动脉粥样硬化、保肝、保护心血管系统的作用等；黄芩具有抑菌、解热、降血压、镇静、保肝、利胆、抗氧化等作用；升麻具有抑菌、解热、抗炎、镇痛、抗惊厥、升高白细胞、抑制血小板聚集及释放、抑制心脏功能而减慢心率、降低血压等作用；鱼腥草具有明显的抗菌、抗病毒、提高机体免疫力、抗炎等作用；蒲公英具有抗病原微生物、保肝利胆、抗胃溃疡、增强免疫功能等作用；桔梗具有镇静、镇痛、镇咳、增强抗炎和免疫作用；苍耳子具有降血压、降血糖作用，并对呼吸系统有双重调节作用；白芷具有解热、镇痛与抗炎、解痉、兴奋中枢神经、升高血压、光敏、抗微生物作用，并对心血管及平滑肌有双重调节作用。

【用方经验】肺经邪热与阳明经火毒熏灼鼻窍，致流浊涕。故方中以升麻、葛根二味为主药。升麻，《神农本草经》称其“主解百毒”。葛根，《本草纲目》云其能“散火邪”，《本草经疏》称之为“解散阳明温病热邪之要药”。二味合之解毒而宣散热邪，且同入阳明，可为舟楫之剂而载药上行以清解阳明结聚之热毒。伍以黄芩、蒲公英、鱼腥草，加强全方清热解毒泻火之力。入桔梗以排脓畅窦。白芷既可排脓，又善治头痛、眉棱骨痛，为阳明头痛之要药。苍耳子辛香走窜，宣通鼻窍。热毒结聚必多脉络瘀滞，故佐赤芍活血化瘀。甘草调和诸药兼能解毒。全方合用，令热毒消散，脓出窦畅，诸症平复矣。

升麻、葛根二味，在方中除解毒散热，载药上行外，尚有一层功用。急性鼻窦炎以上颌窦为多见，其解剖学特点为窦口高而窦底在下，形似茶壶，其脓汁排出殊为困难，脓汁潴而不泻，故施治每难奏效。非升提不能令脓汁畅出，故假升麻、葛根之力促使脓汁溢泻，以助桔梗排脓之功。此二味确为鼻渊之要药。非惟本病，其他鼻病余亦每多借用升麻、葛根之力，临证多获效验。

菊花通圣汤（李鸿全经验方）

【组成】菊花 20 g，薄荷 10 g，防风 15 g，荆芥穗 15 g，生地黄 25 g，栀子 15 g，葛根 20 g，酒黄芩 15 g，黄连 15 g，茵陈 25 g，大黄 10 g，甘草 10 g。

【功效】清热解毒，泻火通腑。

【主治】鼻窦炎，因风、热、湿挟肝胆之火上窜头面，火热壅盛，湿浊阻滞，致手足三阳诸经受阻实证，症见鼻塞，浊涕不止、头晕、头痛、不闻香臭，面痛，舌红，苔薄黄，脉弦数。

【加减】鼻塞重者，加羌活，炙麻黄以通窍消肿，加白芷、细辛以芳香化浊。

【方解】方中菊花、薄荷、荆芥穗皆清轻之品，风热之邪在巅顶者，得之由鼻而泄；防风、葛根均解表之药，风热在表者，得之由汗而泄；大黄攻下通利，邪热在胃肠者，得之由后而泄；黄连、黄芩、栀子清气分邪热，祛诸经游火；生地黄凉血分之热，兼润燥滋阴；茵陈清热利湿；甘草调和诸药。全方清上泄下，疏风解表，利湿化浊重驱邪；滋阴润燥，调理气血兼扶正。主治内有蕴热，表里俱实诸症。

【现代研究】大黄具有泻下、兴奋或抑制胃肠运动、止血、活血、抗感染、利尿作用；葛根中的葛根酮能扩张脑及内耳血管，调节血运，促进细胞代谢；生地黄具有止血、抗炎、镇静、利尿等作用；栀子中的去羟栀子苷可加速软组织愈合；甘草有类肾上腺皮质激素样作用；黄连有很广的抗菌范围，并能增强白细胞的吞噬能力，又有降血压、利胆、解热、镇静、镇痛、抗利尿、局部麻醉等作

用；黄芩有较广的抗菌谱，还有解热、降血压、利尿、镇静、利胆、保肝、降毛细血管通透性，以及抑制肠管蠕动等作用；茵陈具有抗炎、镇痛、解热、保肝利胆等作用；防风具有解热、镇痛、镇静和抗惊厥、抗炎、抗病原微生物等作用；薄荷具有抗菌消炎、健脾祛风、芳香调味等作用。

【用方经验】李鸿全认为面痛、鼻息肉、鼻渊，三病虽临床症状各不相同，然其均属上焦病症，系风、热、湿挟肝胆之火上窜头面，火热壅盛，湿浊阻滞，致手足三阳诸经受阻实证，均可以清热解毒，泻火通腑之菊花通圣汤治之，正所谓异病同治。但三病又各有不同，鼻渊为风、热、湿兼杂，治以疏风、清热、利湿并重；三叉神经痛（面痛）以火热壅盛，经络不通为主，治以泻火通络为重点；鼻息肉以湿浊上犯为主，治疗重在芳香化浊通窍。至于疾病后期气、血、阴、阳虚损，临证中灵活辨证运用，补泻兼施，方能取效；反之拘泥一方，不详加辨证，千篇一律，则不能取效。

王静安经验方

【组成】辛夷 9～15 g，白芷 9 g，苍耳子 9 g，薄荷 9 g，金银花 9～15 g，荆芥 9 g，鲜荷叶 60 g，蝉蜕 30 g，牛蒡子 9～15 g，细辛 3～9 g，黄连 3～9 g，龙胆 15～30 g。

【功效】疏散风热，清胆泻热，芳香通窍，佐以利湿。

【主治】急、慢性脓性鼻窦炎，证属风寒化热，胆腑郁热，肺失宣肃者。症见鼻流浊涕，量多不止，色黄或黄绿，或有腥臭味；常伴鼻塞、嗅觉减退、头痛头晕；舌质红，苔薄黄，脉滑数。检查见鼻甲肥大，鼻黏膜充血肿胀，中鼻道或嗅沟可见黏脓性分泌物；头额、眉棱骨或颌面部叩痛，或压痛。

【加减】头痛甚者，酌加菊花、蔓荆子、藁本；脓涕量多者，酌加皂角刺、鱼腥草、蒲公英；鼻涕带血者，酌加白茅根、茜草、仙鹤草。

【方解】风寒袭肺，肺失宣肃，郁而化热，或胆腑郁热循经上壅鼻窍，燔灼黏膜，则鼻甲肿大充血、鼻塞不通、鼻流浊涕、量多、色黄或黄绿，或有腥臭味；邪壅肺系，肺气不利，则嗅觉减退、头晕头痛；风热内郁，气血壅阻，上困鼻窍，故前额、颌面部疼痛；舌质红、苔薄黄、脉滑数均为有热之象。

方中以“苍耳子散”辛散风邪，芳香通窍；以金银花、荆芥、鲜荷叶、薄荷、蝉蜕、牛蒡子宣散风热、清利头目、解毒消痈；黄连清热泻火，同时利用其苦寒，制约苍耳子散诸药辛温之性；龙胆清泻肝胆，不仅引经报使，还直捣病巢；细辛辛通走窜，发散风寒，宣通鼻窍。方中诸药合用标本兼治，郁热可祛，鼻窍可通，脓涕可消，头痛可止。

【注意事项】虚寒者不宜使用。

【现代研究】苍耳子具有降血糖、镇咳、抑制心脏功能而减慢心率，调节呼吸、抑菌、抗真菌等作用；细辛具有解热、抗炎、镇静、抗惊厥及局麻、抑菌等作用；金银花具有广谱抗菌、抑菌、抗病原微生物、抗炎、解热、促进白细胞的吞噬、降低胆固醇等作用；白芷具有抑菌、解热、镇痛、抗炎、解痉等作用；辛夷具有收缩鼻黏膜血管、保护鼻黏膜、减轻炎症、抑菌、抗过敏、镇痛、降血压等作用；薄荷具有通过兴奋中枢神经系统达到发汗解热作用，以及抗刺激、利胆、止咳、抗病毒、抑菌、消炎、止痛、止痒等作用；荆芥具有微弱解热、抑菌、镇痛、抗炎等作用；黄连具有抗菌、抗心律失常、利胆、抑制胃液分泌、抗急性炎症、抗溃疡、抑制组织代谢等作用；牛蒡子对肺炎链球菌有显著抗菌作用，还有解热、利尿、降低血糖、抗肿瘤等作用；龙胆具有抑菌、抗炎、保肝、镇静、降血压、抑制抗体生成、健胃等作用；蝉蜕具有抗惊厥、镇静、解热等作用。

【用方经验】急慢性鼻窦炎相当于中医的“鼻渊”，中医认为发病与肺、胆、脾胃等密切相关，实证多由于风寒化热郁肺、胆腑郁热、脾胃湿热等，虚证多由于肺脾气虚。对于实证，王静安在临床中常采用疏散风热、清胆泻热、芳香通窍、佐以利湿之法治疗本病，并且宣通肺气与清泻胆热之法同施，对一些急、慢性化脓性鼻窦炎取得较为良好的疗效。临床上可辅以外治法，疗效则更加显著。王静安在临床上常用通鼻饮加味，治疗鼻阻塞不通，不闻香臭，清稠鼻涕，头额胀痛，方药组成为：荆芥花 10 g，薄荷叶 30 g，香白芷 30 g，北细辛 10 g，紫苏叶 30 g，葱白头 60 g；用法：煎水熏鼻孔使药的热气通达鼻窍，有清热疏风之功。

苍耳子散加味（许履和经验方）

【组成】苍耳子 10 g，辛夷 5 g，白芷 5 g，薄荷 5 g，生甘草 3 g，桔梗 3 g，桑白皮 10 g，枇杷叶 10 g，黄芩 6 g。

【功效】清肺宣壅。

【主治】鼻窦炎，证属风热郁于肺经者。症见鼻流浊涕，色白或黄，鼻塞不通，头痛，尤以前额、眉棱骨处及鼻根部为甚；伴见发热，口渴咽干，咳嗽气喘，便秘；舌质红，苔黄，脉数。检查见中鼻甲及鼻黏膜充血红肿，中鼻道及嗅沟有黏性分泌物潴留；前额部、鼻根部及眉棱骨处有叩痛或按压痛。

【加减】头昏沉者，加桑叶、菊花、柴胡等；鼻涕带血者，加白茅根、炒栀子、牡丹皮等；鼻涕黄稠量多者，加蒲公英、鱼腥草、瓜蒌等；口渴甚者，加麦冬、芦根、玄参等；鼻甲红肿、鼻内灼痛者，加牡丹皮、鱼腥草等。

【方解】风热郁于肺经，肺失宣降，邪热循经上壅鼻窍，燔灼黏膜，则鼻甲肿大充血、鼻塞不通、鼻涕增多；风热上攻头窍，留滞脑络，则头痛、尤以前额、眉棱骨及鼻根部为甚；邪壅肺系，肺气不利，则发热、咳嗽气喘；热灼耗伤津液，则口渴咽干；肺与大肠相表里，肺热则便秘；舌质红、苔黄、脉数均为有热之象。

方中苍耳子、辛夷、白芷、薄荷疏风解表、通窍止痛；黄芩、桑白皮、枇杷叶清解肺热，桑白皮、枇杷叶并能泻肺平喘、宣降肺气；桔梗、生甘草清热通窍止痛，桔梗合薄荷兼能引药上行入肺，生甘草能利咽，并调和诸药。全方用药用量皆轻，且温凉、升降结合，均入上焦为主，亦合“上焦如羽，非轻不举”之意，如此风热可散，肺经可清，诸症自消。

【注意事项】证属虚寒甚者不宜使用。

【现代研究】苍耳子具有降血糖、镇咳、抑制心脏功能而减慢心率，调节呼吸、抑菌、抗真菌等作用；白芷具有抑菌、解热、镇痛、抗炎、解痉等作用；辛夷具有收缩鼻黏膜血管、保护鼻黏膜、减轻炎症、抑菌、抗过敏、镇痛、降血压等作用；薄荷具有通过兴奋中枢神经系统达到发汗解热作用以及抗刺激、利胆、止咳、抗病毒、抑菌、消炎、止痛、止痒等作用；黄芩具有抑菌、解热、降血压、镇静、保肝、利胆、抗氧化等作用；桔梗具有排痰、镇咳、镇静、镇痛、解热等作用，还有增强抗炎和免疫作用；桑白皮有轻度止咳作用，并能利尿、降血压、镇痛、安定、降温、抑菌、抗艾滋病毒等作用；枇杷叶有镇咳、平喘、抑菌、抗炎等作用。

顾兆农经验方

【组成】苍耳子 9 g，辛夷 9 g，白芷 6 g，薄荷 6 g，生石膏（打碎，先煎）30 g，栀子 12 g，细辛 3 g，黄芩 12 g，连翘 15 g，桔梗 12 g，金银花 15 g，野菊花 15 g。

【功效】疏风清热，解毒通窍。

【主治】慢性鼻窦炎急性发作者，证属外风内热相搏、化毒闭阻清窍者。症见鼻塞声重，鼻流黄脓涕，量多，气味腥臭，头痛，尤以前额为重；伴两眼胀困不适，视物模糊，口苦咽干，口渴欲饮，喜凉恶热，小便黄赤；舌质红，苔薄黄，脉浮弦。检查见鼻甲及黏膜充血红肿，中鼻道有黏脓性分泌物。

【加减】头痛甚者，加蔓荆子、藁本；涕多味臭者，加皂角刺、蒲公英、鱼腥草；涕中带血者，加仙鹤草、白茅根、茜草；口渴咽干甚者，加玄参、芦根。

【方解】外感风邪袭肺，上犯鼻窍，故鼻塞声重；风邪引发内热，邪热循经上蒸，燔灼黏膜，故鼻甲及黏膜充血红肿、鼻流黄脓涕；内有郁热熏蒸，故涕多、气味腥臭、鼻道有黏脓性分泌物残留；风邪挟热上壅脑窍，化毒留滞脑络，故头疼，尤以前额为重；风热耗伤津液，故口苦咽干、口渴欲饮、小便

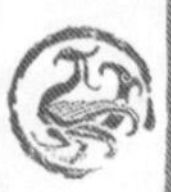

黄赤；内有郁热，外受风邪，故喜凉恶热；舌质红、苔薄黄、脉浮弦均为风热相搏之象。

方中黄芩、栀子、薄荷清热泻火疏风；菊花、金银花、连翘、桔梗清热疏风、解毒排脓；苍耳子、辛夷、白芷、细辛疏表通窍、止痛排脓；生石膏清内热，和黄芩等表里两清。如是用药，脓毒解，浊涕排，表风祛，内热清，邪无作乱可乘之机，其病势自可一鼓荡平。

【注意事项】鼻渊属虚寒证者忌用。

【现代研究】黄芩具有抑菌、解热、降血压、镇静、保肝、利胆、抗氧化等作用；苍耳子具有降血糖、镇咳、抑制心脏功能而减慢心率，调节呼吸、抑菌、抗真菌等作用；辛夷具有收缩鼻黏膜血管、保护鼻黏膜、减轻炎症、抑菌、抗过敏、镇痛、降血压等作用；薄荷具有通过兴奋中枢神经系统达到发汗解热作用以及抗刺激、利胆、止咳、抗病毒、抑菌、消炎、止痛、止痒等作用；白芷具有抑菌、解热、镇痛、抗炎、解痉等作用；连翘具有广谱抗菌及抗炎、解热、强心、利尿、降血压等作用；金银花具有广谱抗菌、抑菌、抗病原微生物、抗炎、解热、促进白细胞的吞噬、降低胆固醇等作用；桔梗具有排痰、镇咳、增强抗炎和免疫、镇静、镇痛、解热等作用；菊花具有抗菌、抗病毒、扩张冠脉及增加冠脉血流量、提高心肌耗氧量、解热、抗炎等作用；细辛具有解热、抗炎、镇静、抗惊厥及局麻、抑菌等作用；生石膏可以明显增强兔肺泡巨噬细胞对白色葡萄球菌死菌及胶体金的吞噬能力，并能促进吞噬细胞的成熟，还有缩短血凝时间、利尿、增加胆汁排泄等作用；栀子具有利胆、利胰、降胰酶、降血压、镇静、抑菌等作用。

【用方经验】鼻渊之发生，《素问·气厥论》强调内因："胆移热于脑则辛頞鼻渊。"明代李时珍强调外因："鼻渊……是脑受风热。"验之临床，本证凡原有痼疾而今急性病作者，多系外风内热相互搏结为患。鼻渊之疾，传化颇速，一旦外邪引动内火，旋即蕴结壅阻鼻窍，继而熏蒸化毒，此际，外邪不散，其标不解，内热不泄，其本不清。故择方施药，必须解毒、通窍、疏外、清内诸方面齐头并进，不可缺一。本自拟治方，乃顾氏多年临床经验之结晶，每遇鼻渊之急性病作，则恒以此方进退为治。并常云：1. 苍耳子合辛夷、白芷、薄荷乃《济生方》之苍耳子散，其治鼻渊功效，常为历代医家推崇。其欠缺者，在于该方药性偏燥，故常应与大剂寒凉之品相配，方能切合病情。2. 生石膏伍细辛，乃一常用药对。生石膏性寒，清肺胃之热，且兼达表之力；细辛性温，善窜透开窍，并有升浮止痛之功，二药相济，用治鼻渊一病，最为贴切。但应特别注意的是，生石膏、细辛之量，以十比一相配，其效最好。3. 鉴于本病急性发作常系外风内热相搏，倘若内外之邪无相结之机，其疾自无骤起之理，故平日应忌辣戒酒，防其内热，而一旦风邪外袭，即宜以本方加减，清内攘外，作为预防用药，此方亦颇有效用。4. 慢性鼻渊，病时延久者，常显虚象。此正如明代李梴之《医学入门》所说："鼻渊久之甚不愈者，非心血亏，则肾水少。"固凡非急性病作者，不可拘泥于本方，是时当以扶正为治。以上乃本经验方使用要点，临床欲验其效，当先名此。

金银花汤（关思友经验方）

【组成】金银花 30 g，蒲公英 30 g，黄芩 15 g，大青叶 15 g，鱼腥草 30 g，苍耳子 15 g，细辛 4 g，生石膏 30 g，白芷 12 g，辛夷 9 g。

【功效】清肺泻胃，解毒祛秽。

【主治】肺胃实热型鼻窦炎。症见鼻塞，头痛，流黄浊脓涕，量多，气味腥臭，嗅觉减退，口气重，咽干，口渴欲饮；舌质红，苔黄，脉滑数，或脉缓有力。检查见鼻黏膜充血肿胀，尤以中鼻甲为甚，中鼻道、嗅沟或鼻底可见有黏性或脓性分泌物潴留，头额、眉棱骨或颌面部可有叩痛或压痛。

【加减】若鼻涕带血、咽干口渴甚者，加牡丹皮、白茅根清热凉血；涕黄黏稠，味臭者，加连翘、紫花地丁、桔梗、皂角刺清热解毒、化浊排脓；头痛剧烈、头昏者，加柴胡、川芎、丹参活血行气止痛。可配合外治法：苍耳子油涂鼻，一日 3～5 次。

【方解】肺胃实热，循经上蒸，热灼气血，熏腐黏膜，故流黄浊脓涕，量多，气味腥臭，鼻黏膜肿胀充血，鼻道见脓性分泌物；肺胃火热上攻头目，清窍不利，故头痛剧烈、头晕，口气重、口渴欲饮；浊涕留滞鼻窍，故鼻塞、嗅觉减退；热伤津液，故咽干、口渴欲饮；舌质红、苔黄、脉滑数或脉缓有力为实热之象。

方中金银花、黄芩、蒲公英苦寒入肺胃，清泻肺胃之热，解毒祛秽；大青叶、鱼腥草清热凉血解毒；苍耳子、细辛、辛夷、白芷入肺，散热通窍，止痛排脓，还可防苦寒之药化燥伤阴；生石膏内清肺胃之热，外解肌肤之热，兼能生津止渴。诸药合用，共奏清肺泻胃、解毒祛秽之功，邪热可去，头痛浊涕可止。

【注意事项】证属虚寒者忌用。

【现代研究】黄芩具有抑菌、解热、降血压、镇静、保肝、利胆、抗氧化等作用；苍耳子具有降血糖、镇咳、抑制心脏功能而减慢心率，调节呼吸、抑菌、抗真菌等作用；细辛具有解热、抗炎、镇静、抗惊厥及局麻、抑菌等作用；石膏具有解热、提高肌肉和外周神经兴奋性、提高机体免疫力、缩短血凝时间、利尿、增加胆汁排泄等作用；金银花具有广谱抗菌、抑菌、抗病原微生物、抗炎、解热、促进白细胞的吞噬、降低胆固醇等作用；白芷具有抑菌、解热、镇痛、抗炎、解痉等作用；辛夷具有收缩鼻黏膜血管、保护鼻黏膜、减轻炎症、抑菌、抗过敏、镇痛、降血压等作用；鱼腥草具有明显的抗菌、抗病毒、提高机体免疫力、抗炎等作用；大青叶具有抑菌、抗病毒、抗白血病等作用。

关思友经验方（一）

【组成】金银花 30 g，板蓝根 15 g，大青叶 15 g，蒲公英 30 g，黄芩 15 g，白芷 15 g，苍耳子 15 g，细辛 9 g，辛夷 9 g。

【功效】清肺泻胃。

【主治】肺胃热盛、气营蕴热型鼻窦炎。症见鼻流黄脓涕，量多，气味腥臭，嗅觉减退，头痛剧烈，尤以额部、眉棱骨处及颌面部疼痛较甚；口气重，口渴欲饮，消谷善饥，咽干灼痛，大便干结，小便黄赤；舌质红，苔黄或腻，脉洪数。检查见中鼻甲及鼻黏膜充血红肿，中鼻道或嗅沟有黏脓性分泌物残留；头额部、眉棱骨或颌面部有叩痛或按压痛。

【加减】涕中带血丝者，加白茅根、茜草、牡丹皮；头痛甚者，加藁本、蔓荆子；肺胃热盛、口渴咽干甚者，加石膏、麦冬、玄参；涕多不止者，加皂角刺、桔梗。另配合苍耳子油外用涂鼻，效果更佳；苍耳子油制法：苍耳子大者 30 枚，砸开，用香油适量浸泡，用温火煎熬，待苍耳子炸焦后，装瓶备用。用法：用消毒棉签蘸苍耳子油少许，涂鼻，一日 3 次。

【方解】肺胃热盛，上灼鼻窍黏膜，故鼻流黄脓涕、量多、气味腥臭；邪热停聚上冲脑窍，故头痛剧烈；邪走空窍，故尤以额部、眉棱骨处及颌面部疼痛为甚；胃热壅盛，上乘伤津，故消谷善饥、口渴欲饮；肺胃邪热熏灼口咽，故口气重、咽干灼痛；大便干结、小便黄赤、舌质红、苔黄或腻、脉洪数均为热盛之象。

方中金银花、黄芩、蒲公英苦寒入肺胃以清热解毒；鼻流浊涕、气味腥臭为热毒壅盛之证，故用板蓝根、大青叶苦寒入胃以凉血解毒；但苦寒之药既可清热，又可化燥伤阴，故用苍耳子、细辛、辛夷、白芷辛苦温入肺通窍，止痛排脓，又可防清热药之寒凉；且两组药用量之比约为 1∶2，使全方既清热解毒，排脓止痛，又无化燥伤阴之弊，肺胃之热毒清，鼻窍之积疾去。

【注意事项】鼻窦炎属虚寒证者忌用。

【现代研究】黄芩具有抑菌、解热、降血压、镇静、保肝、利胆、抗氧化等作用；苍耳子具有降血糖、镇咳、抑制心脏功能而减慢心率，调节呼吸、抑菌、抗真菌等作用；辛夷具有收缩鼻黏膜血管、保护鼻黏膜、减轻炎症、抑菌、抗过敏、镇痛、降血压等作用；白芷具有抑菌、解热、镇痛、抗炎、解痉等作用；细辛具有解热、抗炎、镇静、抗惊厥及局麻、抑菌等作用；金银花具有广谱

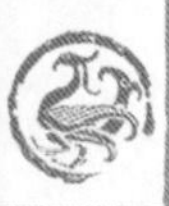

抗菌、抑菌、抗病原微生物、抗炎、解热、促进白细胞的吞噬、降低胆固醇等作用；蒲公英具有较强的抑菌、利胆、保肝、抗内毒素及利尿等作用；板蓝根具有抑菌、抗病毒、解热、增强免疫功能、抗氧化等作用；大青叶具有抑菌、抑制乙肝表面抗原及流感病毒、抗白血病等作用。

关思友经验方（二）

【组成】麻黄 10 g，杏仁 10 g，甘草 10 g，金银花 20 g，连翘 20 g，皂角刺 5 g，川芎 20 g，鱼腥草 30 g，桔梗 15 g，白芷 15 g，黄芪 30 g，蒲公英 30 g，紫花地丁 30 g，乌梢蛇 12 g，生石膏（另包，先煎）60 g。

【功效】清泻肺胃，解毒宣泄。

【主治】慢性鼻窦炎急性发作，证属肺胃伏火、复感外邪、上蒸鼻窍者。症见鼻塞声重，流浊涕，色黄或黄绿，量多不止，嗅觉减退，甚者不闻香臭，头痛头胀，尤以前额部为重；伴口渴引饮，咽干，口臭，大便干，小便黄；舌质红，苔薄黄，脉数。检查见中鼻甲及鼻黏膜红肿充血，中鼻道及嗅沟处有黏脓性分泌物存在。前额及颌面部有叩痛或按压痛。

【加减】头痛剧烈者，加藁本、菊花、蔓荆子；鼻塞甚者，加苍耳子、辛夷；久病潮热者，加桑白皮、地骨皮、银柴胡；大便干甚者，加大黄；咽干口渴甚者，加玄参、麦冬；涕中带血者，加白茅根、茜草。

【方解】肺胃素有伏火，复感外邪，内外相搏，郁热上灼鼻窍黏膜，故鼻甲及鼻黏膜红肿充血、鼻流浊涕；郁火熏蒸，故涕色黄或黄绿、量多不止、口臭；外邪郁热壅阻鼻窍，故鼻塞声重、嗅觉减退、中鼻道及嗅沟处可见黏脓性分泌物；郁热上蒸，蒙闭脑窍，故头痛头胀、前额部有叩痛或按压痛；火热烧灼，津液耗伤，故口渴引饮、咽干、大便干、小便黄；舌质红、苔黄、脉数均为有热之象。

方中用麻杏甘石汤轻宣肺热，石膏并清胃热；金银花、连翘、蒲公英、紫花地丁、乌梢蛇清热解毒；桔梗、鱼腥草、皂角刺清解肺热、化瘀排毒；川芎、白芷上行活血散风止头痛；久病多耗伤气血，黄芪补久耗之气，并防诸寒凉药清热解毒而伤正；诸药合用，清泻肺胃，解毒宣泄，外邪可祛，内热可清，诸症皆消。

【注意事项】慢性鼻窦炎属虚寒者忌用。

【现代研究】麻黄具有发汗、解热、兴奋心脏、抑制流感病毒、抗炎、抗病原微生物等作用；杏仁具有抑菌、镇咳平喘、抗炎、镇痛等作用；生石膏可以明显增强兔肺泡巨噬细胞对白色葡萄球菌死菌及胶体金的吞噬能力，并能促进吞噬细胞的成熟，还有缩短血凝时间、利尿、增加胆汁排泄等作用；白芷具有抑菌、解热、镇痛、抗炎、解痉等作用；鱼腥草具有明显的抗菌、抗病毒、提高机体免疫力、抗炎等作用；川芎具有改善血流动力学状况、抗凝、降血压、抑菌、抗组胺和利胆作用；桔梗具有排痰、镇咳、增强抗炎和免疫、镇静、镇痛、解热等作用；皂角刺具有祛痰、抑菌等作用；紫花地丁具有明显的抗菌、抗病毒、解热、抗炎、消肿等作用；连翘具有广谱抗菌及抗炎、解热、强心、利尿、降血压等作用；蒲公英具有较强的抑菌、利胆、保肝、抗内毒素及利尿等作用；金银花具有广谱抗菌、抑菌、抗病原微生物、抗炎、解热、促进白细胞的吞噬、降低胆固醇等作用；乌梢蛇具有抗炎、镇静、镇痛等作用；桔梗具有排痰、镇咳、镇静、镇痛、解热作用，还有增强抗炎和免疫作用。黄芪具有促进机体代谢、抗疲劳、促进血清和肝脏蛋白质的更新、利尿、改善贫血、增强和调节机体免疫功能、抗衰老、抗缺氧、保肝等诸多作用。

关思友经验方（三）

【组成】苍耳子 12 g，细辛 3 g，辛夷 13 g，白芷 13 g，清半夏 15 g，干姜 12 g，川芎 15 g，麻黄 9 g，补骨脂 12 g，陈皮 12 g，茯苓 30 g，杏仁 13 g，苍术 12 g，升麻 12 g，甘草 12 g，大枣 5 g，生姜 20 g，鹿角胶（烊化）12 g。

【功效】壮督健脾，温肺散寒。

【主治】鼻窦炎，证属督脉阳虚、脾虚失运、肺气虚寒者。症见鼻塞不通，流白黏涕，量多，嗅觉减退，头痛头昏，以前额部为甚，天气变凉或遇冷明显加重；伴见面色苍白，腰膝酸软，畏寒怕冷，记忆力减退，神疲力倦，小便清长，或见遗精早泄；舌质淡，苔白，脉沉细无力。检查见中鼻甲及鼻黏膜淡白肿胀，中鼻道及嗅沟有白黏涕残留。

【加减】畏寒肢冷、遇寒加重者，加黄芪、防风、桂枝等；涕多不止者，加乌梅、五味子；腰膝酸软者，加枸杞子、菟丝子、杜仲；头痛明显者，加藁本、柴胡、蔓荆子。

【方解】督肾阳虚，肺气虚寒，脾阳不足，均可致外邪易袭鼻窍，故见鼻流白黏涕、量多、面色苍白；邪壅鼻窍，故见鼻塞不通、嗅觉减退；督脉阳虚，气化不利，清阳不升，湿浊阴邪留滞脑窍，前额为督脉所过之地，故头痛头昏、以前额为甚；督脉阳虚，温煦失职，故见畏寒怕冷、腰膝酸软、小便清长、或见遗精早泄、天气变凉或遇冷症状加重；舌质淡、苔薄白、脉沉细无力均为阳虚之象。

方中苍耳子、辛夷、白芷、细辛疏风通窍、排脓止痛；麻黄、干姜、杏仁、川芎驱风散寒、通利鼻窍、宣降肺气；陈皮、茯苓、清半夏、苍术、升麻健脾燥湿、升清降浊、调理气机；鹿角胶、补骨脂暖督肾、壮元阳；甘草、大枣、生姜护理中焦。诸药合用，共奏壮督健脾、温肺通窍之功，元气可复，病邪可祛。

【注意事项】内有实热者忌用。

【现代研究】苍耳子具有降血糖、镇咳、抑制心脏功能而减慢心率，调节呼吸、抑菌、抗真菌等作用；辛夷具有收缩鼻黏膜血管、保护鼻黏膜、减轻炎症、抑菌、抗过敏、镇痛、降血压等作用；白芷具有抑菌、解热、镇痛、抗炎、解痉等作用；细辛具有解热、抗炎、镇静、抗惊厥及局麻、抑菌等作用；川芎具有改善血流动力学状况、抗凝、降血压、抑菌、抗组胺和利胆作用；半夏具有抑制呕吐中枢而止呕、止咳、抑制胃液分泌、抗胃溃疡等作用；补骨脂具有雌激素样作用、促进骨髓造血、增强免疫和内分泌功能、抗衰老等作用；鹿角胶具有明显的抗脂质过氧化及抗应激作用；麻黄发汗、解热、兴奋心脏、抑制流感病毒、抗炎、抗病原微生物等作用；杏仁具有抑菌、镇咳平喘、抗炎、镇痛等作用；茯苓具有利尿、镇静、抗肿瘤、降血糖、增加心肌收缩力、增强免疫功能、护肝等作用；陈皮具有升血压、调节心脏功能、扩张气管、利胆、降低血清胆固醇等作用；升麻具有中度抗菌、解热、抗炎、镇痛、抗惊厥、升高白细胞、抑制血小板聚集及释放、减慢心率、降血压等作用；苍术具有促进肾上腺抑制作用的振幅恢复、促进胃肠运动作用、双向调节中枢神经系统及降血糖、治疗夜盲症等作用。

郭维一经验方

【组成】羌活 10 g，防风 10 g，白芍 30 g，甘草 10 g，黄芩 10 g，白芷 12 g。

【功效】祛风清热，缓急止痛。

【主治】鼻窦炎，证属风热羁留，蕴久热客阳明者。症见鼻流黄浊涕，头痛，尤以前额部、眉棱骨处为甚，鼻塞不通，嗅觉减退；伴见口气重，咽干口渴，神疲乏力，手心发热，恶寒，大便干，小便赤；舌质红，苔心黄，脉弦紧略数。检查见鼻甲及鼻黏膜充血肿胀，鼻道有黄脓性分泌物残留；前额部、眉棱骨处有按压痛。

【加减】鼻涕带血者，加牡丹皮、白茅根、茜草；脓涕多者，加皂角刺、桔梗；头痛甚者，加蔓荆子、藁本；口渴甚者，加玄参、麦冬。

【方解】风热羁留，邪热循经上蒸，熏灼鼻窍，腐烂黏膜，故鼻甲及鼻黏膜充血红肿、鼻流黄脓涕；郁热久留，肺失宣肃，故鼻塞、嗅觉减退、鼻道有分泌物残留；热邪上聚于脑，横走孔窍，故头痛，以前额部、眉棱骨处为甚；郁热熏蒸，耗津伤气，故口气重、咽干口渴、神疲乏力、手心发热、恶寒；大便干、小便赤、舌质红、苔心黄、脉弦紧略数均为有热之象。

方中羌活、防风配白芷祛风止痛；黄芩清热泻火，兼能燥湿除涕，白芍合甘草酸甘

化阴，缓急止痛，兼补热伤之津；生甘草还能助黄芩清热之力，兼调和诸药。综观全方，祛风不伤阴，清热不碍胃，敛阴不恋邪，药单力专，各擅其长，合奏奇功，疗效卓然。

【注意事项】证属虚寒者不宜使用。

【现代研究】黄芩具有抑菌、解热、降血压、镇静、保肝、利胆、抗氧化等作用；白芷具有抑菌、解热、镇痛、抗炎、解痉等作用；防风具有解热、抗炎、镇静、镇痛、抗过敏、抑菌等作用；羌活具有镇痛、解热、抑菌、抗心律失常、抗过敏等作用；白芍具有提高细胞吞噬功能、镇痛、解痉等作用。

【用方经验】患者素体阴虚血亏，复感外邪，病程迁延，药用温燥，祛邪未尽，反伤阴液，余邪稽留，蕴久化热，客于阳明，是症由生。治以祛风清热，复阴缓急，兼而顾之。方选《兰室秘藏》之选奇方和《伤寒论》之芍药甘草汤合方，以生甘草易炙甘草防其滋腻，疗效显著。

苍耳辛夷汤（刘冠军经验方）

【组成】苍耳子 15 g，辛夷 15 g，白芷 10 g。

【功效】通窍，利鼻，止痛。

【主治】鼻窦炎。症见鼻塞，流浊涕，或有腥臭味，嗅觉减退，头痛头眩，尤以前额部、鼻根部及眉棱骨处为重。舌质红，苔薄，脉浮数或缓。检查见中鼻甲红肿充血，中鼻道及嗅沟有黏性分泌物残留。

【加减】若症见初发风寒，可加细辛、蒿本散风寒；初发风热，加金银花、黄芩清风热；肺热咳嗽，加桑白皮、黄芩、金银花、贝母止咳；凡有胆热，加栀子、龙胆利胆热；肺阴不足，加天冬、沙参、玄参养阴；头额痛，加炙川乌、细辛、羌活、蔓荆子止痛；鼻根部痛，加白芷、白薇止痛；肾阴亏，加女贞子、枸杞子滋肾阴；肾阳虚，加巴戟天、肉苁蓉、补骨脂益肾阳。

【方解】外邪侵袭，肺先受邪，上攻鼻窍黏膜，故见鼻流浊涕、中鼻甲红肿充血；邪滞鼻窍，故见鼻塞、嗅觉减退；邪气循经入络留脑，故见头痛头眩；舌质红、苔薄、脉浮数或缓均为邪侵之象。

方中苍耳子辛苦温，入肺经，发散风寒，通鼻窍，祛风湿，止痛，用治鼻渊头痛、不闻香臭、时流浊涕者，最为适宜；辛夷芳香走窜，善通鼻窍，且能散风；白芷辛散温通，长于止痛，且善入足阳明胃经，为治鼻渊头痛尤以前额部、眉棱骨及鼻根部为甚者之良药，且本品可宣利肺气，解表祛风，燥湿排脓；三药相合，为治鼻渊之常用组合，药简效著，共奏通窍、利鼻、止痛之功，无论何种鼻渊均可配伍他品使用。

【注意事项】无明显使用禁忌。

【现代研究】白芷具有抑菌、解热、镇痛、抗炎、解痉等作用；苍耳子具有降血糖、镇咳、抑制心脏功能而减慢心率，调节呼吸、抑菌、抗真菌等作用；辛夷具有收缩鼻黏膜血管、保护鼻黏膜、减轻炎症、抑菌、抗过敏、镇痛、降血压等作用。

【用方经验】本方中苍耳子亦可用于外治：取苍耳子 30～40 个，捶碎放入铝杯中，加麻油，文火熬开，冷后，用棉签沾油少许，涂入鼻腔内，治疗慢性鼻窦炎效佳。

屠金城经验方

【组成】荷叶边 6 g，青连翘 10 g，金银花 15 g，鱼腥草 10 g，黄药子 10 g，辛夷 10 g，生藕节 10 g，苦丁茶 10 g，蔓荆子 10 g，荆芥穗 10 g。

【功效】疏风通窍，清热宣肺。

【主治】鼻炎及鼻窦炎，证属郁热于肺、湿热上蒸者。症见鼻流黄浊涕，量多，气味腥臭，鼻塞，嗅觉减退，头痛，以前额及鼻根部为甚；伴见咳嗽，痰黄，大便黏滞不爽等；舌质红，苔黄或黄腻，脉数或弦数。检查见鼻甲及黏膜充血红肿，中鼻道及嗅沟有黏性分泌物附着；前额部及鼻根部有叩痛。

【加减】若外感风寒者，恶寒身冷、咳嗽无汗加麻黄、防风、杏仁；身高热微汗出、咽干口渴加生石膏、生寒水石、鲜芦白茅根、炙麻黄；风热外侵，恶风身热、咽痛口渴加秦艽、防风、牛蒡子、马勃；前额痛牵及鼻部者，加香白芷、炙紫菀、南薄荷；太阳穴

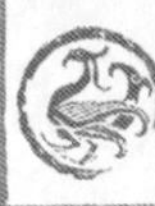

处疼痛加龙胆、牡丹皮、霜桑叶；脑转耳鸣加蒺藜、生石决明、谷精草、净蝉蜕、藁本；鼻流清水加清半夏、云苓块、茅苍术、麻黄；鼻流浊涕，黄黏量多加枯黄芩、款冬花、青竹茹、绵茵陈、卷黄柏、栝蒌皮；鼻涕带血丝加鲜芦白茅根、荸荠、牡丹皮、赤芍、白及、侧柏叶、仙鹤草；鼻不闻香臭加佩兰叶、藿香梗、远志肉、郁金；鼻内红肿加焦栀子、粉牡丹皮、蒲公英、野菊花、桃仁、红花、重楼；胸部憋闷、呼吸困难加杏仁、紫菀、麻黄、紫苏梗、桔梗、郁金；大便干燥加大栝蒌、元明粉、熟大黄、煮枳实。

【方解】郁热于肺，上蒸鼻窍，烧灼黏膜，则鼻窍黏膜充血红肿、鼻流黄浊涕；湿热熏蒸日久，邪滞鼻窍，则涕多不止、鼻塞、嗅觉减退；湿热上犯，留滞脑络，则头痛，以前额及鼻根部为甚；湿热壅肺，窍道不利，则咳嗽、痰黄；肺与大肠相表里，湿热下注则大便黏滞不爽；舌质红、苔黄或黄腻、脉数或弦数均为有热之象。

方中金银花、青连翘、鱼腥草、黄药子疏散风热、清热解毒利咽；辛夷、蔓荆子疏散风热、清利头目、通窍止痛；生藕节、荷叶边清热利湿止涕；苦丁茶、荆芥穗轻清上扬，散风热，清头目，并能引药入肺。全方多用生药，花草药居多，且荷叶用边，连翘用青，荆芥用穗，取轻清上浮入肺之意，既能清热利湿，又能疏郁，郁热可祛，诸症可消。

【注意事项】证属虚寒者忌用。

【现代研究】金银花具有广谱抗菌、抑菌、抗病原微生物、抗炎、解热、促进白细胞的吞噬、降低胆固醇等作用；鱼腥草具有抑菌、抗病毒、提高机体免疫力、抗炎、镇痛、止血、促进组织再生和伤口愈合等作用；辛夷具有收缩鼻黏膜血管、保护鼻黏膜、减轻炎症、抑菌、抗过敏、镇痛、降血压等作用；荆芥穗有明显的抗补体作用，荆芥具有较强的抑菌作用，其煎剂可增强皮肤血液循环、增加汗腺分泌、微弱解热作用，此外还有一定的镇痛、抗炎作用；连翘具有广谱抗菌的作用，还有抗炎、解热、抗病毒、镇吐、防肝损伤等作用；蔓荆子具有一定的镇静、止痛、退热、抗菌、抗病毒作用。

万济舫经验方

【组成】龙胆 9 g，生石膏 18 g，生甘草 9 g，生知母 9 g，金银花 9 g，连翘衣 9 g，酒黄芩 9 g，沙参 15 g，苏薄荷 4.5 g，冬桑叶 9 g，广藿香 9 g，丝瓜藤 9 g，杭菊花 9 g。

【功效】泻胆清胃，清肺散风。

【主治】鼻窦炎，证属脏腑蕴热者。症见鼻流黄浊涕，量多不止，气味腥臭，头痛头昏，尤以前额部为甚，或见鼻塞，嗅觉减退；舌质红，苔薄黄，脉弦数。检查见鼻甲及鼻黏膜充血红肿，中鼻道及嗅沟有黄黏性分泌物附着；前额部有叩痛或按压痛。

【加减】若鼻塞甚者，加苍耳子、辛夷、白芷等；若鼻涕带血者，加白茅根、仙鹤草、茜草等；若头痛者，可加柴胡、藁本、菊花等。

【方解】脏腑素有蕴热，循经上蒸鼻窍，故鼻涕黄浊量多；湿热滞鼻，壅阻脉络，烧灼日久，则涕气味腥臭、鼻甲及鼻黏膜充血红肿、鼻塞、嗅觉减退；湿热上蒸，蒙蔽清窍，则头昏头痛、尤以前额部为甚；舌质红，苔薄黄，脉弦数均为有热之象。

方中龙胆、生石膏、生知母、连翘、黄芩、沙参清泻胆、胃、肺之热邪；金银花清热解毒；桑叶、菊花、薄荷辛凉上行，以散风热，止头痛头昏；藿香芳香化浊止涕，丝瓜藤通络行经。诸药合用，共奏清热化浊，散风通窍之功，热邪去，秽浊化，其病自愈。

【注意事项】鼻渊属虚寒证者忌用。

【现代研究】龙胆具有抑菌、抗炎、保肝、镇静、抑制抗体生成及健胃等作用；金银花具有广谱抗菌、抑菌、抗病原微生物、抗炎、解热、促进白细胞的吞噬、降低胆固醇等作用；黄芩具有抑菌、解热、降血压、镇静、保肝、利胆、抗氧化等作用；生石膏可以明显增强兔肺泡巨噬细胞对白色葡萄球菌死菌及胶体金的吞噬能力，并能促进吞噬细胞的成熟，还有缩短血凝时间、利尿、增加胆汁排泄等作用；知母动物实验有防止和治疗大肠埃希菌所致高热的作用，体外实验

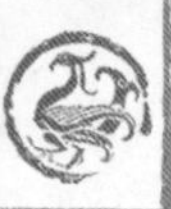

表明其具有广泛的抑菌、降血糖、抗肿瘤等作用；连翘具有广谱抗菌的作用，还有抗炎、解热、抗病毒、镇吐、防肝损伤等作用；薄荷具有通过兴奋中枢神经系统达到发汗解热作用以及抗刺激、利胆、止咳、抗病毒、抑菌、消炎、止痛、止痒等作用；菊花具有抗菌、扩张冠状动脉、增加冠脉血流量、提高心肌耗氧量、降血压、解热、抗炎、镇静等作用；桑叶体外实验对多种致病菌有抑制作用，还具有降血糖、降血脂作用，此外具有对人体能促进蛋白质合成，排除体内胆固醇，降低血脂的作用；沙参具有祛痰、解热、镇痛、抗真菌等作用；藿香挥发油能促进胃液分泌，增强消化力，对胃肠有解痉作用，还有防腐、抗菌、扩张微血管而略有发汗作用等；丝瓜藤具有明显的镇痛、镇静和抗炎作用。

桑藿双胆丸（万济舫经验方）

【组成】嫩桑叶 250 g，广藿香 500 g，龙胆 120 g，共研细末，用雄猪胆汁为丸，如绿豆大。服法：本丸药共 120 g，日服 2 次，每次 4.5 g，温开水送下，连续服用。

【功效】清肝泻胆，化浊通窍。

【主治】肝胆郁热型鼻窦炎。症见鼻流黄绿浊涕，量多不止，气味腥臭，头痛头昏，鼻塞，不闻香臭；伴见烦躁易怒，口苦烟干，耳鸣耳聋，寐少梦多，小便黄赤等全身症状；舌质红，舌苔黄或腻，脉弦数。检查见鼻黏膜充血肿胀，中鼻道、嗅沟或鼻底可见有黏性或脓性分泌物潴留，头额、眉棱骨或颌面部可有叩痛或压痛。

【方解】肝胆郁热，循经上犯鼻窍，燔灼气血，熏腐黏膜，故鼻涕浓浊或黄绿、量多、鼻黏膜充血肿胀、鼻道可见脓性分泌物；邪滞鼻窍，故鼻塞、不闻香臭；胆经火热上攻头目，清窍不利，故头痛头昏、目赤、耳鸣耳聋、口苦咽干；胆热内蕴，扰乱神明，故失眠多梦、急躁易怒；舌质红、苔黄或腻、脉弦数为肝胆火热之象。

方中嫩桑叶性苦甘寒，故能平肝风，其气清芬，故又能泻降肝胆之郁热；广藿香禀清和芬烈之气，其味辛，其气微温无毒，入肺脾，亦入胃经，以辟诸恶气；龙胆味苦微寒，为胃家要药，又能清肝胆之热；猪胆汁性味苦寒，寒能胜热，滑能润燥，苦能入心，又能去肝胆之火。四味组合，而成辛、苦、寒凉之剂，肝胆之热可清，诸症自愈。

【注意事项】鼻窦炎属虚寒证者慎用。

【现代研究】龙胆具有抑菌、抗炎、保肝、镇静、抑制抗体生成及健胃等作用；藿香挥发油能促进胃液分泌，增强消化力，对胃肠有解痉作用，还有防腐、抗菌、扩张微血管而略有发汗作用等；桑叶体外实验对多种致病菌有抑制作用，还具有降血糖、降血脂作用，此外具有促进蛋白质合成，排除体内胆固醇，降低血脂的作用；猪胆汁具有抗炎、抑菌、解热、镇静等作用。

姚树棠经验方

【组成】辛夷 15 g，苍耳子 9 g，白芷 9 g，甘松 12 g，黄芩 15 g。

【功效】疏风散热，清肺肃金。

【主治】风热犯肺型鼻窦炎。症见鼻塞，鼻涕量多，色黄稠，嗅觉减退，头痛；可兼有发热恶风，汗出，或咳嗽，痰多，舌质红，舌苔薄白，脉浮数。检查见鼻黏膜充血肿胀，尤以中鼻甲为甚，中鼻道或嗅沟可见黏性或脓性分泌物；头额、眉棱骨或颌面部叩痛，或压痛。

【加减】头痛甚者，加蔓荆子、藁本；涕多味臭者，加皂角刺、蒲公英、鱼腥草；涕中带血者，加仙鹤草、白茅根、茜草；咳嗽、痰黄甚者，加射干、瓜蒌、杏仁。

【方解】风热犯肺，肺失宣降，邪热循经上壅鼻窍，燔灼黏膜，则鼻甲充血肿大、鼻塞不通、鼻涕增多；邪壅肺系，肺气不利，则嗅觉减退、头晕头痛；风热内郁，气血壅阻，上困鼻窍，故前额、颌面部疼痛；风热外袭，则发热恶风、汗出；舌红苔白、脉浮数为风热在表之象。

方中苍耳子、辛夷、白芷合用疏风通窍止痛，为治鼻渊的常用组合；黄芩苦寒，善清上焦实热及肺火，用之清热泻火；甘松辛甘温，防黄芩之寒凉，使清热而不留寒，并能行气止痛。全方用药精简力专，直达病所，风散热清，肺气复利，诸症可消。

【现代研究】苍耳子具有降血糖、镇咳、抑制心脏功能而减慢心率，调节呼吸、抑菌、抗真菌等作用；白芷具有抑菌、解热、镇痛、抗炎、解痉等作用；辛夷具有收缩鼻黏膜血管、保护鼻黏膜、减轻炎症、抑菌、抗过敏、镇痛、降血压等作用；黄芩具有抑菌、解热、降血压、镇静、保肝、利胆、抗氧化等作用；甘松具有镇静、安定、抗心律不齐、降血压、抗心肌缺血、抗溃疡及抑菌等作用。

张学文经验方

【组成】菊花 12 g，夏枯草 20 g，丹参 20 g，磁石（先煎）30 g，竹茹 10 g，姜半夏 10 g，赤芍 10 g，川芎 12 g，露蜂房 10 g，僵蚕 10 g，白芷 10 g。

【功效】清胆化痰，活血通络，佐以通阳。

【主治】鼻窦炎，证属胆经痰热久郁，血脉凝瘀不通者。症见鼻流浊涕，色黄绿，气味腥臭，头痛剧烈，尤以前额部、鼻根处及眉棱骨处为甚，鼻塞，不闻香臭；伴见烦躁易怒，口苦，失眠多梦，大便干，小便黄赤；舌质红，苔黄或腻，脉弦数。检查见鼻甲及鼻黏膜暗红肿胀，中鼻道、嗅沟见黄绿色黏性分泌物潴留；前额部、眉棱骨及鼻根部有叩痛或按压痛。

【加减】若鼻塞甚者，加苍耳子、辛夷、薄荷等；头痛甚者，加柴胡、藁本、蔓荆子等；若鼻涕带血者，加鱼腥草、蒲公英、白茅根等；烦躁易怒者，加川楝子、龙胆、远志等。

【方解】胆经痰热久郁，化热循经上犯鼻窍，燔灼气血，熏腐黏膜，故鼻涕黄浊或黄绿、量多、鼻甲及黏膜暗红肿胀；郁热上攻头目，清窍不利，故头痛剧烈、鼻塞、不闻香臭、口苦咽干；胆热内蕴，扰乱心神，故烦躁易怒、失眠多梦；大便干、小便黄赤、舌质红、苔黄或腻、脉弦数均为胆经郁热之象。

方中菊花、夏枯草均辛、苦、寒，入肝胆经，合用则疏散风热、清热泻火力胜，兼能解毒消肿；竹茹甘、微寒，姜半夏辛、温，均入肺胃经，二者相配，互相制约，共奏清热燥湿化痰、降逆止呕之功；川芎辛温，活血行气，祛风止痛；赤芍、丹参苦、微寒，三者寒温相合，活血祛瘀止痛而不动血，清热凉血除烦而不留瘀，相得益彰；白芷辛温，祛风止痛通窍，燥湿消肿排脓；磁石咸寒，可制白芷之辛温，清肝胆经郁热而安神，并纳气平喘；蜂房甘平，祛风止痛，僵蚕咸、辛、平，祛风定惊，化痰散结，二者善上行头面经络，通行督阳，加强诸药清热止痛之功。全方寒热并用，胆经郁热可清，血络可通，诸症皆愈。

【注意事项】鼻窦炎属虚寒证或体虚者忌用。

【现代研究】川芎具有改善血流动力学状况、抗凝、降血压、抑菌、抗组胺和利胆作用；白芷具有抑菌、解热、镇痛、抗炎、解痉等作用；半夏可抑制呕吐中枢而止呕，具有明显的止咳作用，有显著的抑制胃液分泌作用，对胃溃疡有显著的预防和治疗作用，其水煎剂对实验室性心律失常和室性早搏有明显的对抗作用；菊花具有抗菌、扩张冠状动脉、增加冠脉血流量、提高心肌耗氧量、降血压、解热、抗炎、镇静等作用；夏枯草具有降血压、抗炎、抑菌等作用；丹参能扩张冠脉，增加冠脉血流量，改善心肌缺血，能提高耐缺氧能力，对缺氧心肌有保护作用，改善微循环，调节血脂，此外还有保护受损肝细胞，促进肝细胞再生，有抗肝纤维化作用，保护胃黏膜、抗胃溃疡、镇静、镇痛作用，并具有抗炎、抗过敏、抑菌等作用；赤芍能扩张冠脉、增加冠脉血流量，抑制血小板聚集，镇静，抗炎止痛、抑制病原微生物等作用；竹茹具有较强的抑菌作用；僵蚕有抗凝、催眠、抑菌等作用；蜂房具有抗炎、镇痛、促凝血、降血压、扩张血管及强心、抗菌等作用；磁石具有抑制中枢神经系统，镇惊、抗惊厥等作用。

【用方经验】鼻渊俗称“脑漏”，《素问》称为“鼻渊”。因肺开窍于鼻，故多从肺论

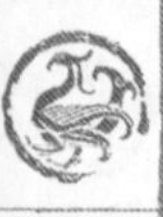

治，然当患者以头痛尤以额部为甚等伴随症状时，病位于胆经，且有瘀血痰热见证，据证分析胆经痰热移脑，阻滞血络，瘀痰相结，窍闭不宣使然，故以清胆化痰，活血化瘀，佐以通阳论治。又久病入于脑络，故配以虫类，搜络剔邪，眶上也属阳明，故佐以白芷升阳通窍，不从肺治，病亦豁然。

加味辛夷散（王修善经验方）

【组成】辛夷 6 g，白芷 6 g，生石膏 6 g，生地黄 6 g，升麻 3 g，甘草 3 g，细辛 3 g，川芎 5 g，酒黄芩 5 g，木通 5 g，前胡 5 g，薄荷 5 g，生桑白皮 9 g，苍耳子 12 枚（为引）。

【功效】疏风清热，通窍止痛。

【主治】鼻窦炎，证属肺胃蕴热型者。症见鼻流浊涕，色黄量多，鼻塞，嗅觉减退，头痛，尤以前额、眉棱骨及鼻根部为重；伴见咳嗽，痰多色黄，口渴咽干，大便干，小便黄赤，舌质红，苔黄，脉数。检查见鼻甲及鼻黏膜充血红肿，中鼻道、嗅沟见黄黏性分泌物潴留；前额部、眉棱骨及鼻根部有叩痛或按压痛。

【加减】头痛甚者，加柴胡、蔓荆子、藁本等；发热恶风、汗出者，加防风、桂枝等；鼻涕带血者，加白茅根、茜草、仙鹤草等；鼻涕黄绿者，加鱼腥草、蒲公英、败酱草等；口渴咽干、大便干结者，加玄参、麦冬、瓜蒌子、大黄等。

【方解】肺胃蕴热，郁热循经上蒸，熏灼鼻窍黏膜，故鼻涕黄浊、量多、鼻甲及黏膜充血红肿；邪热留滞鼻窍，清窍不利，故鼻塞、嗅觉减退；郁热上攻头目，留滞脑窍，故头痛、尤以前额及眉棱骨处为甚；邪热壅肺，肺失宣肃，故咳嗽、痰多色黄；郁热熏蒸，耗伤津液，故口渴咽干、大便干、小便黄赤；舌质红、苔黄、脉数均为有热之象。

方中苍耳子、辛夷、白芷、细辛、薄荷疏风散热、通窍止痛，苍耳子为引，合薄荷能引药上行头面，加强诸药祛邪之力；酒黄芩、生石膏、生桑白皮清肺胃郁热，并合生地黄清热生津，补郁热耗伤之气津，并制苍耳子等药温热之性；川芎通行诸经，祛风止痛，加强诸药行经之力，合苍耳子、白芷等通窍止痛；升麻升举阳气，清热解毒，引诸药入巅顶，加强止痛排脓之力；木通清郁热，合川芎通经止痛；前胡疏散风热，降气化痰；甘草清热解毒，并调和诸药。全方合用，寒凉相伍，疏风清热，通窍止痛，病体复安。

【注意事项】鼻窦炎证属虚寒证者忌用。

【现代研究】川芎具有改善血流动力学状况、抗凝、降血压、抑菌、抗组胺和利胆作用；白芷具有抑菌、解热、镇痛、抗炎、解痉等作用；辛夷具有收缩鼻黏膜血管、保护鼻黏膜、减轻炎症、抑菌、抗过敏、镇痛、降血压等作用；黄芩具有抑菌、解热、降血压、镇静、保肝、利胆、抗氧化等作用；苍耳子具有降血糖、镇咳、抑制心脏功能而减慢心率，调节呼吸、抑菌、抗真菌等作用；生石膏可以明显增强兔肺泡巨噬细胞对白色葡萄球菌死菌及胶体金的吞噬能力，并能促进吞噬细胞的成熟，还有缩短血凝时间、利尿、增加胆汁排泄等作用；生地黄水提取液有降血压、镇静、抗炎、抗过敏作用，其流浸膏有强心、利尿作用，此外还具有促进机体淋巴细胞的转化、增加 T 淋巴细胞数量的作用，并能增强网状内皮细胞的吞噬功能；木通具有利尿、抗炎、抑菌等作用；薄荷具有通过兴奋中枢神经系统达到发汗解热作用以及抗刺激、利胆、止咳、抗病毒、抑菌、消炎、止痛、止痒等作用；升麻具有抑菌、解热、抗炎、镇痛、抗惊厥、升高白细胞、抑制血小板聚集及释放、抑制心脏功能、减慢心率、降低血压等作用；桑白皮有轻度止咳作用，并有利尿、镇静、安定、抗惊厥、镇痛、降温、抑菌等作用；前胡有较好的祛痰作用，此外还有抑制溃疡、解痉、镇静、抑制鼻咽癌 KB 细胞的生长等作用。

龙胆泻肝汤加减（朱进忠经验方）

【组成】龙胆 10 g，黄芩 10 g，栀子 10 g，柴胡 10 g，生地黄 10 g，泽泻 10 g，木通 10 g，车前子（布包煎）10 g，甘草 10 g，当归 10 g，苍耳子 12 g，薄荷 10 g。

【功效】泻火平肝，佐以散寒。

【主治】鼻窦炎，证属风寒郁闭，肝经郁热者。症见鼻塞不通，鼻流浊涕，色黄绿或白，头痛头晕，尤以前额、巅顶为重，情绪压抑或发怒时诸症加重；伴见发热恶寒，喷嚏，涕清，或心烦易怒，失眠多梦，口苦咽干，面红目赤，小便黄赤等全身症状；舌质红，苔黄或腻，脉弦数。检查见鼻甲及鼻黏膜充血红肿，中鼻道、嗅沟或鼻底可见有黏性或脓性分泌物潴留；头额、巅顶部可有叩痛或压痛。

【加减】头痛甚者，可加白芷、菊花、蔓荆子等；鼻涕带血者，可加白茅根、仙鹤草、茜草等；便秘、口干甚者，加麦冬、玄参、瓜蒌子、知母等。

【方解】外感风寒，郁而化热，伏于肝经，循经上蒸，燔灼鼻窍黏膜，则鼻甲及黏膜充血红肿、鼻流浊涕、色黄绿或白；邪热上壅，清窍不利，则鼻塞不通、头痛头晕、鼻道可见黏性分泌物潴留；肝经火热内郁，扰乱神明，则心烦易怒、失眠多梦；邪热灼伤津液，则口苦咽干、面红目赤、小便黄赤；舌质红、苔黄或腻、脉弦数均为有热之象。

方中柴胡、龙胆、黄芩、栀子清肝泻火；泽泻、车前子、木通清热利湿；生地黄、当归滋阴养血，以防过用苦寒伤正；苍耳子、薄荷疏风散寒，通窍止痛；甘草调和诸药。诸药合用，清肝泻火，通窍止痛，并能散外来风邪，邪去体安。

【注意事项】鼻窦炎属虚寒证者忌用。

【现代研究】黄芩具有抑菌、解热、降血压、镇静、保肝、利胆、抗氧化等作用；苍耳子具有降血糖、镇咳、抑制心脏功能而减慢心率，调节呼吸、抑菌、抗真菌等作用；柴胡具有镇静、安定、镇痛、解热、镇咳等广泛的中枢抑制作用，还有较好的抗脂肪肝、抗肝损伤、利胆、降低转氨酶、抗感冒病毒、增加蛋白质生物合成、抗辐射及增强免疫功能等作用；栀子提取物对结扎总胆管动物的GOT升高有明显的降低作用，还有利胆、降血压、镇静、抑菌等作用；龙胆对多种皮肤真菌有不同的抑制作用，其提取物有抗炎、保肝、抗疟原虫、降血压、抑制心脏功能而减慢心率等作用；木通具有利尿、抗炎、抑菌等作用；车前子有显著利尿作用，还能促进呼吸道黏膜分泌，稀释痰液，故有祛痰的作用，此外对各种杆菌和葡萄球菌均有抑制作用；泽泻有利尿、降血压、降血糖、抗脂肪肝、抑菌等作用；薄荷具有通过兴奋中枢神经系统达到发汗解热作用以及抗刺激、利胆、止咳、抗病毒、抑菌、消炎、止痛、止痒等作用；生地黄水提取液有降血压、镇静、抗炎、抗过敏作用，其流浸膏有强心、利尿作用，此外还具有促进机体淋巴细胞的转化、增加T淋巴细胞数量的作用，并能增强网状内皮细胞的吞噬功能。

益气聪明汤加减（朱进忠经验方）

【组成】蔓荆子 10 g，升麻 10 g，葛根 15 g，党参 10 g，黄芪 18 g，黄柏 10 g，白芍 10 g，炙甘草 10 g。

【功效】补气散风。

【主治】气虚湿郁型脑脊液鼻漏。症见鼻流清水样涕，久久不愈，伴见头晕，视力下降，记忆力下降，对外界事物反应迟钝，气短懒言，精神疲倦。舌质淡，苔薄，脉虚缓。

【加减】若有肝阴虚火旺症状者，加黄芩、栀子；气虚日久有瘀滞者，加赤芍、川芎；伴见有痰浊者，加茯苓、半夏、白术。

【方解】气虚不运，津液不化，留滞脑窍，故见鼻流清水样涕、日久不愈；清气不升，浊气充脑，故头晕、视力下降；心主神志，脑为元神之府，心气虚不能荣脑，故见记忆力下降、对外界事物反应迟钝；气短懒言、精神疲倦、舌质淡、苔薄、脉虚缓均为气虚之象。

方中党参、黄芪甘温，为补中益气之要药，尤善补脾肺之气；葛根、升麻、蔓荆子轻扬升发，入阳明，鼓舞胃气，上行头目；白芍敛阴和血，黄柏清热燥湿，二者合用，燥湿且不伤阴，且耳为肾窍，目为肝窍，用二者能滋肾平肝；甘草甘缓，以和脾胃，并调和诸药。诸药寒温合用，补气而不生热，中气既足，清阳上升，头窍通利，耳清目明

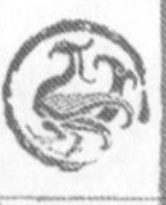

鼻通，诸症可平。

【注意事项】有实火证者不宜使用。

【现代研究】黄芪能促进机体代谢、抗疲劳、促进血清和肝脏蛋白质的更新、抗菌、抑病毒、增强和调节机体免疫功能等作用；党参具有调节胃肠道运动、抗溃疡、增强免疫、降血压、延缓衰老、抗缺氧、抗辐射等作用；葛根有抗心肌缺血、降低心肌耗氧量、增加氧供应、降血压、解热等作用；升麻具有中度抗菌、解热、抗炎、镇痛、抗惊厥、升高白细胞、抑制血小板聚集及释放、抑制心肌、减慢心率等作用；蔓荆子有一定的镇静、止痛、退热、抗菌、抗病毒、增进外周和内脏微循环等作用；黄柏有抗病原微生物、抑菌、抗心律失常、降血压、抗溃疡、镇静、促进机体抗体生成等作用；白芍有提高机体巨噬细胞的吞噬功能、提高免疫功能、镇痛、解痉等作用。

第六节　鼻出血

鼻出血，是临床各科疾病的常见症状之一。鼻出血的原因复杂，可分为局部因素与全身因素两类。局部原因者，如鼻部外伤、异物、炎症、肿瘤、鼻中隔疾病等；全身原因者，凡能导致动脉压或静脉压增高、凝血机制障碍、血管张力改变的疾病，如急性传染病，心血管系统疾病，血液病，营养障碍，维生素缺乏，肝、肾等脏器的慢性疾病，风湿热，中毒性疾病，遗传性出血性毛细血管扩张症，内分泌失调，等等，均可引起鼻出血。

中医称鼻出血为鼻衄，其病因病机复杂，主要有六淫侵袭，肺、脾胃、肝胆等脏腑实热，肝、肾、肺、胃等脏腑阴虚，脾、肾等脏腑阳气亏虚，统血失司等。

丹芍茅花汤（张赞臣经验方）

【组成】粉牡丹皮 9 g，生白芍 9 g，黄芩 9 g，白茅花 12 g，蚕豆花 12 g，仙鹤草 12 g，墨旱莲 12 g。

【功效】清热泻火，凉血止血。

【主治】鼻衄。症见鼻中出血，出血量多少不一，轻者仅鼻涕中带血；较重者渗渗而出或点滴而下；严重者血涌如泉，甚至可出现休克。

【加减】肝火者去白茅花加赭石、侧柏叶、水牛角；胃火者加熟大黄、知母、焦山栀、芦根；血瘀者加蒲黄炭、茜草、三七粉、赤芍；心火旺者加黄连；肺燥者加麦冬、沙参；大量出血不止者可酌加藕节炭、侧柏叶、生地黄等；若见大便数日不下，可加熟大黄 6～9 克，年老体弱者，改瓜蒌子或火麻仁。

【方解】本方所治鼻衄。丹芍茅花汤是张赞臣教授从多年临床经验中总结出来治疗鼻衄的经验良方，通过临床辨证加减适于治疗各型鼻衄。

方中牡丹皮善清血热而又活血，使血热清而不妄行，血流畅而不留瘀，虚热、实热均能清；白芍苦酸微寒，善养血敛阴，平抑肝阳，与牡丹皮配合，并调气血，对肝经郁热重之出血尤为适宜。此两药虽非直接止血之剂，但既和血又行血，敛而不滞，凉而不遏，合古人之所谓“能止血者，瘀去则新血自安”之意。白茅花用于疗肺火上升、迫血妄行而致的鼻衄疗效很高，配蚕豆花凉血收涩止血，有相互协同作用。且此两药虚实病证均能适应，久服无不良反应。黄芩善清肺热而止血。仙鹤草收敛止血，并有养心及强壮作用；墨旱莲凉血止血，又能养阴益肾，两药配合，止血又能补虚，对鼻衄而致阴血丧失的症情是很适合的。

【注意事项】鼻衄虽是局部病症，但辨证施治不能只着眼于局部，而更应从整体着手，以求寻根求源，解决问题，千万不可草率从事。

【现代研究】方中粉牡丹皮具有降低心输出量、抗血小板凝聚、抗炎、抗变态反应和中枢抑制等作用；白芍具有解热、抗炎及抗菌等作用；黄芩具有抗菌、抗炎、抗变态反应、解热、降血压、保肝利胆、解痉等作用；白茅花具有促凝血，并能降低血管通透性；仙鹤草具有止血、抗菌、抗炎、抗肿瘤作用；墨旱莲具有抑菌、保肝、止血等作用。

【用方经验】张赞臣教授认为，鼻衄是整个机体内部脏腑经络失调的局部反映，治疗的立足点应是调整机体的内在功能。止血虽属重要，但不应专重止血。纯用凉血止血的方法，只能收到暂时止血的效果，用之不当，易生弊端。应重在正确辨证的基础上，审因论治。一般血得热而妄行，故凉血法较为多用；又因气为血帅，血随气行。故尚可用顺气补气、滋阴降火以摄血止血。张赞臣教授治疗鼻衄常用清肺、平肝、益气、滋阴、化瘀等法。各法相互配合，灵活应用。个别因过度凉遏而阳气耗散时，亦用炮姜之类温煦止血，取《金匮》柏皮汤之意。另外，还要注意保持病人大便通畅，以免大肠郁火上逆，影响止衄，可采用通腑之法，即所谓“病在上，治其下”也；对表现为上热下寒的病人，实际上实下虚，故应引血下行。

桑白皮止衄汤（谭敬书经验方）

【组成】桑白皮 10 g，白菊花 10 g，黄芩 10 g，薄荷 6 g，生地黄 20 g，赤芍 15 g，牡丹皮 12 g，酒大黄（泡服）6 g，田三七粉（兑服）2 g，仙鹤草 15 g。

【功效】清肺凉血，化瘀止血。

【主治】鼻衄，证属肺经郁热者。症见：鼻出血，多无明显诱因，量多，色暗红；伴见咳嗽，痰黄，低热，咽干口渴，大便干结，小便短赤，舌质暗红，苔黄，脉数有力。检查见：鼻黏膜色暗红而干，或有糜烂，鼻前庭处或见出血点。

【加减】出血量多势猛者，宜先吹大黄粉或蒲黄粉等以止血为要，再服煎剂以治本；郁热日久，口渴咽干甚者，酌加天花粉、葛根、玄参、知母等；咳嗽有痰者，酌加贝母、竹茹、瓜蒌等；病程较久，有血虚之象者，可酌加桑葚子、黄精、何首乌等。

【方解】肺经郁热，热邪循经上达鼻窍，燔灼黏膜血脉，迫血外溢，故见鼻出血、量多、色暗红、鼻黏膜暗红或有糜烂；郁热于肺，肺气上逆，故见咳嗽、痰黄；郁热伤津，故见鼻黏膜暗红而干、咽干口渴、大便干结、小便短赤；舌脉均为肺经郁热之象。

方中黄芩、桑白皮、酒大黄清泻肺热，大黄兼能导热下行；生地黄、赤芍、牡丹皮清热凉血止血，生地黄兼养阴生津，补郁热耗伤之液，赤芍、牡丹皮兼活血散瘀，使止血而不留瘀；三七、仙鹤草化瘀止血；菊花、薄荷疏散郁热，清利头目，并使药力上达清窍。诸药合用，共奏清肺凉血、化瘀止血之功，郁热一清，血不妄行，则鼻衄自止。

【注意事项】鼻衄证属虚证者不宜使用。

【现代研究】桑白皮有轻度止咳作用，并能利尿、降血压、镇痛、安定、降温、抑菌、抗艾滋病毒等作用；菊花具有抗菌、抗病毒、扩张冠脉及增加冠脉血流量、提高心肌耗氧量、解热、抗炎等作用；黄芩具有抑菌、解热、降血压、镇静、保肝、利胆、抗氧化等作用；薄荷具有通过兴奋中枢神经系统达到发汗解热作用以及抗刺激、利胆、止咳、抗病毒、抑菌、消炎、止痛、止痒等作用；生地黄水提取液有降血压、镇静、抗炎、抗过敏作用，其流浸膏有强心、利尿作用，此外还具有促进机体淋巴细胞的转化、增加 T 淋巴细胞数量的作用，并能增强网状内皮细胞的吞噬功能；赤芍具有抗血栓形成、抗血小板聚集、降血压及抗动脉粥样硬化、保肝、调节心血管系统的作用等；牡丹皮具有抗炎、镇静、降温、解热、镇痛、解痉、抗动脉粥样硬化、利尿及抗溃疡的作用；大黄能增加肠蠕动，抑制肠内水分吸收，促进排便，还有抗感染作用，对多种革兰阳性和阴性菌均有抑制作用，对流感嗜血杆菌也有抑制作用，有利胆和健胃作用，此外，还有止血、保肝、降血压、降低血清胆固醇等作用；三七具有止血、抗血栓、促进造血、抗炎、保肝、抗肿瘤、镇痛、延缓衰老及对心血管的广泛双向调节等作用；仙鹤草能收缩周围血管，有明显的促凝血作用，还可以加强心肌收缩、使心率减慢，有杀虫、抗菌消炎、抗肿瘤、

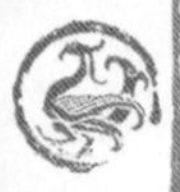

镇痛等作用。

泻火凉血汤（李鸿全经验方）

【组成】黄连 15 g，黄芩 15 g，黄柏 15 g，栀子 15 g，生地黄 25 g，白芍 20 g，牡丹皮 15 g，石膏 100 g，青黛 10 g，白茅根 30 g，枳壳 15 g，大黄 15 g，芒硝 15 g。

【功效】清火凉血、通腑泄热。

【主治】胃热炽盛挟肝火循经上犯型的鼻出血。症见出血量多，色深红，口干，口苦，大便秘结，舌红苔黄，脉弦数有力。

【加减】服药鼻衄止后，大便溏，原方去芒硝，大黄改熟大黄。

【方解】方中黄连、黄芩、黄柏、栀子清三焦之火兼解热毒，生地黄、白芍、牡丹皮清血中之热以扶阴。石膏清气分之火，白茅根、青黛止血，大黄、芒硝荡肠胃浊热，枳壳行气宽中。诸药合用共奏清火凉血、通腑泄热之功。正所谓上病下治通腑热，清热凉血奏奇功。

【注意事项】虚证出血者忌用。

【现代研究】枳壳能保证重要器官循环增强，使全身微循环得到改善，尚能降低血管渗透性；大黄具有泻下、兴奋或抑制胃肠运动、止血、活血、抗感染、利尿作用；生地黄具有止血、抗炎、镇静、利尿等作用；黄连有很广的抗菌范围，并能增强白细胞的吞噬能力，又有降血压、利胆、解热、镇静、镇痛、抗利尿、局部麻醉等作用；黄芩有较广的抗菌谱，还有解热、降血压、利尿、镇静、利胆、保肝、降低毛细血管通透性，以及抑制肠管蠕动等作用；牡丹皮有抗菌、抗炎、抗变态反应、解热、镇痛、抗血小板聚集、降血压等作用；栀子中的去羟栀子苷可加速软组织愈合；青黛具有抗炎、抑制肿瘤生长等作用；石膏具有解热、抑制神经应激能力，减低骨骼肌的兴奋性，缓解肌肉痉挛，又能减少血管通透性；芒硝具有泻下、利胆、抗炎、消肿等作用；黄柏具有抑菌、解热、抗炎、抗聚集等作用；白芍抗菌、扩张冠脉、降血压、解痉、镇痛等作用；白茅根具有止血、利尿等作用；

止衄汤加减（朱进忠经验方）

【组成】玄参 15～40 g，生地黄 14～40 g，麦冬 10～15 g。

【功效】清热滋阴降火。

【主治】鼻出血，证属阴虚火旺、迫血妄行者。症见鼻血外涌，血色鲜红，鼻黏膜红赤。伴见心烦失眠，身热口渴，耳鸣，目赤，面红，咽干；舌质红，苔少，脉细数。

【加减】阴虚火旺明显者，少加肉桂反佐。

【方解】阴虚火旺，迫血妄行，虚火上炎，伤及血络，故鼻血外涌、血色鲜红；虚火蔓延，灼身走窍，伤津耗液，故心烦失眠、身热口渴、耳鸣、目赤面红、咽干；舌质红、苔少、脉细数均为阴虚火旺之象。

方中生地黄苦寒入营血分，为清热凉血止血之要药，又其性甘寒质润，能清热生津止渴，用于阴虚火旺之鼻衄最为适宜；玄参咸寒入血分而能清热凉血，甘寒质润能清热生津，和生地黄相须为用，滋阴降火之功更胜；麦冬甘寒，养阴生津之功佳，兼能润肺宁心；三药合用，清热降火，生津滋阴，虚火可降而鼻衄可止。

【注意事项】外有表寒及内有湿热者不宜使用。

【现代研究】玄参有降血压、增加心肌血流量、抑菌、抗炎、镇静、抗惊厥等作用；麦冬能增强网状内皮系统吞噬能力，升高外周白细胞，提高免疫功能，增加冠脉血流量，对心肌缺血有明显保护作用，并能抗心律失常及改善心肌收缩力，改善左心室功能及抗休克作用，还有一定的镇静和抗菌作用；生地黄水提取液有降血压、镇静、抗炎、抗过敏作用，其流浸膏有强心、利尿作用，此外还具有促进机体淋巴细胞的转化、增加 T 淋巴细胞数量的作用，并能增强网状内皮细胞的吞噬功能。

【用方经验】某实习医生问：“何如此之神也？为什么不用犀角地黄汤而用增液汤?”朱老答：“夏季者心所主之时令也，夏季者阳盛于外，此病阴液亏损，心肾君相虚火上冲，迫血妄行，治应补北泻南，故以增液汤。增液汤一方在《辨证奇闻》中称为止衄汤，傅山称为止衄神方，余屡用屡效，名不虚传也。”

荷叶茅仙汤（王静安经验方）

【组成】炒荷叶 30 g，炒仙鹤草 30 g，白茅根 30 g。

【功效】清热凉血。

【主治】火热上炎、迫血妄行型鼻出血。症见鼻中出血，量多，色鲜红或深红，鼻黏膜色深红而干；多伴有鼻干或鼻塞涕黄，口渴引饮，口臭，或齿龈红肿、糜烂出血，心烦失眠，大便干结，小便短赤；舌质红，苔黄，脉数或滑数。

【加减】肺热壅盛者，加炒荆芥、黄连、连翘、焦栀子、槐花、三七等；肝火乘肺者，加焦栀子、炒白芍、川楝子等；胃火炽盛者，加玄参、知母、酒大黄、牛膝、石斛、天花粉等；虚火上浮者，加知母、黄柏、牛膝、麦冬、生地黄等，病重者加童尿；阴虚肺燥者，加百合、天花粉、玄参、麦冬、天冬等。急性出血时，应配合外治法，先用按压、填塞、冷毛巾贴敷、吹药等方法止血，再图论治。

【方解】火热上炎，烧灼鼻窍黏膜及血络，迫血外溢，故见出血量多、色鲜红或深红、鼻黏膜色深红而干；热盛伤津，故见鼻干、涕黄、口渴引饮；热扰心神，故见心烦失眠；火热熏灼口窍，故见口臭、齿龈红肿糜烂出血；大便干结、小便短赤、舌质红、苔黄、脉数或滑数均为有热之象。

方中荷叶苦辛，善走气分，清泻热邪，凉血止血，有一叶一菩提之说；白茅根清热利尿，使热从小便而解，又有凉血止血之功，有一花一世界之誉；仙鹤草泻热凉血，收敛止血，有一草一灵芝之谓；三药经炒制后，即其“见黑即止”之意，三药合用其气布于上，运于下，达于四末，内行于脏腑，外行于肌肤，使清气升达，浊气下泄，清热凉血之功可奏，兼能去生热之源，鼻衄可止。

【注意事项】虚寒性鼻衄可适当加减。

【现代研究】白茅根能显著缩短出血和凝血时间，其水煎剂有利尿作用，对各种病菌有较强的抑制作用，有一定抗 HBV 病毒能力；荷叶有清热解毒、凉血止血的作用；仙鹤草能收缩周围血管，有明显的促凝血作用，还可以加强心肌收缩、使心率减慢，有杀虫、抗菌消炎、抗肿瘤、镇痛等作用。

【用方经验】王静安指出：鼻衄是临证中最常见到的出血病证，其病位在肺、胃、肾三脏，《血证论》云：“鼻为肺窍，鼻根上接太阳经脉，鼻孔下夹阳明经脉。伤于太阳者，由背上循经脉至鼻为衄……欲治太阳之衄者必以治肺为主，伤于阳明者由胸而上循至鼻，又有肾经虚火浮游上行于督脉为衄者。”一般临床以此三型为主，在临证上须紧扣“火”字，即火热上炎，迫血妄行的基本病机进行辨证施治。前述三型无不与火有关，病在肺，多从外感邪热，或外邪郁而化热，灼伤络脉而来；病在胃，多从胃火上炎干于血络而得；病在肾，以肾阴亏虚，虚火上浮，迫血错经外溢而致。肺以清肃为顺，胃以下降为顺，肾以藏元阳为顺，故治疗鼻衄关键在泄热凉血，我以荷叶茅仙汤为基础方随症加减变化治疗鼻出血，其效应如桴鼓。用药时，实热者可加牛膝引药下行，或加黄连 6～9 g，木通 10～15 g，泻心与小肠经，使热从小便而解。出血时，宜安静休息，不宜剧烈活动；并清淡饮食，忌辛燥之品，以免助热生火，加重出血，夏秋季节可饮绿豆汤、酸梅汤清热解暑以起预防之效。

许玉山经验方

【组成】白芍 12 g，生地黄 10 g，黄芩 9 g，菊花 10 g，水牛角 15 g，当归 12 g，麦冬 12 g，栀子炭 9 g，白茅根 30 g。

【功效】清肝肃肺，凉血止血。

【主治】肝火犯肺型鼻出血。症见鼻中出血，量多，色红，常上午病发，午后减缓；伴见头痛头晕，目眩，口干喜冷饮，面色苍白，性情易怒或忧郁，小便短赤；舌质红，苔黄，脉数而芤。

【加减】肝火旺盛者，可加龙胆、川楝

子、青蒿等；便秘、口干甚者，可加天花粉、玄参、知母、葛根等；头痛甚者，加柴胡、蔓荆子等；久病虚火上浮着，加童尿、牛膝等。

【方解】情志不舒，肝火郁结，气郁化火，木火刑金，迫血上窜清窍，肺开窍于鼻，故见鼻中出血；火势凶猛，故量多、色红；肝火上炎，故头痛头晕、目眩；阳热之证，得阳助而益甚，故多上午病发，午后缓解；肝经火郁，故口干喜冷饮、小便短赤；鼻衄日久，失血过多，故面色苍白；舌红苔黄，脉数而芤均为火热、失血之象。

方中白芍、黄芩、菊花清肝肺之火；当归养血，合白芍防止病久血虚；生地黄清热凉血；水牛角泻肝火而止衄；白茅根清肺热以止血；栀子炭清三焦区直之火而止衄血。诸药合用，肝经郁火可清，鼻血可止，诸症皆平。

【注意事项】鼻衄属虚寒证者不宜使用。

【现代研究】黄芩具有抑菌、解热、降血压、镇静、保肝、利胆、抗氧化等作用；菊花具有抗菌、抑病毒、解热、抗炎等作用；白芍具有提高机体免疫力、抗炎、镇痛、解痉等作用；生地黄水提取液有降血压、镇静、抗炎、抗过敏作用，其流浸膏有强心、利尿作用，此外还具有促进机体淋巴细胞的转化、增加T淋巴细胞数量的作用，并能增强网状内皮细胞的吞噬功能；当归具有抗菌、抗炎镇痛、保肝、抑制中枢神经系统、抗肿瘤并对血液、心血管及免疫系统有广泛的作用；麦冬具有调节血糖、提高机体免疫力、增加冠脉血流量、抗菌及镇静等作用；白茅根具有利尿、止血等作用；栀子提取物对结扎总胆管动物的GOT升高有明显的降低作用，所含成分有明显的利胆、利胰及降胰酶作用，还有镇静、抑菌、降血压等作用；水牛角提取物及水煎剂有强心作用，其注射液有降血压作用，此外还有增加血小板计数、缩短凝血时间、降低毛细血管通透性、抗炎、解热、镇惊、抑菌等作用。

【用方经验】鼻衄之发，非拘见于外感风温及阳明胃热等证，亦有肇端于肝肺之热也。如病由肝郁化火，木火刑金而然，因鼻衄日久，去血过多，遂见有阴虚之象。故治疗时，除清肝肃肺、凉血止血之外，亦须顾及阴虚血亏，当归、白芍之类即为此而设也。阴虚生热，虚火上扰，最易冲犯鼻窍，而使鼻衄复发，故多在后续治疗中加入童尿用其导引虚火下行；玄参、麦冬养阴兼清其虚泛之火。最后，终于使火退衄止，诸症皆消，病不复发。

窦伯清经验方

【组成】石膏 30 g，知母 15 g，熟地黄 12 g，麦冬 9 g，牛膝 9 g，牡丹皮 9 g，栀子 9 g，瓜蒌子 15 g。

【功效】壮水制火，滋阴清热。

【主治】鼻出血，证属素体阴虚、热炙阳明者。症见鼻内干燥，鼻衄，量较多，反复不愈，伴见心烦易怒，失眠多梦，手足心烦热，口渴引饮，或见耳鸣、腰酸膝软，大便干结，小便短赤；舌质红，苔薄或无，脉细数。

【加减】鼻血量多色红者，可加黄芩、菊花、白茅根等；心烦失眠甚者，加黄连、远志、酸枣仁、莲子心等；头晕耳鸣、腰膝酸软者，加阿胶、墨旱莲、知母等。

【方解】阳明经脉上交鼻頞，热炙阳明，上蒸鼻窍，热伤血络，故鼻干、鼻衄、量多；素体阴虚，故反复不愈、心烦易怒、失眠多梦、手足心烦热；热伤津液，故口渴引饮、大便干结、小便短赤；阴虚日久及肾，故见耳鸣、腰膝酸软；舌质红、苔薄或无、脉细数均为阴虚有热之象。

方中石膏清阳明有余之热，熟地黄滋少阴肾水之不足，二药合用，意在壮水清火；知母苦润，助石膏以泻火清胃；麦冬甘润，协熟地黄以滋阴液；牛膝导热下行，以降上炎之火而止衄；牡丹皮、栀子凉血泻火以解除心烦、失眠之苦；瓜蒌子通腑泻下，使热从便解。诸药合用，共奏滋阴清热之功，阴复热清，鼻血可止。

【注意事项】鼻衄证属体虚脾不统血者不宜使用。

【现代研究】熟地黄具有防止肾上腺皮质

萎缩、促进肾上腺皮质激素合成等作用；知母动物实验有防止和治疗大肠埃希菌所致高热的作用，体外实验表明其具有广泛的抑菌、降血糖、抗肿瘤等作用；生石膏可以明显增强兔肺泡巨噬细胞对白色葡萄球菌死菌及胶体金的吞噬能力，并能促进吞噬细胞的成熟，还有缩短血凝时间、利尿、增加胆汁排泄等作用；麦冬具有调节血糖、提高机体免疫力、增加冠脉血流量、抗菌及镇静等作用；牛膝具有抗炎、镇痛、提高机体免疫功能的作用，牛膝总皂苷对子宫平滑肌有明显的兴奋作用，怀牛膝能降低大鼠全血黏度、红细胞压积、红细胞聚集指数，并有抗凝作用，牛膝所含蜕皮甾酮有降脂作用，并能明显降低血糖，其煎剂对小鼠离体肠管呈抑制，对豚鼠肠管有加强收缩的作用；牡丹皮具有抗炎、镇静、降温、解热、镇痛、解痉、抗动脉粥样硬化、利尿及抗溃疡的作用；栀子提取物对结扎总胆管动物的 GOT 升高有明显的降低作用，所含成分有明显的利胆、利胰及降胰酶作用，还有镇静、抑菌、降血压等作用；瓜蒌子具有祛痰、抑菌、降血脂、致泻等作用。

小柴胡汤加减（郭维一经验方）

【组成】柴胡 12 g，黄芩 10 g，半夏 15 g，沙参 20 g，竹茹 30 g，荆芥炭 10 g，白茅根 30 g，栀子 6 g，三七（冲）3 g，牛膝 15 g。

【功效】条畅枢机，引血下行。

【主治】顽固性鼻出血，证属少阳枢机不利者。症见鼻中出血，色淡红，量多；伴见头痛头胀，眩晕目赤，口苦咽干，身体胀痛，心情不畅，恶心纳差，便结不爽；舌质紫红，苔白，脉弦细涩。

【加减】出血量多不止者，酌加仙鹤草、茜草、侧柏叶等；出血量少，渗渗而出，色淡者，酌加当归、白芍、阿胶等；口苦咽干、便结甚者，酌加大黄、天花粉、葛根等。

【方解】少阳枢机不利，气机升降失调，气逆为患，气为血之帅，血失统摄而不循常道，故鼻中出血、量多；日久阴血亏虚，不能上乘濡养清窍，故血色淡红、头痛头胀、眩晕目赤；气机不畅，郁结不行，故身体胀痛、心情不畅；气机失调，脾胃运化失职，故恶心纳差、便结不爽；气郁日久常致血瘀，故舌质紫红，苔白、脉弦细涩为气血不足、运行不畅之象。

方中重用半夏、牛膝降逆通络，引血下行；柴胡条畅少阳枢机；黄芩、栀子、竹茹清热除烦；三七、荆芥炭、白茅根和血止血，白茅根尚有助牛膝引热下行之功；沙参清热生津，濡养耗伤之阴津。综观全方，以降逆畅机为主，辅以止血，枢机条畅则气血运行有常，不溢脉外，则出血自止。

【注意事项】鼻出血上焦实热明显者不宜使用。

【现代研究】柴胡具有镇静、安定、镇痛、解热、镇咳等广泛的中枢抑制作用及抗炎、抗脂肪肝、抑菌、抗感冒病毒、增强免疫功能等作用；黄芩具有抗菌、抗病毒、抗炎、解热、镇静、抗凝、降血脂、抗动脉粥样硬化及降血压等作用；半夏具有抑制呕吐中枢而止呕、止咳、抗胃溃疡、抗肿瘤等作用；沙参具有降血压、抑菌、抗炎、镇静等作用；竹茹具有较强的抑菌作用；荆芥具有抗炎抗菌、解热镇痛、止血等作用；白茅根具有利尿、止血等作用；栀子提取物对结扎总胆管动物的 GOT 升高有明显的降低作用，所含成分有明显的利胆、利胰及降胰酶作用，还有镇静、抑菌、降血压等作用；牛膝具有抗炎、镇痛、提高机体免疫功能的作用，牛膝总皂苷对子宫平滑肌有明显的兴奋作用，牛膝能降低大鼠全血黏度、红细胞压积、红细胞聚集指数，并有抗凝作用，牛膝所含蜕皮甾酮有降脂作用，并能明显降低血糖，其煎剂对小鼠离体肠管呈抑制，对豚鼠肠管有加强收缩的作用；三七具有止血、抗血栓、促进造血、抗炎、保肝、抗肿瘤、镇痛、延缓衰老作用，并对心血管有广泛的双向调节等作用。

麻黄附子细辛汤加味（范中林经验方）

【组成】麻黄 10 g，制附片（久煎）60 g，

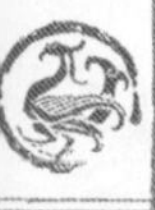

细辛 3 g，炮姜 30 g，荷叶（醋炒）10 g，炙甘草 20 g。

【功效】助阳解表，温经摄血。

【主治】鼻出血，证属阳虚外感寒邪者。症见鼻中出血，渗渗而出，色淡红或暗红，量或多或少，鼻黏膜色淡，伴见面色苍白，少气懒言，神疲倦怠，四肢逆冷，恶寒身痛，舌质淡，苔白滑，根部或有微黄腻，脉沉缓。

【加减】出血量多不止者，可外用止血粉剂如大黄粉、血余炭粉或三七粉等吹鼻先行止血；面色苍白、心悸、神疲、脉细者，酌加黄精、何首乌、生地黄等；见汗多肢凉、面色苍白、四肢厥逆，或神昏脉微欲绝者，宜急用独参汤或参附汤以救逆扶危。

【方解】素有阳气不足，气不摄血，血不循经，故鼻中出血、渗渗而出、色淡红或暗红；失血日久，阳气不足，机体、鼻窍失养，故鼻黏膜色淡、面色苍白、神疲倦怠、少气懒言、四肢逆冷；外感寒邪，阳虚无力抗邪，寒邪闭络，故见恶寒身痛、四肢逆冷；舌质淡、苔白滑、脉沉缓均为阳虚外感寒邪之象，舌根部苔黄腻，为寒邪化热之象。

方中麻黄辛温，发汗解表，行表以开泄皮毛，逐邪于外；制附片辛热，补火助阳散寒，温里以振奋阳气，鼓邪达外；二药配合，相辅相成，为助阳解表的代表组合；细辛归肺、肾二经，芳香气浓，性善走窜，通彻表里，既能祛风散寒，助麻黄解表，又可鼓动肾中真阳之气，协附片温里；炮姜苦、涩、温，温经止血，兼能温中，补阳气之不足；荷叶凉血止血，防寒邪郁而化热及制诸药之温热动血；炙甘草重用，既制麻黄，使其不发汗而能祛邪，又调和诸药，兼为佐使而用。诸药合用，补久虚之阳，驱新来之寒，温通经脉，阳气复还，血随气循常道而行，鼻血可止，诸症皆愈。

【注意事项】鼻出血属实火者忌用。

【现代研究】麻黄具有平喘、镇咳、发汗、收缩心血管、兴奋大脑、利尿、抗变态反应、抗炎、解热、抗菌、抗病毒等作用；附子具有抗炎、强心、镇痛、抗衰老等作用；细辛具有解热、镇静、镇痛、抗炎、免疫抑制和抗变态反应、平喘、祛痰、强心、抗心肌缺血、升高血压、抗菌、抗病毒及局麻等作用；炮姜能明显缩短出血和凝血时间，对应激性及幽门结扎型胃溃疡、醋酸诱发的胃溃疡均有抑制作用；荷叶有清热解毒、凉血止血的作用。

【用方经验】本方所治鼻衄，证属寒中少阴，外连太阳，治以表里双解，佐以温经摄血。或问：仲景有“衄家不可汗”之戒，此例何以用麻黄？因患者兼有太阳伤寒之表，具麻黄证。方中重用附子，温少阳之经，解表而不伤阳气；麻黄不配桂枝，并重用炙甘草以制之，则不发汗而祛邪。临床所见，衄家并非皆不可汗，亦有用汗法而愈者。不同病情，须具体分析。

凉血滋阴汤（傅魁选经验方）

【组成】水牛角（单包）20 g，生地黄 20 g，熟地黄 20 g，党参 50 g，山茱萸 20 g，白茅根 40 g，牡丹皮 15 g，大蓟 25 g，小蓟 25 g，茯苓 25 g，白术 15 g，泽泻 15 g，桑椹 20 g，山药 20 g，仙茅 15 g，甘草 5 g，白芍 20 g。

【功效】凉血止血，滋阴固本。

【主治】鼻出血，证属阴阳两虚、内有虚火者。症见鼻中出血，量不多，色微红或暗红，伴见头晕眼花，面色㿠白，食欲不振，手足心发热，心烦失眠，神疲倦怠，腰膝酸软，大便不爽；舌质淡，苔薄白，脉沉细微数。

【加减】鼻血量多色红者，酌加黄芩炭、茜草根、侧柏叶等；面色苍白、纳差便溏、少气懒言甚者，酌加黄芪、阿胶、砂仁等；心烦失眠、咽干口渴甚者，酌加玄参、酸枣仁、远志、麦冬等。

【方解】阴阳两虚，阴不制阳，阳气上浮，虚火上炎鼻窍血络，故鼻出血、量不多、色微红或暗红；精血不足，故头晕眼花、面色㿠白、神疲倦怠；阳气不足，气化失职，故食欲不振、大便不爽；阴阳不和，阴虚邪热上扰心神，故心烦失眠、手足心发热；舌质淡红、苔薄白，脉沉细微数为阴阳两虚、内有虚火之象。

方中水牛角、生地黄、白芍清热凉血，兼能生津润燥，补耗伤之阴津；熟地黄、山茱萸、山药、桑葚、仙茅补先天之肾，党参、山药、白术、茯苓、甘草补后天之脾，以补治本；牡丹皮、泽泻、茯苓泻虚火，以泻治标，补中有泻，补而不腻；佐以大小蓟、白茅根凉血止血。全方诸药合用，双补先后天阴阳，以滋阴为主，凉血止血，本固则邪不扰之，病愈不复。

【注意事项】鼻出血有实火者不宜用之。

【现代研究】熟地黄具有防止肾上腺皮质萎缩、促进肾上腺皮质激素合成等作用；生地黄水提取液有降血压、镇静、抗炎、抗过敏作用，其流浸膏有强心、利尿作用，此外还具有促进机体淋巴细胞的转化、增加T淋巴细胞数量的作用，并能增强网状内皮细胞的吞噬功能；水牛角提取物及水煎剂有强心作用，其注射液有降血压作用，此外还有增加血小板计数、缩短凝血时间、降低毛细血管通透性、抗炎、解热、镇惊、抑菌等作用；党参具有调节胃肠道运动、抗溃疡、增强免疫、降血压、延缓衰老、抗缺氧、抗辐射等作用；山茱萸具有抑菌、强心、升血压、抗血栓。抗氧化等作用；桑叶具有抑菌、降血糖等作用；白茅根具有利尿、止血等作用；牡丹皮具有抗炎、镇静、降温、解热、镇痛、解痉、抗动脉粥样硬化、利尿及抗溃疡的作用；白术具有强壮机体、增强免疫力、对肠管的双重调节、保肝利胆、利尿、降血糖、抗血凝、抗菌、抗肿瘤等诸多作用；茯苓具有利尿、镇静、抗肿瘤、降血糖、增加心肌收缩力、抗胃溃疡等作用；泽泻具有利尿、降血压、降血糖、抑菌、抗脂肪肝等作用；白芍有提高机体巨噬细胞的吞噬功能、提高免疫功能、镇痛、解痉等作用；桑葚有中度促进淋巴细胞转化的作用，能促进T细胞成熟，从而使衰老的T细胞功能得到恢复，对青年小鼠体液免疫功能有促进作用，对粒系粗细胞的生长有促进作用，能降低红细胞膜 Na^{+}-K^{+}-ATP酶的活性，还可以防止环磷酰胺所致白细胞减少的作用；大蓟水煎剂能显著缩短凝血时间，其水浸剂、乙醇-水浸出液和乙醇浸出液均有降低血压作用，乙醇浸剂对人型结核分枝杆菌有抑制作用，水提物对单纯疱疹病毒有明显的抑制作用；小蓟能收缩血管，升高白细胞数目，促进血小板聚集及增高凝血酶活性，抑制纤溶，从而加速止血，体外实验表明，小蓟煎剂对多种细菌有一定的抑制作用，此外，本品还有降脂、利胆、利尿、强心、升血压等作用。

秘红丹（郭霭春经验方）

【组成】大黄 10 g，肉桂 5 g，赭石 30 g，鲜白茅根 30 g，侧柏炭 15 g。

【功效】平肝降胃，凉血止血。

【主治】鼻出血，证属肝郁火逆，胃郁气逆者。症见鼻中出血，色红，量多，鼻黏膜色红肿胀，多伴见头痛头晕，耳鸣，口苦咽干，欲饮凉水，烦躁易怒，大便秘结，小便短赤，舌质红，苔黄或厚，脉洪数或弦数。

【加减】鼻血量多不止，色红甚者，酌加黄芩、栀子、白茅根、茜草根等；口苦咽干、大便干结、渴甚者，酌加玄参、麦冬、天花粉、知母等；烦躁易怒、胸胁满闷、心烦失眠甚者，酌加龙胆、柴胡、黄连、酸枣仁等。

【方解】肝气郁结，久之化火上炎，胃气郁结，化火上逆，灼肺烧鼻，血络受损，迫血外溢，故见鼻中出血、色红、量多、鼻黏膜色红肿胀；肝火上炎清窍，故见头晕头痛、耳鸣；肝气郁结，气机不畅，故烦躁易怒；胃火燔灼，耗津伤液，故口苦咽干、欲饮凉水、大便秘结、小便短赤；舌质红、苔黄或厚、脉洪数或弦数均为郁热在内之象。

方中肉桂大热入肝肾，善平肝，收浮散之火，引火归原；大黄苦寒，善降胃，清热泻火，凉血止血，并导热从下而去；二药并用则寒热并济，性归和平，降胃平肝，兼顾无遗；加赭石苦寒重坠以辅之，则力专下行，平肝降逆，凉血止血，其效更捷；鲜白茅根甘寒入肺，凉血止血，用鲜者，其清肺胃热力更佳，兼能清热利尿导热下行，使邪热从小便而去；侧柏炭苦、寒，入肺肝经，合鲜白茅根凉血止血力胜；方中药少力专，降胃平肝，清热疏郁，气降火消，出血遂止。

【注意事项】鼻出血证属虚证者不宜

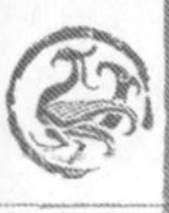

使用。

【现代研究】大黄能增加肠蠕动，抑制肠内水分吸收，促进排便，还有抗感染作用，对多种革兰阳性和阴性菌均有抑制作用，对流感病毒也有抑制作用，有利胆和健胃作用，此外，还有止血、保肝、降血压、降低血清胆固醇等作用；肉桂具有扩张血管、促进血液循环、增强冠脉及脑血流量、使血管阻力下降、解热、镇痛、镇静等作用；侧柏叶煎剂能明显缩短出血及凝血时间，有镇咳、祛痰、平喘、镇静、抑菌等作用；白茅根具有利尿、止血等作用；赭石对肠管有兴奋作用，可使肠蠕动亢进，所含铁质能促进红细胞及血红蛋白的新生，对中枢神经系统有镇静作用。

【用方经验】秘红丹为清末名医张锡纯所制之方，载于《医学衷中参西录》。其曰："治肝郁多怒，胃郁气逆，致吐血、衄血及吐衄之证屡服他药不效者，无论因凉因热，服之皆有捷效。"临床可依证情寒热轻重的不同，适当调节大黄、肉桂之用量。无便秘者，可用大黄炭。各种证型的鼻衄，以本方为基础治疗，多能收到满意效果。

柏叶汤加减（岳美中经验方）

【组成】炒侧柏叶 6 g，炮姜炭 1.5 g，艾叶炭 6 g。用水 3 盅，煎成半盅，兑童尿半盅，分温再服。

【功效】温阳止血。

【主治】鼻出血，证属阳虚不能摄血所致者。症见鼻中出血，色淡，量或多或少，势不迅猛，鼻黏膜淡红；多伴见头晕目眩，耳鸣耳聋，面色苍白，神疲力倦，恶寒，四肢厥冷，自汗，腰膝酸软，大便溏，小便清长；舌淡苔白，脉缓弱。

【加减】临床若见阳气虚甚者，血随气脱者，可急用独参汤或参附汤以救危扶逆。

【方解】患者素体阳虚，不能摄血，血溢脉外，故鼻中出血、色淡；阳虚清窍失养，故头晕目眩、耳鸣耳聋、面色苍白；阳气虚衰，机体失于温煦，故恶寒、四肢厥冷、自汗、大便溏、小便清长；舌淡苔白、脉缓弱为阳虚之象。

方中侧柏叶炒黑，取其味苦涩性微寒，凉血之中并有收敛止血作用；干姜炮黑，味苦涩性温，用于虚寒性吐血、衄血等兼见四肢不温、面色苍白，脉濡细者最宜，它的辛散之力杀减，而温守之力反增强；艾叶炒黑，辛苦气温，止血之力很强；童尿咸寒，止血兼有引虚热下行之效。综观全方，诸药用黑炭炒以增强止血作用，温阳摄血，恰合病机，乃取捷效。

【注意事项】鼻出血证属湿热者不宜使用。

【现代研究】侧柏叶煎剂能明显缩短出血及凝血时间，有镇咳、祛痰、平喘、镇静、抑菌等作用；炮姜炭能明显缩短出血和凝血时间，对应激性及幽门结扎型胃溃疡、醋酸诱发的胃溃疡均有抑制作用；艾叶具有抗菌、平喘、利胆、抑制血小板聚集、止血、抗过敏作用，以及对胃肠道、子宫、心血管等器官的调节作用。

知柏地黄汤加味（刘星元经验方）

【组成】生地黄 12 g，牡丹皮 6 g，大蓟 9 g，小蓟 9 g，白芍 9 g，白茅根 15 g，苎麻根 6 g，石斛 9 g，茯苓 6 g，泽泻 4.5 g，山药 9 g，知母 4.5 g，黄柏 4.5 g。

【功效】清补肝肾，润肺止血。

【主治】鼻出血，证属肾阴亏虚，血失统摄者。症见平素易鼻中出血，色淡红，量不多，鼻黏膜淡红，伴见头晕眼花，耳鸣，口干少津，五心烦热，急躁易怒，健忘失眠，腰膝酸软；舌质红，苔少，脉细数。

【加减】出血量多、色红者，酌加知母、白茅根、茜草根等；心烦失眠、五心烦热者，酌加黄连、酸枣仁、莲子心、远志等；腰膝酸软、头晕眼花者，加阿胶、仙茅、墨旱莲等。

【方解】肾阴亏虚，虚火上炎，灼伤鼻窍血络，故见鼻中出血；久之肾阴更亏，精血不足，故血色淡红、量不多、鼻黏膜淡红；阴亏日久，阳亦随之亏虚，统摄无权，故鼻出血素易发作；精血亏虚，脑窍失养，故头晕头痛、耳鸣、健忘失眠、腰膝酸软；虚火伤津扰神，故口干少津、五心烦热、急躁易怒；舌质红，苔少、脉细数为阴虚有热之象。

方中生地黄、知母补肾阴，清热泻火，生津润燥；黄柏苦寒，善清下焦火热，牡丹皮清热凉血，二者共用清泻肾经虚火；茯苓、泽泻共泄肾浊，导虚热从小便而去；白茅根、苎麻根、大蓟、小蓟清热凉血止血；白芍养血敛阴，柔肝，山药甘平，补养脾胃，兼能生津益肺补肾，二者合用补耗伤之气津。诸药合用，养阴生津，清热凉血，阴血复，鼻血止，诸症愈。

【注意事项】鼻出血属虚寒证者不宜使用。

【现代研究】生地黄水提取液有降血压、镇静、抗炎、抗过敏作用，其流浸膏有强心、利尿作用，此外还具有促进机体淋巴细胞的转化、增加T淋巴细胞数量的作用，并能增强网状内皮细胞的吞噬功能；牡丹皮具有抗炎、镇静、降温、解热、镇痛、解痉、抗动脉粥样硬化、利尿及抗溃疡的作用；白芍有提高机体巨噬细胞的吞噬功能、提高免疫功能、镇痛、解痉等作用；茯苓具有利尿、镇静、抗肿瘤、降血糖、增加心肌收缩力、抗胃溃疡等作用；泽泻有利尿、降血压、降血糖、抗脂肪肝、抑菌等作用；石斛能促进胃液的分泌而助消化，使其蠕动亢进而通便，但若用量增大，反使肠肌麻痹，有一定镇痛解热作用，可提高小鼠巨噬细胞吞噬作用，用氢化可的松抑制小鼠的免疫功能之后，石斛多糖能恢复小鼠免疫功能，石斛水煎对晶状体中的异化变化有阻止及纠正作用，对半乳糖性白内障不仅有延缓作用，而且有一定的治疗作用；知母具有抗菌、抗辐射、降血糖等作用；桑叶具有抑菌、降血糖、降血脂等作用；黄柏有抗病原微生物、抑菌、抗心律失常、降血压、抗溃疡、镇静、促进机体抗体生成等作用；大蓟水煎剂能显著缩短凝血时间，其水浸剂、乙醇-水浸出液和乙醇浸出液均有降低血压作用，乙醇浸剂对人型结核分枝杆菌有抑制作用，水提物对单纯疱疹病毒有明显的抑制作用；小蓟能收缩血管，升高白细胞数目，促进血小板聚集及增高凝血酶活性，抑制纤溶，从而加速止血，体外实验表明，小蓟煎剂对多种细菌有一定的抑制作用，此外，本品还有降脂、利胆、利尿、强心、升血压等作用。

【用方经验】患者鼻出血日久长达数年者，出血量无法统计。从中医辨证来说，属于肾阴大亏，不能摄血所致。所以处方以大补肾阴为主，清胃经虚热、养肝经阴血为辅，止血为佐。

许履和经验方

【组成】生地黄炭 12 g，墨旱莲 10 g，女贞子 10 g，牡丹皮炭 10 g，白茅花 15 g，白芍 10 g，黄芩炭 10 g，侧柏炭 10 g，大蓟炭 10 g，小蓟炭 10 g，蒲黄炭 5 g，茜草炭 10 g，藕节炭 2 个。

【功效】养阴清热止血。

【主治】鼻出血，证属阴分素亏、肺热伤络者。症见鼻中出血，色红，量多，时发时止，鼻黏膜色红，鼻腔干燥；常伴见头痛头晕，咳嗽痰少，口干欲饮，手足心热，大便干结，小便短赤；舌质红，苔薄黄或少苔，脉弦数或细数。

【加减】肺热盛者，酌加栀子、菊花、知母、石膏等；偏肺阴亏者，酌加麦冬、玄参、天花粉、百合等；便秘甚者，酌加大黄、郁李仁等。

【方解】肺开窍于鼻，阴分素亏，积热上攻鼻窍黏膜，灼伤血络，故鼻中出血、色红量多、鼻黏膜色红；阴分素亏，不能上输濡养清窍，故头痛头晕、鼻腔干燥；肺经积热，故咳嗽有痰；热久耗伤津液，故口干欲饮、痰少、便干溲赤；舌质红、苔薄黄或少苔、脉弦数或细数为有热或伤阴之象。

方中生地黄、白芍、墨旱莲、女贞子补养素亏之阴，兼能清热凉血止血；牡丹皮、黄芩、白茅花清热泻火凉血；侧柏炭、大小蓟炭、蒲黄炭、茜草炭、藕节炭凉血止血，诸药多用炭制，可增强止血之功。诸药合用，共奏养阴清热、凉血止血之功，阴复热去，出血自止。

【注意事项】鼻出血证属虚寒者不宜

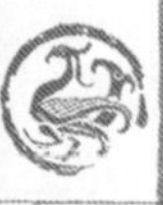

使用。

【现代研究】大蓟水煎剂能显著缩短凝血时间，其水浸剂、乙醇-水浸出液和乙醇浸出液均有降低血压作用，乙醇浸剂对人型结核分枝杆菌有抑制作用，水提物对单纯疱疹病毒有明显的抑制作用；小蓟能收缩血管，升高白细胞数目，促进血小板聚集及增高凝血酶活性，抑制纤溶，从而加速止血，体外实验表明，小蓟煎剂对多种细菌有一定的抑制作用，此外，本品还有降脂、利胆、利尿、强心、升血压等作用；生地黄水提取液有降血压、镇静、抗炎、抗过敏作用，其流浸膏有强心、利尿作用，此外还具有促进机体淋巴细胞的转化、增加T淋巴细胞数量的作用，并能增强网状内皮细胞的吞噬功能；墨旱莲有抑菌、保肝、抗诱变、止血等作用，其煎剂还能明显提高机体免疫功能，此外还能增加冠脉血流量，提高抗缺氧能力；黄芩具有抗菌、抗病毒、抗炎、解热、镇静、抗凝、降血脂、抗动脉粥样硬化及降血压等作用；侧柏叶煎剂能明显缩短出血及凝血时间，有镇咳、祛痰、平喘、镇静、抑菌等作用；白芍有提高机体巨噬细胞的吞噬功能、提高免疫功能、镇痛、解痉等作用；蒲黄水浸液、煎剂或50%乙醇浸液均有促进凝血作用，且作用显著而持久，蒲黄多种制剂都能降低血压，减轻心脏负荷，增加冠脉血流量，改善微循环，提高机体耐缺氧能力，减轻心肌缺血性病变，此外还有抗炎、利胆、利尿、镇痛、平喘及抗缺血再灌注损伤等作用；茜草有明显的促进血液凝固作用，其粗提取物具有升高白细胞作用，其煎剂有明显的镇咳和祛痰作用，水提取液对金黄色葡萄球菌、肺炎链球菌、流感嗜血杆菌和部分皮肤真菌有一定抑制作用，另外对碳酸钙结石的形成也有抑制作用。

孙允中经验方

【组成】赭石 50 g，山药 35 g，生龙骨 30 g，牛膝 50 g，生地黄 25 g，白芍 25 g，生牡蛎 30 g，白茅根 50 g，柏子仁 15 g。

【功效】镇肝潜阳，育阴凉血。

【主治】鼻出血，证属肝肾阴虚，以致肝阳上亢，迫血妄行者。症见鼻中出血，量多，色红；伴见头痛眩晕，耳鸣耳聋，目赤目胀，惊悸怔忡，健忘失眠，心中发热，烦躁不宁，腰膝酸软，便秘尿赤；舌质红，苔黄干燥或少，脉细数。

【加减】肝火明显者，可酌加牡丹皮、知母、黄柏、龙胆等；出血量多色红者，酌加仙鹤草、藕节、白及等；肝肾阴虚甚者，酌加墨旱莲、阿胶、熟地黄等。

【方解】肝肾阴虚，虚火上炎，伤及血络，迫血妄行，故鼻中出血、量多色红；阴虚不能濡养清窍，虚火上扰清窍，故头痛眩晕、耳鸣耳聋、目赤目胀；水火不交，心神失养，肝火扰神，故惊悸怔忡、健忘失眠、心中发热、烦躁不宁；肝主筋，肾主骨，阴虚筋骨失养，故腰膝酸软；舌质红、苔黄干燥或少、脉细数均为阴虚有热之象。

方中赭石、生龙骨、生牡蛎平肝潜阳、镇惊安神、清肝明目；生地黄清热凉血、养阴生津；白芍养血柔肝敛阴，平抑肝阳；牛膝补肝肾之阴，并引血下行；山药扶养正气，并能生津；柏子仁养心安神，并能润肠通便。诸药合用，以镇肝潜阳为主，养阴凉血为辅，使肝阳降，阴血复，鼻血止，诸症愈。

【注意事项】鼻出血证属虚寒者不宜使用。

【现代研究】赭石对肠管有兴奋作用，可使肠蠕动亢进，所含铁质能促进红细胞及血红蛋白的新生，对中枢神经系统有镇静作用；龙骨水煎剂对小鼠的自主活动有明显抑制作用，能明显增加巴比妥钠小鼠的入睡率，具有抗惊厥作用，所含钙离子能促进血液凝固、降低血管壁通透性；牡蛎具有镇静、抗惊厥、降血脂、抗凝血、抗血栓等作用；牛膝具有抗炎、镇痛、提高机体免疫功能的作用，牛膝总皂苷对子宫平滑肌有明显的兴奋作用，怀牛膝能降低大鼠全血黏度、红细胞压积、红细胞聚集指数，并有抗凝作用，牛膝所含蜕皮甾酮有降脂作用，并能明显降低血糖，其煎剂对小鼠离体肠管呈抑制，对豚鼠肠管有加强收缩的作用；白茅根具有利尿、止血等作用；生地黄水提取液有降血压、镇静、抗炎、抗过敏作用，其流浸膏有强心、利尿作用，此外还具有促进机体淋巴细胞的转化、增加T淋巴细胞数量的作用，并能增强网状内皮细胞的吞噬功能；白芍有提高机体巨噬细胞的吞噬功能、提高免疫功能、镇痛、解痉等作用。

屠金城经验方（一）

【组成】龙胆 15 g，黄芩 12 g，白茅根 30 g，焦栀子 12 g，粉牡丹皮 12 g，青黛（冲）3 g，霜桑叶 12 g，藕节 30 g，生大黄（后下）6 g，桃仁 9 g，红花 9 g，川牛膝 9 g，生甘草 6 g。

【功效】清热平肝，凉血散瘀。

【主治】鼻出血，证属肝热上冲、血脉瘀阻者。症见鼻中出血，常突然发作，量多，色红或暗红，鼻黏膜暗红；伴见齿龈出血，渗渗而出，头痛头晕，面红目赤，口苦咽干，心烦易怒，大便干结，小便短赤；舌质暗红，苔黄褐厚腻，脉沉弦数。

【加减】肝阳上亢者，酌加赭石、生牡蛎、水牛角等；心烦失眠甚者，酌加莲子心、酸枣仁、生龙骨等；口苦咽干、便干尿赤甚者，酌加麦冬、玄参、知母、柏子仁等。

【方解】肝热上冲，火邪迫血妄行，灼烧鼻窍，故突发鼻中出血、量多、色红、齿龈出血；日久血瘀络中，故出血色暗红、鼻黏膜暗红；肝热上扰清窍，故头痛头晕、面红目赤；肝热上犯心神，故心烦易怒；热伤阴津，故口苦咽干、便干尿赤；舌质暗红、苔黄褐厚腻、脉沉弦数为肝热有瘀血之象。

方中黄芩、青黛、龙胆、牡丹皮、霜桑叶共用清热泻火，尤重泻肝热；焦栀子、藕节、白茅根合青黛凉血止血；桃仁、红花合用活血祛瘀，桃仁兼助大黄润肠通便；大黄清热泻火凉血逐瘀，并具泻下之功，牛膝养阴，引热下行，二者导热从二便而出；生甘草清热解毒，并调和诸药。方中诸药合用，共奏清热平肝、凉血散瘀之功，使邪去血止，症消体安。

【注意事项】鼻出血证属虚寒证者忌用。

【现代研究】大黄能增加肠蠕动，抑制肠内水分吸收，促进排便，还有抗感染作用，对多种革兰阳性和阴性菌均有抑制作用，对流感嗜血杆菌也有抑制作用，有利胆和健胃作用，此外，还有止血、保肝、降血压、降低血清胆固醇等作用；牛膝具有抗炎、镇痛、提高机体免功能的作用，牛膝总皂苷对子宫平滑肌有明显的兴奋作用，牛膝能降低大鼠全血黏度、红细胞压积、红细胞聚集指数，并有抗凝作用，牛膝所含蜕皮甾酮有降脂作用，并能明显降低血糖，其煎剂对小鼠离体肠管呈抑制，对豚鼠肠管有加强收缩的作用；栀子提取物对结扎总胆管动物的GOT升高有明显的降低作用，所含成分有明显的利胆、利胰及降胰酶作用，还有镇静、抑菌、降血压等作用；黄芩具有抗菌、抗病毒、抗炎、解热、镇静、抗凝、降血脂、抗动脉粥样硬化及降血压等作用；牡丹皮具有抗炎、镇静、降温、解热、镇痛、解痉、抗动脉粥样硬化、利尿及抗溃疡的作用；桑叶具有抑菌、降血糖等作用；白茅根具有利尿、止血等作用；龙胆具有利胆、保肝、利尿、抗菌作用，并对消化道及中枢神经系统等有调节作用。

【用方经验】屠金城认为，衄血中鼻衄多发生在春季，故有“春主鼻衄”之说。春主厥阴肝木，春令正值地气生发，肝气挟血升浮，金气不能抑木之亢，故自鼻而溢出，其治当用平肝降火，清热凉血之法。齿龈出血，治分上下，上齿龈属胃，下属肾，当审疼痛否，疼属实火，不疼属虚火，上齿龈出血伴疼痛者，多以清热解毒，泻火凉血之法；上齿龈出血不痛，多以清热养阴，凉血止血，下齿龈出血且疼痛，乃肾中之实火，多以清降相火，解毒凉血；下齿龈出血不痛，乃肾中之虚火，多以滋阴凉血，清热生津。舌衄大多以心肝积热，毒火炽盛，大多施用清心泻肝，凉血化瘀。耳衄大多与肝肾有关，常由肾虚肝热，水不涵木，木气过亢，逼血上行，其治多以平肝清热，凉血滋阴。肌衄是全身广泛性的皮肤散在出血，其小如点，大如斑，故又有“疹在肺，斑在胃”之说；肌衄大多为三焦郁热，热入营血，伤津竭液所致，其治也多采用清气凉营，解毒化斑之法。上述对于热、实证而言也。然气虚、阳虚、

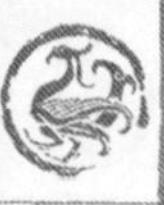

寒证也出现衄血，如气不摄血，阳虚寒盛，逼残阳于上于外，寒邪凝滞血脉，血不归经等，其治疗也多采用补气摄血，寒温并施，温阳济阴等法。

总之，治疗衄血一证，当首辨标本虚实，急则治其标，缓则治其本，力求迅速达到止血之目的，以免引起脱证。

屠金城经验方（二）

【组成】太子参 12 g，全当归 9 g，杭白芍 12 g，生阿胶（烊化）9 g，墨旱莲 15 g，灵磁石（先煎）15 g，肉桂 3 g，川黄连 6 g，血余炭 12 g，山药 9 g，川石斛 12 g，帛附片（先煎）3 g。

【功效】补益气血，滋阴清热，引火归原。

【主治】鼻出血，证属气阴不足、虚火上炎者。症见鼻中出血，量不多，时作时止，鼻黏膜色淡红而干；伴见头晕眼花，耳鸣，颧红盗汗，气短懒言，神疲倦怠，口干却不欲饮，五心烦热，健忘失眠，腰膝酸软，舌淡苔薄白，脉沉细无力。

【加减】气虚甚者，酌加黄芪、白术、党参等；阴虚甚者，酌加鳖甲、沙参、女贞子等；健忘失眠、心烦易怒者，酌加五味子、莲子心、葱白、酸枣仁等。

【方解】气阴不足，阳无所依，上炎鼻窍，血无所摄，故鼻中出血、量不多、时作时止；阴血不足，清窍失于濡润，清气不生，浊气滞留脑窍，故头晕眼花、耳鸣；气阴不足，脏腑失养，故五心烦热、健忘失眠、气短懒言、神疲倦怠；颧红盗汗、腰膝酸软、舌淡苔薄白、脉沉细无力均为气阴不足之象。

方中太子参、山药均性平，补气生津，气阴久伤，防峻补不受；全当归、杭白芍、阿胶、川石斛滋阴养血补血，复久伤之阴；血余炭、墨旱莲凉血止血，墨旱莲且滋补肝肾之阴；帛附片、肉桂温阳，但用量皆小，用其引火归原；灵磁石咸寒，平肝潜阳，纳气平喘，镇惊安神，先煎使其重坠之性尤显，引附、桂等药下行；川黄连清热泻火，清虚热，并能防诸温药过燥。诸药寒热温凉共用，气阴补而不伤，阴阳合而诸症愈。

【注意事项】鼻出血属实热证者不宜使用。

【现代研究】当归具有抗菌、抗炎、镇痛、保肝、抑制中枢神经系统、抗肿瘤作用，并对血液、心血管及免疫系统有广泛的作用；阿胶具有明显的补血作用；石斛能促进胃液的分泌而助消化，使其蠕动亢进而通便，但若用量增大，反使肠肌麻痹，有一定的镇痛解热作用，可提高小鼠巨噬细胞吞噬作用，用氢化可的松抑制小鼠的免疫功能之后，石斛多糖能恢复小鼠免疫功能，石斛水煎对晶状体中的异化变化有阻止及纠正作用，对半乳糖性白内障不仅有延缓作用，而且有一定的治疗作用；白芍有提高机体巨噬细胞的吞噬功能、提高免疫功能、镇痛、解痉等作用；肉桂具有扩张血管、促进血液循环、增强冠脉及脑血流量、使血管阻力下降、解热、镇痛、镇静等作用；黄连具有抑菌、调节心脏收缩力、利胆、抗腹泻、抗炎、抑制组织代谢等作用；墨旱莲有抑菌、保肝、抗诱变、止血等作用，其煎剂还能明显提高机体免疫功能，此外还能增加冠脉血流量，提高抗缺氧能力。

【用方经验】如前方所示。

万济舫经验方

【组成】赭石（研末）（先煎）60 g，冬桑叶 9 g，龟甲 18 g，黑玄参 9 g，细生地黄 15 g，透熟地黄 15 g，生石膏 30 g，肥知母 9 g，牡丹皮 6 g，杭白芍 9 g，南沙参 18 g，鲜白茅根 30 g，栀子炭 9 g，地榆炭 9 g。

【功效】潜降逆气，滋阴止血。

【主治】鼻出血，证属肾水匮乏、邪热伤络者。症见鼻中经常出血，色红，量不多，鼻黏膜色红而干燥；伴见头晕目眩，耳鸣，口干欲饮，颧红盗汗，五心烦热，健忘失眠，腰膝酸软；舌红少苔，脉细弱略数。

【加减】出血日久不愈者，酌加当归、阿胶、何首乌等；虚火旺盛者，酌加磁石、牛膝等；肾阴虚火旺明显者，加牡丹皮、麦冬、枸杞子、黄精等。

【方解】肾主收藏，肾水不足，不能涵阳，阳气上浮而为邪热，灼伤血络，故鼻中出血、色红；邪热灼阴，日久真阴更亏，阴血不足，故血量不多、鼻黏膜色红而干燥；阴亏不能上濡清窍，故头晕目眩、耳鸣、口干欲饮；肾水匮乏，不能制阳，虚阳上浮扰心，故五心烦热、失眠健忘；颧红盗汗、腰膝酸软、舌红少苔、脉细弱略数均为阴虚之象。

方中细生地黄、生石膏、肥知母、牡丹皮、黑玄参、南沙参共用清热泻火凉血、养阴生津止渴；肾阴亏虚，日久必及肝，以致肝阳上亢，故用透熟地黄、杭白芍补养肝肾阴血；赭石、龟甲滋阴潜阳，霜桑叶散肝清肝，三者一降、一散、一润，肝气自不横逆，赭石兼能凉血止血，龟甲兼能养血补心，赭石用量尤重且先煎，故以潜上浮之虚阳为主；又佐以鲜白茅根、栀子炭、地榆炭凉血止血。诸药合用，清泻邪热，补养阴血，佐以凉血止血，阴复制阳则阳不上越为患，鼻血自止。

【注意事项】鼻出血证属虚寒者忌用。

【现代研究】黄芩具有抗菌、抗病毒、抗炎、解热、镇静、抗凝、降血脂、抗动脉粥样硬化及降血压等作用；赭石对肠管有兴奋作用，可使肠蠕动亢进，所含铁质能促进红细胞及血红蛋白的新生，对中枢神经系统有镇静作用；生地黄水提取液有降血压、镇静、抗炎、抗过敏作用，其流浸膏有强心、利尿作用，此外还具有促进机体淋巴细胞的转化、增加T淋巴细胞数量的作用，并能增强网状内皮细胞的吞噬功能；牡丹皮具有抗炎、镇静、降温、解热、镇痛、解痉、抗动脉粥样硬化、利尿及抗溃疡的作用；白芍有提高机体巨噬细胞的吞噬功能、提高免疫功能、镇痛、解痉等作用；栀子提取物对结扎总胆管动物的GOT升高有明显的降低作用，所含成分有明显的利胆、利胰及降胰酶作用，还有镇静、抑菌、降血压等作用；沙参具有降血压、抑菌、抗炎、镇静等作用；熟地黄具有防止肾上腺皮质萎缩、促进肾上腺皮质激素合成等作用；知母具有抗菌、抗辐射、降血糖等作用；白茅根具有利尿、止血等作用；丹参能扩张冠脉，增加冠脉血流量，改善心肌缺血，能提高耐缺氧能力，对缺氧心肌有保护作用，改善微循环，调节血脂，此外还有保护受损肝细胞，促进肝细胞再生，有抗肝纤维化作用，保护胃黏膜、抗胃溃疡，镇静、镇痛作用，并具有抗炎、抗过敏、抑菌等广泛的作用；沙参具有降血压、抑菌、抗炎、镇静等作用。

地连仙鹤汤加味（王现图经验方）

【组成】生地黄 30 g，墨旱莲 30 g，仙鹤草 30 g，白茅根 30 g。

【功效】清心泻肺，滋阴凉血。

【主治】鼻出血，证属心肺阴虚、血热妄行者。症见鼻中出血，色红，量时多时少，鼻孔干燥；伴见头痛头晕，发热，甚者身发大量紫红色斑块，渴不多饮，心烦失眠，手足心发热，全身无力，大便秘结，小便黄赤；舌红少苔，脉数。

【加减】药用鲜者宜用量加倍。病久累及肝肾阴虚者，酌加何首乌、黄精、龟甲、白芍、熟地黄等滋补肝肾之阴。

【方解】心主血脉，肺开窍在鼻，阴虚生邪热，迫血妄行，循经上灼鼻窍黏膜血络，故鼻中出血、色红；阴虚日久，头窍失养，故头痛头晕；正邪交争，欲驱邪外出，故发热、身发斑疹；热伤津液，故口渴、大便秘结、小便黄赤；心阴虚神无所养，故心烦失眠、手足心热；舌红少苔、脉数均为阴虚有热之象。

方中生地黄清热凉血，养阴生津；仙鹤草、白茅根清心肺之火，凉血止血；墨旱莲凉血止血，且能滋补肝肾之阴，防心肺阴虚日久累及肝肾。综观本方，药少力专，直达病所，并防伤及肝肾，邪去体安，鼻血自止。

【注意事项】鼻出血证属虚寒者不宜使用。

【现代研究】生地黄水提取液有降血压、镇静、抗炎、抗过敏作用，其流浸膏有强心、利尿作用，此外还具有促进机体淋巴细胞的转化、增加T淋巴细胞数量的作用，并能增强网状内皮细胞的吞噬功能；墨旱莲有抑菌、

保肝、抗诱变、止血等作用，其煎剂还能明显提高机体免疫功能，此外还能增加冠脉血流量，提高抗缺氧能力；白茅根具有利尿、止血等作用；仙鹤草能收缩周围血管，有明显的促凝血作用，还可以加强心肌收缩、使心率减慢，有杀虫、抗菌消炎、抗肿瘤、镇痛等作用。

十灰散合玉女煎加减（刘惠民经验方）

【组成】金银花 15 g，生石膏 24 g，百合 15 g，大蓟 9 g，小蓟 9 g，生地黄 15 g，知母 12 g，墨旱莲 12 g，山药 30 g，茜草根 9 g，陈皮 9 g，白茅根 45 g。

【功效】清泻肺胃，养阴凉血，佐以止血。

【主治】鼻出血，证属肺胃有热者。症见鼻中出血，色红，量多，鼻黏膜色红，鼻腔干燥；伴见面红目赤，咽干灼痛，口臭，口渴欲饮，发热，咳嗽痰少，大便干结，小便短赤；舌红少苔，脉数或细数。

【加减】肺热偏盛者，酌加黄芩、牡丹皮、栀子等；胃热偏盛者，酌加生大黄、板蓝根、白头翁等；口渴、咽干灼痛等伤阴明显者，酌加玄参、麦冬、天花粉、葛根等。

【方解】肺开窍于鼻，足阳明经循鼻而过，肺胃有热，邪热循经上攻鼻窍，灼伤血络黏膜，迫血妄行，故鼻中出血、色红、量多、鼻黏膜色红；肺经蕴热，故发热、面红目赤、咳嗽有痰；胃热上攻，故口臭；热伤津液，故口渴欲饮、咽干、痰少、便干尿赤；舌红少苔、脉数或细数为有热或伤阴之象。

方中金银花、生地黄、知母、生石膏清肺胃热，兼能生津止渴；百合甘、微寒，合生地黄养阴润肺，清心安神；大小蓟、茜草根、白茅根、墨旱莲凉血止血；山药、陈皮护中理气健脾，中气健而血有所主，使诸药清热泻火而不伐正气，凉血止血而不留瘀。诸药合用，共奏清热泻火、养阴凉血之功，肺胃热去，鼻血可止。

【注意事项】鼻出血证属虚寒者忌用。

【现代研究】金银花具有广谱抗菌、抑菌、抗病原微生物、抗炎、解热、促进白细胞的吞噬、降低胆固醇等作用；生石膏可以明显增强兔肺泡巨噬细胞对白色葡萄球菌死菌及胶体金的吞噬能力，并能促进吞噬细胞的成熟，还有缩短血凝时间、利尿、增加胆汁排泄等作用；大蓟水煎剂能显著缩短凝血时间，其水浸剂、乙醇-水浸出液和乙醇浸出液均有降低血压作用，乙醇浸剂对人型结核分枝杆菌有抑制作用，水提物对单纯疱疹病毒有明显的抑制作用；小蓟能收缩血管，升高白细胞数目，促进血小板聚集及增高凝血酶活性，抑制纤溶，从而加速止血，体外实验表明，小蓟煎剂对多种细菌有一定的抑制作用，此外，本品还有降脂、利胆、利尿、强心、升血压等作用；生地黄水提取液有降血压、镇静、抗炎、抗过敏作用，其流浸膏有强心、利尿作用，此外还具有促进机体淋巴细胞的转化、增加 T 淋巴细胞数量的作用，并能增强网状内皮细胞的吞噬功能；墨旱莲有抑菌、保肝、抗诱变、止血等作用，其煎剂还能明显提高机体免疫功能，此外还能增加冠脉血流量，提高抗缺氧能力；茜草有明显的促进血液凝固作用，其粗提取物具有升高白细胞的作用，其煎剂有明显的镇咳和祛痰作用，水提取液对金黄色葡萄球菌、肺炎链球菌、流感嗜血杆菌和部分皮肤真菌有一定的抑制作用，另外对碳酸钙结石的形成也有抑制作用；陈皮具有扩张气管、刺激性祛痰、调节心脏收缩力等作用；白茅根具有利尿、止血等作用。

吴光烈经验方

【组成】当归 9 g，白芍 12 g，生地黄 12 g，白茅根 15 g，牛膝 15 g，牡丹皮 9 g，菊花 6 g，大蓟 10 g，小蓟 10 g，赭石（先煎）30 g。

【功效】柔肝清火，降逆止血。

【主治】经行鼻衄，证属肝火炽盛、冲气上逆者。症见突发鼻中出血，量多，色深红，鼻黏膜色深红；多伴见头晕头痛，耳鸣，口苦咽干，胸胁苦满，面红目赤，烦躁易怒；舌质红，苔黄，脉弦数。

【加减】肝火上炎甚者，酌加黄连、竹茹、青蒿等；出血量多不止者，酌加茜草根、仙鹤草、栀子炭等；便秘、口干甚者，酌加麦冬、玄参、知母等。

【方解】肝藏血，肝火上逆，火邪迫血妄行，溢于清道，故突发鼻中出血、量多色深红、鼻黏膜色深红；肝火上炎，扰于清窍，故见头晕头痛、耳鸣、口苦咽干、面红目赤；肝火上炎而气机不利，故胸胁苦满、烦躁易怒；舌质红、苔黄、脉弦数为肝经火热之象。

方中菊花、白芍柔肝清肝，养血敛阴；牡丹皮、生地黄、白茅根清营泄热、凉血止溢；大小蓟佐生地黄、牡丹皮可增清热凉血之功；牛漆引血下行，与赭石同用，可有降冲平逆之效。综观全方，清泄而不滋腻，降火而不苦寒，药虽平淡，切中病机。

【注意事项】鼻出血证属虚寒者忌用。

【现代研究】当归具有抗菌、抗炎镇痛、保肝、抑制中枢神经系统、抗肿瘤并对血液、心血管及免疫系统有广泛的作用；大蓟水煎剂能显著缩短凝血时间，其水浸剂、乙醇-水浸出液和乙醇浸出液均有降低血压作用，乙醇浸剂对人型结核分枝杆菌有抑制作用，水提物对单纯疱疹病毒有明显的抑制作用；小蓟能收缩血管，升高白细胞数目，促进血小板聚集及增高凝血酶活性，抑制纤溶，从而加速止血，体外实验表明，小蓟煎剂对多种细菌有一定的抑制作用，此外，本品还有降脂、利胆、利尿、强心、升血压等作用；生地黄水提取液有降血压、镇静、抗炎、抗过敏作用，其流浸膏有强心、利尿作用，此外还具有促进机体淋巴细胞的转化、增加T淋巴细胞数量的作用，并能增强网状内皮细胞的吞噬功能；白茅根具有利尿、止血等作用；牛膝具有抗炎、镇痛、提高机体免疫功能的作用，牛膝总皂苷对子宫平滑肌有明显的兴奋作用，牛膝能降低大鼠全血黏度、红细胞压积、红细胞聚集指数，并有抗凝作用，牛膝所含蜕皮甾酮有降脂作用，并能明显降低血糖，其煎剂对小鼠离体肠管呈抑制，对豚鼠肠管有加强收缩的作用；牡丹皮具有抗炎、镇静、降温、解热、镇痛、解痉、抗动脉粥样硬化、利尿及抗溃疡的作用；菊花具有抗菌、抗病毒、扩张冠脉及增加冠脉血流量、提高心肌耗氧量、解热、抗炎等作用；赭石对肠管有兴奋作用，可使肠蠕动亢进，所含铁质能促进红细胞及血红蛋白的新生，对中枢神经系统有镇静作用。

【用方经验】倒经一症，吴光烈认为辨证应抓住气逆、火冲、血瘀3个要点。每届春令或秋燥之时，好发于阴虚阳旺之体，其由头痛肋胀、经行愆期而频发吐衄。其经行之际，暴怒伤肝、冲气上逆，或过食辛辣，血热上行而致之吐衄，临床亦不鲜见。治遵《黄帝内经》"热者清之"，"逆者平之"之旨。

豢龙汤加减（吴少怀经验方）

【组成】羚羊角1.5 g，生牡蛎9 g，石斛9 g，夏枯草9 g，北沙参9 g，麦冬9 g，牡丹皮6 g，荆芥碳3 g，茜草根9 g，牛膝9 g，白茅根15 g，赤芍6 g，栀子碳4.5 g。

【功效】清肝肃肺，凉血止血。

【主治】鼻出血，证属肝火冲肺、迫血上逆者。症见鼻中出血，色红，量多，鼻黏膜鲜红或糜烂；伴见眩晕耳鸣，头胀头痛，面红目赤，咳嗽，咽干口渴，急躁易怒，心烦失眠，便干溲赤；舌质红，苔黄燥，脉弦数有力。

【加减】病久伤阴，肝阳上亢者，酌加石决明、赭石、钩藤等；肝气上逆，酌加川楝子、炒紫苏子、杭白芍等；肝火横逆犯胃，肺胃热盛者，酌加石膏、黄芩、桑叶、菊花等；大便干结甚者，酌加大黄、苦杏仁等。

【方解】肝藏血，肝火旺盛，迫血上逆，肝火灼肺，燔伤血络，肺开窍于鼻，故鼻中出血、色红、量多、鼻黏膜鲜红或糜烂；肝火上冲清窍，故眩晕耳鸣、头胀头痛、面红目赤；肝火冲肺，则咳嗽；肝火旺盛扰乱心神，故急躁易怒、心烦失眠；火热耗伤津液，故咽干口渴、便干溲赤；舌红苔黄燥、脉弦数有力为肝火旺盛之象。

方中羚羊角、夏枯草、生牡蛎清泻肝火，平肝降逆；北沙参、石斛、麦冬养阴清肺、生津止渴；牡丹皮、赤芍、白茅根、茜草根、栀子碳、荆芥碳清热凉血止血；牛膝合白茅

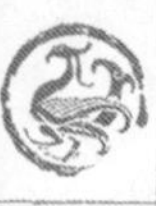

根引热下行，并补肝肾耗伤之阴；另外赤芍、牛膝、牡丹皮兼能活血，使诸药凉血止血而不留瘀。诸药合用，清热凉血而不留瘀，养阴生津而不腻滞，同时引热下行，使热有出路，邪热可去，鼻血即止。

【注意事项】鼻出血属虚寒者忌用。

【现代研究】羚羊角外皮浸出液对中枢神经系统有抑制作用，有镇痛作用，并能增强动物耐缺氧能力，煎剂有抗惊厥、解热、降血压作用；牡蛎具有镇静、抗惊厥、降血脂、抗凝血、抗血栓等作用；石斛能促进胃液的分泌而助消化，使其蠕动亢进而通便，但若用量增大，反使肠肌麻痹，有一定镇痛解热作用，可提高小鼠巨噬细胞吞噬作用，用氢化可的松抑制小鼠的免疫功能之后，石斛多糖能恢复小鼠免疫功能，石斛水煎对晶状体中的异化变化有阻止及纠正作用，对半乳糖性白内障不仅有延缓作用，而且有一定的治疗作用；牡丹皮具有抗炎、镇静、降温、解热、镇痛、解痉、抗动脉粥样硬化、利尿及抗溃疡的作用；夏枯草煎剂、水浸出液、乙醇-水浸出液及乙醇浸出液均可明显降低实验动物血压，水煎醇沉液用于小鼠腹腔注射，有明显抗炎作用，本品煎剂在体外对多种病菌有一定的抑制作用；牛膝具有抗炎、镇痛、提高机体免疫功能的作用，牛膝总皂苷对子宫平滑肌有明显的兴奋作用，牛膝能降低大鼠全血黏度、红细胞压积、红细胞聚集指数，并有抗凝作用，牛膝所含蜕皮甾酮有降脂作用，并能明显降低血糖，其煎剂对小鼠离体肠管呈抑制，对豚鼠肠管有加强收缩的作用；麦冬具有调节血糖、提高免疫功能、抗缺氧、保护心肌、抗休克、抗菌等作用；白茅根具有利尿、止血等作用；北沙参的乙醇提取物有降低体温和镇痛作用，北沙参多糖对免疫功能有抑制作用，可用于体内免疫功能异常亢进的疾病；荆芥碳具有抗炎抗菌、解热镇痛、止血等作用；茜草有明显的促进血液凝固作用，其粗提取物具有升高白细胞作用，其煎剂有明显的镇咳和祛痰作用，水提取液对金黄色葡萄球菌、肺炎链球菌、流感嗜血杆菌和部分皮肤真菌有一定抑制作用；赤芍具有抗血栓形成、抗血小板聚集、降血压及抗动脉粥样硬化、保肝、保护心血管系统的作用等。

【用方经验】吴少怀先生指出：临床上肝火犯肺而鼻衄者较为多见，豢龙汤能清肝肃肺，滋阴降火，化血散瘀，确有功效。方中羚羊角价格昂贵，可用其他药代替；若用于清镇，代以生石决，若用于降气安冲，代以紫苏子。阳明经络上交鼻頞，而冲脉上隶阳明，下联肝肾，据其证若有鼻衄前或发作时鼻頞跳动，衄后头面出汗，口干少饮者，可知平素肝阳偏亢，一时气动火升，循经冲上，伤及阳络，血溢清道而鼻衄，有服中药凉血止血而不效者，是缺少降气安冲之药，可用豢龙汤加紫苏子降气安冲，赤芍敛阴和营，童尿滋阴降火；若肝郁化火，横逆犯胃者，可加大黄降冲泻火，抑阳和阴，气顺而血不逆，且无留瘀之弊，然后可用当归龙荟丸泻肝清胃，平其气火，安其冲脉，鼻衄自愈。吴氏治鼻衄，辨证查经，重在肝、肺、胃、冲，审因施治，用药灵活，不拘古方，疗效显著。

班秀文经验方

【组成】生地黄 12 g，山药 15 g，五味子 5 g，茯苓 12 g，泽泻 9 g，牡丹皮 9 g，墨旱莲 15 g，荷叶 9 g，白芍 9 g，甘草 3 g。

【功效】滋养肝肾之阴，佐以凉血止血。

【主治】经行吐衄，证属阴血不足、虚火上炎者。症见女性行经前、中、后鼻衄，量少，色红，有周期性，鼻黏膜色淡红而干嫩，多伴见经行错后，头晕目眩，耳鸣，五心烦热，口干，健忘失眠，腰酸膝软，或颧红盗汗；舌尖红，苔薄白，脉弦细。

【加减】出血量多者，加藕节、白茅根、仙鹤草、栀子炭等；心烦失眠者，加莲子心、黄连、酸枣仁等；腰膝酸软、记忆力下降甚者，加熟地黄、阿胶、知母等。

【方解】肝肾内寄相火，为精血之源，精血充足，则相火守位禀命。今真阴亏损，故经行错后，阴虚则不能济火涵阳，虚火上炎，直冲肺窍，火逆于上，故鼻衄；阴血不足，则出血量不多、鼻黏膜色淡红干嫩；因随月经周期变化，故鼻衄多在经行前后、有周期性；头晕目眩、耳鸣、五心烦热、口干、健忘失眠、腰酸膝软、或颧红盗汗、舌尖红、苔薄白、脉弦细均为肝肾阴虚、虚火上炎之象。

方中生地黄、五味子、山药、茯苓、泽泻、牡丹皮合用，补养肝肾之阴，清泻虚火；墨旱莲、荷叶滋阴清热、凉血止血；白芍、甘草酸甘化阴以柔肝，补耗伤之阴血；诸药合用，滋养肝肾，并能凉血止血，肝肾调和，经行通畅，则鼻衄自止。

【注意事项】经行鼻衄属虚寒证者不宜使用。

【现代研究】生地黄水提取液有降血压、镇静、抗炎、抗过敏作用，其流浸膏有强心、利尿作用，此外还具有促进机体淋巴细胞的转化、增加T淋巴细胞数量的作用，并能增强网状内皮细胞的吞噬功能；五味子具有兴奋神经及呼吸系统、降血压、利胆、保肝、增强细胞免疫功能、抗氧化、抗衰老、抑菌等作用；茯苓具有利尿、镇静、抗肿瘤、降血糖、增加心肌收缩力、抗胃溃疡等作用；泽泻具有利尿、降血压、降血糖、抑菌、抗脂肪肝等作用；牡丹皮具有抗炎、镇静、降温、解热、镇痛、解痉、抗动脉粥样硬化、利尿及抗溃疡的作用；荷叶有清热解毒、凉血止血的作用；白芍有提高机体巨噬细胞的吞噬功能、提高免疫功能、镇痛、解痉等作用；墨旱莲有抑菌、保肝、抗诱变、止血等作用，其煎剂还能明显提高机体免疫功能，此外还能增加冠脉血流量，提高抗缺氧能力。

丹栀逍遥散加减（赵昌基经验方）

【组成】生地黄 30 g，栀子 12 g，当归 10 g，牡丹皮 10 g，郁金 10 g，柴胡 10 g，茯苓 15 g，白术 10 g，黄芩 12 g，白茅根 30 g，茜草 15 g，牛膝 15 g。

【功效】疏肝泻火，降逆止血。

【主治】经行鼻衄，证属肝经郁火上逆者。症见女性行经前鼻中出血，色红，量多；多伴见头晕目眩、目赤目胀，烦躁易怒，胸胁及乳房胀痛，口苦咽干，月经量少，大便干结，小便短赤；舌红苔少，脉弦数。

【加减】出血易止或量极少者，可去白茅根、茜草，酌加夏枯草、薄荷等；烦躁易怒、心烦失眠甚者，酌加板蓝根、黄连、酸枣仁等；口干、便结甚者，酌加大黄、郁李仁等。

【方解】肝藏血，女性经行前血海充盈，肝经郁火上犯鼻窍，迫血妄行，故鼻中出血、量多色红；日久阴血耗伤，清窍失养，故头晕目眩、月经量少；肝经郁热，气机不畅，故目赤目胀、口苦、烦躁易怒、胸胁及乳房胀痛；邪热耗伤津液，故咽干、大便干结、小便短赤；舌红苔少、脉弦数为肝经有热之象。

方中黄芩、栀子、牡丹皮、生地黄清肝泻火，凉血止血；当归补血调经，兼能活血，补而不滞；郁金、柴胡疏肝解郁、条畅气机；茯苓、白术健脾疏肝，防肝火横逆犯脾；白茅根、茜草凉血止血；牛膝引热下行。诸药合用，共奏疏肝泻火、降逆止血之功，肝经郁火可清，鼻血自止，诸症可愈。

【注意事项】鼻出血证属虚寒者不宜使用。

【现代研究】生地黄水提取液有降血压、镇静、抗炎、抗过敏作用，其流浸膏有强心、利尿作用，此外还具有促进机体淋巴细胞的转化、增加T淋巴细胞数量的作用，并能增强网状内皮细胞的吞噬功能；牡丹皮具有抗炎、镇静、降温、解热、镇痛、解痉、抗动脉粥样硬化、利尿及抗溃疡的作用；白茅根具有利尿、止血等作用；栀子提取物对结扎总胆管动物的GOT升高有明显的降低作用，所含成分有明显的利胆、利胰及降胰酶作用，还有镇静、抑菌、降血压等作用；柴胡具有镇静、安定、镇痛、解热、镇咳等广泛的中枢抑制作用及抗炎、抗脂肪肝、抑菌、抗感冒病毒、增强免疫功能等作用；茯苓具有降血糖、增加心肌收缩力、增强免疫、护肝、抗胃溃疡、利尿、镇静等作用；白术具有强壮机体、增强免疫力、对肠管的双重调节、保肝利胆、利尿、降血糖、抗血凝、抗菌、抗肿瘤等诸多作用；黄芩具有抗菌、抗病毒、抗炎、解热、镇静、抗凝、降血脂、抗动脉粥样硬化及降血压等作用；茜草有明显的促

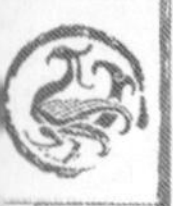

进血液凝固作用，其粗提取物具有升高白细胞作用，其煎剂有明显的镇咳和祛痰作用，水提取液对金黄色葡萄球菌、肺炎链球菌、流感嗜血杆菌和部分皮肤真菌有一定抑制作用，另外对碳酸钙结石的形成也有抑制作用；当归具有增加冠状动脉血流量、促进红细胞及血红蛋白生成与抗血栓作用；牛膝具有抗炎、镇痛、提高机体免疫功能的作用，牛膝总皂苷对子宫平滑肌有明显的兴奋作用，牛膝能降低大鼠全血黏度、红细胞压积、红细胞聚集指数，并有抗凝作用，牛膝所含蜕皮甾酮有降脂作用，并能明显降低血糖，其煎剂对小鼠离体肠管呈抑制，对豚鼠肠管有加强收缩的作用；麦冬具有调节血糖、提高免疫功能、抗缺氧、保护心肌、抗休克、抗菌等作用；郁金对多种致病真菌有抑制作用，此外还对脂质代谢有影响。

龙胆泻肝汤加减（崔文彬经验方）

【组成】当归尾 15 g，赤芍 10 g，川牛膝 10 g，生地黄 15 g，牡丹皮 10 g，醋柴胡 10 g，龙胆 12 g，黄芩 6 g，醋艾炭 8 g，炙香附 10 g，黄柏 12 g，知母 12 g，阿胶 10 g。

【功效】清肝泄火，降逆通经。

【主治】经行鼻衄，证属肝经郁火、血随气逆者。症见行经时或前后鼻中出血，色红量多，平素常目眩耳鸣，头晕头痛，口苦咽干，两胁胀痛，烦躁易怒，大便干燥，小便黄赤，月经量少，经期提前或延后；舌质红，苔黄腻而燥，脉弦数。

【加减】出血量多色红甚者，酌加白茅根、茜草根、仙鹤草等；头晕目眩耳鸣、鼻黏膜红肿充血甚者，酌加石膏、黄连、竹茹、青蒿等；大便干燥、口苦咽干甚者，酌加麦冬、玄参、葛根、天花粉等。

【方解】肝气不畅，郁而化火，肝为血海，行经时血海空虚，肝火更旺，上炎鼻窍，灼伤黏膜血络，故行经时或前后鼻中出血、色红量多；肝经行走两胁，上达巅顶，肝经火郁，故两胁胀痛、头晕头痛、目眩耳鸣；郁热扰乱心神，耗伤津液，故烦躁易怒、大便干燥、小便黄赤；舌质红、苔黄腻而燥、脉弦数为肝经郁火伤津之象。

方中赤芍、生地黄、牡丹皮凉血宁血、柔肝养血；当归尾、阿胶养血调经，补耗伤之阴血，当归兼能活血止痛；龙胆、黄芩清泻肝火；柴胡、香附疏解肝郁调血中之气，使气血条达，肝气舒畅；知母、黄柏滋肝肾之阴，使水能涵木，肝阴得养，肝火平息；醋艾炭活血止血，合柴胡、香附防诸寒凉药伤正留瘀；牛膝引肝火下行，导血归经，使邪从二阴而出，经血循常道而行。综观全方，诸药合用，使肝郁解，肝火平，逆气降，冲脉通，血海宁而经逆顺，经水调而病自愈。

【注意事项】经行鼻衄属虚寒证者不宜使用。

【现代研究】当归具有抗菌、抗炎镇痛、保肝、抑制中枢神经系统、抗肿瘤作用，并对血液、心血管及免疫系统有广泛的作用；陈皮具有抗溃疡、利胆、抗炎作用，并对心血管及平滑肌有多重作用等；黄芩具有抗菌、抗病毒、抗炎、解热、镇静、抗凝、降血脂、抗动脉粥样硬化及降血压等作用；牡丹皮具有抗炎、镇静、降温、解热、镇痛、解痉、抗动脉粥样硬化、利尿及抗溃疡的作用；赤芍具有抗血栓形成、抗血小板聚集、降血压及抗动脉粥样硬化、保肝、调节心血管系统的作用等；生地黄水提取液有降血压、镇静、抗炎、抗过敏作用，其流浸膏有强心、利尿作用，此外还具有促进机体淋巴细胞的转化、增加 T 淋巴细胞数量的作用，并能增强网状内皮细胞的吞噬功能；柴胡具有镇静、安定、镇痛、解热、镇咳等广泛的中枢抑制作用及抗炎、抗脂肪肝、抑菌、抗感冒病毒、增强免疫功能等作用；牛膝具有抗炎、镇痛、提高机体免疫功能的作用，牛膝总皂苷对子宫平滑肌有明显的兴奋作用，牛膝所含蜕皮甾酮有降脂作用，并能明显降低血糖，其煎剂对小鼠离体肠管呈抑制，对豚鼠肠管有加强收缩的作用；黄柏有抗病原微生物、抑菌、抗心律失常、降血压、抗溃疡、镇静、促进机体抗体生成等作用；阿胶具有明显的补血作用；知母具有抗菌、抗辐射、降血糖等作用；香附浸膏对实验动物立离体子宫均有抑制作用，能降低其收缩力和张力，其挥发油有轻度雌激素样作用，香附水煎剂可明显增加胆汁流量，并对肝细胞功能有保护作用，其水煎剂有降低肠管紧张性和拮抗乙酰胆碱的作用，香附油对金黄色葡萄球菌有抑制作用，其提取物对某些真菌有抑制作用；龙胆具有利胆、保肝、利尿、抗菌等作用，并对消化道及中枢神经系统等有调节作用。

张耀卿经验方

【组成】炒白芍 9 g，黄芩 4.5 g，栀子炭 12 g，仙鹤草 12 g，天花粉 12 g，墨旱莲 9 g，水炙桑叶 4.5 g。

【功效】凉肝清肺，降火止血。

【主治】孕妇鼻出血，证属胎中伏火激越肝火、上逆灼伤肺络所致者。症见孕妇鼻中出血，色红，量不多，鼻黏膜色红；伴见发热，咳嗽有痰，痰黄或带血丝，头晕头痛，面红目赤，口苦咽干，烦躁易怒；舌质红，苔薄黄，脉弦滑。

【加减】肝火旺盛者，酌加板蓝根、青黛、菊花等；肺胃热盛者，酌加石膏、知母、鱼腥草等；出血量多色红者，酌加白茅根、大小蓟、侧柏叶、牛膝等。

【方解】女性以肝为先天，冲脉和厥阴经联系密切，孕妇胎中素有伏火，循经燔灼肝经，肝火旺盛，上逆酌伤肺络，故鼻中出血、色红、鼻黏膜色红；因孕妇气血大部供养胎儿，故出血量不多；内热外越，蕴于肺经，故见发热、咳嗽痰黄；邪热上冲清窍，故头晕头痛、面红目赤；肝经火旺，故口苦、目赤、烦躁易怒；舌红、苔薄黄、脉弦滑为孕妇有热之象。

方中黄芩、栀子炭、天花粉、水炙桑叶清肺凉肝，黄芩、栀子炭兼能凉血止血，天花粉并能生津止渴；炒白芍柔肝养血，助黄芩安胎之功；墨旱莲、仙鹤草凉血止血，且能滋补肝肾之阴以去伏火。诸药合用，肺热清，肝火降，血可止且胎亦安。

【注意事项】鼻出血证属虚寒者不宜使用。

【现代研究】黄芩具有抗菌、抗病毒、抗炎、解热、镇静、抗凝、降血脂、抗动脉粥样硬化及降血压等作用；白芍有提高机体巨噬细胞的吞噬功能、提高免疫功能、镇痛、解痉等作用；栀子提取物对结扎总胆管动物的 GOT 升高有明显的降低作用，还有利胆、降血压、镇静、抑菌等作用；仙鹤草能收缩周围血管，有明显的促凝血作用，还可以加强心肌收缩、使心率减慢，有杀虫、抗菌消炎、抗肿瘤、镇痛等作用；墨旱莲有抑菌、保肝、抗诱变、止血等作用，其煎剂还能明显提高机体免疫功能，此外还能增加冠脉血流量，提高抗缺氧能力；天花粉所含蛋白有免疫刺激和免疫抑制两种作用，体外实验证明，天花粉蛋白可抑制 HIV 在感染的免疫细胞内的复制繁衍，减少免疫细胞中受病毒感染的活细胞数，能抑制 HIV 的 DNA 复制和蛋白质合成，天花粉水提取物的非渗透部位能降低血糖活性，天花粉煎剂对溶血性链球菌、肺炎链球菌、白喉棒状杆菌有一定的抑制作用；乳香具有镇痛、消炎、升高白细胞等作用；桑叶具有抑菌、降血糖、降血脂等作用。

第七节　鼻息肉

鼻息肉的形成与变态反应体质，以及鼻腔慢性炎症的长期刺激有关，多继发于变应性鼻炎、慢性鼻窦炎。主要见于成年人，以一侧或双侧鼻腔内有赘生物如鲜荔枝肉，堵塞鼻道，有碍鼻息为特点，需要与鼻腔肿瘤相鉴别。

中医称此病为鼻息肉，也称为鼻痔，其病机主要是痰浊凝结，多兼郁热、气虚、血瘀。鼻息肉一般以外治为主，中药内服主要是起到辅助治疗及预防其复发的效果。

王渭川经验方

【组成】苍耳子 9 g，辛夷 9 g，土鳖虫 9 g，炒蒲黄 9 g，水蛭 6 g，蜈蚣 2 条，乌梢蛇 9 g，炒升麻 24 g，红藤 24 g，蒲公英 24 g，桔梗 6 g，乌药 9 g，九香虫 9 g，鸡内金 9 g，琥珀末 6 g。

【功效】活血化瘀，通利鼻窍。

【主治】鼻息肉，证属血脉瘀阻者。症见持续性鼻塞，嗅觉减退，鼻涕黄稠，或伴有头痛头胀，耳鸣，胸闷，胁痛；舌质暗红或有瘀斑瘀点，舌苔白或黄，脉弦细或缓涩。检查见息肉色暗红肿胀，阻塞鼻腔。

【加减】同时配合外用药：青砖墙上青苔合鲜辛夷 3 g，蟑螂 1 只（取腹内白浆和上药捣溶），用纱布包塞鼻孔，每日塞 1 鼻孔，留 1 鼻孔呼吸，隔日 1 换。

【方解】气滞或蕴热日久，致血脉瘀阻，结为肿块息肉；息肉阻塞鼻腔，则持续性鼻塞、嗅觉减退；热熏清道，故鼻涕黄稠；血脉瘀滞不行，脑窍失养，故头痛头胀、耳鸣；血瘀气滞，则胸闷、胁痛；舌质暗红或有瘀斑瘀点、脉弦细或缓涩为血脉瘀滞之象。

方中苍耳子、辛夷、桔梗宣通鼻窍，兼载药上行；土鳖虫、蒲黄、水蛭、蜈蚣破血逐瘀，散结通络；乌梢蛇、台乌、九香虫行气通络止痛；升麻、蒲公英、红藤清热解毒，升麻兼合桔梗升举阳气，红藤合琥珀末活血散瘀通络；鸡内金护养脾胃正气，防久瘀伤正。诸药合用，共奏活血化瘀、通窍散结之功，使瘀血去，息肉消。

【注意事项】血虚者忌用。

【现代研究】辛夷具有局部收敛、刺激和麻醉、抗过敏与抗炎、兴奋子宫作用；苍耳子具有降血压、降血糖作用，及对呼吸系统有双重调节作用；蒲黄水浸液、煎剂或 50%乙醇浸液均有促进凝血作用，且作用显著而持久，蒲黄多种制剂都能降低血压，减轻心脏负荷，增加冠脉血流量，改善微循环，提高机体耐缺氧能力，减轻心肌缺血性病变，此外还有抗炎、利胆、利尿、镇痛、平喘及抗缺血再灌注损伤等作用；升麻具有中度抗菌、解热、抗炎、镇痛、抗惊厥、升高白细胞、抑制血小板聚集及释放、抑制心脏功能而减慢心率等作用；蒲公英具有抗病原微生物、保肝利胆、抗胃溃疡、增强免疫功能等作用；桔梗具有镇静、镇痛、镇咳、增强抗炎和免疫作用；鸡内金粉剂口服后，胃液分泌量、酸度和消化力均见提高，胃运动功能明显增强，体外实验能增强胃蛋白酶、胰脂肪酶活性，动物实验可加强膀胱括约肌收缩，减少尿量，提高醒觉，鸡内金的酸提取物可加速放射性锶的排泄。

赵绍琴经验方

【组成】辛夷（后下）10 g，苍耳子（后下）10 g，白芷（后下）6 g，防风 6 g，生地榆 10 g，黄芩 10 g，大黄 1 g，小蓟 10 g，水红花子 10 g，白茅根 10 g，芦根 10 g，大青叶 10 g，沙参 10 g。

【功效】清宣郁热，通窍。

【主治】鼻息肉，证属肺经郁热日久，血络瘀阻者。症见鼻塞不通，鼻腔干燥，嗅觉减退；伴见头晕，面红目赤，身热，心烦梦多，口干，便干尿赤；舌质红有瘀点，苔黄根厚，脉弦滑数。检查见鼻黏膜色暗红，息肉色暗红肿胀。

【加减】应当同时配合外用药或手术治疗。息肉明显者，酌加三棱、莪术、水蛭、僵蚕等散结消癥药；瘀血明显者，酌加丹参、赤芍、土鳖虫等活血化瘀药。

【方解】肺通窍于鼻，肺经郁热，熏灼血络，久则血瘀络脉，故生息肉、鼻黏膜及息肉色暗红肿胀；息肉阻塞鼻腔，故鼻塞不通、嗅觉减退；热发头面肌肤，故面红目赤、身热；郁热上攻，伤津耗液，脏腑官窍失养，故头晕、心烦梦多、鼻腔干燥、口干、便干尿赤；舌质红有瘀点、苔黄根厚、脉弦滑数为郁热血瘀之象。

方中黄芩、大青叶清热凉血，解毒消斑；芦根、沙参清热泻火、生津止渴除烦；大黄、白茅根、生地榆、小蓟凉血止血、散瘀解毒消痈，白茅根合大黄兼导热下行，从二便而出；辛夷、苍耳子、白芷、防风均性温上行，宣通鼻窍，和诸凉药寒凉相佐；水红花子咸寒，助大黄等清热泻火、化痞散结。诸药合用，共奏清宣郁热通窍、凉血解毒散结之功，药中病机，郁热可清，息肉可消。

【现代研究】辛夷具有收缩鼻黏膜血管、促进黏膜分泌物的吸收、抗炎、抗过敏、镇痛、降血压等作用；苍耳子具有降血压、降血糖作用，及对呼吸系统有双重调节作用；白芷具有解热、镇痛与抗炎、解痉、兴奋中枢神经、升高血压、抗微生物作用，并对心血管及平滑肌有双重作用；防风具有解热、抗炎、镇静、抗惊厥、抗过敏、镇痛等作用；荆芥具有较强的抑菌、抗炎作用，还有一定的镇痛和解热作用；黄芩具有明显的抑菌、抗过敏、解热、降血压、镇静、保肝、利胆、抗氧化等作用；地榆煎剂可明显缩短出血和凝血时间，且生地榆止血作用明显优于地榆炭，实验表明，地榆制剂对烧伤、烫伤的愈合有明显的作用，能降低毛细血管的通透性，减少渗出，减轻组织水肿，体外实验表明，地榆水煎剂对伤寒沙门菌、脑膜炎奈瑟菌及钩端螺旋体等均有抑制作用，尤其对志贺菌属作用较强；大黄具有抗感染、抑菌抗病毒、保肝利胆、健胃、止血、降血压、降低血清胆固醇等作用；小蓟能收缩血管，升高白细胞数目，促进血小板聚集及增高凝血酶活性，抑制纤溶，从而加速止血，体外实验表明，小蓟煎剂对多种细菌有一定的抑制作用，此外，本品还有降脂、利胆、利尿、强心、升血压等作用；白茅根具有利尿、止血等作用；芦根具有解热、镇静、镇痛、降血压、降血糖、抗氧化及雌性激素样作用，对β-溶血链球菌有抑制作用，所含薏苡素对骨骼肌有抑制作用，苜蓿素对肠管有松弛作用；大青叶具有抑菌、抗病毒、抗白血病等作用。水红花子煎剂、酊剂或石油醚提取物灌服小鼠，对艾氏腹水癌（腹水型及实体型）和肉瘤-180有一定的抑制作用，但其效果不稳定，此外对志贺菌属有抑制作用。

第三章 咽喉口腔科疾病

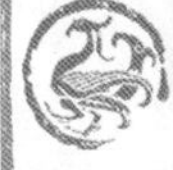

第一节 咽 炎

咽炎有急性与慢性之分。急性咽炎是咽黏膜、黏膜下组织和淋巴组织的急性炎症。常见病因有病毒感染、细菌感染，以及理化因素等。本病可单独发生，或由急性鼻炎、急性扁桃腺炎等蔓延所致，是上呼吸道感染的一部分，可局限于咽腔一部分，也可波及整个咽腔。冬、春季多见，以咽部疼痛、吞咽不顺，咽部黏膜充血肿胀为主要特点。慢性咽炎是咽黏膜及黏膜下组织的慢性非特异性炎症。多因屡发急性咽炎，病程迁延而成，同时与局部及全身慢性刺激因素亦有密切关系。可分为慢性单纯性咽炎（咽部黏膜慢性充血，或有毛细血管扩张）、肥厚性咽炎（有淋巴滤泡增生或咽侧索增生等）、萎缩性咽炎（有黏膜干燥枯萎，甚则咽后壁椎体轮廓显现）3种，以咽喉干燥不适、疼痛、异物感等为主要临床症状。

中医称咽炎为喉痹。急性咽炎多因外感风寒或风热，邪客咽喉，甚至脏腑热盛，熏蒸咽喉为患，或阳虚体质，外感寒邪，致阳虚寒客少阴为患。慢性咽炎病因病机复杂，与阴虚、郁热、气虚、阳虚、气郁、血瘀、痰凝等有关。

刘韵远经验方

【组成】金银花 9 g，连翘 9 g，射干 9 g，麻黄 3 g，青黛 3 g，玄参 15 g，马勃 6 g，熟大黄 6 g，（一方有板蓝根 15 g）。

【功效】散风清热利咽，佐以通腑泻热。

【主治】小儿急性咽喉炎、急性扁桃体炎，因风热外袭，内侵肺胃，上攻咽喉，症见咽喉肿痛，吞咽困难，咳嗽流涕，烦躁不宁，头痛，发热，时有腹痛，大便秘结，咽部红肿，舌红，舌苔白厚，脉数有力。

【加减】大便不秘结减大黄。

【方解】小儿因外感风热邪毒入里，致肺脾实热，以致发热、咽喉肿痛，甚则吞咽困难，烦躁不宁，头痛；表邪未清则咳嗽流涕；热入胃腑则大便秘结不通，以致腹痛；实热壅盛，故舌红苔厚，脉数有力。

方中金银花、连翘、青黛、马勃、射干、麻黄以清热解毒凉血；佐熟大黄、玄参，以通腑泻热，釜底抽薪，使热从下泄。诸药合用，以收热清、咽利、便通之捷效。

【现代研究】方中金银花和藤体外实验对多种致病菌如金黄色葡萄球菌、溶血性链球菌、大肠埃希菌、志贺菌属、霍乱弧菌、伤寒沙门菌、副伤寒沙门菌等均有一定抑制作用，对肺炎链球菌、脑膜炎奈瑟菌、铜绿假单胞菌，结核分枝杆菌亦有效。水浸剂比煎剂作用强，叶煎剂比花煎剂作用强。连翘在体外的抑菌作用与金银花大体相似，二者合用，抗菌范围可互补。1∶20 浓度射干煎剂或浸液在体外对外感及咽喉疾患中的某些病毒有抑制作用，射干中的鸢尾黄酮苷和鸢尾黄酮有消炎作用。麻黄具有发汗散热、利尿、抗炎、抗过敏、抗病毒的作用。大黄能增加肠蠕动，抑制肠内水分吸收，促进排便；同时有抗感染作用，对多种革兰阳性和阴性细菌均有抑制作用，其中最敏感的为葡萄球菌和链球菌。玄参、马勃均为咽喉病要药。

【用方经验】小儿急性咽炎常与急性喉炎，鼻窦炎或扁桃体炎同时存在，以致咽喉肿痛，吞咽困难，声音嘶哑，高热，周身不适，拒食，口中流涎等。临床治疗常宜清热解毒，凉血和营为大法，佐以通腑泻热。急性咽炎属于“喉痹”，乃脾胃蕴热，常波及心肝两经而发惊厥，故清宣肺胃之时，宜酌佐清心平肝或通腑泻热，清热宜黄芩、石膏、知母、连翘之类以清气分；解毒宜金银花、马勃；平肝宜青黛；清心宜黄连、淡竹叶；通腑泻热宜熟大黄。青黛（木蓝）醇浸液（0.5 g/ml）在体外对炭疽芽孢杆菌、肺炎链球菌、志贺痢疾杆菌、霍乱弧菌、金黄色和

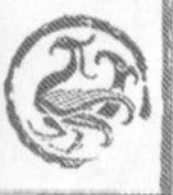

白色葡萄球菌皆有抑制作用，并有一定的护肝作用。

清咽化毒汤（王静安经验方）

【组成】大青叶 30 g，腊梅花 15～30 g，天花粉 15 g，山豆根 6～10 g，白薇 30 g，射干 9 g，黄连 6～10 g，胖大海 6～10 g。

【功效】清热解毒，利咽止痛。

【主治】急性咽炎、急性扁桃体炎，因火热邪毒壅盛，入侵肺胃，搏结咽喉，症见咽喉红肿疼痛，或扁桃体红肿、化脓，舌红，苔黄，脉数。

【加减】高热烦躁加连翘心清心火，便秘加玄明粉润燥通便，若见黄白脓点，加入小儿吹口丹（牛黄，硼砂，川黄连，孩儿茶），每日 3～5 次。

【方解】急性咽炎、急性扁桃体炎因火热邪毒壅盛，搏结咽喉，肺胃热盛，故见咽喉红肿疼痛，或有化脓，阳邪热胜，则舌红、苔黄、脉数。

方中大青叶、腊梅花、黄连清解肺胃热毒，山豆根、射干、胖大海解热毒，利咽喉，天花粉、白薇清热养阴以防火邪灼伤阴液。诸药合用，共奏清热解毒利咽之效。

【现代研究】大青叶有解热、抗炎作用；黄连具有抑菌、抗炎镇痛之效；山豆根、射干均具有抗菌消炎作用，都是咽喉肿痛之要药；胖大海具有缓泻作用，临床用于肺热所致咽喉肿痛有效；天花粉具有增强免疫力与抗病毒作用；白薇有解热抗炎，祛痰平喘之效。

凉膈散加减（吴少怀经验方）

【组成】连翘 9 g，栀子 4.5 g，黄芩 4.5 g，薄荷 1 g，淡竹叶 3 g，桔梗 4.5 g，甘草 3 g。

【功效】清泻肺胃，解毒利咽。

【主治】急性或慢性咽炎，因肺胃热邪上壅咽喉，致咽喉红肿疼痛，咽干口燥，或有口苦，大便结，小便黄，舌质红，脉数。

【加减】咽喉红肿酌加赤芍凉血消肿；热邪伤津而大便秘结者加杏仁、火麻仁润肠，并助以厚朴、枳壳、陈皮理气，一般不用大黄、芒硝；热邪伤津者，或酌加石斛、麦冬、天花粉养阴生津；慢性咽炎而伴新感风邪，酌加牛蒡子、橘络、杏仁、竹茹，以助宣化、利咽、止咳。

【方解】肺胃热邪熏蒸，气血壅滞，邪搏咽喉，故咽喉红肿疼痛；热邪伤津，故咽干口燥，伴肝胆热则有口苦；阳明热邪伤津，故大便结，小便黄，舌质红，脉数。

方中连翘、栀子、黄芩清热解毒；薄荷散邪利咽，淡竹叶清心利尿使热从下泄；桔梗化痰利咽；甘草解毒利咽，调和诸药。诸药合用，共奏清泻肺胃，解毒利咽之功。

【现代研究】连翘、栀子、黄芩均具有抗菌消炎作用；薄荷有发汗解热、消炎止痛之效；淡竹叶有解热、利尿作用；桔梗祛痰镇咳，消炎；甘草有抗炎和抗变态反应的作用，可缓解咳嗽，祛痰，是治疗咽喉疼痛的要药。

半夏散加减（颜德馨经验方）

【组成】附子 4.5 g，酒炒大黄 4.5 g，肉桂 1.5 g，甘草 3 g，姜半夏 9 g。

【功效】温阳利咽，引火归原。

【主治】急性咽炎，或慢性咽炎、慢性扁桃体炎急性复发，因阳虚寒伏，邪阻咽喉，症见咽喉微病，或感肿胀，或似虫爬，咽部黏膜淡红，肥厚呈水肿样，伴有畏寒肢冷，神疲乏力，痰多色白，舌胖苔白，脉沉弱或弦紧等。

【方解】足少阴肾脉循喉咙，挟舌本。若外感热病或急性乳蛾治不如法，过用寒凉滋腻之品，损阳伐气，邪入少阴，以致火虚于下，寒凝其中，格阳而上，无根之火内灼咽喉，故咽喉微病，或感肿胀，或似虫爬，咽部黏膜淡红，肥厚呈水肿样；阳虚故畏寒肢冷，神疲乏力，痰多色白，舌胖苔白，脉沉弱或弦紧。

根据病机，治当宗“甚者从之，从者反治”之义，投以辛温。《伤寒论》谓：“少阴病，咽中痛，半夏散及汤主之。”半夏散（半夏、桂枝、甘草）甘辛合用而辛胜于甘，其气又温，不仅能解客寒之气，还可复已弱之阳气。《本经》谓半夏主咽喉肿痛，桂枝治结气喉痹，甘草解金疮肿毒，足见此方对喉痹极为适宜。方中加附子温阳，引火归原，大黄反佐，使热药不致被浮阳格拒，因势利导，直捣病处，有相得益彰之功。

【注意事项】急性咽喉病非属寒证不宜。

【现代研究】半夏可抑制呕吐中枢而止呕，亦有消炎止咳作用；肉桂可能有抗菌和抗真菌作用，促进消化；甘草有抗炎和抗变态反应的作用，可缓解咳嗽，祛痰，是治疗咽喉疼痛的要药。

千鸡汤加减（张泽民经验方）

【组成】一枝黄花（千根癀）10～12 g，土牛膝（鸡骨癀）10～15 g，两面针 10 g，田基黄（七寸金）10 g，黄连 6 g，赤芍 15 g，白芍 15 g，射干 10 g，桔梗 8 g，甘草 3 g。

【功效】清热、化痰、利咽。

【主治】急性咽炎，因热邪循经上犯，气血壅滞，咽喉不利，症见咽喉肿痛，吞咽不利，咽喉有痰，舌质偏红，苔黄，脉数。

【加减】如有慢性咽喉炎病史，伴咽干甚，饮水得舒为主证者，加生地黄 15～18 g，麦冬 10～15 g，玄参 10～15 g，以助养阴清热；如偏桃体肿大者，加山慈菇 10 g 以消肿散结；声音嘶哑，声带小结者，可合桂枝茯苓丸加减以助化瘀散结。

【方解】急性咽喉病，热邪循经上犯，则气血壅滞，邪结咽喉，故致咽喉肿痛不利，并见舌红，苔黄，脉数。

方中一枝黄花（千根癀）味辛、苦、凉，具有疏风清热，消肿解毒之功，土牛膝（鸡骨癀）活血祛瘀，消肿止痛，此二药为君，清热解毒，活血消肿；两面针辛、苦、温，有小毒，具有温中理气，祛风行血，散结止痛的作用，达到“火郁发之”的目的；田基黄味苦、辛、微寒，可清热解毒，活血消肿；黄连苦寒，善泻心火。佐以桔梗甘草汤清利咽喉；芍药甘草汤缓急止痛；赤芍活血化瘀，消肿止痛；射干善入咽喉为使，清热解毒，祛痰利咽，《本草纲目》云其“能降火，为治喉痹咽痛之要药”。

【现代研究】一枝黄花有抗菌消炎作用，临床常用于感冒、急性咽喉炎、扁桃体炎、疮疖肿毒；土牛膝具有强心、抗利尿作用，临床常用于白喉、小儿肺炎、扁桃体炎、中耳炎等感染性疾病，亦可引产；两面针制剂有解痉，镇痛，镇静催眠作用，临床上常用于疼痛症；田黄有利尿作用，对神经系统的作用与烟碱相似，但强度仅为烟碱的 1/20～1/5，有抑菌、缓泻作用；黄连消炎镇痛、抑菌；赤芍抗血栓、抗血小板凝集，改善微循环；白芍镇痛、解痉；射干抗微生物、消炎，为治疗咽喉病要药；桔梗祛痰镇咳，消炎；甘草有抗炎、抗变态反应，缓解咳嗽，祛痰，为治疗咽喉疼痛的要药。

喉症煎药主方加减（许履和经验方）

【组成】牛蒡子 10 g，连翘 10 g，桔梗 5 g，生甘草 6 g，金银花 10 g，栀子 10 g，玄参 10 g，黄芩 5 g，前胡 5 g，薄荷 8 g，天花粉 10 g。

【功效】疏风清热，宣肺润燥。

【主治】喉痹证属邪郁于肺，化火上炎，症见咽痛，久治不愈，干燥不适，咽后壁充血明显，纳食减少，便溏或结，舌红苔黄，脉浮数。

【加减】胸膈胀闷不适，咳嗽气喘者，可酌加杏仁、石膏、桔梗等宣畅肺气；便结者，可用麦冬、玄参、生地黄等滋阴增液之品；口咽干燥明显者，加用郁金、玄参、麦冬、桔梗、乌梅等生津增液之品。

【方解】患者可有感冒之后，胸肺之热未散，郁结于胸，不能宣发。治疗上应注意宣发肺气，清疏风热，并感冒后期，津伤液耗，用药方面注意阴液的固护。治疗上应疏风清热，宣肺润燥。方中牛蒡子发散风热，宣肺透疹，利咽散结，解毒消肿；连翘清热解毒，消痈散结，疏散风热。二者合为君药。金银花清热解毒，疏散风热，栀子泻火除烦，清热利湿，凉血解毒，并黄芩清热燥湿，泻火解毒，几者合用，能助君药疏风清热，泻火

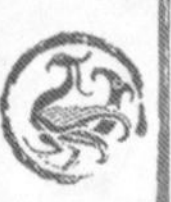

解毒，共为臣药。桔梗能宣发肺气，使所郁之火得以发散。前胡降气化痰，宣散风热，可助君臣药之力，助其发散。玄参清热凉血，滋阴解毒；薄荷发散风热，清利咽喉，透疹解毒，疏肝解郁。天花粉清热生津，消肿排脓。三者共奏固护阴津之功，使郁热得以发散而津液得以固护。

【注意事项】内有虚寒者慎用。

【现代研究】牛蒡子能抗菌抗病毒、降血糖、降血压，抗肿瘤及利尿泻下作用；金银花具有广谱抗菌、抑菌、抗病原微生物、抗炎、解热、促进白细胞的吞噬、降低胆固醇等作用；连翘具有广谱抗菌及抗炎、解热、强心、利尿、降血压等作用；桔梗具有排痰、镇咳、镇静、镇痛、解热等作用，还有增强抗炎和免疫作用；黄芩具有抑菌、解热、降血压、镇静、保肝、利胆、抗氧化等作用；栀子具有利胆、利胰、降胰酶、降血压、镇静、抑菌等作用；玄参有轻微强心作用，抗菌，降血压，及轻微降血糖作用。天花粉有致流产和抗早孕、抗癌、抗菌、抗病毒、抗艾滋病作用；前胡有钙拮抗剂样作用，祛痰及扩张冠状动脉的作用；薄荷具有通过兴奋中枢神经系统达到发汗解热作用以及抗刺激、利胆、止咳、抗病毒、抑菌、消炎、止痛、止痒等作用。

【用方经验】本证患者可有以往屡服养阴润燥剂无效的经历，解决的关键是辨清是否属单纯的阴虚燥热。若起于感冒之后，由邪郁于肺，未能外达，化火上炎，以致咽喉干燥疼痛，单润其燥，邪无出路，故病终不除。

观音漱口茶（谢强经验方）

【组成】肿节风 30 g，生甘草 30 g，薄荷（药引，后下）10 g。

【功效】清热解毒，消肿宽咽。

【主治】内外热毒困结型的急性咽喉炎。症见咽肿痛甚，吞咽困难，咳嗽声嘶，口气臭秽，牙龈肿痛甚或溃烂，发热恶寒，舌苔薄黄，脉浮数。

【加减】咽痛重者可加淡竹叶、天竺黄、玄明粉以清热解毒消肿；咳痰黄稠者可加贝母、瓜蒌皮、桑白皮以清肺化痰；水肿明显者可加蝉蜕、土牛膝以利咽消肿止痛；若喉底颗粒红肿甚者，可酌加桑叶、赤芍、牡丹皮等以凉血消肿；大便燥结者，可加生大黄、玄明粉以通便泄热。

【方解】本方所治之证为肺胃素有积热，加之外感热毒或过食辛辣厚味，引动内热，上灼致咽喉肿痛证。火热燔灼咽喉，则咽部疼痛较剧，吞咽困难；火热内炽，则口渴喜饮、口气臭秽、牙龈肿痛甚或溃烂，大便燥结、小便短赤；舌质红、舌苔黄、脉洪数为里热之证。治宜清热解毒，消肿宽咽。

方中肿节风清热解毒，消肿宽咽喉为君药；生甘草清热解毒，生津利咽喉为臣药；薄荷疏风散邪，清利咽喉为引使药。诸药合之，共奏清热解毒，消肿宽咽之功。

【注意事项】风寒外袭或脾胃虚弱，咽喉失养者，不宜使用本方；脾肾阳虚，咽失温煦者忌用。

【现代研究】方中肿节风有抗菌、抗肿瘤、抗溃疡等作用；生甘草具有抗炎、抗菌、解毒、类肾上腺皮质激素样等作用；薄荷有抗菌、抗病毒、抗炎、抗癌、促进透皮吸收等作用。

【用方经验】谢强教授认为，急性咽喉炎多因肺胃素有积热，加之外感热毒或过食辛辣厚味，引动内热，上灼咽喉，咽喉经络不畅而发为本病。主要病机为肺胃蕴热，饮食不节引动内热，蒸灼咽喉而为病，多见于素体肺胃蕴热又过食辛热煎炒、醇酒之类者。肺胃素有蕴热，热邪伤阴，阴虚津亏，津液亏乏，咽失濡养，加之饮食不节，嗜食烟酒辛辣炙煿发物，滋生痰热，痰火上炎，则咽喉肿痛不利。治疗上根据急性咽喉炎黏膜表现为充血水肿、炎性分泌物多的急性炎症特点，用药方法为：先用热药雾熏咽喉，再用药水漱口，荡涤吐出胶黏的炎性分泌物痰涎，使黏膜充分显露，再缓缓含咽，使药物充分作用于咽喉黏膜。如此，局部及全身结合的给药方法，取效迅捷，可获立竿见影之效。

养阴利咽汤（张赞臣经验方）

【组成】大白芍 9 g，川百合 10 g，南沙参10 g，北沙参10 g，天花粉9 g，白桔梗4.5 g，生甘草2.5 g，嫩射干4.5 g。

【功效】养阴清热，生津利咽。

【主治】阴虚喉痹。症兼见手足心热，午后唇红颧赤，腰膝酸软，失眠多梦，耳鸣眼花。舌干红少津，脉细数。

【加减】喉头梗堵不适感甚者，加珠儿参、肥玉竹以益肺气；咽干痛午后甚者，用麦冬、石斛配何首乌、枸杞子滋肺阴、益肾阴；胸膺满闷者，加郁金、野蔷薇花、麸炒枳壳、绿萼梅、佛手花等轻清理气；头晕目眩肝阳上亢者，加用穞豆衣、嫩钩藤、白菊花、蒺藜等；失眠者，加炙远志、合欢花、首乌藤、忘忧草、淮小麦之类滋养安神；脾运不健者，选用炒白术、广木香、台乌药、采芸曲等理气悦脾和中；痰黏喉头咯吐不爽者，选用地枯萝、川贝粉、橘白、牛蒡子等清化痰热；肾虚者加制何首乌、山茱萸益肾养阴；大便干燥者，加瓜蒌子、桑椹子、制何首乌滋阴润肠通腑；咽部焮红，赤脉纹粗色鲜红者，加牡丹皮、赤芍清热凉血，配用珠黄青吹口散吹咽；斗底小瘰色淡而肥厚者，加用生薏苡仁、泽泻、茯苓等淡渗利湿之品。

【方解】本方所治之证系阴虚火旺，虚火上炎，津液亏损而引起的喉痹之证。肺胃阴虚，故咽痛、咽干或痒，咽部如有异物梗堵不适；阴虚肝旺，故兼见头晕目眩，两眼红丝缭绕；肝气郁结，故咽部如有异物梗堵；心火旺盛，心阴不足，故夜寐不安；阴液不足，肺气失于濡润，故大便干结。治宜养阴清热，生津利咽。

方中沙参、百合、天花粉甘寒，同入肺经，甘能养阴，寒能清热，三药同用，清肺润燥，补气祛痰，且天花粉能清泄胃热，滋养胃阴，生津力强，又能消肿排脓；百合能宁心安神。桔梗苦辛性平，既升且降，善开肺气，不燥不滞，既能清肺化痰，又能宽胸利咽。生甘草泻火解毒，调和诸药，与桔梗相配即为“甘桔汤”，仲景以治少阴咽痛症。射干解毒利咽，入肺经，尤善消咽喉中痰，是治疗咽喉肿痛常用要药。白芍苦酸微寒，入肺脾经，和血敛阴，与甘味之品相配应用，增加敛阴养津之力，且白芍能作为太阴脾、肺经病的引经报使药，药有向导，其力可专。全方共8味，均为平淡之药，药量也不重，然配伍较为周密。诸药合之，心肝脾肺均兼顾，共奏养阴清热，生津利咽之功。

【注意事项】证属脾肾阳虚、脾胃虚寒、痰湿内阻，而见胸闷食少、腹泻便溏、舌苔白腻者忌用。

【现代研究】方中白芍具有解热、抗炎及抗菌等作用；百合具有祛痰、止咳、平喘、耐缺氧、镇静、抗过敏等作用；沙参有解热镇痛、祛痰、免疫抑制、强心、抗真菌等作用；天花粉有调节免疫、抗肿瘤、抑制蛋白质的生物合成以及抗菌作用；桔梗有祛痰镇咳、抗炎与增强免疫、抗溃疡、镇静、镇痛、解热以及松弛平滑肌、抗肿瘤等作用；射干有抗病原微生物、消炎解热等作用；甘草有肾上腺皮质激素样作用、抗溃疡、解痉、保肝、调节免疫、抗病毒及抗菌、止咳平喘和祛痰等作用。

【用方经验】张赞臣教授认为喉痹多与阴虚有关，治疗以益阴清热为主。本方是张赞臣教授根据“酸甘化阴”的原则制定的治疗慢性咽喉疾病的经验方，但临床还需结合症情参用健脾和胃、清热滋肾、平肝清火之品。其次，养阴不能过于滋腻，清肺要慎用苦寒，以免损伤胃气。对阴虚喉痹的治疗要避免应用辛燥伤津助火之品，益气不可升阳，健脾不可温燥，对素体阴虚者尤应注意，因为“留得一分阴液，便有一分生机”，临床治病难在养阴。因此，本方的用药总在甘寒清润，酸甘敛阴，养胃生津的范围，以缓缓图治之。

咽喉甘露饮（齐强经验方）

【组成】天冬12 g，麦冬12 g，生地黄9 g，熟地黄9 g，赤芍9 g，白芍9 g，玄参6 g，黄芩6 g，石斛9 g，枇杷叶9 g，甘草6 g，木蝴蝶6 g。

【功效】滋养肺肾，降火利咽。

【主治】肺肾阴虚，虚火上炎型慢性咽炎。症见咽部干燥，灼热疼痛，午后较重，或咽部哽哽不利，干咳少痰，或痰中带血，手足心热，舌红少苔，脉细数。

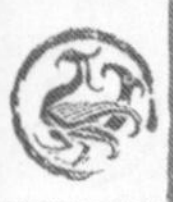

【加减】痰多者，可加瓜蒌，以清润化痰；咳血者，可加白茅根、仙鹤草以凉血止血。

【方解】本方所治之证为肺肾阴虚，虚火上炎所致的慢性咽炎。肺肾阴虚，虚火上炎，故咽部干燥、灼热疼痛；午后阳明经气旺，阴分受克制，故症状较重；肺阴虚，肃降失职，肺气上逆，则干咳少痰；肾阴虚，则见手足心热；舌红少津，脉细数均为肺肾阴虚，虚火上炎之证。治宜滋养肺肾，降火利咽。

本方中生地黄、熟地黄、天冬、麦冬滋养肺肾，为主药；玄参、白芍、石斛助主药以滋阴清热，赤芍、黄芩清热降火，共为辅药；枇杷叶、木蝴蝶清肺利咽、化痰止咳，为佐药；甘草调和诸药。各药合用，共奏滋养肺肾，降火利咽之效。

【注意事项】本方含玄参，玄参反藜芦。

【现代研究】天冬有一定平喘、镇咳、祛痰作用，可增强机体的免疫功能；麦冬可提高免疫功能，增强机体的适应性；生地黄有抗炎、抗过敏、增强免疫功能的作用；熟地黄可促进肾上腺皮质激素的合成；赤芍有镇静、抗炎止痛、对多种病原微生物有较强的抑制作用；白芍可抗菌、抗炎、镇痛、解痉、增强免疫力；玄参对多种细菌有抑制作用，能抗炎、镇静、抗惊厥；黄芩有抗菌、调节免疫功能的作用；石斛有镇痛、解热、提高免疫功能作用；枇杷叶有镇咳、平喘及抗菌作用；甘草有抗菌、抗病毒、抗炎、抗过敏、解毒作用，有类肾上腺皮质激素样作用；木蝴蝶可以抗炎、抗变态反应。

【用方经验】齐强教授认为慢性咽炎表现为肺肾阴虚，虚火上炎者可用本方。其辨证要点是咽部干燥疼痛，干咳少痰，舌红少苔，脉细数。若兼有外感表证者，不宜用此方。

生津丹（李鸿全经验方）

【组成】乌梅肉 500 g，山楂片 500 g，地黄（生熟各半）500 g，诃子 500 g，橄榄 500 g，硼砂 500 g，芒硝 500 g，冰片 50 g，薄荷冰 10 g，冰糖 4000 g。制片剂或炼蜜为丸，含服，1 日 3 次，或酌情连续服用。3 个月为 1 个疗程。

【功效】养阴生津，清利咽喉。

【主治】肺肾虚火喉痹。症见咽中不适，微痛，微痒，咽干，灼热感，异物感，因痒而引起咳嗽，易受刺激而引起恶心，晨起时易干呕。咽部微红或暗红，咽后壁淋巴滤泡增生。舌红，少苔，脉弦细数。

【方解】本方所治之证因肺肾阴虚，虚火上炎致咽喉失于濡养发为本病。方中生地黄、熟地黄、橄榄、冰糖增液润燥，养阴生津为主药；薄荷冰、硼砂、冰片清热止嗽，通窍散瘀为辅；佐以芒硝通腑泄热，釜底抽薪以撤虚火；使以诃子、山楂敛肺开音，兼涩肠以抑制芒硝攻下之力。诸药配伍，共奏养阴生津，清利咽喉之功。

【注意事项】孕妇慎用。

【现代研究】生地黄具有止血、抗炎、镇静、利尿等作用；熟地黄有强心、利尿、降血糖和升高外周白细胞，增强免疫功能等作用。乌梅肉具有抗菌、杀虫、提高免疫力等作用；山楂片具有强心、扩冠、改善循环等作用；诃子具有抗菌、抗肿瘤、解痉等作用；硼砂具有抑菌、防腐、保护皮肤黏膜等作用；芒硝具有泻下、利胆、抗炎、消肿等作用；冰片具有抑菌、抗炎、止痛、防腐等作用；薄荷具有抗菌消炎、健脾祛风、芳香调味等作用。

玄麦甘桔汤（赵昌基经验方）

【组成】玄参 30 g，诃子 10 g，天冬 12 g，桔梗 10 g，麦冬 12 g，甘草 6 g，蝉蜕 6 g，山豆根 9 g，连翘 15 g，厚朴 10 g。

【功效】治以滋养肺肾之阴，清肺泻火利咽。

【主治】慢性咽炎兼慢性喉炎，证属肺肾阴虚，虚火上扰。症见声音嘶哑，自感咽中干燥不适，伴有五心烦热、失眠多梦、耳鸣、便干，舌质红无苔，脉细数。

【加减】大便秘结者可减诃子，咽喉干燥明显者，可加用白茅根、芦根等鲜品。

【方解】喉痹证热多寒少，此例为肺肾阴虚，虚火上扰，痰气交阻。本方在玄麦甘桔

汤基础上加味而来。玄参有清热凉血，泻火解毒，滋阴的作用；麦冬养阴清热生津，可治疗阴虚内热或热病伤津、心烦口渴，又可润肺清心止咳；桔梗可宣肺、祛痰、利咽；甘草益气补中，润肺止咳；四者共奏滋阴增液，生津利咽的作用。诃子可敛肺、涩肠、下气、利咽；天冬具有养阴清热，润肺滋肾的功效，主要用于治阴虚发热、咳嗽吐血、肺痈、咽喉肿痛、消渴、便秘等症。蝉蜕可散风除热，利咽，透疹，退翳，解痉，用于风热感冒，咽痛，音哑，麻疹不透，风疹瘙痒，目赤翳障，惊风抽搐，破伤风。山豆根清火解毒，消肿止痛，用于咽喉牙龈肿痛、肺热咳嗽烦渴、黄疸、热结便秘。连翘疏风清热，解毒散结；厚朴可行气消积，燥湿除满，降逆平喘。上方共奏滋养肺肾、解毒利咽之功。

【注意事项】本方诃子有收涩作用，大便秘结者随症加减。

【现代研究】桔梗具有排痰、镇咳、镇静、镇痛、解热、增强抗炎和免疫等作用，并可抑制胃液分泌和抗溃疡；玄参含生物碱、糖类、甾醇等物质，有轻微强心作用，抗菌，降血压，及轻微降血糖作用；麦冬有强心，增强免疫的作用；甘草有类似肾上腺皮质激素样作用，对组胺引起的胃酸分泌过多有抑制作用，并有抗酸和缓解胃肠平滑肌痉挛作用，有明显的镇咳、祛痰作用，抗炎、抗过敏作用，解毒及平衡体内激素水平作用；诃子有敛肺、涩肠、下气、利咽、止泻、解痉及抗病原微生物的作用；天冬有抗菌、抗肿瘤、镇咳祛痰作用；蝉蜕有抗惊厥、抗破伤风，减少自发活动，及对抗咖啡因的兴奋作用；山豆根有抗病原微生物、抗肿瘤作用，山豆根中所含生物碱对中枢神经系统有明显的抑制作用，山豆根中所含生物碱有兴奋呼吸作用，对心律失常有明显的对抗作用，并能抑制胃液分泌，有抗炎、利尿作用；连翘具有广谱抗菌的作用，还有抗炎、解热、抗病毒、镇吐、防肝损伤等作用；厚朴有抑制胃溃疡、抗菌、抑制血小板凝聚、降血压作用，并可抗变态反应、抗肿瘤。

【用方经验】本方所治喉痹为热多寒少，肺肾阴虚之证。虚火上扰，痰气交阻所致，故应清泻虚火，滋养肺阴。

朱进忠经验方

【组成】党参 30 g，麦冬 12 g，生地黄 30 g，苍术 15 g，白术 10 g，青皮 10 g，陈皮 10 g，柴胡 10 g，三棱 10 g，莪术 10 g，薄荷 6 g，首乌藤 30 g。

【功效】补气养阴，疏肝理气、活血除湿化痰。

【主治】喉痹，食管反流性咽炎，证属气阴两虚，气血痰湿阻滞。症见咽喉疼痛，或病史已久，经用西药和中药解毒利咽之品治疗无效，并见食管疼痛，咽喉有异物阻塞感，胃脘胀满，舌苔白，脉虚大弦滑。

【加减】大便秘结者，加用瓜蒌子；有虚热或多汗者，加地骨皮；痰多者加川贝母；舌红干燥者，阴亏极，加石斛；胸胁胀痛、按之硬，加鳖甲；烦热口渴者，加知母、石膏；腹痛加芍药、甘草；夜寐不安者，加用枣仁。

【方解】肝藏血，主疏泄，喜条达而恶抑郁。肝肾阴血亏虚，肝体失养，则疏泄失常，犯胃则胃脘不适，脾胃失和，湿邪留滞，故见胃脘胀闷，舌苔白，湿滞气郁日久则生痰。治疗应注意养气阴，理气化湿去痰。方用一贯煎加味。方中党参补中益气，生津；麦冬养阴润肺，益胃生津，清心除烦；生地黄清热凉血，养阴生津；三者共用，益气养阴为君药；苍术燥湿健脾，祛风湿，发表；白术补气健脾，燥湿利水，固表止汗；二者共用，可祛湿邪，利于气机的运行；青皮疏肝破气，消积化滞；陈皮理气健脾，燥湿化痰；二者合用，以助痰邪消散；柴胡疏散退热，疏肝解郁，升举阳气，清胆；三棱、莪术破血行气，消积止痛；几味共用，可舒畅全身气机，有利驱邪；薄荷发散风热，清利咽喉，透疹解毒，疏肝解郁；首乌藤养心，安神，通络，祛风；二者合用以清利全身，固护津液。

【注意事项】素体亏虚者可酌情减量。

【现代研究】党参具有增强免疫力、扩张血管、降血压、改善微循环、增强造血功能、

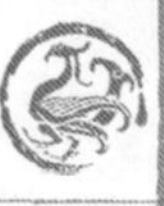

升高白细胞等作用；麦冬有降血压和降血糖、提高免疫功能、提高机体适应性、抗心律失常和抑制细菌作用；生地黄可解热、促进止血；苍术能调整胃肠功能，通过保护胃黏膜、抑制胃酸分泌而抗溃疡，并有护肝、抑菌，升高血糖，降血压、镇静及抗肿瘤作用；白术能利尿、降血糖，抗凝、扩血管、抗肿瘤、抑菌及促进造血的作用；青皮有祛痰、平喘，解痉、升血压及抗休克作用；陈皮有强心、抗炎抑菌、抗溃疡、利胆作用，并能抗动脉粥样硬化；柴胡具有镇静、安定、镇痛、解热、止咳等广泛的中枢抑制作用，还有较好的抗炎、抗脂肪肝、抗肝损伤、利胆、降低转氨酶、抗溃疡、抗感冒病毒、增强免疫功能、抗辐射等作用；三棱有促进胃肠收缩，抑制血小板聚集、延长血栓形成时间、降低全血黏度作用；莪术能抗肿瘤、抗早孕、抑菌抗炎、抑制血小板聚集和抗血栓形成，护肝及升高白细胞的作用；薄荷具有通过兴奋中枢神经系统达到发汗解热作用以及抗刺激、利胆、止咳、抗病毒、抑菌、消炎、止痛、止痒等作用；首乌藤可生血、镇静、止咳。

麻黄附子细辛汤加味(郭维一经验方)

【组成】麻黄 10 g，桔梗 10 g，附子 10 g，细辛 5 g，生甘草 5 g，半夏 10 g，山豆根 15 g，板蓝根 15 g。

【功效】温散寒邪，清解郁热。

【主治】慢性咽炎，证属外邪郁闭，肺经蕴郁热者。症见：咽痛咽痒，反复发作，平素见咽干，咽异物不适感，饮少或不欲饮，或伴有嗳气、咳嗽等症，全身症状不明显，纳、眠、二便无异常。舌质淡，苔薄白，脉弦细。检查：咽部色暗微肿，舌根淋巴滤泡增生，扁桃体无肿大，无新生物。

【加减】咽痛甚者，可酌加牛蒡子、射干、蒲公英等；平素咽异物感明显，噎膈嗳气者，酌加枳壳、厚朴、杏仁、砂仁等；咳嗽、咳黄痰者，酌加杏仁、紫菀、桑白皮等；若病久见面色苍白、语声低微、肢冷等症者，酌加人参、黄芪、防风等。

【方解】外邪犯肺，医不明辨，或予清热解毒药物，甚者使用西药抗生素治之，过用寒凉虽可直折其邪，然终易闭门留寇。寒邪不散，郁而化热，热邪循经上犯咽喉，虚火燔灼黏膜，故见咽干咽痛；未清之热郁积于肺，遇外邪引动则易发，故咽痒、病情反复不愈；无外邪引动，郁火无力发动，气机受阻，故平素表现为咽异物感而检查无新生物；陈寒郁火为患，久病体虚，故咽干而饮少或不欲饮，检查为慢性咽炎表现。舌脉均为体虚有伏邪之象。

方中附子扶阳散寒，麻黄宣通经络，细辛直入少阴以温散经脉寒邪，引寒邪外解，用半夏伍桔梗一上一下调理气机，用山豆根、板蓝根利咽清热，甘草一合桔梗利咽，一制附子、麻黄之燥烈调和诸药。全方合用，散久伏之陈寒，清上犯之郁火，标本兼治，肺复通畅，咽喉复利。

【注意事项】咽喉炎为实热上犯者，不宜使用。

【现代研究】麻黄具有平喘、镇咳、发汗、收缩心血管、兴奋大脑、利尿、抗变态反应、抗炎、解热、抗菌、抗病毒等作用；桔梗具有镇静、镇痛、镇咳、增强抗炎和免疫作用；附子具有抗炎、强心、镇痛、抗衰老等作用；细辛具有解热、抗炎、镇静、抗惊厥及局麻、抑菌等作用；半夏可抑制呕吐中枢而止呕，具有明显的止咳作用，有显著的抑制胃液分泌作用，对胃溃疡有显著的预防和治疗作用，其水煎剂对实验室性心律失常和室性早搏有明显的对抗作用；山豆根有抗癌作用，所含苦参碱、氧化苦参碱对实验性肿瘤均呈抑制作用，有抗溃疡作用，能抑制胃酸分泌，对实验性溃疡有明显的修复作用，具有多种抗菌、平喘、升高白细胞、抗心律失常、抗炎及保肝等作用；板蓝根具有抑菌、抗病毒、解热、增强免疫功能、抗氧化等作用。

【用方经验】临床有少数咽痛患者，虽经久治而效不佳，往往与早用或过用寒凉药有关。盖寒凉药虽能暂挫邪热，每易致郁而不宣，迁延难愈。此治非温不能散其寒邪，郁热内蕴，自当清解，故遣药需寒热并用，以

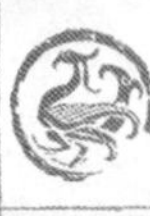

麻黄附子细辛汤温散寒邪，桔梗、半夏同用条畅肺气，甘桔汤加山豆根、板蓝根之类以清热利咽，如此顽疾可愈。

玄麦甘桔汤加味（吴少怀经验方）

【组成】玄参 9 g，麦冬 9 g，桔梗 6 g，生甘草 3 g，天花粉 9 g，牡丹皮 5 g，浙贝母 9 g，赤芍 9 g，竹茹 9 g，陈皮 5 g，石斛 9 g，炒山药 9 g。

【功效】滋阴清热利咽。

【主治】慢性咽喉炎，证属痰浊结聚。症见咽部充血，咽后壁有颗粒状炎性肿物，外披黄白色黏液，咽干欲饮，痛甚，声音嘶哑，胃纳可，便溏尿黄，舌质红，脉沉细滑数。

【加减】咽部不甚干涩者，可去浙贝母，加川贝母 9 g，牛蒡子 3 g；疾病后期可酌加养阴生津之品，如麦冬、生地黄、白芍等，以巩固疗效。

【方解】玄参可清热凉血，滋阴解毒；麦冬养阴润肺，益胃生津，清心除烦；桔梗开宣肺气，祛痰排脓，利咽；天花粉清热生津，消肿排脓；牡丹皮清热凉血，活血散瘀；浙贝母清热散结，化痰止咳；赤芍清热凉血，祛瘀止痛；竹茹清化热痰，开郁除烦，清胃止呕；陈皮理气健脾，燥湿化痰；石斛养阴清热，益胃生津；山药益气养阴，补益脾肾。

【注意事项】素体虚寒者慎用。

【现代研究】玄参有轻微强心作用，抗菌，降血压，及轻微降血糖作用。麦冬有降血压和降血糖、提高免疫功能、提高机体适应性、抗心律失常和抑制细菌作用。桔梗具有排痰、镇咳、镇静、镇痛、解热、增强抗炎和免疫等作用；甘草有类似肾上腺皮质激素样作用，抑制胃酸，解痉，并有明显的镇咳、祛痰、抗炎、抗过敏作用，解毒及平衡体内激素水平作用。天花粉可致流产，有抗早孕作用，以及抗癌、抗菌、抗病毒、抗艾滋病作用；牡丹皮有抗炎作用，其提取物有抑制血小板作用；贝母有解痉、镇咳、减少唾液分泌，增加心率及冠脉血流量的作用。赤芍具有扩张冠脉、增加冠脉血流量、抑制血小板聚集、镇静、抗炎、止痛、抗病原微生物等作用。竹茹有抑菌及增高血糖的作用；陈皮有强心、抗炎抑菌、抗溃疡、利胆作用，并能抗动脉粥样硬化。石斛对心肌与肠管运动有收缩或抑制作用，还有抗衰老，升血糖及微弱的止痛退热作用；山药具有降血糖、助消化、止咳、祛痰等作用。

血府逐瘀汤（颜德馨经验方）

【组成】桔梗 9 g，赤芍 9 g，桃仁 9 g，红花 9 g，甘草 3 g，牛膝 4.5 g，柴胡 4.5 g，川芎 4.5 g，当归 6 g，枳壳 6 g，生地黄 12 g。

【功效】活血祛瘀利咽。

【主治】慢性咽喉炎（瘀血喉痹），证属风燥痰热为患，营血受灼。症见咽喉灼痛日久，或用各种抗生素及养阴润燥、清热降火、宣肺化痰等法，均不见效，症状或有加剧，咽部黏膜暗红，有片状瘀斑。舌紫苔黄，脉弦细。

【加减】黏痰咯吐不爽者，加用贝母、昆布、牡丹皮等；瘀斑瘀点重者，可加大桃仁、红花用量；若合并声带闭合不全者，则加升麻以升提开喉，往往可收事半功倍之效。

【方解】方用血府逐瘀汤，此方乃王清任所制，由桃红四物汤合四逆散而成，不仅善行血分之瘀积，解气分之郁滞，而且内含甘桔汤，可利咽止痛，用于瘀血喉痹，甚为合拍。方中桃仁破血行滞润燥，红花活血祛瘀止痛，共为君药。赤芍、川芎可助君药活血祛瘀，当归养血益阴，清热活血；生地黄补益阴血；枳壳、桔梗，一升一降，宽胸行气；柴胡可疏肝解郁，升达清阳，与上药配伍，可理气行滞，使气行则血行；牛膝用量与柴胡相同，可引血下行，化血中之瘀滞；桔梗并可载药上行，使药力上达咽喉。

【注意事项】素体虚弱者慎用。

【现代研究】柴胡具有镇静、安定、解热、镇痛、镇咳、抗炎、抗感冒病毒、增强免疫功能等作用；牛膝有降血压、利尿、抗炎和兴奋子宫作用；红花有改善心、脑、肾血供，降血脂、抗凝、促进血管收缩、抗炎、

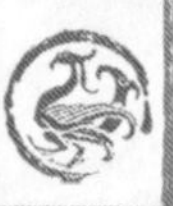

增强免疫的作用；当归可解痉、调经、镇静、催眠、镇痛、麻醉、抗心率失常，并能抑制血小板聚集，抗血栓等，并有生血、抗炎、抗菌、舒张平滑肌等作用；桃仁可改善血流动力学状况、促进胆汁分泌、抑制血栓形成、润滑肠道，有镇痛、抗炎、抗菌、抗过敏、镇咳平喘及抗肝纤维化的作用；川芎具有改善血流动力学状况、抗凝、降血压、抑菌、抗组胺和利胆作用；赤芍有抗血栓形成、抗血小板聚集，降血脂、抗动脉粥样硬化，及镇痛、镇静作用。桔梗具有排痰、镇咳、镇静、镇痛、解热、增强抗炎和免疫等作用，并可抑制胃液分泌和抗溃疡；枳壳可有护胃、治疗溃疡、止咳的作用；生地黄有清热凉血，养阴，生津作用，常用于热病舌绛烦渴，阴虚内热，骨蒸劳热，内热消渴，吐血，衄血，发斑发疹等证。

【用方经验】喉痹相当于慢性咽炎、声带小结或息肉、咽部淀粉样变性等疾病，以咽部微痛微痒，或似有异物阻于咽喉、声音嘶哑等为主要表现，医家多从风燥痰热或阴虚火旺论治，余则习以气血为纲辨治喉痹，颇有效验。

咽喉素有关隘之称，饮食气息行其中，五脏六腑经脉循于壁，故咽喉不仅是饮食呼吸之要道，而且是气血循行之境地，如六淫闭伏，七情不遂，日久不解，均可导致气郁化火，气滞血瘀，郁热上熏咽喉，症见咽喉刺痛，或感灼热，或觉堵塞，咽部黏膜深红，或有瘀斑，伴有口干不欲饮，嗳气难出，烦躁易怒，舌紫苔黄，脉弦数或细涩等。立法当按“久病必有瘀”之说，治以活血祛瘀。

颜德馨经验方

【组成】半夏、海藻、昆布、牡丹皮各9 g，天花粉、诃子各12 g，陈皮、蝉蜕各6 g，赤芍15 g，生牡蛎30 g。

【功效】祛瘀化痰，软坚散结。

【主治】慢性咽喉炎，证属痰瘀喉痹，症见咽喉部灼热作痛、发音嘶哑，经检查诊断为喉部淀粉样变性，用激素、抗生素等治疗无效，痰胶结不化，或痰多色白，口干喜饮，大便维艰，脉细弦小数，舌紫苔薄白。

【加减】血瘀化热加白薇、牡丹皮，声哑加蝉蜕、诃子，结节或肿块则佐以海藻、昆布、牡蛎、僵蚕等。服药后，查咽部肿块缩小，但症状仍有反复，原方加入清热活血之药：如黄连3 g，水红花子、桃仁、僵蚕各9 g，紫草12 g。直至症状逐渐消失，至查咽部呈高低不平如桶皮样改变，肿块已不明显。

【方解】治疗当从“疏其血气，令其条达，而致和平”之旨，行气以化痰，活血以祛瘀，治宜祛瘀化痰，软坚散结。方中半夏、海藻、昆布皆可软坚散结，并去除有形痰邪。天花粉生津利咽喉；诃子利嗓开音；陈皮并半夏软坚化痰，消痞散结。蝉蜕祛风，并可利咽喉以开音；赤芍可凉血；生牡蛎助诸药软坚。

【现代研究】牡丹皮有抗炎、抑制血小板作用，并有镇静、降温、解热、镇痛、解痉等中枢抑制作用及抗动脉粥样硬化、利尿、抗溃疡等作用。昆布，消痰软坚，利水退肿，主治瘰疬、瘿瘤、噎膈、疝脚气水肿。海藻具有清热、软坚散结之功，用于瘿瘤，瘰疬，睾丸肿痛，痰饮水肿。半夏有镇咳、镇吐、抑制腺体分泌及抗生育、抗癌等作用；天花粉功效是清热泻火，生津止渴，排脓消肿，有致流产和抗早孕，抗癌、抗菌、抗病毒、抗艾滋病等作用，以及增强免疫功能的作用；诃子有敛肺、涩肠、下气、利咽、止泻、解痉及抗病原微生物的作用。陈皮有强心、抗炎抑菌、抗溃疡、利胆作用，并能抗动脉粥样硬化。蝉蜕可抗惊厥、抗破伤风，减少自发活动，及对抗咖啡因的兴奋作用；赤芍具有扩张冠脉、增加冠脉血流量、抑制血小板聚集、镇静、抗炎、止痛、抗病原微生物等作用。牡蛎有收敛、镇静、解毒、镇痛的作用，其提取物对脊髓灰质炎病毒具有抑制作用。

【用方经验】足厥阴肝经循行喉咙，环口唇，昔郁怒伤肝，肝失条达，气滞血瘀，肝郁犯脾，痰湿内生，以致痰湿与瘀互结，循肝经上结声户，症见咽喉似有物阻，梗塞不舒，或胀痛不已，入夜尤甚，局部水肿、肥厚或结节、伴有痰多，胸间作痛，胃纳不佳，舌暗苔白滑，脉滑而弦等。

朱锡祺经验方

【组成】生地黄 9 g，麦冬 9 g，玄参 6 g，川百合 9 g，蒲公英 9 g，紫花地丁 12 g，挂金灯 9 g，西青果 6 g，桔梗 6 g，人中白 9 g，生甘草 6 g。

【功效】益气养阴，清热利咽。

【主治】喉痹证属肺肾阴虚。症见咽喉疼痛，时轻时重，屡发不已，可因某些因素出现咽喉疼痛更甚，咽干焮红，音哑不扬，时有出血。脉数，苔薄。

【加减】咽痛有痰者，可加贝母、陈皮等；咽痛出血者，可加小蓟、白茅根等清热解毒，祛瘀止痛；伴有鼻干、眼干时，可加鱼腥草、枸杞子、沙参等。

【方解】本方所治之慢性咽喉炎，为肺肾阴亏之证，治宜益气养阴，清热利咽。方中增液汤生津润燥；川百合养阴清肺，挂金灯清肺化肠；西青果、甘桔汤清利咽喉而止痛；蒲公英、紫花地丁清热消炎；人中白清热解毒，去瘀止血，并可治牙龈出血、口腔溃病、咽病。最后加太子参养阴益气而收功。

【注意事项】便溏者慎用。

【现代研究】桔梗具有排痰、镇咳、增强抗炎和免疫、镇静、镇痛、解热等作用，并可抑制胃液分泌和抗溃疡；玄参含生物碱、糖类、甾醇等物质，有轻微强心作用，抗菌，降血压，及轻微降血糖作用；麦冬有强心，增强免疫的作用；甘草有类似肾上腺皮质激素样作用，对组胺引起的胃酸分泌过多有抑制作用，并有抗酸和缓解胃肠平滑肌痉挛作用，有明显的镇咳、祛痰、抗炎、抗过敏、解毒及平衡体内激素水平作用；诃子可敛肺、涩肠、下气、利咽、止泻、解痉及抗病原微生物的作用；蒲公英具有较强的抑菌、利胆、保肝、抗内毒素及利尿等作用；川百合有清肺、化痰、止咳之效；紫花地丁有抗菌、抗病毒及降血压作用；青果有降血糖作用，微弱雌激素样作用及扩张支气管与祛痰、抗菌功效；挂金灯可祛湿、止咳、利尿。

【用方经验】本病例属中医喉痹范畴，因其内热升火而致。咽喉疼痛，咽部充血、出血等，虽为局部病灶，但对全身情况影响极大。劳累、嗜烟、喜酒均为诱发因素，发作期又能引起咳嗽、多痰，易于感冒等。二者互为因果。咽喉为肺之门户，清肺即能利咽，治当滋阴清肺。

第二节　扁桃体炎

扁桃体炎是腭扁桃体的非特异性炎症，有急性与慢性之分。急性扁桃体炎有非化脓性与化脓性之别。急性非化脓性扁桃体炎多由病毒感染所致；急性化脓性扁桃体炎则以细菌感染为主，病变较重以乙型溶血性链球菌多见。急性扁桃体炎以 10～30 岁居多，好发于冬春两季，以发热、咽痛、吞咽障碍、咽部及扁桃体红肿，甚至化脓为主要特点，常伴有轻重程度不等的急性咽炎。慢性化脓性扁桃体炎多由急性扁桃体炎治疗不力，病程迁延、反复发作所致。

中医称腭扁桃体为“喉核”，称扁桃体炎为“乳蛾”，称急性扁桃体炎为急乳蛾，称慢性扁桃体炎为慢乳蛾。扁桃体炎的病机多为风寒犯咽、风热犯咽、热毒攻咽、湿热熏咽、阴虚邪滞、气虚邪滞、阳虚邪滞、痰浊凝结等。

银翘散加味（葛英华经验方）

【组成】金银花 10 g，连翘 10 g，薄荷（后下）3 g，荆芥 6 g，防风 6 g，桔梗 6 g，僵蚕 6 g，牛蒡子 10 g，赤芍 6 g，生石膏（先煎）30 g，板蓝根 15 g，鲜芦根 15 g，生甘草 3 g。

【功效】疏风清热，解毒消肿。

【主治】肺胃有热、外感风热型急性化脓

性扁桃体炎。症见咽痛，吞咽则疼痛加重，恶寒发热，微头痛，小便黄，大便干，舌尖红，苔薄黄微腻，脉数略浮。检查：扁桃体充血肿胀，表面脓性分泌物。双下颌可触及肿大淋巴结。

【加减】扁桃体表面脓性分泌物多者，加马勃、蒲公英，以祛腐解毒；大便秘结者，加大黄、芒硝，以泄热通便；肿痛明显者，可含清咽滴丸，以清热解毒，消肿止痛。

【方解】本方所治之证为肺胃有热、外感风热所引起的急性化脓性扁桃体炎。外邪壅盛，乘势传里，肺胃受之，肺胃热盛，上攻咽喉，故见咽部疼痛，扁桃体充血肿胀；火毒灼伤，化腐成脓，则见扁桃体表面脓性分泌物；肺胃热盛，可见小便黄，大便干；风热在表，则见恶寒发热，微头痛；舌尖红，苔薄黄微腻，脉数略浮均为肺胃有热、外感风热之证。治宜疏风清热，解毒消肿。

本方以金银花、连翘清热解毒、消肿止痛，为主药；薄荷、荆芥、防风、僵蚕、牛蒡子疏风清热利咽；赤芍、生石膏、板蓝根、鲜芦根清热解毒、消肿止痛，共为辅药；桔梗、生甘草宣肺利咽，为佐使药。诸药合用，共奏疏风清热，解毒消肿之功。

【注意事项】脾胃虚寒者，不宜服用。

【现代研究】金银花有广谱抗菌作用，有明显抗炎及解热功能；连翘有广谱抗菌作用，可以抗炎、解热；薄荷有发汗解热、抑菌、消炎止痛的作用；荆芥有抗菌、抗炎、镇痛作用；防风具有解热、抗炎、抗过敏作用；桔梗有镇咳、镇痛、解热、增强抗炎和免疫作用；僵蚕有抑菌、抗惊厥、抗肿瘤的作用；牛蒡子有抗菌、解热、利尿、抗肿瘤的作用；赤芍有镇静、抗炎止痛、对多种病原微生物有较强的抑制作用；石膏有消炎镇痛、退热的作用；板蓝根有抗菌，增强免疫功能，有明显的解热作用；鲜芦根有解热、镇痛、抗菌的作用；甘草有抗菌、抗病毒、抗炎、抗过敏、解毒作用，有类肾上腺皮质激素样作用。

【用方经验】葛英华教授认为本病的发生是因肺胃有热，又外感风热，内外邪热结聚咽喉所致。治疗既要清热解毒消肿，又要疏风清热。扁桃体化脓，必须用清肺胃之热及解毒之品，生石膏为必用药物，其他可用板蓝根、鲜芦根之类。早期表证明显者，可侧重于疏风清热；里热证明显者，宜侧重于清热解毒、消肿止痛。同时还应临证加减用药。

金灯山根汤（张赞臣经验方）

【组成】挂金灯 9 g，山豆根 9 g，白桔梗 4.5 g，生甘草 3 g，嫩射干 4.5 g，牛蒡子 9 g。

【功效】疏风化痰，清热解毒，消肿利咽。

【主治】咽喉部各种急性感染。包括急喉痹、急乳蛾、喉痈、喉风等。症见咽喉红肿，咽痛。

【加减】凡见恶寒发热，脉浮数，表邪甚者，加荆芥、薄荷、蝉蜕等；但热不寒，舌淡或舌尖红，苔薄黄，脉数，里热甚者，加赤芍、牡丹皮、知母、金银花等；身发高热、邪热炽盛者酌加黄连、黄芩、栀子、金银花等；痰涎多，苔浊腻者，加僵蚕、瓜蒌皮、地枯萝等；咽喉红肿甚者加赤芍、牡丹皮；热毒久壅、脓成未溃者加皂角刺、芙蓉花；头目晕眩，两目红丝，肝火较旺者，加桑叶、夏枯草、白芍等；大便干涩不爽者，加瓜蒌子、火麻仁，大便闭结者，加玄明粉；小便黄赤者酌加淡竹叶、芦根；体质阴虚火旺，舌红少津，口燥咽干者，加玄参、麦冬、生地黄等。舌苔黏腻、痰多中满者甘草以少用或不用为宜；便溏者射干、牛蒡子不宜多用。

【方解】本方所治属咽喉实热病证。症见咽痛，咽部黏膜、咽侧索、扁桃体、咽后壁淋巴滤泡充血肿胀。

方中以挂金灯、山豆根为主药，两者均性味苦寒，挂金灯亦名锦灯笼，善清肺胃之热，为消喉肿、止喉痛之要药，山豆根对咽喉红肿疼痛病证亦具有良好的清热解毒、利咽消肿之效，被誉为“解咽喉肿痛第一要药”（《本草求真》）。二药配合应用能增强清热解毒，消肿止痛的功效。再辅以牛蒡子及射干疏风散热、化痰利咽，其中牛蒡子既能疏风散热，化痰利咽，又因其性寒滑利，有清肠通便之效，对咽喉疾病生用，辛散苦泄，消肿化痰利咽效果佳，对痰涎壅盛咽喉堵塞者更有宣畅利咽作用；桔梗宣肺利咽，除了能宣肺化痰利咽外，还可排脓消痈，又为手太阴之引经药，咽喉系肺胃上口，藉其提升之力，可引药力至病所而奏速效；配生甘草调和诸药，亦起甘缓利咽止痛作用。

【注意事项】脾胃虚寒者慎用；慢性咽炎、慢性喉炎等咽喉慢性疾病证属虚热者忌用。

【现代研究】1. 现代药理研究：方中挂金灯对金黄色葡萄球菌、铜绿假单胞菌等有抑制作用；山豆根对乙型溶血性链球菌、志贺菌属、变型杆菌、大肠埃希菌、金黄色葡萄球菌均出现抑菌效果，还具有一定的抗真菌作用，并能抑制炎症反应，具有与氢化可的松相似的抗炎作用，另有抗肿瘤、调节免疫作用；牛蒡子有钙拮抗剂样作用、抗肾病变、抗肿瘤作用、抑制真菌和扩张血管、子宫和肠管作用，对运动神经及骨骼肌呈麻痹作用；射干有抗病原微生物、消炎解热等作用；桔梗有祛痰镇咳、抗炎与免疫增强、抗溃疡、镇静、镇痛、解热以及松弛平滑肌、抗肿瘤等作用；甘草有肾上腺皮质激素样作用、抗溃疡、解痉、保肝、调节免疫、抗病毒及抗菌、止咳平喘和祛痰等作用。

2. 实验研究：金灯山根汤的体外抑菌实验结果表明对葡萄球菌、链球菌、肺炎链球菌、核酸杆菌等咽部常见致病菌均有一定的抑制作用；体内实验证实金灯山根汤可明显延长肺炎链球菌所致感染小鼠的生存时间。使用金灯山根汤后实验小鼠耐受大肠埃希菌内毒素感染的能力增强，还可增强免疫功能低下小鼠单核细胞吞噬功能，并使免疫器官的胸腺指数增高。

【用方经验】急性咽部炎症的临床表现，与中医学中“喉痹”“嗌肿”“乳蛾”等的描述颇相近似。张赞臣教授认为，本病一般都属于肺胃两经的病变，由内火上升，客邪外乘，风热相搏，挟痰蕴结所致。临床应用本方时，需注意：①临床应根据是否兼有表邪，或是热重，或挟有痰湿等兼症加减用药；②应根据病情演进的不同时期，有不同的重点，在选药、药量、配伍等方面加以调整，分阶段治之。早期加强疏散风热，中期重点清热解毒，后期如已成脓则需托毒排脓，恢复期则适当配合益气养阴药以加速康复；③攻邪时不忘保护元气，尤其是正虚明显的患者，宣散不宜太过，用清热泻火药要顾及脾胃，中病即止，脾胃素虚者，更不宜用寒凉，以免邪热未除，中焦又损。

疏风清热汤（杨志仁经验方）

【组成】荆芥 6 g，防风 6 g，金银花 9 g，连翘 9 g，黄芩 10 g，赤芍 9 g，牛蒡子 6 g，桔梗 6 g，甘草 4.5 g，桑白皮 9 g，玄参 9 g，贝母 9 g，天花粉 9 g。

【功效】疏风清热，消肿利咽。

【主治】外感风热、肺经风热所致的急性及亚急性咽喉炎、扁桃体炎、喉炎、鼻咽炎等。

【加减】大便秘结加大黄、芒硝以泄热解毒；头痛甚加川芎、白芷、杭菊以疏风止痛；热盛加大青叶以清热解毒。

【方解】荆芥、防风辛温祛风，金银花、连翘辛凉疏风兼清热，共奏解表散邪之功，而辛凉药重于辛温药，寓在散邪的同时，加强清热解毒以防外邪入里，起截断作用；黄芩、桑白皮清肺泻热，赤芍清热凉血，玄参、天花粉养阴清热，贝母化痰利咽，牛蒡子、甘草、桔梗解毒利咽。

【注意事项】阴虚火旺者忌用。

【现代研究】本方以疏风、清热两大类中药组成，疏风中药包括荆芥、防风等辛温解表药，具有较强的发汗、解热作用，同时还具有抗菌、抗病毒作用；疏风中药包括金银花、连翘及牛蒡子等辛凉解表药，具有广泛的抗菌及抗病毒作用，同时还具有解热抗炎等作用；本方剂中另一类药即为清热类中药，其中黄芩具有广泛的抗菌作用，同时还具有抗炎、抗过敏、解热和免疫调节作用，桑白皮则具有抗炎、免疫调节及镇咳等作用，贝母、甘草、桔梗具有祛痰镇咳作用及免疫调节等作用，赤芍、玄参则有抗凝、抗血栓和清除氧自由基作用，天花粉主要起免疫调节

作用。

普济消毒饮加减（万友生经验方）

【组成】升麻 15 g，葛根 30 g，赤芍 15 g，生甘草 10 g，防风 15 g，荆芥 10 g，金银花 15 g，连翘 15 g，薄荷 10 g，桔梗 15 g，牛蒡子 15 g，玄参 15 g，板蓝根 15 g，柴胡 15 g，僵蚕 15 g，贝母 15 g。

【主治】风温热毒上攻所致的急性扁桃体炎。咽喉肿痛作哽，痰多欲呕，恶风发热(多在 39 ℃以上)，汗少，口干渴喜冷饮，头痛，周身关节酸痛，舌苔白黄而腻，脉濡数。

【加减】本方是用于风温上攻造成的表实证。若见慢性扁桃体炎反复急性发作，伴见咳嗽、喷嚏、胃中热，喜冷饮，大便干结。纳差乏味，四肢不温，舌苔白厚，脉象浮数。形瘦面白，容易感冒，不耐劳累，时有胸闷心慌者，证属气虚反复易感者。则应辨清根源，治宜益气托里以提高免疫功能。因单纯消炎只能治其标，非益气不能治其本。在急性发作期，可标本兼治，治标为主，平时应注意培本固元，扶助正气。可加用玉屏风散。若见脾气虚，传导功能失常者，可加麦芽、鸡内金、山楂等品。

【方解】风温热毒上攻咽喉，用升麻、葛根、防风、荆芥疏风清热，解毒清利头目。金银花、连翘清解肺胃之热，兼以清热解毒利咽喉。板蓝根、牛蒡子、僵蚕清热凉血，清利利咽。贝母可清化痰涎利咽喉。

【注意事项】脉浮紧，畏寒怕风等风寒见证者慎用。

【现代研究】玄参味甘、苦、咸；性微寒。归肺，胃，肾经。主治：温热病热入营血，身热、烦渴、舌绛、发斑、咽喉肿痛、瘰疬痰核、痈疽疮毒。现代药理研究发现，玄参不仅有强心、控制血压的作用，还有较强的抗菌作用。实验表明：玄参对疥疮癣菌、絮状表皮癣菌及羊毛状小芽胞癣菌有抑制作用。另外，玄参叶的抑菌效力比根强，其中对金黄色葡萄球菌尤为明显。

何世英经验方

【组成】鲜茅根 31 g，鲜生地黄 16 g，润玄参 12 g，板蓝根 18 g，川贝母 18 g，皂角刺 18 g，晚蚕沙 9 g，连翘 6 g，赤芍 6 g，牡丹皮 6 g，马勃 3 g，青黛 4 g，生大黄（后下）4 g。

【功效】清热解毒凉营为主，佐以通幽散热。

【主治】急性化脓性扁桃体炎。证属风邪化火，热毒攻咽。可见咽痛数日，咽下困难，伴高热，烦躁不眠，大便秘结。检查两侧扁桃腺红肿，脓点密布。舌质红，脉象沉弦而数。

【加减】服药后，大便畅下，身热已退，扁桃体脓点消失，局部红肿明显减轻。接原方去大黄。

【方解】本方用大剂量的鲜茅根、鲜生地黄、润玄参滋阴增液，解外感之热毒。连翘、皂角刺解毒排脓，促进脓液的外排。板蓝根、马勃、青黛解毒凉血，清利咽喉。牡丹皮、赤芍清热凉血，解毒化瘀，佐以利咽。生大黄后下以助通腑泄热，畅中清咽。

【注意事项】大便不秘结者可酌减大黄，或可加减选用麻子仁丸。

【现代研究】大黄性味苦，寒。主治实热便秘，湿热泻痢，黄疸，水肿腹满，小便不利，目赤，咽喉肿痛，口舌生疮，胃热呕吐，各种出血症，经闭，产后瘀滞腹痛，癥瘕积聚，跌打损伤，烫伤。本方用的是大黄泻下的作用。大黄中具有致泻作用的主要成分是蒽醌苷及双蒽酮苷，其泻下作用较其相应苷元作用为强。大黄的有效成分口服后，在消化道内被细菌代谢为具有生物活性的代谢产物而发挥泻下作用。亦有研究证明：大黄发挥泻下作用的另一途径是番泻苷由小肠吸收后，经肝脏转化为苷元，再刺激胃壁神经丛而引起大肠蠕动致泻，同时一部分以原型或苷元随血转运到大肠，刺激黏膜下神经丛和更深部肌肉神经丛等，使肠运动亢进，引起泻下。并且大黄具有兴奋和抑制胃肠的双重作用。

【用方经验】本例发病即有肺胃郁热及伤阴见证，如口唇樱红，舌质红，伴有腹痛、便秘、烦躁不眠等症。治疗以清热解毒凉血为主，佐以通腑泄热之大黄，釜底抽薪，热从下泄，故能一剂而控，两剂而愈。

清降丸加减（何世英经验方）

【组成】玄参 9 g，麦冬 9 g，白茅根 18 g，连翘 9 g，赤芍 6 g，板蓝根 9 g，晚蚕沙 9 g，生地黄 9 g，牡丹皮 6 g，皂角刺 9 g，青黛 3 g，山豆根 9 g，生石膏 9，酒大黄（后下）3 g。

【功效】清热解毒，凉营润咽。

【主治】急性化脓性扁桃腺炎。证属风热化火，气营两蕃。本病可因感冒引起，并加重高热持续不退，精神烦躁不安，以夜间为甚，咽痛不能吞咽，扁桃腺红肿，腺窝布满脓点，颌下淋巴结肿大，口唇樱红，时有腹痛，大便干结难下，体温或达 40 ℃以上。舌质红绛无苔，脉象弦细而数。

【加减】咳痰黄稠，颌下淋巴结肿大、压痛者，可加射干、贝母、瓜蒌等，以清化痰热而散结。大便秘结不通者，可加重酒大黄用量。

【方解】本方用玄参、白茅根、麦冬清热解毒，养阴增液；扁桃体化脓则重用连翘、皂角刺利咽排脓；用青黛、板蓝根、山豆根解毒凉血利咽喉；牡丹皮凉血化瘀解毒。

【注意事项】本方一派清热解毒之品，非实热证者不用。

【现代研究】白茅根有凉血止血，清热利尿，清肺胃热的作用，可以缩短出血和凝血时间。其有效成分对肺炎链球菌、卡他球菌、流感嗜血杆菌、金黄色葡萄球菌及宋氏、福氏痢疾杆菌有较强的抑制作用。

【用方经验】本方以清降汤药取效。若病程较长，燥热有增未减，可形成热深厥深之象，手足肢凉。服药后，体温反升，四肢转温，这正是厥逆好转，正胜邪退的佐兆，而不必加用西药解热。待大便畅下后，就邪去热退，脉解身凉了。

吴光烈经验方

【组成】大蓟 6 g，金银花 6 g，黄芩 6 g，桔梗 6 g，薄荷 6 g，牛蒡子 6 g，板蓝根 12 g，柴胡 6 g，土牛膝 10 g，大黄（后下）9 g。

【功效】清热解毒，利咽消肿。

【主治】发热微恶寒，咽喉肿痛，吞咽及张口困难，小便短赤，大便秘结，舌质红、苔黄腻，脉数。检查：体温升高、咽部充血，扁桃体红肿，脓性分泌物较多。血常规：白细胞、中性粒细胞升高，证属肺经热毒壅盛。

【加减】服药后，热退，便通痛减，张口改善，脓性分泌物明显减少。按原方大黄减至 6 g，继服。

【方解】大蓟可凉血止血，散瘀解毒消痈；金银花清热解毒；黄芩清热燥湿，清肺胃之热；薄荷疏散风热，清利头目；牛蒡子可发散风热，宣肺透疹，利咽散结，解毒消肿；板蓝根凉血利咽止痛；柴胡解肌退热；土牛膝活血散瘀，祛湿利尿，清热解毒。诸药共用，有清热解毒，利咽消肿之功。

【注意事项】体虚者慎用。

【现代研究】牛蒡子具有疏散风热，宣肺透疹，利咽散结，解毒消肿之功效。现代研究，牛蒡子还可用于防治糖尿病肾病；牛蒡果实含牛蒡苷，经水解生成的牛蒡苷元具有抗癌活性。桔梗具有排痰、镇咳、增强抗炎和免疫、镇静、镇痛、解热等作用；金银花具有广谱抗菌、抑菌、抗病原微生物、抗炎、解热、促进白细胞的吞噬、降低胆固醇等作用；黄芩具有抑菌、解热、降血压、镇静、保肝、利胆、抗氧化等作用；薄荷具有抗病毒、镇痛、止痒、杀菌作用，还有抗着床、抗早孕及利胆作用；板蓝根具有抑菌、抗病毒、解热、增强免疫功能、抗氧化等作用；柴胡具有镇静、安定、解热、镇痛、镇咳、抗炎、抗感冒病毒、增强免疫功能等作用；大蓟有止血、抗菌、降血压作用。

【用方经验】急性化脓性扁桃体炎属中医学“乳蛾”范畴，吴光烈认为多因肺胃积热，复感风温，内外热毒蕴结于喉，脉络受阻，

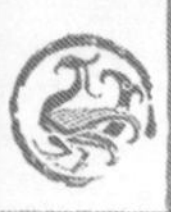

津液受灼，蕴结瘀阻而咸。方中以柴胡、薄荷、牛蒡子疏散外来之风热；大蓟、金银花、板蓝根、黄芩清热解毒，抗菌消炎；桔梗化痰散结；大黄通里攻下，减灭火势，釜底抽薪，导热从大便而解。土牛膝清热消炎，活血退瘀，消炎。诸药合用，共奏清热解毒，活血化瘀之效。吴光烈强调，小儿易虚易实、用药应注意中病即止，以免伤正。服药期间尽量避免风寒，以免复感外邪。

利膈汤加减（许履和经验方）

【组成】牛蒡子 10 g，连翘 10 g，桔梗 6 g，生甘草 3 g，金银花 10 g，黑栀子 10 g，玄参 10 g，黄芩 5 g，前胡 5 g，薄荷 8 g，天花粉 10 g。

【功效】疏风清热，宣肺润燥。

【主治】喉蛾、喉痹病症。症见：咽部干燥疼痛，扁桃体肿大，咽后壁充血明显，汤水难咽，头痛寒热，舌红，苔薄，脉浮数。常病起于感冒之后，或咽痛久治不愈，咽喉干燥疼痛者。

【加减】外用保喉金丹，吹喉，1 日 5 次。

【方解】牛蒡子可发散风热，宣肺透疹，利咽散结，解毒消肿；金银花清热解毒，连翘消痈排脓，柴胡清疏风热、利肝明目。前胡疏散表邪；玄参清热凉血，滋阴解毒；桔梗开宣肺气，祛痰排脓，利咽；前胡降气化痰，宣散风热。

【注意事项】脾虚者慎用。

【现代研究】金银花具有广谱抗菌、抑菌、抗病原微生物、抗炎、解热、促进白细胞的吞噬、降低胆固醇等作用；连翘具有广谱抗菌及抗炎、解热、强心、利尿、降血压等作用；桔梗具有排痰、镇咳、增强抗炎和免疫、镇静、镇痛、解热等作用；牛蒡子具有疏散风热，宣肺透疹，利咽散结，解毒消肿之功效。现代研究发现，牛蒡子还可用于防治糖尿病肾病；牛蒡果实含牛蒡苷，经水解生成的牛蒡苷元具有抗癌活性。栀子具有利胆、利胰、降胰酶、降血压、镇静、抑菌等作用。黄芩具有抑菌、解热、降血压、镇静、保肝、利胆、抗氧化等作用；玄参含生物碱、糖类、甾醇等物质，有轻微强心作用，还有抗菌，降血压，及轻微降血糖作用。薄荷具有通过兴奋中枢神经系统达到发汗解热作用，以及抗刺激、利胆、止咳、抗病毒、抑菌、消炎、止痛、止痒等作用；天花粉有清热泻火，生津止渴，排脓消肿，有致流产和抗早孕，抗癌、抗菌、抗病毒、抗艾滋病作用，以及免疫调节功能。前胡有钙拮抗剂样作用，祛痰及扩张冠状动脉的作用。

【用方经验】利膈汤有两方。一为《奇验喉证明辨》之清咽利膈汤，是用凉膈散加荆、防、牛蒡子、金银花、玄参、黄连组成，此是表里双解法，适用于肺胃积热，与风邪相持、上壅咽膈、咽肿喉痹，以及紧喉风、乳蛾等证，大便秘结者。二是《本事方》中之利膈汤，治膈热咽痛，辛凉轻散，适用于风热外袭表证正盛者。此案是用《本事方》去人参易玄参以滋阴降火，加射干以消痰破血，山豆根以泻热解毒，青果以解热除痰，用治乳蛾急性发作，最为相宜，其他风火喉症亦效。另外，配用保喉金丹外吹，则消肿定痛之功尤显。吾师谓：还有一种扁桃体周围脓肿，中医称喉痈，《咽喉病论》云：“生于会厌两旁，或左或右，红肿而痛，肿比蛾大，无白星者为喉痈。”其治法与乳蛾相同。若成脓后肿痛甚苦，汤水难咽，患者不愿刺破时，可用皂角刺 60 g，煎汤盛壶内，张口熏之，冷则再煮再熏，可以使其速溃。因皂角一味，其锋锐之力能直达病所，有溃痈散毒之功，临床不防一试。

姚树棠经验方

【组成】黄连 6 g，黄芩 12 g，栀子 12 g，玄参 30 g，金银花 30 g，连翘 15 g，马勃 9 g，射干 12 g，橄榄 9 g，山豆根 12 g。

【功效】清热解毒，消肿利咽。

【主治】急性扁桃体炎。症见发热，口干口臭，咽喉肿痛，吞咽困难，舌质红，苔黄腻，脉数有力。检查：急性痛苦病容，体温高，扁桃体肿大，咽部充血明显。

【加减】服药后痛减，红肿减退，但仍感喉干微痛，舌苦微黄，脉洪，加牛蒡子 12 g，

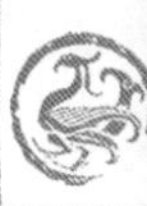

金果榄 15 g。大便干结，小便短赤者，加大黄、白茅根、鲜竹沥。

【方解】本方重用金银花、玄参。金银花可清热解毒，疏散风热；玄参清热凉血，滋阴解毒。二者共用，可解毒滋阴，疏散风热。黄连、黄芩可以清热燥湿，泻火解毒，止血。栀子可以清泻三焦火热。连翘可以清热解毒，消痈散结，疏散风热。马勃、射干可以清利咽喉，泻火解毒，利嗓开音，是用于咽喉肿痛、咳血的要药。橄榄可清热解毒，生津止渴；山豆根可清热解毒，利咽消肿。二者是用于咽喉充血，肿痛，干燥的常用药。

【注意事项】体虚畏寒者慎用。

【现代研究】金银花具有广谱抗菌、抑菌、抗病原微生物、抗炎、解热、促进白细胞的吞噬、降低胆固醇等作用；连翘具有广谱抗菌及抗炎、解热、强心、利尿、降血压等作用；桔梗具有排痰、镇咳、增强抗炎和免疫、镇静、镇痛、解热等作用。玄参含生物碱、糖类、甾醇等物质，有轻微强心作用，还有抗菌、降血压，及轻微降血糖作用。黄芩具有抑菌、解热、降血压、镇静、保肝、利胆、抗氧化等作用。射干为清热解毒中药，主治喉痹咽痛，咳逆上气，痰涎壅盛，瘰疬结核，疟母，妇女经闭，痈肿疮毒；有抗病原微生物，抗炎作用；其提取物口服或注射，能促进家兔唾液分泌，注射较口服的作用更快更强；还有雌激素样作用，有显著的解热作用。马勃有止血作用，对金黄色葡萄球菌、铜绿假单胞菌、变形杆菌及肺炎链球菌有一定的抑制作用，可用于咽喉肿痛，不能咽物、失音、久咳、积热吐血、妊娠鼻衄及吐血等。橄榄含蛋白质、脂肪、糖类、多量维生素 C、钙、磷、铁等成分，用于咽喉肿痛，心烦口渴，或饮酒过度，食河豚、鱼、鳖引起的轻微中毒或肠胃不适，此外，亦有用于癫痫的治疗。山豆根有抗病原微生物、抗肿瘤作用，山豆根中所含生物碱对中枢神经系统有明显的抑制作用，山豆根中所含生物碱有兴奋呼吸作用，对心律失常有明显的对抗作用，并能抑制胃液分泌，以及抗炎、利尿作用。

【用方经验】扁桃体炎是在机体抵抗力降低时，由病毒和细菌感染引起的。有急性、慢性两种。急性的，中医称喉蛾、乳蛾。急性扁桃体炎并发周围脓肿时，则称为喉痛。本例热毒炽盛，上攻咽喉，蕴结不散，有腐肉之势。故以清热解毒，消肿利咽为治则。重剂直捣病所，热清毒消而愈。

周慕新经验方

【组成】生地黄 15 g，麦冬 10 g，玄参 12 g，牡丹皮 6 g，白芍 12 g，薄荷 5 g，贝母 6 g，黄柏 3 g，生石膏 24 g，地骨皮 10 g，生甘草 3 g。

【功效】养阴清肺，透邪解毒。

【主治】急性扁桃体炎证属肺阴亏虚、邪毒不除者，可见里热阴伤，兼感外邪。症见：高热烦躁，咽痛，口渴，扁桃体红肿，或有脓性分泌物，大便干，尿短赤，舌质红，苔黄，脉数。

【加减】发热四五日不退、夜热早凉、热入阴分者，加青蒿、鳖甲；扁桃体有脓性分泌物者，加桔梗，甘草加量；惊悸不安者，加钩藤；厌食者，加焦山楂、石斛；呕吐者，加橘皮、竹茹；流涕者，加菊花。

【方解】本方选用养阴清肺汤为基础，以清热凉血、救阴透邪。方中生地黄、玄参、麦冬、白芍、牡丹皮滋阴清热，凉血解毒；薄荷透达外邪；贝母润肺化痰，生甘草泻火解毒。周慕新老医生又加用生石膏清热泻火，止渴除烦；地骨皮凉血清热；黄柏清下焦湿热。

【注意事项】非阴虚患者慎服。

【现代研究】麦冬含有多种沿阶草甾体皂苷、β-谷甾醇、氨基酸、葡萄糖及葡萄糖苷等，有扩张外周血管（降血压）和降血糖、提高免疫功能、提高机体适应性、抗心律失常和抑制细菌作用；牡丹皮具有抗炎、降温、解热、镇痛等作用；白芍有止痛、抗炎、护肝，维持心脏血流量，以及解痉与免疫作用；贝母有镇咳、降血压、升高血糖等作用；玄参有缓解血管痉挛，促进供血的作用，还有中枢抑制与抗菌作用；黄柏含有多种生物碱，具有抗细菌与真菌的作用，有镇咳、降血压，抗滴虫、抗肝炎、抗溃疡的作用，并对免疫

功能有影响。

【用方经验】急性扁桃体炎是儿童常见病之一，尤其多见于2岁以上的小儿。患儿除咽痛、扁桃体红肿或伴有脓性渗出物以外，亦可有发热、头痛、呕吐或腹痛等全身症状，有时反复发作，偶有引起急性肾炎或风湿病者。临床治疗，要考虑小儿的生理特点。

郭唯一经验方（一）

【组成】金银花15 g，甘草5 g，桔梗10 g，牛蒡子10 g，射干10 g，马勃10 g，玄参15 g，麦冬10 g，贝母8 g，板蓝根15 g，山豆根10 g。

【功效】清热解毒，消肿利咽。

【主治】急性化脓性扁桃腺炎，证属外邪侵袭，肺胃壅盛者，症见咽痛伴发热，热不解。吞咽时疼痛加剧，伴全身不适，头昏恶心，时感发冷，困倦嗜睡，不思饮食，查见双侧扁桃腺肿大、充血，有数点白腐，可扪及颌下有如黄豆大之结节，小便黄赤，大便干结，舌红苔薄黄，脉微浮洪数。

【加减】咽喉疼痛者，可加重板蓝根、山豆根用量。不思饮食，食入胃胀者，加入半夏、陈皮、砂仁。咳嗽者加款冬花，桔梗调理肺气。

【方解】本病以咽喉肿痛、高热为主。尤小儿乳蛾为临床常见儿科急症，治不如法可变生他症。方中金银花、板蓝根清热解毒；牛蒡子、桔梗、甘草清热利咽；马勃、山豆根可清利咽喉，止痛开音；玄参、麦冬养阴清热；贝母润肺止咳，全方合用，清热不伤阴，滋阴不恋邪，标本兼顾，用治急性乳蛾。

【注意事项】体虚本弱者不宜使用。

【现代研究】金银花具有广谱抗菌、抑菌、抗病原微生物、抗炎、解热、促进白细胞的吞噬、降低胆固醇等作用；桔梗具有排痰、镇咳、增强抗炎和免疫、镇静、镇痛、解热等作用；板蓝根具有抑菌、抗病毒、解热、增强免疫功能、抗氧化等作用；牛蒡子具有疏散风热，宣肺透疹，利咽散结，解毒消肿之功效。现代研究发现，牛蒡子还可用于防治糖尿病肾病；牛蒡果实含牛蒡苷，经水解生成的牛蒡苷元具有抗癌活性。射干为清热解毒中药，主治喉痹咽痛、咳逆上气、痰涎壅盛、瘰疬结核、疟母、妇女经闭、痈肿疮毒，有抗病原微生物、抗炎作用；其提取物口服或注射，能促进家兔唾液分泌，注射较口服的作用更快更强；还有雌激素样作用，有显著的解热作用。玄参含生物碱、糖类、甾醇等物质，有轻微强心作用，还有抗菌、降血压，及轻微降血糖作用。马勃有止血作用，对金黄色葡萄球菌、铜绿假单胞菌、变形杆菌及肺炎链球菌有一定的抑制作用，可用于咽喉肿痛，不能咽物、失音、久咳、积热吐血、妊娠鼻衄及吐血等。山豆根有抗病原微生物、抗肿瘤作用，山豆根中所含生物碱对中枢神经系统有明显的抑制作用，有兴奋呼吸作用，对心律失常有明显的对抗作用，并能抑制胃液分泌，以及抗炎、利尿作用。贝母有祛痰镇咳，降血压作用，并能抑制大肠埃希菌及金黄色葡萄球菌的生长繁殖。麦冬含有多种氨基酸、葡萄糖及葡萄糖苷等，有扩张外周血管（降血压）和降血糖、提高免疫功能、提高机体适应性、抗心律失常和抑制细菌作用。

【用方经验】在治疗上，除了辨证准，用药确外，尤应注意服药法，注意服法上采取每6小时服1次，喝药汁时宜慢慢下咽，使药力昼夜相续，直达病灶，顿控热毒，喉腐自愈。

郭唯一经验方（二）

【组成】柴胡10 g，黄芩10 g，半夏10 g，太子参20 g，葛根15 g，茵陈15 g，滑石15 g，金银花15，板蓝根15 g，大黄（后下）15 g，生薏苡仁30 g，生荆芥穗10 g，甘草3 g。

【功效】治宜和解少阳，通泻阳明，方用小柴胡汤加味。

【主治】乳蛾，少阳未罢，阳明里实已成证。症见患者发热几日，体温较高，头痛甚，发冷发热，肢节酸楚，服用消炎药后病情不减。或发冷发热，周身困楚，右侧头痛，脘腹痞闷，纳呆少食，泛泛欲吐，口干咽痛，小便短赤，大便秘结不通，查扁桃体肿大，咽喉充血，心肺（—），可有血象增高，质红舌苔心厚腻黄略燥，脉弦而数。

【加减】伴有饮食不消者给予鸡内金、山楂等健脾开胃；大便秘结难下，给予玄参、麦冬、细生地黄等益水行舟，助糟粕之下行；发热重者，可给予赤芍、丹参等凉血清热。

【方解】所举案例，从脉症看，高热 1 周，经治未效，此乃少阳未罢，阳明里实已成。少阳之证本禁攻下，然湿热蕴结，形成腑实，此时非双关齐下，兼而顾之，难取卓效。故用小柴胡汤加葛根和解少阳，大黄攻泻腑实，茵陈、滑石、生薏苡仁清热利湿使邪从二便而出；金银花、板蓝根清热解毒擅止咽痛。生荆芥穗质轻走上善疗头痛。全方组合相宜，使少阳枢机得利，阳明腑实得通，故高热自退，诸症悉除。

【注意事项】无阳明证者可适当加减。

【现代研究】柴胡具有镇静、安定、镇痛、解热、止咳等广泛的中枢抑制作用，还有较好的抗炎、抗脂肪肝、抗肝损伤、利胆、降低转氨酶、抗溃疡、抗感冒病毒、增强免疫功能、抗辐射等作用；黄芩具有抑菌、解热、降血压、镇静、保肝、利胆、抗氧化等作用；半夏有镇咳、镇吐、抑制腺体分泌及抗生育、抗癌作用；太子参含有多种微量元素、大量氨基酸，及苷类、糖类等，可提高人体免疫力；葛根有明显降血压、抑制血小板凝集、解热和轻微降血糖作用；金银花具有广谱抗菌、抑菌、抗病原微生物、抗炎、解热、促进白细胞的吞噬、降低胆固醇等作用；板蓝根具有抑菌、抗病毒、解热、增强免疫功能、抗氧化等作用；荆芥具有抗菌和抗炎、解热镇痛、止血、解热降温及镇静作用。

郭唯一经验方（三）

【组成】金银花 10 g，板蓝根 6 g，蒲公英 6 g，玄参 6 g，山豆根 5 g，连翘 5 g，桔梗 5 g，麦冬 5 g，生大黄（另包）5 g，马勃 3 g，牛蒡子 3 g，甘草 3 g。

【功效】清热解毒，养阴利咽，佐以通腑。

【主治】小儿乳蛾，证属热毒相搏，结于咽喉。起病开始可有发热咳嗽，吞咽困难，喂乳不吮，大便间隔时间长，小便短赤，查扁桃体肿大，体温高，血常规偏高，舌红少苔，脉浮数，指纹浮紫。

【加减】小便短赤，可加用白茅根、茯苓等利水通便，纳呆者可给予山楂、鸡内金、麦芽等消食健胃；夜间哭闹者，可在临睡前给予酸枣仁等助眠；平素出汗见多，容易疲劳者，可给予玉屏风散。

【方解】小儿乳蛾为临床常见儿科急症，治不得法可变生他症。方中金银花、连翘、板蓝根、蒲公英清热解毒，山豆根、牛蒡子、马勃、桔梗、甘草清热利咽，玄参、麦冬养阴清热，生大黄以通腑泻热，是方清热不伤阴，滋阴不恋邪，标本兼顾，用治急性乳蛾。

【注意事项】便溏者可减量清热药物。

【现代研究】金银花具有广谱抗菌、抑菌、抗病原微生物、抗炎、解热、促进白细胞的吞噬、降低胆固醇等作用；板蓝根具有抑菌、抗病毒、解热、增强免疫功能、抗氧化等作用；蒲公英具有较强的抑菌、利胆、保肝、抗内毒素及利尿等作用；玄参含生物碱、糖类、甾醇等物质，有轻微强心作用，还有抗菌，降血压，及轻微降血糖作用；山豆根有抗病原微生物，抗肿瘤作用，山豆根中所含生物碱对中枢神经系统有明显的抑制作用，有兴奋呼吸作用，对心律失常有明显的对抗作用，并能抑制胃液分泌，以及抗炎、利尿作用；连翘具有广谱抗菌及抗炎、解热、强心、利尿、降血压等作用；桔梗具有排痰、镇咳、镇静、镇痛、解热、增强抗炎和免疫等作用；麦冬有强心，增强免疫的作用；马勃对金黄色葡萄球菌、铜绿假单胞菌、肺炎链球菌有一定的抑制作用；牛蒡子能抗菌抗病毒、降血糖血压，抗肿瘤及利尿泻下作用；甘草有类似肾上腺皮质激素样作用，对组胺引起的胃酸分泌过多有抑制作用，并有抗酸和缓解胃肠平滑肌痉挛作用，有明显的镇咳、祛痰、抗炎、抗过敏作用，还有解毒及平衡体内激素水平作用。

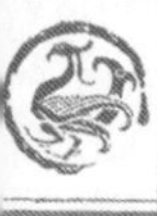

黄芪解毒汤（谭敬书经验方）

【组成】生黄芪 30 g，当归 12 g，黄芩 12 g，赤芍 12 g，玄参 20 g，蒲公英 20 g，金银花 15 g，防风 10 g，白芷 10 g，皂角刺 10 g。

【功效】补益气血，托毒排脓。

【主治】喉痈后期，证属气血虚弱、脓成难溃者。症见：病程较久，咽喉一侧或双侧疼痛，较初发时为轻，吞咽时更剧甚至吞咽困难，痰涎较多；伴见头晕目眩，疲倦乏力，低热，口渴欲饮而不多饮，小便黄；舌红苔黄，脉虚弱。检查见：咽喉脓肿局部隆起高突，色偏淡或暗红，无光亮感，或按之软，穿刺有脓，久不自行溃破。

【加减】若气虚乏力明显者，酌加党参、太子参、白术等；若咽痛仍剧者，酌加射干、桔梗、牛蒡子等；若大便秘结者，酌加麻仁、瓜蒌子、郁李仁等。

【方解】热毒聚集咽间，燔灼咽喉肌膜，化腐成脓，遂成喉痈，邪毒壅盛，损伤正气，久则气血亏虚而致托毒无力，痈肿不溃；另因久病或年老体弱之人，复感风热之邪，所致喉痈，正气不足而成痈日久不溃。因气血亏虚为本，故病程较长；邪毒凝聚咽间，喉痈多单发，故咽喉一侧或双侧疼痛、吞咽时更剧；咽喉受邪而津液不化，故痰涎较多；检查所见、伴症及舌脉均为正虚有热之象。

方中黄芪一味，生用能益气托毒，益以当归补养气血，扶正祛邪，托毒外出，如《神农本草经》谓黄芪“主痈疽，久败疮，排脓止痛”；玄参、金银花、蒲公英、黄芩清热解毒利咽；赤芍活血，助以防风、白芷、皂角刺排脓祛邪。诸药合用，共奏补益气血、托毒溃脓之功，正气充沛，则可驱毒向外，痈脓一溃，邪毒随之而泻，咽喉复之通利。

【注意事项】喉痈证属初、中期为热毒壅盛者不宜使用。

【现代研究】黄芪具有增强机体免疫功能、保肝、利尿、抗衰老、抗应激、降血压和较广泛的抗菌作用；当归具有抗菌、抗炎镇痛、保肝、抑制中枢神经系统、抗肿瘤并对血液、心血管及免疫系统有广泛的作用；黄芩具有抑菌、解热、降血压、镇静、保肝、利胆、抗氧化等作用；赤芍具有抗血栓形成、抗血小板聚集、降血压及抗动脉粥样硬化、保肝、保护心血管系统的作用等；玄参有降血压、增加心肌血流量、抑菌、抗炎、镇静、抗惊厥等作用；蒲公英具有抗病原微生物、保肝利胆、抗胃溃疡、增强免疫功能等作用；金银花具有抗病原微生物、抗炎解热、加强防御功能、兴奋中枢、降血脂、抗内毒素等作用；防风具有解热、抗炎、镇静、抗惊厥、抗过敏、镇痛等作用；白芷具有解热、镇痛抗炎、解痉、兴奋中枢神经、升高血压、抗微生物作用，并对心血管及平滑肌有双重作用；皂角刺具有祛痰、抑菌等作用。

消蛾汤（谭敬书经验方）

【组成】黄芪 20 g，当归 10 g，白术 10 g，防风 10 g，水蛭 3 g，土鳖虫 3 g，桃仁 10 g，海浮石 20 g，白芥子 6 g，夏枯草 15 g，法半夏 10 g，龙胆 10 g，酒大黄 6 g。

【功效】益气活血，化瘀除痰，散结利咽。

【主治】慢性扁桃体炎，特别是有扁桃体肥大，证属痰瘀互结者。症见：咽干，或刺痛胀痛，异物梗阻不适感，迁延不愈；伴见痰涎黏稠难咳，时有发热；舌质暗有瘀点，苔白腻，脉细涩。检查见：扁桃体肥大质硬，色暗红，或有下颌淋巴结肿大。

【加减】若病程较久，扁桃体暗红，质硬者，酌加昆布、莪术、煅牡蛎等；复感热邪，咽部刺痛灼热者，酌加黄芩、射干、牛蒡子、蒲公英等。

【方解】乳蛾久病不愈，邪毒入络，气滞血瘀，咽喉失养，故见咽干、刺痛胀痛、扁桃体色暗红；病程日久，余邪滞留咽喉，津液不化，聚而成痰，与瘀血搏结于喉核，故见异物梗阻不适感、痰涎黏稠难咳、扁桃体肥大质硬、表面凹凸不平；舌脉均为痰瘀互结之象。

方中黄芪、当归、白术补益气血以扶正；防风助黄芪、白术为玉屏风散以益气固表，预防慢性扁桃体炎反复发作；水蛭、土鳖虫、桃仁、酒大黄化瘀散结；海浮石、白芥子、夏枯草、法半夏除痰散结；龙胆、夏枯草、酒大黄清郁热。诸药合用，共奏益气活血、化瘀除痰、散结利咽之功，因病程较久，则需坚持服药，痰化瘀去，并防复感外邪，喉核始能复归平静。

【注意事项】扁桃体炎属风热壅盛证者不宜使用。

【现代研究】黄芪具有增强机体免疫功能、保肝、利尿、抗衰老、抗应激、降血压和较广泛的抗菌作用；当归具有抗菌、抗炎镇痛、保肝、抑制中枢神经系统、抗肿瘤并对血液、心血管及免疫系统有广泛的作用；防风具有解热、抗炎、镇静、抗惊厥、抗过敏、镇痛等作用；白术具有双向调节肠管运动、防胃溃疡、促进细胞免疫功能，强壮机体等作用；水蛭煎剂有较强抗凝血作用，能显著延长纤维蛋白的凝聚时间，水蛭提取物、水蛭素对血小板聚集有明显的抑制作用，抑制大鼠体内血栓形成，对弥漫性血管内凝血有很好的治疗作用，水蛭煎剂能改善血液流变学，能降血脂，消退动脉粥样硬化斑块，增加心肌营养性血流量，对抗垂体后叶素引起的心律失常或明显的 T 波、ST 段的变化，促进脑血肿吸收，减轻周围脑组织炎症反应及水肿，缓解颅内压升高，改善局部血循环，保护脑组织免遭破坏，对皮下血肿也有明显抑制作用；土鳖虫提取液及水提醇沉液分别有抗血栓形成和溶解血栓的作用，提取物可抑制血小板聚集和粘附率，减少聚集数，总生物碱可提高心肌和脑对缺血的耐受力，并降低心、脑组织的耗氧量，水煎液有调脂作用，能延缓动脉粥样硬化的形成，提取物有保肝作用；桃仁具有改善血流动力学状况、抗凝、降血压、抑菌、抗过敏、抗组胺和利胆作用；半夏具有明显的止咳作用，还有广泛的抗肿瘤、对抗心律失常和室性早搏、抗胃溃疡等作用；龙胆具有抑菌、抗炎、保肝、镇静、降血压、抑制抗体生成、健胃等作用；大黄能增加肠蠕动，抑制肠内水分吸收，促进排便，还有抗感染作用，对多种革兰阳性和阴性菌均有抑制作用，对流感病毒也有抑制作用，有利胆和健胃作用，此外，还有止血、保肝、降血压、降低血清胆固醇等作用；夏枯草煎剂、水浸出液、乙醇-水浸出液及乙醇浸出液均可明显降低实验动物血压，水煎醇沉液用于小鼠腹腔注射，有明显抗炎作用，本品煎剂在体外对多种病菌有一定的抑制作用。

第三节　咽部溃疡

咽部溃疡是一种并不多见的咽喉临床症状。很多疾病可以引起咽部溃疡，如病毒性咽炎、溃疡膜性咽峡炎、单核细胞增多性咽峡炎、粒细胞缺乏性咽峡炎、白血病性咽峡炎，咽部特殊感染性疾病，如结核、梅毒、麻疯，以及原因不明的咽部溃疡等。

中医对咽部溃疡有很多称谓，病因病机复杂，常与邪毒侵袭、脏腑失调有关。

喉疳清解汤（张赞臣经验方）

【组成】赤芍 9 g，白芍 9 g，牡丹皮 9 g，黄芩 9 g，泽泻 9 g，玄参 9 g，桔梗 4.5 g，射干 3～6 g。

【功效】清热化湿，扶脾平肝。

【主治】咽喉部溃疡。症见咽喉部黏膜出现斑片状坏死，可发生于口咽及喉咽部，亦有累及会厌及披裂等部位。溃疡可为单个或多个，可深可浅，可融合成片，表面有假膜形成，全身可兼见消瘦、低热等症状。病程迁延，经久难愈。

【加减】胃火炽盛者，酌加栀子、知母、胡黄连、挂金灯、牛蒡子等泻火利咽；脾虚湿重者，去玄参，加茯苓、薏苡仁、白术、山药等利湿健脾；尿色红赤、湿热兼盛者，可加清热利水之品，如车前子、淡竹叶或碧

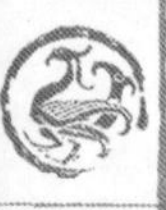

玉散包煎，以泄热渗湿；对正虚之症，可酌加补益药治疗，但在火邪未去时不宜补气，去而未清者，可酌用太子参或黄芪、甘草之类；对黏膜腐溃严重者，可选用煅人中白、甘中黄、海螵蛸等药物祛腐解毒、收敛生肌，海螵蛸能收湿敛疮，促使溃疡面逐渐吸收，用于毒尽将敛之际有较好效果。

【方解】本方所治咽喉部溃疡。由于脾失健运，痰湿阻滞，以致津液内亏，虚火实火相兼，熏灼咽喉，咽喉为肺胃之上口，久之引起该部黏膜溃疡。

方中赤芍、牡丹皮相须为用，凉血散瘀，既清血分实热，又治阴虚发热；黄芩、泽泻清热化湿，主治湿热；白芍平肝敛阴，缓急止痛，与赤芍共用，一收一散，相得益彰；玄参泻火解毒，利咽生津，并可去浮游之火；射干清热利咽消痰；桔梗祛痰排脓，宣肺利咽，且引诸药上达咽喉，更好地发挥各药作用。

【注意事项】本病病程迁延，经久难愈，若以中医的全身调治着手，内服汤药与外用吹药相结合，可获得较好之疗效。

【现代研究】方中赤芍具有抗炎、促进机体代谢、调节免疫、调节心血管和血液系统、抑制肿瘤的作用；白芍具有解热、抗炎及抗菌等作用；牡丹皮具有降低心输出量、抗血小板凝聚、抗炎、抗变态反应和中枢抑制等作用；黄芩具有抗菌、抗炎、抗变态反应、解热、降血压、保肝利胆、解痉等作用；泽泻具有降血脂、抗脂肪肝、轻度降血压以及利尿作用；玄参有抗菌、抗炎、调节心血管系统等作用；桔梗有祛痰镇咳、抗炎与免疫增强、抗溃疡、镇静、镇痛、解热以及松弛平滑肌、抗肿瘤等作用；射干有抗病原微生物、消炎解热等作用。

【用方经验】张赞臣教授认为，本病的病因主要以湿热为患，虚实夹杂，当责之于脾肺，故张老称之为“湿性喉疳”。在辨证中还应注意溃疡所表现的局部特征：如溃疡周围黏膜红肿，充血明显，其色鲜红，溃疡面凹陷不深，舌红苔黄者，为胃火旺盛；黏膜色淡隐红，溃疡为散在点状或片状，舌淡胖，苔滑腻，则为脾虚之表现；若病变局部颜色紫暗，兼舌下青筋迂曲扩张者，为有气血瘀滞；溃疡局部腐膜厚积，黏膜充血、伴秽臭之气为热毒较甚；如见溃疡创面转洁，有红色嫩肉新生，为趋于愈合之兆。方中所用之清热泻火药，不过于寒凉，因此不易损伤脾阳；化湿药不温燥；养阴药不滋腻，因而起到化生阴液，濡润脏腑，收敛浮阳，缓急止痛，“酸甘化阴”的临床效果。

解毒汤（齐强经验方）

【组成】升麻 9 g，黄连 9 g，当归 12 g，牡丹皮 9 g，生石膏 15 g，焦栀子 9 g，芦根 9 g，蒲公英 20 g，紫花地丁 20 g，山豆根 15 g，连翘 15 g，大黄 6 g。

【功效】清热解毒，消肿利咽。

【主治】溃疡型咽峡炎。肺胃热盛，上攻咽喉所导致的溃疡性咽峡炎。症见咽部疼痛，吞咽困难，发热，口渴喜饮，口气臭秽，大便燥结，小便短赤，舌红苔黄，脉数。

【加减】咳嗽痰黄，可加射干、瓜蒌子；高热者，可加水牛角、大青叶。

【方解】肺胃热盛，火热燔灼咽喉，则咽部疼痛，吞咽困难；火热内炽，则发热，口渴喜饮，口气臭秽，大便燥结，小便短赤；舌红苔黄，脉数均为肺胃热盛之证。治宜清热解毒、消肿利咽。

本方以黄连苦寒直折胃腑之火，生石膏清泄肺胃之热，为主药；栀子、芦根、蒲公英、紫花地丁、山豆根、连翘清热解毒、消肿止痛，牡丹皮凉血清热，大黄泄热通便，共为辅药；当归养血活血，可助消肿止痛，升麻以散火解毒，兼为阳明引经药，共为佐使。诸药合用，共成清热解毒，消肿利咽之效。

【注意事项】脾胃虚寒者，不宜服用。

【现代研究】升麻能抗菌、抗炎、解热、镇痛；黄连有较强的抗菌、抗炎作用；当归有抗炎、镇痛、抗损伤的作用；牡丹皮有抗炎、解热、镇痛之功；石膏有消炎镇痛、退热的作用；栀子有抗菌、抗炎的作用；芦根有解热、镇痛、抗菌的作用；蒲公英对多种细菌有抑制作用，能激发机体的免疫功能；

紫花地丁有明显的抗菌作用，尚有解热、消炎、消肿等作用；山豆根有抗炎、抗菌、保肝的作用；连翘有广谱抗菌作用，可以抗炎、解热；大黄有抗菌、抗病毒、抗炎的作用。

谭敬书经验方

【组成】土茯苓 30 g，生薏苡仁 30 g，七叶一枝花 12 g，茵陈 12 g，黄芩 12 g，玄参 20 g，丹参 20 g，赤芍 15 g，金银花 15 g，木通 10 g，甘草 10 g，夏枯草 10 g，青黛 6 g。

【功效】清热解毒，利湿化浊。

【主治】咽部溃疡，证属湿热毒邪郁结者。症见：咽部溃疡，反复不愈，咽痛，吞咽时更剧，咽中不适感或异物梗阻感；伴见发热，头痛，痰涎较多，口有异味，纳差，二便不调；舌质红，苔黄厚腻带黑，脉滑数。检查见：咽中溃疡单发或多发，边缘清楚，表面湿润，有黄白色伪膜，拭之难去，可伴有扁桃体肿大或颈部淋巴结肿大。

【加减】若脾胃虚弱不耐药寒者，酌加藿香、白术、山药等温暖脾土；若经治疗后诸症减轻或消失，伴有纳差、乏力、便溏等症者，可以六君子汤酌加黄芩、藿香、土茯苓、桃仁、木通等善后。

【方解】湿热聚集咽部，久则郁而化毒，毒热熏灼咽喉黏膜血络，故见咽部溃疡、咽痛；湿邪黏滞化浊，邪毒难去，故见溃疡缠绵难愈、表面湿润、痰涎较多；黏膜溃烂，化腐酿脓，易受外界刺激，故见表面多有黄白色伪膜覆盖、吞咽时痛剧、口有异味；咽喉为清窍，为人体门户，湿热毒邪郁结于咽，故见发热、头痛、纳差等；舌脉均为湿热毒邪郁结之象。

方中黄芩、金银花、玄参、七叶一枝花、夏枯草、青黛清热解毒；土茯苓、生薏苡仁、茵陈、木通解毒除湿化浊，生薏苡仁并能清热排脓，助溃疡早愈；热毒郁结，易致血瘀不行，丹参、赤芍清热凉血、散瘀止痛；甘草一合生薏苡仁健脾益中，固正以驱邪，一调和诸药。诸药合用，共奏清热解毒、利湿化浊之功，湿热一清，毒邪即散，正气复归，溃疡可愈。

【注意事项】咽部溃疡证属久病体虚者不宜使用。

【现代研究】七叶一枝花具有抗菌、杀精、镇静镇痛、平喘止咳等作用；黄芩具有抑菌、解热、降血压、镇静、保肝、利胆、抗氧化等作用；赤芍具有抗血栓形成、抗血小板聚集、降血压及抗动脉粥样硬化、保肝、调节心血管系统的作用等；玄参有降血压、增加心肌血流量、抑菌、抗炎、镇静、抗惊厥等作用；金银花具有抗病原微生物、抗炎解热、加强防御功能、兴奋中枢、降血脂、抗内毒素等作用；丹参能扩张冠脉，增加冠脉血流量，改善心肌缺血，能提高耐缺氧能力，对缺氧心肌有保护作用，改善微循环，调节血脂，此外还有保护受损肝细胞，促进肝细胞再生，有抗肝纤维化作用，保护胃黏膜、抗胃溃疡，对中枢神经有镇静、镇痛作用，并具有抗炎、抗过敏、抑菌等广泛的作用；木通具有利尿、抗炎、抑菌等作用；青黛具有抗菌、抗癌和保肝作用；夏枯草煎剂、水浸出液、乙醇-水浸出液及乙醇浸出液均可明显降低实验动物血压，水煎醇沉液用于小鼠腹腔注射，有明显抗炎作用，本品煎剂在体外对多种病菌有一定的抑制作用。

第四节　咽部脓肿与急性喉梗阻

咽部脓肿是咽喉部组织潜在性间隙的急性化脓性炎症，临床上以扁桃体周围脓肿较多见，亦有咽后脓肿、咽旁脓肿，颌下脓肿等。中医对此类疾病一般称喉痈，有时也属于喉风的范畴。

急性喉梗阻是指因喉部或邻近组织的病变致喉腔急性变窄或阻梗导致呼吸困难的危重症候。此类疾病属于中医喉风或急喉风范

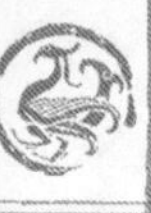

畴，其病因病机多因风痰上壅，闭阻喉窍，或火热熏蒸，痰热闭喉。

麻黄石膏汤加减（贺季衡经验方）

【组成】麻黄 9 g，生石膏 6 g，大杏仁 3 g，生甘草 9 g，白桔梗 3 g，射干 3 g，僵蚕 3 g，瓜蒌皮 12 g，前胡 6 g，贝母 9 g，金沸草（包）3 g。

【功效】开肺化痰，排脓消肿。

【主治】缠喉风（相当于西医的颈深部弥漫性蜂窝织炎），证属风邪痰热、肺气壅遏者。症见：初起时咽喉肿痛，继而疼痛加剧，黏膜腐烂，出现吸气性呼吸困难，甚者出现三凹征，喉鸣或痰鸣，咳时哮吼声，痰涎壅盛，语言难出，汤水难下；全身伴见恶寒壮热，烦躁，口干舌燥，大便秘结，小便短赤等症；病情重者，可见面唇青紫、身汗如雨、烦躁神昏、四肢厥冷、脉微而数，气浅而促等症；舌红或绛，苔黄或黄腻，脉滑数。检查见：咽喉黏膜腐烂，红肿疼痛剧烈，会厌、声带肿胀明显，痰涎多而稠，或表面大量腐烂脓性分泌物附着，颈项部可见肿胀拒按。

【加减】痰涎壅盛者，酌加天竺黄、天南星、葶苈子，并配合六神丸、雄黄解毒丸、至宝丹、紫雪丹等加强清热祛痰开窍的作用；便秘者，酌加大黄、芒硝；若有烦躁神昏、四肢厥冷、脉微而数等肺气将绝的证候时，先服安宫牛黄丸或至宝丹等急救之品，再行施救。

【方解】风热疫毒侵袭，引动肺胃积热痰火，壅阻咽喉，故红肿疼痛剧烈、痰多而稠；热毒结聚甚则腐败成脓，逐成痈肿；喉为呼吸出入之道，痰火热毒积聚，气血凝结，肌膜肿胀以致喉窍狭窄，更兼痰涎阻塞气道，故而呼吸困难；吸气时气不能顺畅进入而奋力呼吸，故而出现三凹征；气流途经狭隘喉窍，咳时气流冲击肿胀声门，故而有喉鸣、出现哮吼声；痰阻气道，随气上下，其声如拽锯；咽喉肿痛剧烈，呼吸困难，故吞咽受阻，水浆难下；全身兼症及舌脉为痰火内盛之症。面唇青紫、身汗如雨、烦躁神昏、四肢厥冷、脉微而数，气浅而促为濒临窒息、肺气将绝之候。

方中麻黄与生石膏相配，辛温伍辛寒，宣肺与清肺共施；麻黄、杏仁相伍，宣降相因，共调肺之宣发肃降之功；射干、僵蚕、瓜蒌皮、前胡、贝母、金沸草、桔梗合用清热解毒消肿、祛风化痰排脓；僵蚕、桔梗、贝母、金沸草升降有序，通畅气机；甘草调和诸药。诸药合用，化痰消肿以治标，宣降肺气以复本，如此则表邪可散，里热可清，积痰可化，肺气可畅，逐步施治，危急之症可转。

【注意事项】本方适用于缠喉风初期或发展时热痰较重者，重度时宜行紧急气管切开术等急救措施。

【现代研究】麻黄具有平喘、镇咳、发汗、收缩心血管、兴奋大脑、利尿、抗变态反应、抗炎、解热、抗菌、抗病毒等作用；生石膏可以明显增强兔肺泡巨噬细胞对白色葡萄球菌死菌及胶体金的吞噬能力，并能促进吞噬细胞的成熟，还有缩短血凝时间、利尿、增加胆汁排泄等作用；桔梗具有镇静、镇痛、镇咳、增强抗炎和免疫作用；杏仁具有抑菌、镇咳平喘、抗炎、镇痛等作用；射干对常见致病性真菌有较强的抑制作用，对外感及咽喉疾患中的某些病毒（腺病毒、ECHO11）也有抑制作用，有明显的利尿作用，此外还有抗炎、解热及止痛作用；僵蚕有抗凝、催眠、抑菌等作用；贝母具有镇咳、祛痰、降血压、解痉、抗溃疡等作用；前胡有较好的祛痰作用，此外还有抑制溃疡、解痉、镇静、抑制鼻咽癌 KB 细胞的生长等作用。

射干麻黄汤加减（原明忠经验方）

【组成】射干 9 g，麻黄 9 g，半夏 9 g，紫菀 9 g，款冬花 9 g，甘草 9 g，赤芍 15 g，地龙 10 g，细辛 3 g，五味子 6 g，生姜 6 片。

【功效】温肺散寒。

【主治】喉痹，证属寒邪袭肺、闭阻喉窍者。症见：咽喉发紧感，咽痒，咳嗽，可有白痰，喉中有水鸡叫声，甚者因反复呼吸不畅而出现窒息；常有外受风寒病史；舌淡苔薄白、润，脉紧或略弦。检查见咽部色淡不红，可在纤维喉镜下诊为喉肌痉挛。

【加减】若见咽干口渴等化热伤阴之象者，可酌加白芍等益阴生津。

【方解】寒邪袭肺，肺失宣降，壅阻气机，上下不通，邪滞喉窍而致痹。寒性收引，故见咽喉发紧感、镜下可见喉肌痉挛；寒邪夹杂风邪，风性走窜，邪滞则风邪欲走不能，故见咽痒、咳嗽；咽喉为呼吸之门户，肺主呼吸，邪壅则呼吸不利，故见呼吸不畅甚至窒息；外受风寒病史及舌脉均为寒邪袭肺之象。

方中麻黄辛温入肺散寒，射干辛苦微温主喉痹，二药共用为君；生姜、细辛助麻黄增强散寒及开窍之力，半夏、款冬花温肺降逆，四药共用为臣；赤芍、地龙解痉为佐；五味子敛降肺气，紫菀苦降肺气，甘草调和诸药，三者共为使药。诸药共用，辛散酸敛，升降有序，药证相合，故收良效。

【注意事项】风热之邪郁结咽喉者不宜使用。

【现代研究】射干对常见致病性真菌有较强的抑制作用，对外感及咽喉疾患中的某些病毒（腺病毒、ECHO11）也有抑制作用，有明显的利尿作用，此外还有抗炎、解热及止痛作用；麻黄具有平喘、镇咳、发汗、收缩心血管、兴奋大脑、利尿、抗变态反应、抗炎、解热、抗菌、抗病毒等作用；半夏可抑制呕吐中枢而止呕，具有明显的止咳作用，有显著的抑制胃液分泌作用，对胃溃疡有显著的预防和治疗作用，其水煎剂对实验室性心律失常和室性早搏有明显的对抗作用；紫菀水煎剂及苯、甲醇提取物均有显著的祛痰作用，从其根与根茎的提取物中分离出的结晶之一有止咳作用，体外实验证明，紫菀对于大肠埃希菌、志贺菌属、伤寒沙门菌、副伤寒沙门菌、铜绿假单胞菌有一定抑制作用，所含的表无羁萜醇对小鼠艾氏腹水癌有抗癌作用；细辛具有解热、抗炎、镇静、抗惊厥及局麻、抑菌等作用；地龙具有解热、镇静、抗惊厥、舒张气管、降血压、增强免疫、抗菌等作用；五味子具有兴奋神经及呼吸系统、降血压、利胆、保肝、增强细胞免疫功能、抗氧化、抗衰老、抑菌等作用。

【用方经验】《金匮要略·肺痿肺痈咳嗽上气病脉证治第七》："咳而上气，喉中水鸣声，射干麻黄汤主之。"可为此症之明训。如有喉中水鸣声者，此方用之甚宜。

第五节 咽异感症（梅核气）

咽异感症属咽的功能性病变，又称"癔球症"或"咽神经官能症"。以咽部有异物感、黏着感、堵塞感，吞之不下，吐之不出为主要特点，每因精神因素而变化，越注意到咽喉异物感时症状越明显，情绪舒展时则症状减轻或消失。临床上，某些器质性病变所致的咽感觉异常也可包括在本病中，如反流性食管炎及胃病、全身性疾病如贫血等。

中医称本病为"梅核气"。其病机主要为气滞、痰凝、瘀血阻滞咽喉等。

白梅利咽汤（张赞臣经验方）

【组成】生白芍 9 g，绿萼梅 4.5 g，南沙参 10 g，川百合 9 g，白桔梗 4.5 g，嫩射干 4.5 g，生甘草 3 g。

【功效】理气解郁，养阴利咽。

【主治】梅核气。以咽部如有梅核梗阻，或如有炙脔，或如有棉絮，或有痰粘于喉，吞之不下，吐之不出为其特征，可伴有咽胀头晕、失眠纳呆等症状。

【加减】肝旺头晕目眩者加穞豆衣、蒺藜等；肝气郁结胸闷气逆者加广郁金、佛手花、野蔷薇花、炒枳壳等；心悸失眠者加茯神、五味子、炙远志、合欢花等；痰粘喉头咯吐不爽者加牛蒡子、贝母、地枯萝等；阴虚咽干少津者加天花粉、京玄参等；脾虚湿重纳呆者去甘草，加焦白术、山药、采云曲等。

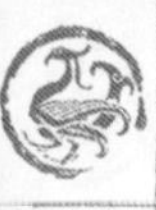

【方解】本方所治之梅核气与七情气郁有关。情志不遂，郁而化火，木火刑金，致肺失清肃，气聚而痰生，凝滞咽喉为患。法以柔剂理气解郁，调治肝肺，佐以利咽之品。

方中生白芍、绿萼梅为主药，相须使用，既有柔肝理气之功，又有养阴生津之效。沙参、百合甘而微寒，同入肺经，甘能养阴，寒能清热，两药同用加强了清肺润燥，补气祛痰的作用，且百合还能宁心安神。桔梗苦辛性平，既升且降，善开肺气，清中有补，不燥不滞，是一味清肺化痰，宽胸利咽的良药。生甘草泻火解毒，调和诸药，与桔梗相配即甘桔汤，长于祛痰利咽。射干解毒而利咽，是咽喉肿痛常用要药，入肺经而治痰，尤善于消咽喉中痰，与桔梗、甘草配合应用更加强了清热利咽祛痰之功效。

【注意事项】证属脾胃虚寒、痰湿内阻者慎用。本病的治疗以怡养心情至为重要。在治疗过程中应针对患者的思想状况，多作言语安慰和解释工作，建立患者治病的信心，配合情志治疗，对促进痊愈，巩固疗效都有一定作用。

【现代研究】方中白芍具有解热、抗炎及抗菌等作用；绿萼梅含有挥发油，主要成分为苯甲醛、苯甲酸、异丁香油酚等；百合具有祛痰、止咳、平喘、耐缺氧、镇静、抗过敏等作用；沙参有解热镇痛、祛痰、免疫抑制、强心、抗真菌等作用；桔梗有祛痰镇咳、抗炎与免疫增强、抗溃疡、镇静、镇痛、解热以及松弛平滑肌、抗肿瘤等作用；射干有抗病原微生物、消炎解热等作用；甘草有肾上腺皮质激素样作用、抗溃疡、解痉、保肝、调节免疫、抗病毒及抗菌、止咳平喘和祛痰等作用。

【用方经验】张赞臣教授认为，本病由气痰滞阻而成，因责之肝肺。法以柔剂理气解郁，调治肝肺，佐以利咽之品。药宜轻清轻养，以薄味肃清上焦。根据古人“善治痰者，不治痰而治气”“金能制木，木过者当益金”的理论订立白梅利咽汤。全方药味不多，但立方严谨，药性平和，临床辨证加减，确有疗效。张老治疗梅核气善用花类药物，除绿萼梅外，佛手花、厚朴花、野蔷薇花、春砂花等也是他常用的药物。他认为，花类药物轻而宣畅，气薄而开，理气而无燥烈之弊，而目前临床常用的治疗梅核气的半夏厚朴汤、越鞠丸等偏于香燥，以刚济虽可收一时之效，但久用则易耗气伤阴。

半夏厚朴汤加减（谭日强经验方）

【组成】法半夏 10 g，厚朴 6 g，茯苓 10 g，紫苏叶 3 g，枳壳 6 g，瓜蒌 9 g，郁金 5 g，射干 9 g，陈皮 5 g，枇杷叶 5 g。

【功效】化痰散结，理气解郁。

【主治】咽异感症，证属痰气郁结不舒。症见自觉胸闷不适，咽中梗塞，吞之不下，吐之不出。此病或因劳累，或受刺激则加重，甚则晕倒，舌苔薄白，脉象弦缓。

【加减】兼见咳嗽有痰者，可给予贝母、郁金、枇杷叶润肺化痰止咳；服药后，咽中梗塞好转，后用解肝煎加枳壳、郁金理气宽胸；胸脘胀痛不适，可加用白芍、桂枝通经活络。

【方解】此痰气郁结，情志抑郁所致。治宜化痰散结、理气解郁，用半夏厚朴汤加减。方中半夏、厚朴可燥湿化痰，降逆止呕，消痞散结；茯苓利水渗湿，健脾安神；紫苏叶发汗解表，行气宽中，可解鱼蟹毒；枳壳破气消积，瓜蒌清热化痰，利气宽胸，散结消痈，兼可润肠通便，活血止痛，行气解郁，凉血清心；射干清热解毒，利咽祛痰；陈皮理气健脾，燥湿化痰；枇杷叶清肺化痰，止咳降逆止呕。几味药共用，可化痰散结，理气疏肝解郁。

【现代研究】半夏有镇咳、镇吐、抑制腺体分泌及抗生育、抗癌作用；厚朴有抑制胃溃疡、抗菌、抑制血小板凝聚、降血压作用，并可抗变态反应、抗肿瘤；茯苓有利尿、降血糖和镇静作用；紫苏叶可抗菌、解热并能促进止血，升高血糖，及祛痰平喘；枳壳可有护胃、治疗溃疡、止咳；瓜蒌可缓解冠心病症状，减轻胃部不适感，并有润滑肠道作用；郁金能降低胆固醇、减少动脉粥样硬化，并能抗真菌；射干有抗病原微生物，抗炎作用；其提取物口服或注射，能促进唾液分泌，

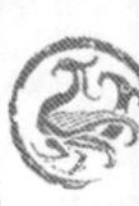

还有雌激素样作用，及显著的解热作用；陈皮有强心、抗炎抑菌、抗溃疡、利胆作用，并能抗动脉粥样硬化；枇杷叶有镇咳、祛痰、平喘及抗菌抗炎作用。

【用方经验】《金匮要略》云："妇人咽中如有炙脔。"谓咽中有痰涎梗阻，咯之不出，吞之不下，即今之"梅核气"。此病得之，多因七情郁结，导致痰涎凝聚，故治宜疏肝解郁，行气化痰，给半夏厚朴汤即以此为据。

半夏厚朴汤加味（王现图经验方）

【组成】半夏 10 g，厚朴 12 g，白茯苓 15 g，紫苏梗 15 g，柴胡 12 g，青皮 12 g，香附子 12 g，陈皮 12 g，枳壳 12 g，生姜 10 g。

【功效】疏肝解郁，理气化痰。

【主治】梅核气，证属情志不和，痰气郁结。症见患者平素性急躁，或常自郁闷不畅，引起胸中满闷，咽喉发紧，自觉咽津有碍，遇生气就犯，时轻时重，今已数月之久，胸胁满闷，咽喉发紧，自觉喉间似有障碍物，咯之不出，咽之不下，但饮食吞咽时如常；喉间觉有痰涎，善太息，郁闷不舒；二便正常，女性可见月经不调，白带过多，腰背酸痛，全身乏力。

【加减】兼见情志喜怒无常，可给予甘麦大枣汤加服；患者痰涎壅盛，可给予茯苓、佩兰、豆蔻等芳香化湿，温而不燥之品；见患者有急躁易怒，面红目赤者，可给予白芍、龙胆、栀子等疏肝泄热之品；小便短黄，可加用路路通、白茅根等清热利湿之品。

【方解】本证可见患者急躁易怒，气逆而上，冲逆咽喉，与涎痰交结，可导致咽喉异物不适感。治疗应注意疏理肝气，兼以化痰。方用半夏厚朴汤加味。方中半夏可燥湿化痰，降逆止呕，消痞散结；厚朴燥湿，行气，消积，平喘；二者合用，共为君药。陈皮理气健脾，燥湿化痰，并助君药；茯苓利水渗湿，健脾安神，紫苏梗宽胸行气，顺应平息肝气；柴胡疏散退热，疏肝解郁，升举阳气；青皮疏肝破气，香附消积化滞；疏肝理气；枳壳破气消积，化痰除痞；生姜发汗解表、温中止呕，温肺止咳。

【注意事项】忌郁怒及辛热物。

【现代研究】半夏有镇咳、镇吐、抑制腺体分泌及抗生育、抗癌作用；厚朴有抑制胃溃疡、抗菌、抑制血小板凝聚、降血压作用，并可抗变态反应、抗肿瘤；茯苓有利尿、降血糖和镇静作用；紫苏可抗菌、解热并能促进止血，升高血糖，及祛痰平喘；柴胡具有镇静、安定、镇痛、解热、止咳等广泛的中枢抑制作用，还有较好的抗炎、抗脂肪肝、抗肝损伤、利胆、降低转氨酶、抗溃疡、抗感冒病毒、增强免疫功能、抗辐射等作用；青皮有祛痰、平喘、解痉、升血压及抗休克作用；陈皮有强心、抗炎抑菌、抗溃疡、利胆作用，并能抗动脉粥样硬化；枳壳可有护胃、治疗溃疡、止咳；生姜可抗氧化，抑制肿瘤，开胃健脾，促进食欲，防暑、降温、提神，杀菌解毒，消肿止痛，防晕车，止恶心呕吐。

【用方经验】本病症患者咽喉不利，经西医诊断为"慢性咽炎"，按中医辨证是由情志郁结，痰湿气结为病。俗称之谓"梅核气"。《金匮要略》有"妇人咽中如有炙脔，半夏厚朴汤主之"的记载。治以此方为主，加入陈皮合半夏、茯苓理气化痰，加柴胡、青皮、香附以疏肝解郁；加桔梗、枳壳开胸利气，终于气舒痰消、咽喉清利、其病若失。

半夏厚朴汤加减（颜正华经验方）

【组成】紫苏叶 10 g，厚朴 10 g，法半夏 10 g，生牡蛎（先下）30 g，茯苓 30 g，郁金 12 g，玄参 12 g，贝母 10 g，赤芍 12 g，丹参 20 g，香附 10 g，夏枯草 15 g。

【功效】疏肝解郁，化痰散结，兼以调经。

【主治】梅核气，证属肝郁气滞痰凝，症见患者郁闷不舒，喉似物哽，咯之不出，咽之不下，胸闷，易急躁，经水衍期量少，嗳气食少，大便不成形、1 日 1 行，舌淡红，苔薄白腻，脉弦滑。

【加减】药后肝木条达，疏泄渐复，胸闷缓解，咽中梗塞感减轻。效不更法，继投前药。

【方解】《金匮要略·妇人杂病脉证并治》："妇人咽中如有炙脔，半夏厚朴汤主之。"此即今之梅核气证治。半夏厚朴汤由紫苏叶、厚朴理气，半夏、茯苓，生姜化痰散结，以方推证，治梅核气痰气互结之证。本方以半夏厚朴汤为基础，复加郁金、香附行气滞，旋覆花、贝母、牡蛎之类开痰结，丹参、赤芍活血以散结滞。

【现代研究】半夏有镇咳、镇吐、抑制腺体分泌及抗生育、抗癌作用；厚朴有抑制胃溃疡、抗菌、抑制血小板凝聚、降血压作用，并可抗变态反应、抗肿瘤；茯苓有利尿、降血糖和镇静作用；紫苏可抗菌、解热并能促进止血，升高血糖，及祛痰平喘；茯苓有利尿、降血糖和镇静作用；郁金能降低胆固醇、减少动脉粥样硬化，并能抗真菌；玄参含生物碱、糖类等物质，有轻微强心作用，还有抗菌、降血压及轻微降血糖作用；贝母有解痉、镇咳、减少唾液分泌，增加心率及冠脉血流量的作用。赤芍具有扩张冠脉、增加冠脉血流量、抑制血小板聚集、镇静、抗炎、止痛、抗病原微生物等作用；牡蛎有收敛、镇静、解毒、镇痛的作用，其提取物对脊髓灰质炎病毒具有抑制作用；丹参有强心、扩血管、抗血栓及改善微循环作用，并能促进组织修复、保肝、抗菌及降血脂作用；香附有解热镇痛、降温，抗菌抗炎及雌激素样作用；夏枯草苦寒，入肝胆经，有清肝明目、清热散结之功，可清肝、散结、利尿。

张学文经验方（一）

【组成】炙黄芪 30 g，桂枝 9 g，赤芍 10 g，延胡索 10 g，丹参 30 g，川芎 10 g，山楂 15 g，砂仁 6 g，鸡内金 10 g，桔梗（冲服）10 g，贝母 10 g，麦芽 10 g。

【功效】益气活血，化痰开结，佐以疏肝。

【主治】咽异感症，证属痰气胶结，滞留难下。症见觉喉中如有物阻，吐之不出，咽之不下；脐周疼，纳差，纳食减少，日渐消瘦，且四肢无力，畏寒怕冷，记忆力下降。检查未见器质性病变。舌暗淡，舌底有瘀点，脉沉涩。

【方解】素体虚弱，复受凉或郁怒而气滞不行，以致肝失疏泄，瘀阻痰聚，瘀痰上逆，阻滞咽喉，发为"梅核气证"。故治疗上应注意疏肝理气，化痰散瘀。方中炙黄芪能益气升阳，提升一身之气。桂枝、芍药与黄芪并用，有桂枝汤之意，可舒解周身困倦之气。延胡索活血、行气、止痛，并丹参活血调经，凉血清心安神。川芎活血行气，祛风止痛；山楂、砂仁、麦芽、鸡内金共用益气，健脾，消痞满。桔梗可宣肺开胸，宣通上下一身之气。贝母可化痰散结。

【现代研究】黄芪有增强机体免疫功能、利尿、抗衰老、保肝和调节血压作用；桂枝能解热镇静、镇痛、抗惊厥，抗菌、抗病毒、利尿及抗炎作用；赤芍清热凉血，散瘀止痛。用于温毒发斑，吐血衄血，目赤肿痛，肝郁胁痛，经闭痛经，癥瘕腹痛，跌扑损伤，痈肿疮疡；山楂可开胃生津、促进胃肠蠕动；桔梗具有排痰、镇咳、镇静、镇痛、解热、增强抗炎和免疫等作用；丹参有强心、扩血管、抗血栓及改善微循环作用，并能促进组织修复、保肝、抗菌及降血脂作用；贝母有祛痰镇咳，降血压作用，并能抑制大肠埃希菌及金黄色葡萄球菌的生长繁殖。

【用方经验】肝气郁结，常用逍遥散调治；梅核气证，又多以半夏厚朴汤化裁。而若有气虚血瘀表现，不可单投逍遥散或半夏厚朴汤。肝喜调达，疏泄与血行有关；脾主运化，健脾与理气密切。且酌用丹参、川芎、赤芍之类以活血化瘀，活血即寓疏肝之意，健脾却有理气之功，且麦芽可以疏肝，贝母可以化痰，抓住病机，标本同治，故见效尤捷。

张学文经验方（二）

【组成】炙甘草 6 g，麦冬 12 g，玉竹 12 g，石菖蒲 9 g，远志 9 g，茯苓 12 g，白术 9 g，丹参 30 g，郁金 12 g，赤芍 12 g，首乌藤 30 g，红花 9 g，龙齿（先煎）30 g，五味子 9 g，合欢花 15 g。

【功效】养阴安神，行气活血。

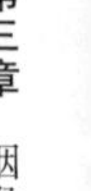

【主治】咽异感症，证属心阴不足，气血瘀滞。可见患者精神压力较大，有“癔病”发作，每遇情绪不好即犯病，四肢抽搐、神清而口不能言，平常自觉喉中如有物阻，吐之不出，咽之不下，厌烦诸事，记忆力减退，少寐多梦。且腹胀肠鸣，并见浮肿，气短，腰痛肢麻，月经挟有紫黑血块。见面色灰暗唇紫，脉沉略弦，舌尖红苔白，舌下有瘀点。

【加减】服药后诸症减轻，睡眠、食欲渐增，喉咙异物感消失，精神较前畅快，月经色质正常，其他腰痛、肢麻、浮肿等症亦随之消失。现仍觉气短乏力。可加党参益气调治。

【方解】此类病症积郁不去，肝不遂其条达之性，气失疏泄，血行不畅，久则心脾两伤，营血衰少，肝失滋养而肝气尤易逆乱，导致脏腑功能不调。脏腑之间相因为病，气痰郁结，致诸证丛生，故用玉竹、麦冬、首乌藤、合欢花、龙齿滋养心阴而安神：丹参、红花、郁金等行气活血而通络；五味子、石菖蒲、远志交通心肾而化痰；茯苓、白术、炙甘草健脾益气而祛湿。同时应辅以必要的思想诱导工作，虽未用多味化痰利气之品，终使患者诸疾悉除。

【注意事项】注意精神症状严重者，结合心理科治疗。

【现代研究】甘草有类似肾上腺皮质激素样作用，对组胺引起的胃酸分泌过多有抑制作用；并有抗酸和缓解胃肠平滑肌痉挛作用，有明显的镇咳、祛痰、抗炎、抗过敏、解毒及平衡体内激素水平作用。麦冬有强心，增强免疫的作用；玉竹有强心，增加血清抗体作用；石菖蒲能镇静安神，抗惊厥、抗真菌、降温，及扩张冠状动脉作用；茯苓有利尿、降血糖和镇静作用。白术能利尿、降血糖，抗凝、扩血管、抗肿瘤、抑菌及促进造血的作用；丹参有强心、扩血管、抗血栓及改善微循环作用，并能促进组织修复、保肝、抗菌及降血脂作用；郁金能降低胆固醇、减少动脉粥样硬化，并能抗真菌；赤芍具有扩张冠脉、增加冠脉血流量、抑制血小板聚集、镇静、抗炎、止痛、抗病原微生物等作用。首乌藤可生血、镇静、止咳。红花有改善心、脑、肾血供，降血脂、抗凝、促进血管收缩、抗炎、增强免疫的作用。五味子有降血压、利胆、镇咳、祛痰、保护肝细胞作用。

【用方经验】梅核气本属中医学的郁证范畴。郁证成因总不离乎情志所伤，从而逐渐引起脏腑不和，气血、经络失其通达畅利。所谓“悲哀忧愁则伤心，心动则五脏六腑皆摇”“血气冲和，万病不生，一有怫郁，百病生焉”，正说明了本证的成团及其复杂性。

第六节　喉　炎

喉炎有急性与慢性之别。急性喉炎为喉黏膜及声带的急性炎症，为上呼吸道感染的一部分。常继发于急性鼻炎、急性咽炎之后，过多吸入生产粉尘、有害气体，发音不当、用嗓过度，以及喉部外伤、异物、喉部检查、手术等操作损伤喉黏膜等均可导致。临床上以新病声嘶、声痛，或有咳嗽、咽痛等症为主要表现。多发于冬春季或嗓音工作者。慢性喉炎是指喉黏膜的非特异性慢性炎症，可波及黏膜下层及喉内肌。临床以久病声音嘶哑，声带黏膜慢性充血、肥厚或萎缩性改变为主要特点。多因急性喉炎反复发作或迁延不愈所致，临床可分为慢性单纯性喉炎、肥厚性喉炎、萎缩性喉炎三种。

中医称喉炎为喉瘖，急喉瘖多因六淫侵袭，邪犯咽喉，或里热壅盛，火热熏蒸喉窍；慢喉瘖多为阴虚咽喉失濡、气虚阳亏咽喉失养，以及郁热熏蒸咽喉、气血痰瘀阻滞喉窍，等等。

邹云翔经验方

【组成】炒牛蒡子 9 g，荆芥穗 1.2 g，制僵蚕 9 g，净麻黄 0.45 g，嫩白薇 9 g，光杏

仁 3 g，枇杷叶 4.5 g，炒青蒿 4.5 g，蒺藜 4.5 g，旋覆花（包）3 g，海蛤壳 9 g，炙紫菀 9 g，贝母 6 g，南沙参 6 g，炒黄芩 0.9 g，粉甘草 1.5 g。

【功效】疏风散寒，清肺平肝。

【主治】喉瘖，证属风寒阻遏，肝火侵肺。症见因咳嗽致音哑，咳嗽持续不解，痰少，平素可有胸闷不适，胁肋疼痛，口干苦，脉细弦而数，苔薄。

【加减】痰少而黏者，加用浙贝母、枇杷叶等化痰止咳之品；口干口苦者，加用天花粉、麦冬、知母等滋阴增液之品；胸胁不适者，可用桑叶、菊花、枸杞子等疏肝气、养阴制阳之品；患者有夜间咳嗽加重、盗汗，加用鳖甲、青蒿、地骨皮等滋阴清热之品。

【方解】本方病症为风寒袭肺未能疏解，且平素肝火旺盛，木火刑金，导致肺气壅遏，失于宣畅，会厌开阖不利，则音不能出。为金实无声之证，治疗应疏风散寒，清肺平肝。方中用牛蒡子、荆芥穗、麻黄、杏仁、紫菀、僵蚕疏风散寒，宣肺止咳；白薇、沙参、贝母、旋覆花、海蛤壳、甘草养肺化痰和络；黄芩、蒺藜、青蒿平肝清火。综览全方，可疏风散寒、清肝火、养肺阴、止咳痰。

【注意事项】痰黏体热咳嗽喑哑等纯实无虚者慎用。

【现代研究】牛蒡子能抗菌抗病毒、降血糖、降血压，抗肿瘤及利尿、泻下作用；荆芥具有抗菌和抗炎、解热镇痛、止血、解热降温及镇静作用；僵蚕有催眠、抗惊厥、抗凝，及降血糖、抑菌作用；麻黄内含丰富的生物碱，可发汗利尿平喘，抗炎、抗过敏，镇咳祛痰，解热，抗菌抗病毒；白薇含有挥发油、强心苷等，可以加强心肌收缩，使心率减慢。对肺炎球均有抑制作用，并有解热、利尿等作用。杏仁含有丰富的脂肪油，具有润肠通便的作用，及止咳平喘、抗炎镇痛、抗肿瘤、降血脂、降血糖的作用；枇杷叶有镇咳、祛痰、平喘，及抗菌抗炎作用；青蒿可抗疟、抗吸血虫、抗病原微生物，以及解热、镇痛，减慢心率；蒺藜可提升睾酮，从而提升机体运动状态；旋覆花具有明显的镇咳、祛痰、抑菌作用；海蛤壳可以祛痰、止咳。紫菀有抗菌抗炎、抗肿瘤及祛痰作用；贝母有祛痰镇咳、降血压作用，并能抑制大肠埃希菌及金黄色葡萄球菌的生长繁殖；沙参具有祛痰、解热、镇痛、抗真菌等作用；黄芩具有抑菌、解热、降血压、镇静、保肝、利胆、抗氧化等作用；甘草有类似肾上腺皮质激素样作用，对组胺引起的胃酸分泌过多有抑制作用；并有抗酸和缓解胃肠平滑肌痉挛作用，有明显的镇咳、祛痰、抗炎、抗过敏、解毒及平衡体内激素水平的作用。

朱南孙经验方

【组成】党参 9 g，黄芪 9 g，白术 6 g，白芍 6 g，北沙参 9 g，麦冬 6 g，蝉蜕 4.5 g，桔梗 6 g，生甘草 3 g，木蝴蝶 4.5 g，凤凰衣 4.5 g，枸杞子 12 g，桑椹子 12 g，清音丸 1 粒（吞）。

【功效】健脾益气，宣肺开音。

【主治】经行急性喉炎，因肺脾气虚，肺气失宣所致。症见行经时声音嘶哑，可达半个月之余，平素经来提前量多，时常浮肿，神疲纳呆，无咽痛，夜寐不安。尿液检查阴性。舌淡，苔薄腻，脉沉细缓。

【加减】平素神疲乏力，倦怠，纳呆便溏，舌淡者，可服成药归脾丸及二至丸。

【方解】患者平素易浮肿、神疲，肢倦纳呆，大便溏，皆提示为肺脾气虚。因患者肺脾气虚，经行期间，冲任不受约束，各脉空虚，故经行量多，经期延长。加之患者经行期间血气亏虚，咽喉为肺经所过之处，肾为气之根，故出现经行声音嘶哑。治疗应健脾益气，宣肺纳肾开音。方中用党参补中益气，生津，养血；黄芪补气升阳，益卫固表，利水消肿，托疮生肌；二者共为君药，益气健脾，固精摄血。白术补气健脾，燥湿利水，固表止汗；白芍养血调经，平肝止痛，敛阴止汗；北沙参养阴清肺，益胃生津；麦冬养阴润肺，益胃生津，清心除烦；四药可助党参、黄芪益气固摄之力。蝉蜕发散风热，祛风止痉，可助开音；木蝴蝶能清热利咽，疏肝和胃；凤凰衣补肺止咳，利嗓开音；三者有助声音的恢复。枸杞子补肝肾，明目，润肺；桑椹子滋阴补血，生津，润肠；二者合用，可补肾滋阴。上药共为佐药，使声音得复，精血得充。桔梗可助肺气的宣发通畅，甘草调和诸药。加用清音丸清热利咽，生津润燥。

【注意事项】脾肾虚寒，下利清谷等少阴寒证者慎用。

【现代研究】党参具有增强免疫力、扩张血管、降血压、改善微循环、增强造血功能，升高白细胞等作用。黄芪有增强机体免疫功能、利尿、抗衰老、保肝和调节血压作用；白术能利尿、降血糖，抗凝、扩血管、抗肿瘤、抑菌及促进造血的作用；白芍有止痛、抗炎、护肝，维持心脏血流量，以及解痉与调节免疫作用。沙参具有祛痰、解热、镇痛、抗真菌等作用；麦冬有降血压和降血糖、提高免疫功能、提高机体适应性、抗心律失常和抑制细菌作用。蝉蜕可抗惊厥、抗破伤风，减少自发活动，及对抗咖啡因的兴奋作用；桔梗具有排痰、镇咳、镇静、镇痛、解热、增强抗炎和免疫等作用；木蝴蝶有抗炎、抗变态反应、利尿、利胆，降胆固醇的作用。其种子和茎皮中含白杨素，对人体鼻咽癌(KB)细胞有细胞毒活性；凤凰衣可促进溃疡、骨折愈合及创面愈合；枸杞子可高机体免疫力，降低血压、血脂和血糖，并能防止动脉粥样硬化，保护肝脏，抵制脂肪肝、促进肝细胞再生。桑葚子有分解脂肪、降低血脂，防止血管硬化，增强免疫及乌发作用。

【用方经验】患者可因处于更年期，肾气渐衰，冲任失调，因从事重体力劳动，肾不摄纳，故经事提前，量多，肺主气，肾为气之本，今肾精不足，肺虚气弱，咽喉为肺经所过之处，则声音不扬。诊时神疲纳呆，面浮气促，夜寐不安，属气阴两虚。方内党参、黄芪、白术健脾益气；白芍、枸杞子、桑椹补肝益肾，合沙参、麦冬、木蝴蝶、蝉蜕、桔梗、生甘草使肺肾相生。加清音丸之宣肺开音。若日后因劳累出血复发，可以原法治之。本病主要表现为经后失音，实为气不摄血，肾阴亏损而累及肺阴不足。以上治疗失音是治其标，求本则宜固摄肾气，可予平时服归脾丸、二至丸，标本兼顾，以巩固疗效。

达原解毒汤（言庚孚经验方）

【组成】鲜生地黄 15 g，玄参 12 g，麦冬 10 g，贝母 10 g，白芷 10 g，槟榔 10 g，牡丹皮 10 g，连翘 10 g，金银花 10 g，土牛膝 30 g，山豆根 10 g，牛蒡子 10 g，甘草 6 g，草果仁 10 g，射干 10 g。

【功效】疏风透达，清解瘴毒，豁痰开窍。

【主治】急性喉炎，因山岚瘴气，居伏膜原，蕴聚肺胃，火动痰生，上蒸咽喉而成者。症见：发病前有野外或不洁之地露宿史，多急性发病，声音嘶哑，咽喉痒痛，喉中有痰鸣音，呼吸不畅，甚者呼吸困难，伴见发热头痛，胸闷欲吐，舌红，苔黄腻，脉数或滑数。检查：可见咽喉黏膜、双声带充血肿胀，声带运动尚可，闭合欠佳。

【加减】若湿邪较重，可酌加黄芩、黄连、藿香、茵陈、滑石等；病情危急者，可配合针灸、刮痧等治疗方法，也可配合服用安宫牛黄丸、紫雪丹、至宝丹、豁痰丸等成药。另可视兼症酌加引经药：若兼胁痛、耳聋、寒热往来、呕而口苦等症者，此邪至少阳经，可酌加柴胡、黄芩等；若兼腰背项痛，此邪窜太阳经，可加羌活；若兼目痛、眉棱骨痛、眼眶痛、鼻干不眠等症者，此邪溢阳明经，可加葛根。

【方解】《瘟疫论》曰：“疫者感天地之疠气……邪从口鼻而入，则其所客，内不在脏腑，外不在经络，舍于伏膂之内，去表不远，附近于胃，乃表里之分界，是为半表半里，即《针经》所谓‘横连膜原’者也。”山郊荒野，多湿热交蒸而成瘴气，多属疫邪。此病多因患者体弱或劳累后，正气不足以抗邪，接触此邪毒而发病，故而多急性发病；邪从口鼻而入，居留膜原，肺主气节，瘴毒内侵，蕴聚肺胃，肺失宣降，化火灼液成痰，火势炎上，熏蒸咽喉，故见咽喉痒痛、喉中有痰鸣音；咽喉乃呼吸之通道、声音之门户，咽喉受邪，故见呼吸困难、声音嘶哑；邪入膜原半表半里，邪正相争，故见恶寒壮热、胸闷欲吐；舌脉及检查均为热毒之象。

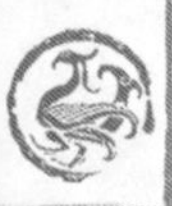

方中槟榔辛散湿邪，化痰破结，使邪速溃；贝母苦寒，助槟榔化痰，且能清热解毒散结；白芷通窍化浊祛湿；草果仁辛香化浊，辟秽止呕，宣透伏邪；土牛膝、山豆根、牛蒡子、射干、金银花、连翘清热解毒，利咽消肿；瘴毒热邪易入血分，故用土牛膝合牡丹皮清热凉血，活血散瘀；凡温热疫毒之邪，最易化火伤阴，故用鲜生地黄、玄参、麦冬清热滋阴，并可防诸辛燥药之耗散阴津；甘草既可清热解毒，又可调和诸药。全方共用，合奏疏风透达，清解瘴毒，豁痰开窍之功，可使秽浊得化，热毒得清，阴津得复，则邪气溃散，速离膜原。

【注意事项】本方以清热化浊为主，若兼神昏谵语等症者，宜急救为先；若他邪较重，则宜加减变化使用。

【现代研究】生地黄水提取液有降血压、镇静、抗炎、抗过敏作用，其流浸膏有强心、利尿作用，此外还具有促进机体淋巴细胞的转化、增加T淋巴细胞数量的作用，并能增强网状内皮细胞的吞噬功能；玄参有降血压、增加心肌血流量、抑菌、抗炎、镇静、抗惊厥等作用；麦冬能增强网状内皮系统吞噬能力，升高外周白细胞，提高免疫功能，增加冠脉血流量，对心肌缺血有明显保护作用，并能抗心律失常及改善心肌收缩力，改善左心室功能及抗休克作用，还有一定的镇静和抗菌作用；射干对常见致病性真菌有较强的抑制作用，对外感及咽喉疾患中的某些病毒(腺病毒、ECHO11) 也有抑制作用，有明显的利尿作用，此外还有抗炎、解热及止痛作用；白芷具有解热、镇痛与抗炎、解痉、兴奋中枢神经、升高血压、抗微生物作用，并对心血管及平滑肌有双重作用；牡丹皮具有抗炎、镇静、降温、解热、镇痛、解痉、抗动脉粥样硬化、利尿及抗溃疡的作用；贝母具有镇咳、祛痰、降血压、解痉、抗溃疡等作用；连翘具有抗微生物、镇吐、抗肝损伤等作用；金银花具有抗病原微生物、抗炎解热、加强防御功能、兴奋中枢、降血脂、抗内毒素等作用；山豆根有抗癌作用，所含苦参碱、氧化苦参碱对实验性肿瘤均呈抑制作用，有抗溃疡作用，能抑制胃酸分泌，对实验性溃疡有明显的修复作用，具有多种抗菌、平喘、升高白细胞、抗心律失常、抗炎及保肝等作用；牛蒡子具有抗菌抗病毒、降血糖、钙拮抗、抗肿瘤、抗诱变等作用。

清解肺金方（何志雄经验方）

【组成】钩藤 9 g，贝母 3 g，青黛 1.5 g，蛤壳 1.5 g，天竺黄 3 g，淡竹叶 9 g，灯心草 2 扎，珍珠 0.15 g。将青黛、蛤壳、贝母、珍珠共研成细粉末，钩藤、淡竹叶、灯心草等清水碗半煎成 6 分，将药粉冲入搅匀，分 2～3 次服。

【功效】清心解毒，养阴清肺。

【主治】麻疹后喉炎，证属毒热未清、灼伤肺津者。症见：麻疹已收，声音嘶哑，阵发呛咳，声似犬吠，无痰；伴见口干，烦躁，大便干结，小便黄等；舌红，苔少，脉细数。检查见喉黏膜、声带充血干燥，声带运动尚可，闭合可。

【加减】口干欲饮明显者，可酌加麦冬、玄参、百合等；大便秘结、小便黄者，可酌加大黄、芒硝、枇杷叶等；烦躁明显者，酌加莲子心、黄连等。

【方解】麻疹后期，毒热未清，加之麻疹期间热毒灼伤，肺津受灼，宣降失司，津少无以制火，心火内盛，继而肝气上逆，横犯于肺，循经犯喉；喉为声音、呼吸之门户，故见声音嘶哑、阵发性呛咳；肺津不足，肺通大肠，故见干咳、口干、便结尿黄；心火上炎，故见烦躁；舌脉及检查均为内热津伤之症。

方中贝母、蛤壳合用清热化痰、润肺止咳，清肃疹后余毒；钩藤、青黛清热解毒泻火、平肝息风镇痉，调上逆之肝气；天竺黄、珍珠镇心安神、清热豁痰，珍珠兼能助他药养阴息风；淡竹叶、灯心草清心降火，除烦止渴。诸药共用，合奏平肝清心镇痉、清肃肺热、除痰止咳之功；本方虽名为清解肺金，但重用药物于清心平肝，缘因肺金最易受心肝之火上犯，火清则金不易受邪；本方紧扣麻疹后期的特点，清肃疹后余毒的同时，防疹毒之传变，方证相符，故收良效。

【注意事项】本方适宜于心火内盛、肝气上逆明显者。

【现代研究】钩藤具有良好的降血压、镇静、抗惊厥的作用，对子宫平滑肌的收缩功能也有影响；珍珠具有抑制脂褐素和清除自由基的作用，抗肿瘤作用，珍珠提取液对离体兔肠有抑制作用；贝母具有镇咳、祛痰、降血压、解痉、抗溃疡等作用。

【用方经验】本方治疗支气管痉挛咳嗽亦有良效。另本方去淡竹叶、灯心草、珍珠，加桔梗、诃子、甘草，治疗急慢性咽喉炎亦有良效。

赵昌基经验方

【组成】玄参 15 g，阿胶（烊化）10 g，酸枣仁 10 g，贝母 10 g，沙参 15 g，麦冬 12 g，蝉蜕 16 g，紫苏叶 10 g，桔梗 10 g，桑白皮 15 g。

【功效】宜滋阴润燥，清肺开音。

【主治】用于妊娠期急性喉炎，因肺阴亏虚所致，症见妊娠后出现咽痒咳嗽，继则声音嘶哑，不能出声，咽干口燥，伴潮热盗汗，两颧潮红，舌红苔少，脉细滑而数。

【加减】阴虚明显者，可加用鳖甲、熟地黄、麦冬、秦艽等滋阴之品；阴虚盗汗，出汗较多者加用五味子收敛止汗；黏痰较多者，可用川贝母、枇杷叶、陈皮等化痰止咳；大便干结如羊屎状者，可加用枳壳、火麻仁、杏仁、大黄等。

【方解】妊娠养胎耗伤阴血，自身阴血亏虚，而生内热，故出现咽喉干痒。潮热盗汗，两颧潮红，及舌红少苔，脉细等更加说明阴液亏虚，虚火内生，灼伤阴液，则阴更虚。其症状属于肺阴亏虚，治宜滋阴润燥，清肺开音，方用养金汤加减。方中沙参、麦冬养阴润肺；玄参滋阴清热，利咽；桑白皮、酸枣仁清金泻肺；阿胶滋阴养血安胎；紫苏叶、桔梗、蝉蜕、贝母清肺宣肺、利咽开音。

【注意事项】非阴虚患者不宜使用。

【现代研究】玄参有缓解血管痉挛，促进供血的作用，有中枢抑制与抗菌作用。阿胶可以镇静、安神、止咳；酸枣仁有镇静催眠、抑制心律失常、扩张微血管、增强免疫与抗氧化作用；贝母有祛痰镇咳，降血压作用，并能抑制大肠埃希菌及金黄色葡萄球菌的生长繁殖。沙参具有祛痰、解热、镇痛、抗真菌等作用；麦冬有强心，增强免疫的作用；蝉蜕可抗惊厥、抗破伤风，减少自发活动，及对抗咖啡因的兴奋作用；紫苏可抗菌、解热并能促进止血，升高血糖，及祛痰平喘；桔梗具有排痰、镇咳、镇静、镇痛、解热、增强抗炎和免疫等作用；桑白皮有降血压、利尿、抗病毒作用。

【用方经验】患者为肺阴不足，因孕愈虚，肺失濡养，声道燥涩，发声不利，以致声音嘶哑，甚至不能出声；肺津不布，则口干咽燥；阴虚内热，热迫液泄，故潮热盗汗；虚热上浮，故两颧潮红。方中沙参、麦冬养阴润肺；玄参滋阴清热，利咽；桑白皮、酸枣仁清金泻肺；阿胶滋阴养血安胎；紫苏叶、桔梗、蝉蜕、贝母清肺宣肺、利咽开音。诸药合用，共奏滋阴润燥，清肺开音之功。

滋喉悦音饮（谢强经验方）

【组成】南沙参 15 g，五味子 10 g，乌梅 6 g，木蝴蝶 6 g，瓜蒌 15 g，山楂 15 g，海藻 15 g，昆布 15 g，生牡蛎（先煎）15 g，白花蛇舌草 15 g，薄荷（药引）6 g。

【功效】滋养肺肾、利喉开音。

【主治】肺肾阴虚型的慢性喉炎。症见声音嘶哑日久，咽部干涩微痛，喉痒干咳，痰少而黏，时时清嗓，症状以下午明显，头晕耳鸣，颧红唇赤，虚烦少寐，腰膝酸软，手足心热，舌红少津，脉细数。

【加减】若声嘶重者可加凤凰衣以利喉开音；咳甚者，可加炙枇杷叶、炙款冬花以化痰止咳；声带肥厚者，可加薏苡仁、僵蚕、厚朴花消肿利喉；声弱者，可加人参叶益气生津悦音；胸胁不舒肝郁者，可加绿梅花疏肝解郁；声带结节血瘀者，可加红花、月季花化瘀消肿。

【方解】本方所治之证因肺肾阴虚，虚火上炎致喉瘖之证。肺肾阴虚，喉失濡养，致声门失健，开合不利，则声嘶日久难愈；阴

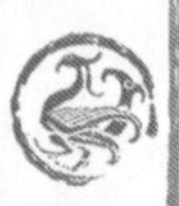

虚生内热，虚火上炎，故喉黏膜及室带、声带微红肿，咽喉干涩微痛，或喉及声带黏膜干燥、变薄；虚火炼痰，故干咳痰黏，需清嗓则舒；颧红唇赤、头晕耳鸣、虚烦少寐、腰膝酸软、手足心热、舌红少津、脉细数均属阴虚火旺之证。治宜滋养肺肾、利喉开音。

方中南沙参、五味子、乌梅补肺肾之阴，生津润燥为君；木蝴蝶、瓜蒌清肺润喉开音为臣；而以海藻、昆布、生牡蛎、山楂软坚消肿，白花蛇舌草清热消肿为佐；薄荷疏风利喉为引使。上述诸药，共奏滋养肺肾、化痰散结、利喉开音之效。

【注意事项】风寒袭肺或肺脾气虚所致慢性喉炎者，不宜使用本方。

【现代研究】方中白花蛇舌草有抗肿瘤、抗菌、消炎等作用；南沙参具有祛痰、解热、镇痛、抗真菌等作用；瓜蒌有抗菌、抗肿瘤、抑制心律失常等作用；五味子具有保肝及再生肝脏组织、消炎、保护及增强心脏功能、增进智能健全、增强体能耐力等作用；乌梅有增强免疫功能、抗病原生物、钙离子拮抗作用、杀肠虫等作用；薄荷有抗菌抗炎、抗病毒、抗癌、促进透皮吸收等作用；山楂有防癌、抗癌、强心、降血脂、降血压等作用；海藻能够降低血清胆固醇，具有抗内毒素、抗肿瘤的作用；昆布具有降血糖、降血脂和抗凝、抗放射等作用；牡蛎有镇静、软坚、解热、制酸、止痛等作用；木蝴蝶具有抗炎、抗变态反应、利尿、利胆，降胆固醇的作用。

【用方经验】慢性喉炎是较常见的耳鼻喉科疾病，是非菌性炎症，西医无很好的治疗方法，而中医中药疗法有一定优势。谢强教授认为，其常因肺肾阴虚，虚火上炎，炼津为痰，喉失濡养所致。主要病机为阴虚痰热，多见于急性喉炎常发，嗜食辛辣香燥之品者，或用嗓过度，喜好冷饮者。喉为气道，司呼吸，主语音。若肺肾阴虚，阴虚津亏，津液亏乏，喉失濡养；或肺肾阴虚，虚火上炎，炼津为痰，上凝于喉，则喉部干痒痰黏，声音沙哑不爽；若肺气耗损，津不上承，则喉部干涩，语音不利；若饮食不节，嗜食烟酒辛辣炙煿发物，滋生痰热，结于喉部，则咽喉灼热痰黏，哽哽不利。本病肺肾阴虚为本，痰热内结为标。在辨证上以肺肾阴虚夹痰夹热为主。在治疗上根据慢性喉炎病位在上的特点，喜用花、叶、络、皮、梗、须等清轻之剂，或煎水内服，或泡水代茶饮。方用滋喉悦音饮加减，由于药切病机，故在滋养肺肾、化痰散结、利喉开音、减轻症状等方面均获得较好的疗效。此外，谢强教授要求药煎煮完毕离火，先用毛巾围住口与药罐趁热熏咽喉 15 分钟，然后内服，药蒸汽熏咽喉有助清利咽喉。

杨志仁经验方

【组成】干地黄 15 g，玄参 12 g，麦冬 9 g，桔梗 9 g，甘草 3 g，龙利叶 12 g，桑白皮 9 g，瓜蒌皮 12 g，柿霜 9 g，茜草根 9 g，赤芍 9 g，红花 3 g，三七粉 3 g。

【功效】养阴润肺，活血祛瘀。

【主治】喉瘖辨证为肺肾阴亏、虚火上炎之证者。症见声嘶较重，说话沙哑难辨，咽喉干燥，睡眠不宁，舌质红，少苔，脉细数。

【加减】在养阴方基础上，兼有瘀血见证者，可加用蝉蜕、诃子、僵蚕等；兼有气虚者，酌情选加黄芪、玄参、人参叶等；伴咳嗽有痰者，用桔梗、诃子、紫苏子、半夏、陈皮等。

【方解】本病起于经常大声讲话，耗伤肺阴，累及肾阴，故见咽喉干燥，睡眠不宁，舌红，苔少，脉细数。虚火上炎，灼伤阴血，血郁成瘀，故见息肉形成。治宜养阴润肺，活血祛瘀。方中玄参、干地黄、麦冬养阴，龙利叶、柿霜润肺，桑白皮、瓜蒌皮清肺，甘草、桔梗利咽开音，茜草根、红花、三七活血祛瘀消肿。

【现代研究】生地黄，鲜品可清热生津，凉血，止血；用于热病伤阴，舌绛烦渴，发斑发疹，吐血，衄血，咽喉肿痛；其有清热凉血、养阴、生津作用；用于热病舌绛烦渴，阴虚内热，骨蒸劳热，内热消渴，吐血，衄血，发斑发疹。麦冬有强心，增强免疫的作用。玄参含生物碱、糖类、甾醇等物质，有轻微强心，抗菌，降血压，及轻微降血糖作用。桔梗具有排痰、镇咳、镇静、镇痛、解热、增强抗炎和免疫等作用，并可抑制胃液分泌和抗溃疡。瓜蒌可缓解冠心病症状，减轻胃部不适感，并有润滑肠道作用。赤芍清热凉血、散瘀止痛；用于温毒发斑，吐血衄血，目赤肿痛，肝郁胁痛，经闭痛经，癥瘕腹痛，跌扑损伤，痈肿疮疡。红花有改善心、脑、肾血供，降血脂、抗凝、促进血管收缩、抗炎、增强免疫的作用。桑白皮有降血压、利尿、抗病毒作用。茜草根有止咳、祛痰，收缩平滑肌、促进凝血及抑菌作用。三七可补血、去瘀损、扩张血管、镇痛、抗疲劳，并能抗炎、调节免疫、抗肿瘤、抑制疤痕增生，抗衰老、抗氧化，降低血脂及胆固醇与护肝作用。龙利叶可清热、祛痰、止咳。柿霜有促进血小板生长、止血作用。甘草有类似肾上腺皮质激素样作用，对组胺引起的胃酸分泌过多有抑制作用；并有抗酸和缓解胃肠平滑肌痉挛作用，有明显的镇咳、祛痰、抗炎、抗过敏、解毒及平衡体内激素水平的作用。

【用方经验】因职业需经常大声讲话，久而耗伤肺阴，累及肾阴，故见咽喉干燥，睡眠不宁，舌红，苔少，脉细数。虚火上炎，灼伤阴血，血郁成瘀，故见息肉形成。临床用药方面，应注意益气养阴的治疗。

赵绍琴经验方

【组成】沙参 20 g，天冬 10 g，麦冬 10 g，生地黄 10 g，五味子 10 g，贝母 10 g，桔梗 10 g，前胡 6 g，紫苏叶 6 g，瓜蒌 20 g，枇杷叶 10 g。

【功效】滋补肺肾之阴，以复其音。

【主治】喉炎，证属肺肾阴虚，症见声音嘶哑，时轻时重，可达半年余。诊见咽干且痒，声音嘶哑，咳嗽痰少，心烦梦多，腰膝酸软，大便干结，舌红苔白且干，脉细数。

【加减】服药后，喑哑稍减，以生熟地黄、山药滋补肾，阿胶养阴润肺；紫苏梗宣畅气机，芦根宣肺生津润喉利咽。麦芽健脾，更可用白芷，因其性滑润，使大队滋补之品补而不腻，调和诸药，又能载药上行咽喉。

【方解】患者由于用嗓过度，耗伤肺阴，日久肾阴亦亏，肺脉通会厌，肾脉挟舌本，肺肾不足，阴液不能上承，咽喉失去濡养，而喑哑咽干，甚则失音，肺气不清，则干咳少痰；阴虚生内热，虚火上扰，则心烦梦多；肾虚精亏，则腰膝酸软；舌红且干，脉细数，大便干结，均为阴亏有热之象。治宜补肺肾之阴，使金水相生，水源不竭。方以紫苏叶、前胡、桔梗、枇杷叶宣肺通窍，条畅气机；沙参、麦冬、天冬、生地黄滋肺阴、清肺热；五味子生津敛肺气；贝母宣肺软坚散结；瓜蒌润肺宽中通便。

【注意事项】嘱患者饮食注意清淡，忌辛辣刺激食物。

【现代研究】沙参具有祛痰、解热、镇痛、抗真菌等作用。天冬可抗菌、抗肿瘤、镇咳祛痰。麦冬有降血压和降血糖、提高免疫功能、提高机体适应性、抗心律失常和抑制细菌等作用。生地黄可解热、凉血促进止血。五味子有降血压、利胆、镇咳、祛痰、保护肝细胞作用。贝母有解痉、镇咳、减少唾液分泌，增加心率及冠脉血流量的作用。桔梗具有排痰、镇咳、镇静、镇痛、解热、增强抗炎和免疫等作用。前胡有钙拮抗剂样作用，有祛痰及扩张冠状动脉的作用。紫苏可抗菌、解热并能促进止血，升高血糖，及祛痰平喘。瓜蒌可润肺，化痰，散结，润肠，可治痰热咳嗽，胸痹，结胸，肺痿咳血，消渴，黄疸，便秘，痈肿初起。枇杷叶有镇咳、祛痰、平喘，及抗菌抗炎作用。

【用方经验】失音是临床常见的病证，其病因病机比较复杂，《黄帝内经》名曰“喑”，《医学正传》则称“喉喑”，因肺脉通会厌，而肾脉挟舌本，“会厌者，音声之户也”（《灵枢·忧恚无言》）。《中华医学百科全书·中医耳鼻咽喉口腔科学》定名为“喉瘖”。本病虽属声道、喉咙的局部疾患，实与肺肾有密切关系，因此古人有“金水相生，病在肺肾”之说。《仁斋直指方》曰：“肺为声音之门，肾为声音之根”，前人叶天士则譬作：“金实则无声，金破亦无声”，都说明了这个道理。其病因当有内伤、外感之分，其病机应有虚实之异。故张景岳云：“喑哑之病，当知虚实。实者其病在标，因

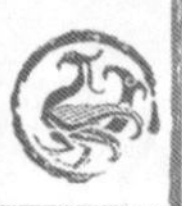

窍闭而喑也；虚者其病在本，内夺而喑也。”其辨证施治，当以病势的缓急，一般分为暴瘖、久瘖两大类。大抵暴瘖者，多因风寒客热壅遏而致窍闭，其病属实，治当宣散清疏；久瘖者，多因阴血耗伤，精气内夺而喑，其病属虚，治当清润滋养。从目前临床所见，失音一症的病机属实者多而属虚者少。实者乃邪气阻滞，肺气失宣，金实则不鸣，治以宣肃散邪为主，邪去则金鸣；虚者精气内虚，金破亦不鸣，治以滋填为法，佐以宣畅肺气，亦不宜纯补。正如本方用金水相生之法，仍需佐以紫苏叶、枇杷叶、前胡、桔梗、贝母。

此外，失音的治疗，始终要注意气机的条畅，所谓“治病之要，调畅气机”。中焦是气机升降的枢纽，赵绍琴老中医治病非常重视脾胃之气的升降，胃气降浊气下行，有助于脾气的上升，有利于失音的康复。失音的治疗，饮食调养至关重要。如饮食寒凉，则闭郁肺气，甜食壅塞气机，辛辣刺激食物则助热邪伤阴液，都不利于喑哑的恢复。因此药物治疗与饮食调养相互配合，才可收到比较满意的疗效。

沙参麦冬汤加减（吉良辰经验方）

【组成】北沙参 18 g，麦冬 9 g，凤凰衣 9 g，苦桔梗 9 g，石菖蒲 6 g，净蝉蜕 1.5 g，生甘草 6 g。

【功效】滋补心肺，利喉发音。

【主治】喉瘖，证属上焦阴虚，肺系失养，以致喉痹失音。症见患者声音嘶哑，讲话费力，呼吸气促，并口干口燥，小便短少，咽干少津。舌红，少苔，脉弦细。

【加减】并痰多咳嗽者，加用半夏、化橘红等祛痰利咽；伴有腹满胀闷不适，食则饱胀者，可给予炒麦芽、炒六曲等健脾气，消食积。声音嘶哑，口干咽喉干燥，胸闷不适者，可用南沙参、山药等养阴、护肺固肾。养阴后期可用玄参、淡竹茹、白茯苓等清润之品，以促上清下润之效。

【方解】本证为阴虚肺燥所致，应注意补养肺阴，方中沙参可养阴清肺，益胃生津；麦冬可养阴润肺，益胃生津，清心除烦；凤凰衣、蝉蜕利嗓开音；桔梗宣肺化痰，宣统上下一身气机的运行；石菖蒲开窍；甘草调和诸药。

【现代研究】沙参具有祛痰、解热、镇痛、抗真菌等作用；麦冬有强心，增强免疫的作用；凤凰衣可促进溃疡、骨折愈合及创面愈合；桔梗具有排痰、镇咳、镇静、镇痛、解热、增强抗炎和免疫等作用；蝉蜕可抗惊厥、抗破伤风，减少自发活动，及对抗咖啡因的兴奋作用；甘草有类似肾上腺皮质激素样作用，抑制胃酸，解痉，并有明显的镇咳、祛痰、抗炎、抗过敏作用，及解毒与平衡体内激素水平的作用。

吴光烈经验方（一）

【组成】桔梗 6 g，前胡 9 g，杏仁 9 g，甘草 6 g，当归 15 g，陈皮 6 g，紫苏子 9 g，黄芩 9 g，玄参 9 g，麦冬 9 g，麻黄 3 g，荆芥 3 g。

【功效】清热宣肺、化痰润燥。

【主治】慢性咽喉炎，证属痰热交阻，肺气失宣。可见患者声音重浊不扬，咳嗽、痰稠色黄，喉干、口燥欲饮，伴有大便燥结难下，精神好。发音一般，营养中等、舌质红、苔黄、脉数。

【加减】见咳嗽痰多者，可加用贝母、陈皮、茯苓化痰理气止咳；若有外感表证之候，可加用银翘散类；大便秘结不通，用火麻仁、大黄、当归润肠通便；嗳气腹胀者，给予山楂、麦芽、鸡内金等健运消食。

【方解】由于感受风热之邪，灼液成痰。痰热交阻壅遏于肺，肺失升降，气道不利，清肃失司，而致声音不扬。肺中痰热蕴结，故咳嗽痰稠色黄，津液被灼故喉干，口燥欲饮；且肺与大肠相表里。肺热宣降失司，故大便燥结难下。舌质红，苔黄，脉数乃痰热实邪之证。农村习惯凡遇感冒、咳嗽，不问寒热，皆饮以生姜、红糖，证属风寒者或宜，但本例为外感风热，金实无声，其病属实，并非寒证，故屡治未效，反而加剧，此为误治。中医辨证至为重要，非精细入微不可。方中紫苏子清痰止咳；前胡、桔梗、陈皮宣通肺气，止咳消痰；玄参、麦冬、杏仁除肺热、祛痰止咳、润大肠燥结；当归润胃肠、止咳逆上气；甘草补脾润肺止咳；黄芩清肺理咳、祛痰；少佐麻黄、荆芥轻宣肺气、利咽扬声。诸药合用，具有清热宣肺，化痰润燥之功。药后大便随即畅通与宣肺醍醐揭盖法有一定的关系。

【现代研究】桔梗具有排痰、镇咳、镇静、镇痛、解热、增强抗炎和免疫等作用；前胡有钙拮抗剂样作用，祛痰及扩张冠状动脉的作用；杏仁含有丰富的脂肪油，具有润肠通便、止咳平喘、抗炎镇痛、抗肿瘤、降血脂、降血糖的作用；甘草有类似肾上腺皮质激素样作用，抑制胃酸，解痉，并有明显的镇咳、祛痰、抗炎、抗过敏、解毒及平衡体内激素水平作用；当归可解痉、调经、镇静、催眠、镇痛、麻醉、抗心率失常，并能抑制血小板聚集，抗血栓等，并有生血、抗炎、抗菌、舒张平滑肌等作用；陈皮有强心、抗炎抑菌、抗溃疡、利胆作用，并能抗动脉粥样硬化。紫苏子可增强学习记忆、降血脂、降血压、抑制血小板聚集、防腐、抗氧化及抗癌、抑菌；黄芩具有抑菌、解热、降血压、镇静、保肝、利胆、抗氧化等作用；玄参有缓解血管痉挛，促进供血的作用，有中枢抑制与抗菌作用；麦冬有降血压和降血糖、提高免疫功能、提高机体适应性、抗心律失常和抑制细菌作用；麻黄内含丰富的生物碱，可发汗利尿平喘，抗炎、抗过敏，镇咳祛痰，解热，抗菌抗病毒作用；荆芥具有抗菌和抗炎、解热镇痛、止血、降温及镇静作用。

吴光烈经验方（二）

【组成】生地黄 15 g，麦冬 9 g，白芍 9 g，牡丹皮 9 g，玄参 9 g，金银花 6 g，蝉蜕 6 g，麻黄 3 g，薄荷（后下）6 g，杏仁 9 g，桔梗 6 g，荆芥（后下）6 g，甘草 6 g，红花 3 g，桃仁 6 g，连翘 6 g，另用鲜梨 1 个、盐橄榄 1 粒、胖大海 3 粒，水煎代茶频饮。

【功效】养阴清肺，生津润燥。

【主治】喉瘖，证属肺燥津伤。症见声音嘶哑，喉燥口干，或行咽部手术术后，可见大便干结，排出困难，睡眠、饮食如常，舌质红、苔微黄、干燥乏津，脉沉细数。

【加减】兼见痰多而黏者，可加用贝母、陈皮化痰，茯苓、乌梅生津；伴纳食差，腹胀不适者，可加用麦芽、山楂、鸡内金等健脾益气消食。

【方解】肺为燥邪所伤，津液被烁，阴液不能上承，咽喉失于滋润，故音哑喉燥口干，肺与大肠相表里，肺津不足，不能滋润大肠故大便干结，排出困难。方中麦冬、玄参、生地黄、牡丹皮养阴清热，凉血润燥；甘草、金银花、连翘清热解毒；蝉蜕、薄荷、荆芥、麻黄、桔梗宣肺达邪，利咽扬声；桃仁、杏仁润燥滑肠，肃肺除热；红花活血润燥，去久病之瘀积。诸药合用，具有养阴清肺，生津润燥之功。肺为娇脏，不耐寒热故失音。选方用药应以甘润最为适宜，用麻黄、荆芥之意，为“上焦如羽，非轻不举”。失音虽已三月之久，仍需助以轻扬宣肺之药，非特不嫌其表发开腠，且有助于利咽喉、清肺热，鼓动声进而出声。实有相辅相成之功。不必犹豫，贻误病机。

【现代研究】生地黄可解热、凉血促进止血；麦冬有强心，增强免疫的作用；白芍有止痛、抗炎、护肝，维持心脏血流量，以及解痉与免疫作用；牡丹皮有抗炎作用，其提取物有抑制血小板作用；玄参有轻微强心作用，还有抗菌、降血压及轻微降血糖作用；金银花具有广谱抗菌、抑菌、抗病原微生物、抗炎、解热、促进白细胞的吞噬、降低胆固醇等作用；蝉蜕可抗惊厥、抗破伤风，减少自发活动，及对抗咖啡因的兴奋作用；麻黄内含丰富的生物碱，可发汗利尿平喘，有抗炎、抗过敏、镇咳祛痰、解热、抗菌抗病毒作用；薄荷具有通过兴奋中枢神经系统达到发汗解热作用以及抗刺激、利胆、止咳、抗病毒、抑菌、消炎、止痛、止痒等作用；杏仁含有丰富的脂肪油，具有润肠通便的作用，并有止咳平喘、抗炎镇痛，抗肿瘤，降血脂、血糖的作用；桔梗具有排痰、镇咳、镇静、镇痛、解热、增强抗炎和免疫等作用；荆芥

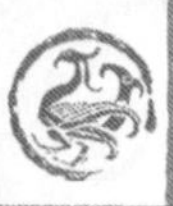

具有抗菌和抗炎、解热镇痛、止血、解热降温及镇静作用；桃仁可改善血流动力学状况、促进胆汁分泌、抑制血栓形成、润滑肠道，有镇痛、抗炎、抗菌、抗过敏、镇咳平喘及抗肝纤维化的作用；红花有改善心、脑、肾血供，降血脂、抗凝、促进血管收缩、抗炎、增强免疫的作用；连翘具有广谱抗菌及抗炎、解热、强心、利尿、降血压等作用；鲜梨可生津，促进腺体分泌；橄榄含蛋白质、脂肪、糖类、多量维生素C、钙、磷、铁等成分，用于咽喉肿痛，心烦口渴，或饮酒过度，食河豚、鱼、鳖引起的轻微中毒或肠胃不适。此外，亦有用于癫痫的治疗。胖大海有促进肠蠕动、消炎退热的作用。

宁喑汤（王静安经验方）

【组成】蝉蜕 30 g，射干 9 g，金银花 15 g，煨诃子 10 g，炙升麻 10 g，桔梗 10 g，胖大海 10 g。

【功效】养阴清热，开肺利音。

【主治】慢性喉炎，证属阴虚内灼，火热伤肺。症见声音嘶哑，咳嗽气紧，语声不出，兼见气紧，形瘦神差，口唇干裂，舌红、脉数，指纹紫。

【加减】骤发而兼风寒，原方加荆芥穗，薄荷叶；兼风热者，加菊花、蒺藜；表虚津燥者，加玄参、生地黄、天花粉、麦冬，或石斛；咳嗽喉间有痰响者，加杏仁、紫苏子、葶苈子、法半夏、茯苓，去升麻、煨诃子；肺热重者，可加黄芩、牛蒡子；药后声音能出，咳嗽不利，鼻孔干燥，唇裂，可加用石斛、橘络养阴化痰。

【方解】本症见声音嘶哑，咳嗽气紧，有形瘦、神疲纳差，口唇干燥，舌红、脉数等，均说明为阴虚内热，虚火灼伤肺津。宁喑汤，方用射干、金银花清热散结，蝉蜕、煨诃子解痉利咽，升麻、桔梗、胖大海开提肺气、清利咽喉，随症加减。突发而体质强者，可用蝉蜕一味当茶饮。

【现代研究】蝉蜕可抗惊厥、抗破伤风，减少自发活动，及对抗咖啡因的兴奋作用；射干有抗病原微生物、抗炎作用；其提取物口服或注射，能促进唾液分泌，及有雌激素样作用，显著的解热作用；金银花具有广谱抗菌、抑菌、抗病原微生物、抗炎、解热、促进白细胞的吞噬、降低胆固醇等作用；诃子可敛肺、涩肠、下气、利咽、止泻、解痉及抗病原微生物的作用；升麻有镇静、抗惊厥、降血压、减慢心率的作用，并能抗菌、解热降温；桔梗具有排痰、镇咳、镇静、镇痛、解热、增强抗炎和免疫等作用；胖大海有促进肠蠕动、消炎退热的作用。

第七节　声带小结与息肉

声带小结与声带息肉均多发生于声带游离缘前1/3与中1/3交界处，均属于喉的慢性炎症，往往与用嗓过度，发声不当，或变态反应等有关，其病程往往较长，但声带小结亦可为新病，临床症状均以声音嘶哑为主。

中医对声带小结与声带息肉均称为喉瘖，其病理机制与慢性喉炎基本相似，但局部病机多有痰浊凝结或气滞血瘀。

二陈汤加味（蔡福养经验方）

【组成】陈皮 10 g，茯苓 10 g，半夏 10 g，甘草 6 g，苍术 9 g，白术 9 g，枳实 9 g，白芥子 9 g。

【功效】健脾和中，燥湿化痰。

【主治】声带息肉，证属脾失健运、湿邪上结者。症见：声音嘶哑反复不愈，发声费力，时咳黏痰，伴见肢体困重，头目眩晕，胸闷不适，恶心呕吐，腹胀，大便溏泄等；

舌淡，苔白腻而润，脉滑。检查见一侧或双侧声带有息肉样新生物，声带充血不明显，运动尚可，闭合欠佳。

【加减】临证应辨清脾虚与湿痰阻遏孰为主要，而加以调整药物用量变化或增减药物。

【方解】脾主运化，运化失职，湿无以化，聚而成痰，故见发声费力、困倦懒言、四肢无力、腹胀；肺为水之上源，司宣发肃降，中焦运化失职，水液不通，则肺失宣降，喉为肺之门户，声音之开关，故可见声音嘶哑、时咳黏痰、胸闷不适；湿痰为病，停胃则令胃失和降，则恶心呕吐；阻于胸膈，气机不畅，则感胸闷不适；流注肌肉，则肢体困重；阻遏清阳，则头目眩晕；舌脉及检查均为脾虚湿困之象。

方中半夏、陈皮共用善能燥湿化痰，且又理气和胃，是治疗脾虚痰阻的常用药对；茯苓、白术、苍术同用健脾渗湿，渗湿以助化痰之力，健脾以杜生痰之源；白芥子温肺豁痰利气，加强行气化痰之力；枳实合陈皮加强理气之功，另和白术相配是治疗脾虚的常用组合；甘草健脾和中，调和诸药。综合本方，结构严谨，标本兼治，燥湿理气祛已生之痰，健脾渗湿杜生痰之源；诸药合用，共奏健脾和中、燥湿化痰之功。

【注意事项】本方性燥，声带息肉证属实热者或燥痰为患者慎用；若有阴虚、吐血、消渴、血虚者应忌用。

【现代研究】陈皮具有扩张气管、刺激性祛痰、调节心脏收缩力等作用；茯苓具有利尿、镇静、抗肿瘤、降血糖、增加心肌收缩力、增强免疫功能、护肝等作用；半夏可抑制呕吐中枢而止呕，具有明显的止咳作用，有显著的抑制胃液分泌作用，对胃溃疡有显著的预防和治疗作用，其水煎剂对实验室性心律失常和室性早搏有明显的对抗作用；苍术具有抗痉挛、降血糖、排钠、排钾、治疗夜盲及角膜软化症等作用；白术具有强壮机体、增强免疫力、对肠管具有双重调节作用，还有保肝利胆、利尿、降血糖、抗血凝、抗菌、抗肿瘤等诸多作用；枳实能缓解乙酰胆碱或氯化钡所致的小肠痉挛，可使胃肠收缩节律增加，有抑制血栓形成、抗溃疡形成的作用，其煎剂及酊剂静脉注射对动物离体心脏有强心作用，枳实注射液静脉注射能增加冠脉、脑、肾血流量，降低脑、肾血管阻力，枳实煎剂及枳壳的乙醇提取液给麻醉犬、兔静脉注射有明显的升高血压作用。

【用方经验】若检查见声带肥厚而息肉色红者，属湿郁化热，气血凝滞所致，酌加当归、赤芍、怀牛膝等增加活血化瘀、消除息肉的作用。

会厌逐瘀汤加味（蔡福养经验方）

【组成】桃仁 6 g，红花 6 g，桔梗 6 g，甘草 6 g，柴胡 6 g，枳壳 6 g，生地黄 9 g，玄参 9 g，当归 9 g，赤芍 9 g，麦冬 12 g，沙参 12 g，石斛 12 g。

【功效】养阴清热，活血化瘀。

【主治】声带小结，证属肺阴不足、虚火上蒸者。症见：多病程较长，有过度用声史，声音嘶哑，发声费力，咽干咽痛，干咳；伴见午后潮热，五心烦热，盗汗，颧红等症；舌暗红有瘀点，苔少津，脉细数。检查见喉黏膜充血干燥，双侧声带暗红肿胀，前中 1/3 处可见对称性黏膜突起，表面光滑，色白或红。

【加减】检查见声带色暗红、舌有瘀点者，可酌加丹参、怀牛膝等；经治疗症状减轻后，可酌加蝉蜕、胖大海等养肺开音之品。

【方解】过度用声，则耗伤阴津，日久不愈，阴津难复，则成恶性循环；肺阴不足，虚火则生，上灼咽喉，故见声音嘶哑、干咳；阴不足咽喉失养，故见发声费力、咽干咽痛；津血同源，阴津耗伤，血分受损，瘀热互结，故见舌暗红有瘀点、双侧声带暗红肿胀、小结形成；伴症、舌脉及检查所见均为肺阴不足、虚火上炎、内有血瘀之象。

方中生地黄、玄参、麦冬、沙参、石斛相伍养阴生津、清热利咽；桃仁、红花、赤芍合用活血化瘀；柴胡、枳壳行气以助活血散结之功；当归一助养血之功，一助活血之力，补而不腻；桔梗、甘草清热利咽，桔梗兼助宣肺散热，甘草调和诸药。全方共用，合奏养阴清热、活血化瘀之功，阴津复，咽喉开，瘀热散，结节去，疾病遂愈。

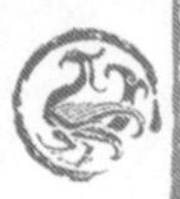

【注意事项】声带小结证属阳虚为患者，不宜使用。

【现代研究】桃仁、红花、赤芍都能明显地改善血流动力学状况，增加冠状动脉血流量，降低血管阻力、改善微循环；桔梗具有镇静、镇痛、镇咳、增强抗炎和免疫作用；柴胡具有镇静、安定、镇痛、解热、镇咳等广泛的中枢抑制作用及抗炎、抗脂肪肝、抑菌、抗感冒病毒、增强免疫功能等作用；生地黄水提取液有降血压、镇静、抗炎、抗过敏作用，其流浸膏有强心、利尿作用，此外还具有促进机体淋巴细胞的转化、增加T淋巴细胞数量的作用，并能增强网状内皮细胞的吞噬功能；玄参有降血压、增加心肌血流量、抑菌、抗炎、镇静、抗惊厥等作用；麦冬能增强网状内皮系统吞噬能力，升高外周白细胞，提高免疫功能，增加冠脉血流量，对心肌缺血有明显保护作用，并能抗心律失常及改善心肌收缩力，改善左心室功能及抗休克作用，还有一定的镇静和抗菌作用；柴胡具有镇静、安定、镇痛、解热、镇咳等广泛的中枢抑制作用及抗炎、抗脂肪肝、抑菌、抗感冒病毒、增强免疫功能等作用；当归具有抗菌、抗炎镇痛、保肝、抑制中枢神经系统、抗肿瘤并对血液、心血管及免疫系统有广泛的作用；沙参具有降血压、抑菌、抗炎、镇静等作用；石斛能促进胃液的分泌而助消化，使其蠕动亢进而通便，但若用量增大，反使肠肌麻痹，有一定镇痛解热作用，可提高小鼠巨噬细胞吞噬作用，用氢化可的松抑制小鼠的免疫功能之后，石斛多糖能恢复小鼠免疫功能，石斛水煎对晶状体中的异化变化有阻止及纠正作用，对半乳糖性白内障不仅有延缓作用，而且有一定的治疗作用。

【用方经验】肺主气，肺气出于会厌而成声。因高声歌唱，耗伤肺阴而生热，热邪上蒸于咽喉，则咽喉充血、干痛，故用以会厌逐瘀汤，加之麦冬、沙参等以养阴清热。

加味养阴汤（杨志仁经验方）

【组成】干地黄15 g，玄参12 g，麦冬9 g，桔梗9 g，甘草4.5 g，龙利叶12 g，桑白皮9 g，瓜蒌皮12 g，柿霜9 g，茜草根9 g，赤芍9 g，红花3 g，三七末（冲服）3 g。

【功效】养阴润肺，活血祛瘀。

【主治】声带息肉，证属肺肾阴亏、虚火上炎者。症见：多有过度用声史，病程较久，声音嘶哑，咽喉干燥，时有干咳；伴见盗汗潮热，五心烦热，腰膝酸软，遗精等症；舌暗红，苔少，脉细数。检查见咽喉黏膜暗红干燥，双声带或单侧声带表面可见赘生物，表面光滑，色淡红或暗红，双侧声带运动尚可，闭合欠佳。

【加减】可同时用藏青果等利咽开音药物泡水含服。

【方解】肺主气，与发声密切相关，平素过多讲话，耗伤肺阴，失治或失于养护则阴津不复，病遂缠绵难愈，金水相生，日久必累及肾阴，阴不足则虚火为患，上犯于喉，故见咽喉干燥、声音嘶哑等症；虚火上灼，壅滞咽喉日久则气血郁滞，聚成息肉；伴症及舌脉均为肺肾阴虚之象。

方中干地黄、玄参、麦冬滋养肺肾之阴，复声音之源；因阴亏之本在肺，故加用龙利叶、柿霜增润肺之力；桑白皮、瓜蒌皮清泻虚火；桔梗、甘草利咽开音；茜草根、红花、三七活血祛瘀消肿。诸药合用，养阴润肺为主，佐以活血祛瘀，兼补肾阴，如此则阴复音开，瘀去结散。

【注意事项】本方以养阴为主，阳虚或无明显阴伤者，不宜使用。

【现代研究】生地黄水提取液有降血压、镇静、抗炎、抗过敏作用，其流浸膏有强心、利尿作用，此外还具有促进机体淋巴细胞的转化、增加T淋巴细胞数量的作用，并能增强网状内皮细胞的吞噬功能；玄参有降血压、增加心肌血流量、抑菌、抗炎、镇静、抗惊厥等作用；麦冬能增强网状内皮系统吞噬能力，升高外周白细胞，提高免疫功能，增加冠脉血流量，对心肌缺血有明显保护作用，并能抗心律失常及改善心肌收缩力，改善左心室功能及抗休克作用，还有一定的镇静和抗菌作用；桔梗具有镇静、镇痛、镇咳、增强抗炎和免疫作用；桑白皮具有利尿、降血压、镇静作用；茜草根有明显的促进血液凝

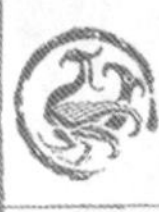

固作用，其粗提取物具有升高白细胞作用，其煎剂有明显的镇咳和祛痰作用，水提取液对金黄色葡萄球菌、肺炎链球菌、流感嗜血杆菌和部分皮肤真菌有一定抑制作用，另外对碳酸钙结石的形成也有抑制作用；三七具有止血、抗血栓、促进造血、抗炎、保肝、抗肿瘤、镇痛、延缓衰老及对心血管的广泛双向调节等作用。

复音汤（谭敬书经验方）

【组成】黄芪 30 g，山楂 30 g，党参 20 g，当归 20 g，白术 10 g，茯苓 10 g，三棱 10 g，莪术 10 g，蝉蜕 10 g，桔梗 10 g，法半夏 10 g，夏枯草 10 g，海藻 15 g。

【功效】健脾除痰，益气活血，软坚散结，利喉开音。

【主治】声带肥厚、小结、息肉等，证属脾虚痰瘀结聚者。症见：声音嘶哑，或自觉发声困难吃力，伴喉痛或不适感，病程较久；伴见面色不华，倦怠无力，痰涎较多，纳差，便溏；舌淡或暗红，苔薄白略腻或润，有齿痕，脉缓滑。检查见：声带肥厚或有小结、息肉，表面光滑，色淡白或透明，大小不等。

【加减】治疗时应嘱患者尽量禁声，并少食辛辣油腻，改善生活习惯。余当视伴症而略加变化应用。

【方解】喉部为上下交通之要道，久病脾虚则水湿不化，化痰聚于喉部，正气不行则易气滞血瘀，湿痰难去，久则与瘀互结于声带，则生赘物，遂成息肉、小结等；脾虚则化生无源，正气不足，咽喉失养，喉司发声，痰瘀结聚于此，故见声音嘶哑，或自觉发声困难吃力、喉痛或不适感、息肉色淡白或透明；伴症及舌脉均为脾虚有湿之象。

方中黄芪、党参、白术、茯苓、法半夏益气健脾，祛湿除痰，以治生痰之源；黄芪、当归益气养血，调整免疫功能；三棱、莪术化瘀通络；山楂、海藻、夏枯草软坚散结；蝉蜕开音，解除声带紧张；桔梗除痰。诸药合用，共奏健脾除痰、益气活血、软坚散结、利喉开音之功，标本并治，可获捷效。

【注意事项】声带息肉或小结证属实热证者不宜使用，或加减辨证使用。

【现代研究】黄芪具有增强机体免疫功能、保肝、利尿、抗衰老、抗应激、降血压和较广泛的抗菌作用；当归具有抗菌、抗炎镇痛、保肝、抑制中枢神经系统、抗肿瘤并对血液、心血管及免疫系统有广泛的作用；白术具有双向调节肠管运动、防胃溃疡、促进细胞免疫功能，强壮机体等作用；党参具有调节胃肠道运动、抗溃疡、增强免疫、降血压、延缓衰老、抗缺氧、抗辐射等作用；茯苓具有降血糖、增强心肌收缩力、增强免疫、护肝、抗胃溃疡、利尿、镇静等作用；蝉蜕具有抗惊厥、镇静、解热、抗过敏等作用；桔梗具有排痰、镇咳、镇静、镇痛、解热、增强抗炎和免疫等作用；半夏具有抑制呕吐中枢而止呕、止咳、抑制胃液分泌、抗胃溃疡等作用；三棱水提物能显著延长凝血酶对人纤维蛋白的凝聚时间，水煎剂能显著抑制血小板聚集，降低全血黏度，能抗体外血栓形成，并使血栓时间延长，血栓长度缩短，血栓重量减轻，另外其水煎剂对离体家兔子宫有兴奋作用；莪术挥发油制剂对多种癌细胞既有直接破坏作用，又能通过免疫系统特异性免疫增强而获得明显的免疫保护效应，从而具有抗癌作用，莪术挥发油能抑制多种致病菌的生长，有明显的抗胃溃疡作用，以及有明显的保肝和抗早孕作用；其水提取液可抑制血小板聚集，促进微动脉血流恢复，完全阻止微动脉收缩，明显促进局部微循环恢复，莪术水提醇液对体内血栓形成有抑制作用，此外莪术对呼吸道合胞病毒有直接灭活作用，其所含海藻含碘化物，对缺碘引起的地方性甲状腺肿大有治疗作用，并对甲状腺功能亢进、基础代谢率增高有暂时抑制作用，褐藻酸硫酸酯有抗高血脂作用，又可降低血清胆固醇及减轻动脉粥样硬化，其水煎剂有降血压作用，海藻中所含褐藻酸有类似肝素样作用，表现为抗凝血、抗血栓、降血黏度及改善微循环作用；夏枯草煎剂、水浸出液、乙醇-水浸出液及乙醇浸出液均可明显降低实验动物血压，水煎醇沉液用于小鼠腹腔注射，有明显抗炎作用，本品煎剂在体外对多种病菌有一定的抑制作用。

第八节 声带麻痹

由于声带的运动神经支配障碍所致声带运动障碍，称为声带麻痹。病因包括中枢性与周围神经病变，其中以喉返神经麻痹最为多见。诊断时需要排除胸肺部的肿瘤并与肌病性瘫痪和环杓关节固定相签别。

声带麻痹属中医学喉瘖范畴。其病因病机主要是气滞血瘀，风邪入络，痰阻经脉等。

声带麻痹方（齐强经验方）

【组成】防风 6 g，防己 6 g，秦艽 6 g，牛蒡子 9 g，生薏苡仁 12 g，射干 4.5 g，桔梗 4.5 g，甘草 2.4 g，络石藤 9 g，僵蚕 9 g，蒺藜 9 g，赤芍 9 g，白芍 9 g。

【功效】祛风化痰，渗湿通络。

【主治】风痰湿阻，肺气不充型声带麻痹。症见声音嘶哑，讲话多则症状加重，讲话费力，喉内有痰，咳吐不利，舌质淡，苔白腻，脉弦滑。

【加减】可加蝉蜕、木蝴蝶加强开音的作用。

【方解】本方所治之证为风痰湿阻，肺气不充引起的声带麻痹。风痰湿阻，阻于肺经，肺气不充，声门开合不利，则声音嘶哑，讲话费力。舌质淡，苔白腻，脉弦滑均为风痰湿阻，肺气不充之证。治宜祛风化痰，渗湿通络。

本方防己、秦艽祛风湿，通络，为主药；防风、牛蒡子、僵蚕祛风化痰；薏苡仁、射干、络石藤、蒺藜化痰渗湿通络，共为辅药；赤芍、白芍养血柔肝，为佐药；桔梗、甘草化痰利咽，为使药。诸药合用，共奏祛风化痰，渗湿通络之功。

【注意事项】阴虚体弱者慎用。

【现代研究】防风具有解热、抗炎、抗过敏作用；防己可抗菌、抗过敏、利尿；秦艽有镇静、镇痛、解热、抗炎的作用；牛蒡子有抗菌、解热、利尿、抗肿瘤的作用；薏苡仁有解热、镇静、镇痛作用；射干有抗炎、解热、止痛作用；桔梗有镇咳、镇痛、解热、增强抗炎和免疫作用；甘草有抗菌、抗病毒、抗炎、抗过敏、解毒作用，有类肾上腺皮质激素样作用；络石藤有抗菌、抗痛风作用；僵蚕有抑菌、抗惊厥、抗肿瘤的作用；蒺藜可提高机体免疫功能，还有利尿、抗过敏的作用；赤芍有镇静、抗炎止痛、对多种病原微生物有较强的抑制作用；白芍可抗菌、抗炎、镇痛、解痉、增强免疫力。

【用方经验】齐强教授认为对于声带麻痹患者，一定要寻找原因，除外胸部肿瘤。在临床应用中，应辨证论治。声带属肝，可加养血柔肝的药物。同时可加蝉蜕、木蝴蝶、胖大海、凤凰衣之类药物，以加强开音的作用。

涤痰汤加味（原明忠经验方）

【组成】太子参 10 g，半夏 9 g，陈皮 9 g，麦冬 9 g，茯苓 9 g，甘草 9 g，白术 10 g，柏子仁 10 g，枳实 10 g，天竺黄 6 g，石菖蒲 20 g，胆南星 6 g，朱砂（另冲）2 g，琥珀（另冲）2 g。同时使用川芎嗪注射液和牛黄醒脑静静脉给药，用量按照说明书使用。

【功效】活血祛瘀，醒脑开窍，镇惊涤痰，开郁健脾。

【主治】脑外伤后失语症，证属脑部瘀血、痰火上扰、肝郁脾虚者。症见：脑外伤病史后失语，头晕头痛，多为胀痛或刺痛，痛处固定不移，心烦，胸闷，两胁刺痛，惊恐不宁，面色黄白，精神疲惫，纳差；舌尖红，苔薄白，边有齿痕，脉弦细。可经 CT 等诊断为脑外伤后恢复期失语。

【加减】临证中视兼症轻重而调整药物用量。

【方解】脑外伤恢复期，瘀血内阻清窍，故可见头晕头痛、痛处不移；瘀血阻滞，加之外伤所致，易致气机不行，气逆伤肝，肝气不舒，故见两胁刺痛；肝气横逆犯脾，脾气虚则致运化失职，水湿内停生痰，故见面色黄白、精神疲惫、纳差、胸闷；痰郁化火上逆，扰乱心神，故见惊恐不宁、心烦意乱；舌脉为瘀血存内兼痰湿内蕴有化火之象。

治疗中川芎嗪注射液和牛黄醒脑静静脉给药，主以活血化瘀、醒脑开窍；内服方中半夏、胆南星、茯苓、枳实、太子参、石菖蒲、陈皮、天竺黄、甘草为涤痰汤化裁，用以涤痰开窍；加朱砂、琥珀增强其镇惊安神开窍之功，白术运脾调治中焦，麦冬清泻郁火，柏子仁取其安神之功。静脉用药与内服汤剂相合，共奏活血祛瘀、醒脑开窍、镇惊涤痰、开郁健脾之功，且主次分明，标本兼治，故能取效。

【注意事项】脑外伤后致失语者，可加以化裁使用，须辨清主次轻重。

【现代研究】白术具有强壮机体、增强免疫力、对肠管的双重调节、保肝利胆、利尿、降血糖、抗血凝、抗菌、抗肿瘤等诸多作用；陈皮具有扩张气管、刺激性祛痰、调节心脏收缩力等作用；麦冬能增强网状内皮系统吞噬能力，升高外周白细胞，提高免疫功能，增加冠脉血流量，对心肌缺血有明显保护作用，并能抗心律失常及改善心肌收缩力，改善左心室功能及抗休克作用，还有一定的镇静和抗菌作用；半夏可抑制呕吐中枢而止呕，具有明显的止咳作用，有显著的抑制胃液分泌作用，对胃溃疡有显著的预防和治疗作用，其水煎剂对实验室性心律失常和室性早搏有明显的对抗作用；茯苓具有利尿、镇静、抗肿瘤、降血糖、增加心肌收缩力、增强免疫功能、护肝等作用；石菖蒲具有镇静、平喘、抑制皮肤真菌、减慢心率等作用；枳实具有能缓解乙酰胆碱或氯化钡所致的小肠痉挛，可使胃肠收缩节律增加，有抑制血栓形成、抗溃疡形成的作用，其煎剂及酊剂静脉注射对动物离体心脏有强心作用，枳实注射液静脉注射能增加冠脉、脑、肾血流量，降低脑、肾血管阻力，枳实煎剂及枳壳的乙醇提取液给麻醉犬、兔静脉注射有明显的升高血压作用。

【用方经验】1. 辨证思路与方法：患者乃因外力击伤头部后出现失语，故断为：①由外伤后致脑部血瘀，并波及“语言中枢”而致。临床有头晕头痛，痛如锥刺，固定不移等见症。②有肝郁气滞。因被人打伤必暴怒气逆伤肝，临床有两胁刺痛、胸闷等症可查，肝郁甚则乘克脾土而伤脾气，故有食纳差之症。脾气虚则运化失职，乃致湿停痰生。肝气郁甚则可化火，火气淫心，加之惊可伤心，故有心烦意乱、惊恐不宁等症。本患者症状虽多，但认证的着眼点却是“脑有瘀血”4字。因为这是病本之所在。其他见症只须兼顾则可。中医学认为：人的语言由心与舌所主。如《灵枢·忧恚无言》云：“会厌者，音声之门户也；口唇者，音声之扇也；舌者，音声之机也；悬雍垂者，音声之关也。”又云：“人卒然无音者，寒气客于会厌，则厌不能发，发不能下至，其开合不致，故无音。”这解释了因外感六淫之邪，致使会厌喉咙发生病变而失音，或喉舌本身发生病变所致失音。至于语言是否与脑有关，尚无明确记载。但《素问·脉要精微论》有：“头者，精明之府也。”《医宗金鉴》有：“脑为元神之府，以统全身。”而人之“精明”的显露必付于言行。故而认为“精明”当包括人的思维及语言。即所谓“言同脑主也”。而中医学又有“心主神明”之说，可见，心与脑常是相通的。

2. 治疗方法：重点是“活血化瘀，醒脑开窍”，兼以“镇惊涤痰、开郁健脾”。静脉给药是川芎嗪和牛黄醒脑静；口服药，以涤痰汤为主，未有更方，直至痊愈。因川芎嗪能活血祛瘀，改善微循环；牛黄醒脑静则能清心脑，开心窍，兼能行血化瘀，从而促进了脑部瘀血之消散吸收，以治其本。涤痰汤加味，则对消除其兼症，促进精神、食纳之恢复起到了积极作用。诸药配合，相得益彰，故收全功，也体现了中医局部与整体，主症与兼症的整体辨证思想和辨证论治之特色。

郭唯一经验方

【组成】竹茹 10 g，陈皮 10 g，胆南星

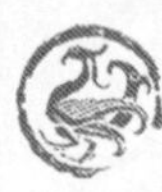

10 g，枳实 10 g，半夏 10 g，茯苓 10 g，党参 15 g，石菖蒲 10 g，黄连 3 g，贝母 10 g，郁金 10 g，甘草 3 g，生姜 10 g，瓜蒌 15 g。

【功效】涤痰开窍，调畅气机。

【主治】精神性失音，证属痰气阻肺、肺失宣降者，患者多素有痰湿。症见：常因情绪激动与人争吵或生气后突然发生，声音嘶哑甚至口不能言，可伴见舌缩难伸、胸闷、头昏、咳嗽痰多、喜叹息、情绪低沉等；舌尖红，苔白微厚，脉濡滑略数。

【加减】此方重在涤痰开窍，若临症见气郁较甚者，可加大调畅气机之品及其用量。

【方解】患者素有痰湿，故见胸闷、头昏、咳嗽等症；情绪激动与人争吵与生气后，多导致气机郁滞，上下不通，肺之宣降失职，邪滞咽喉，致痰气交阻，闭阻声门，故见突然口不能言、喜叹息、情绪低沉；舌缩难伸为痰蕴不化之象；舌脉均为痰气阻肺之象。

方以涤痰汤化裁。以半夏、胆南星燥湿化痰；枳实、陈皮理气化痰；石菖蒲、竹茹化痰且重在开喉窍之闭阻；防痰湿郁久有化热之虞，用贝母、瓜蒌、黄连清热燥湿化痰；党参、甘草扶正气，防痰湿郁久耗伤正气；郁金行气，生津发散，共用解上焦郁阻之气机；痰湿之根在脾胃中焦不化，故用茯苓、生姜化中焦水湿。全方重用化痰之品，辅以行气开散，佐以化中焦生痰之源，对素有痰湿而气机郁阻者，标本兼治，治本为主，本去标无所依，故能药到症除，且无复发之患。

【注意事项】精神性失音证中无痰象者不宜使用。

【现代研究】竹茹具有较强的抑菌作用；陈皮具有扩张气管、刺激性祛痰、调节心脏收缩力等作用；半夏可抑制呕吐中枢而止呕，具有明显的止咳作用，有显著的抑制胃液分泌作用，对胃溃疡有显著的预防和治疗作用，其水煎剂对实验室性心律失常和室性早搏有明显的对抗作用；茯苓具有利尿、镇静、抗肿瘤、降血糖、增加心肌收缩力、增强免疫功能、护肝等作用；石菖蒲具有镇静、平喘、抑制皮肤真菌、减慢心率等作用；枳实具有能缓解乙酰胆碱或氯化钡所致的小肠痉挛，可使胃肠收缩节律增加，有抑制血栓形成、抗溃疡形成的作用，其煎剂及酊剂静脉注射对动物离体心脏有强心作用，枳实注射液静脉注射能增加冠脉、脑、肾血流量，降低脑、肾血管阻力，枳实煎剂及枳壳的乙醇提取液给麻醉犬、兔静脉注射有明显的升高血压作用；党参具有调节胃肠道运动、抗溃疡、增强免疫、降血压、延缓衰老、抗缺氧、抗辐射等作用；郁金对多种致病真菌有抑制作用，此外还对脂质代谢有影响；黄连具有抑菌调节心脏收缩力、利胆、抗腹泻、抗炎、抑制组织代谢等作用；贝母具有镇咳、祛痰、降血压、解痉、抗溃疡等作用。

【用方经验】声之主属肺。肺主气，职司宣降。本例患者病因郁怒痛哭，气郁不扬，浊痰凝聚为病之因，痰气相结上犯肺门，暴喑不语是病之果。因果明确，药用恰当，予涤痰汤加贝母、瓜蒌清降痰浊，佐黄连、郁金配石菖蒲开其闭窍，药中病机，故病愈速也。

第九节　喉白斑病

喉白斑病以声带白斑多见，也称声带白斑，是由于喉部或声带黏膜上皮细胞过度增生、角化引起的局部白色斑块样病损，临床上以声音嘶哑、咽喉不适与异物感为主要症状，病程往往较长，部分病例有癌变的可能，因此被视为癌前病变。

喉白斑病属于中医慢喉瘖范畴，病因病机与脏腑阴阳失调，邪毒久滞，气血瘀滞，痰浊凝结等有关。

咽喉消斑汤（张赞臣经验方）

【组成】北沙参 10 g，大白芍 9 g，牡丹皮 9 g，天花粉 10 g，野百合 10 g，京玄参

5 g，牛蒡子 9 g，嫩射干 4 g，杏仁 9 g，薏苡仁 9 g，白桔梗 5 g，生甘草 2.4 g。

【功效】益阴化痰，消肿散结。

【主治】喉白斑病。好发于声带部位，引起发声嘶哑，长于其他部位的喉黏膜白斑可引起咽喉干燥不适，也可以没有症状。

【加减】舌苔黏腻、痰多中满者甘草以少用或不用为宜；喉头梗堵不适感甚者，加珠儿参、肥玉竹以益肺气；咽干痛午后甚者，用麦冬、石斛配何首乌、枸杞子滋肺阴、益肾阴；胸膺满闷者，加郁金、野蔷薇花、麸炒枳壳、绿萼梅、佛手花等轻清理气；脾运不健者，选用炒白术、广木香、台乌药、神曲等理气悦脾和中；痰黏喉头咯吐不爽者，选用地枯萝、贝母粉、橘络、牛蒡子等清化痰热；肾虚者加制何首乌、山茱萸益肾养阴；大便干燥者，加瓜蒌子、桑椹子、制何首乌滋阴润肠通腑。

【方解】本方所治为喉白斑病，属于中医“喉瘖”或“喉疳”范畴。主要由于素体阴虚，日久津液干涸，痰液凝滞而形成。

方中以白芍、北沙参为主药，养血敛阴而清肺；配以玄参滋阴散结；百合清肺润燥；天花粉益阴润燥脱腐，加强养阴之力；再以牡丹皮清热活血化瘀；射干、牛蒡子及甘桔汤清肺热，宣肺气，利咽而消痰；杏仁合薏苡仁健脾益肺，化痰而消斑块。

【注意事项】患者平素应注意摄生，禁吸烟及过度用声，勿食辛辣刺激性食物，并须定期密切随访检查，有可疑时，随即做病理活检，以便一旦发生恶变，及早处理。

【现代研究】方中沙参有免疫抑制、强心、抗真菌、解热镇痛、祛痰等作用；白芍具有解热、抗炎及抗菌等作用；牡丹皮具有降低心输出量、抗血小板凝聚、抗炎、抗变态反应和中枢抑制等作用；天花粉有调节免疫、抗肿瘤、抑制蛋白质的生物合成以及抗菌作用；百合具有祛痰、止咳、平喘、镇静、抗过敏等作用；玄参有抗菌、抗炎、调节心血管系统等作用；牛蒡子有钙拮抗剂样作用、抗肾病变、抗肿瘤作用、抑制真菌和扩张血管、子宫和肠管的作用，对运动神经及骨骼肌呈麻痹作用；射干有抗病原微生物、消炎解热等作用；杏仁具有抗肿瘤、止咳平喘等作用；薏苡仁具有抗癌、镇静镇痛、降温和解热作用；桔梗有祛痰镇咳、抗炎与免疫增强、抗溃疡、镇静、镇痛、解热以及松弛平滑肌、抗肿瘤等作用；甘草有肾上腺皮质激素样作用、抗溃疡、解痉、保肝、调节免疫、抗病毒及抗菌、止咳平喘和祛痰等作用。

【用方经验】本病属于癌前病变，西医对此除局部手术切除或作密切随访观察外，迄今无特别疗法。本病的治疗应以益阴化痰，消肿散结为原则，全方以补阴为主，治病之本；与清热活血化瘀之药同用，治疗痰凝六郁之白斑，针对其标；如此标本同治，攻补兼施，才能切中病情，也即治整体而愈局部。由于本病往往因日久体质亏损而成，故在白斑消退后，宜于冬令时节辅以膏方调养治本，增强脏腑功能，巩固疗效，以免复发。

第十节　口腔黏膜病

本节所收录的口腔黏膜病经验方，主要包括复发性口疮、口腔黏膜白斑。

口疮 1 号（李鸿全经验方）

【组成】厚朴 20 g，枳实 20 g，黄连 15 g，黄芩 15 g，白及 15 g，柴胡 15 g，生地黄 15 g，焦山栀 10 g，芒硝 10 g，大黄 5 g，甘草 15 g。

【功效】清热泻火，祛邪通腑。

【主治】邪毒火实阻滞中焦的口腔溃疡，症见口舌多处糜烂生疮，疮面红肿，灼热疼痛，甚则口臭牙龈肿痛，伴口渴多饮，尿黄便秘，舌红苔黄，脉滑数。

【加减】火热胜者，加黄柏、栀子以通泄三焦火热；火去便溏者，原方去芒硝，大黄

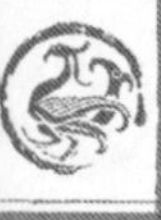

改熟大黄。

【方解】方中厚朴、枳实为君药行气攻积；黄连、黄芩、白及、柴胡、焦山栀为辅药清热泻火；芒硝、大黄为佐药泻下攻积；生地黄、甘草为使药滋阴调和诸药。诸药合用，共奏清热泻火，祛邪通腑之功。

【注意事项】虚证禁用。

【现代研究】大黄具有泻下、兴奋或抑制胃肠运动、止血、活血、抗感染、利尿作用；生地黄具有止血、抗炎、镇静、利尿等作用；甘草有类肾上腺皮质激素样作用；黄连有很广的抗菌范围，并能增强白细胞的吞噬能力，又有降血压、利胆、解热、镇静、镇痛、抗利尿、局部麻醉等作用；黄芩有较广的抗菌谱，还有解热、降血压、利尿、镇静、利胆、保肝、降毛细血管通透性，以及抑制肠管蠕动等功能；厚朴具有抗病原微生物、健脾助消化、兴奋支气管平滑肌、降血压、镇静、松弛骨骼肌及中枢性肌等作用；枳实具有镇痛、利尿、抗炎、强心、升血压等作用；柴胡能抑制多种原因所致炎症早期之毛细血管通透性增强或渗出性水肿；芒硝具有泻下、利胆、抗炎、消肿等作用。栀子中的去羟栀子苷可加速软组织愈合；白及具有止血、抗菌、抗真菌、保护胃黏膜等作用。

【用方经验】李鸿全认为外感六淫、内伤七情、饮食不节均可引起脏腑功能失调，或肝气郁结，气郁化火，火邪上炎口唇；或脾胃湿热，饮食积滞，湿热上蒸口咽；或心胃积热，上熏于口舌，腐肉成溃而致疮疡，此皆邪毒火实阻滞中焦，循经上犯所致，治疗应清热泻火，祛邪通腑。

口疮 2 号（李鸿全经验方）

【组成】白术 25 g，党参 20 g，石膏 30 g，麦冬 20 g，黄芩 15 g，知母 15 g，茯苓 15 g，制大黄 10 g，甘草 15 g。

【功效】滋阴清热，补泻兼施。

【主治】阴虚所致口腔溃疡，虚火上蒸或挟湿热，或挟血热所致。症见口舌生疮反复发作，口腔或舌部呈现一个或数个红色小点，微痛，继则变白腐烂，覆以白色或淡黄色脓苔，疮面色淡凹陷，小者如米，大者如豆，甚者如蚕豆大。散在口内，发无定处，此伏彼起，反复发作。伴神疲气短，不思饮食，四肢不温，大便稀溏，舌淡苔白，脉细弱。

【加减】血虚加当归；血瘀加赤芍；血热加生地黄；肾阴虚加熟地黄；肾火旺倍知母，加黄柏；肝阴虚加白芍；肝火旺加胡黄连；脾阴虚加石斛、葛根；脾火旺倍黄芩；心火旺加黄连；肺阴虚加天冬；肺火盛加贝母、桑白皮。

【方解】本方所治之证因口齿病反复发作、迁延日久则热伤阴液，阴不制阳、虚火内生，络脉受损，气血运行不畅，口舌失养，导致溃疡反复不愈。

方中白术、党参益气健脾；知母、麦冬、茯苓滋阴生津；重用石膏、黄芩以清热；制大黄以防留邪；甘草调和诸药。

【现代研究】大黄具有泻下、兴奋或抑制胃肠运动、止血、活血、抗感染、利尿作用；甘草有类肾上腺皮质激素样作用；党参对神经系统有兴奋作用，能增强机体抵抗力，能使家兔红细胞及血红蛋白增加，能扩张周围血管而降血压，并可抑制肾上腺素的升血压作用，具有调节胃肠运动，抗溃疡，抑制胃酸分泌，降胃蛋白酶活性等作用，还对化疗和放射线所引起的白细胞下降有提升作用；麦冬能增强网状内皮系统吞噬能力，升高外周白细胞，提高免疫功能，能增强垂体肾上腺皮质系统作用，提高机体适应性，有抗心律失常和扩张外周血管的作用，有降血糖作用，体外实验对多种细菌有抑制作用；黄芩有较广的抗菌谱，还有解热、降血压、利尿、镇静、利胆、保肝、降低毛细血管通透性，以及抑制肠管蠕动等功能；茯苓具有利尿、镇静、降低血糖等作用；白术具有促进肠胃排空、利尿、抗衰老、免疫调节等作用；石膏具有解热、抑制神经应激能力，减低骨骼肌的兴奋性，缓解肌肉痉挛，又能减少血管通透性；知母具有抗病原微生物、解热等作用。

【用方经验】李鸿全认为口疮为患，病因复杂，常由多种因素混杂而致。或虚中夹实，或寒热交错，或上盛下虚。因此必须有细致的望闻问切诊断，把诊断所得的各种复杂情况加以具体分析，去伪存真，去粗取精，最后下结论，定出治则，并在治疗过程中，对出现的新情况或新变化对症施药，药随症变，才能取得较满意的疗效。

养阴泻心汤（孙海波经验方）

【组成】甘草 20 g，玄参 20 g，生地黄 25 g，麦冬 25 g，薄荷 10 g，牡丹皮 15 g，白芍 10 g，黄芩 15 g，黄连 15 g，栀子 15 g，黄柏 15 g，胡黄连 15 g，蝉蜕 20 g。

【功效】清热解毒、滋阴降火、消肿止痛、祛腐生肌。

【主治】心脾两经蕴热，热郁日久化热伤阴所致口腔溃疡，症见口舌多处糜烂生疮，反复发作，此伏彼起。伴口臭牙龈肿痛，伴口渴不喜饮，尿黄便秘，舌红苔黄，脉滑数。

【加减】临证中要根据本病阴阳的偏盛偏衰，调整用药剂量。如溃疡周围颜色发红，疼痛剧烈，说明虚火较盛，应加大清热药黄芩、黄连用量。

【方解】方中甘草为君药，黄连、黄柏具有清热燥湿、泻火解毒之功，蝉蜕清热、透表、祛风；牡丹皮清热解毒、凉血；白芍养血止痛；栀子清心经之火。全方共奏清热解毒、滋阴降火、消肿止痛、祛腐生肌之功。

【现代研究】方中甘草中含有大量糖皮质激素，可以抑制某些免疫反应；黄连、黄柏具有对志贺菌属、伤寒沙门菌、铜绿假单胞菌、葡萄球菌、溶血球菌、链球菌、肺炎链球菌、结核分枝杆菌及百日咳杆菌均有较强的抑菌作用；白芍具有改善微循环，促进溃疡面的愈合等作用；栀子具有对多种细菌、病毒均有抑制作用。

【用方经验】孙海波教授治疗口腔黏膜溃疡多为心脾两经蕴热，热郁日久化腐溃疡所致。

六味地黄汤加减（岳美中经验方）

【组成】生地黄 12 g，山茱萸 6 g，山药 6 g，牡丹皮 6 g，泽泻 6 g，茯苓 9 g，淡竹叶 9 g。

【功效】滋养肾阴，清降虚火。

【主治】复发性口疮，证属肾水衰惫、虚火上炎者。症见：口疮频发，劳累则发，腰膝酸软无力，舌淡，苔少，脉沉或尺脉大。检查可见口腔多处溃疡，或溃疡久不愈合，色淡红，多表面有伪膜或白点覆盖。

【加减】尺脉大者，加黄柏以助清降虚火；心中嘈杂者加玉竹以助滋养胃阴。

【方解】肾水衰惫，无以制阳，心肾不交，遂生虚火，火势上炎，燔灼清窍黏膜，故见口疮频发；腰为肾之府，肾主骨，肾阴不足，故见腰膝酸软无力，劳累则发；阴阳互根，肾水不足日久，肾阳易受其累。故脉沉或尺脉大、舌淡苔少。

方中以六味地黄丸滋阴补肾，以生地黄易熟地黄，增强清泻虚火、养阴生津之功；淡竹叶一能清泻虚火除烦，二能利尿以导热下行，使邪有出路。诸药共用，以滋养肾阴为主，辅以清降虚火，如此肾水充足，虚火归原，水火相济，口疮自不复发。

【注意事项】口疮属中、上焦实火熏蒸者不宜使用。

【现代研究】生地黄水提取液有降血压、镇静、抗炎、抗过敏作用，其流浸膏有强心、利尿作用，此外还具有促进机体淋巴细胞的转化、增加 T 淋巴细胞数量的作用，并能增强网状内皮细胞的吞噬功能；山茱萸具有抑菌、强心、升血压、抗血栓、抗氧化等作用；桑叶具有抑菌、降血糖等作用；牡丹皮具有抗炎、降温、解热、镇痛等作用；泽泻有利尿、降血压、降血糖、抗脂肪肝、抑菌等作用；茯苓具有利尿、镇静、抗肿瘤、降血糖、增加心肌收缩力、抗胃溃疡等作用。

六味地黄汤加味（蔡福养经验方）

【组成】熟地黄 20 g，山药 10 g，牡丹皮 10 g，泽泻 10 g，山茱萸 10 g，茯苓 20 g，肉桂 3 g，麦冬 10 g，石斛 15 g，半夏 10 g。

【功效】滋补肾阴，引火归原。

【主治】口腔黏膜白斑，证属肾阴虚损者。症见：咽部黏膜单发或多发黏膜白斑，

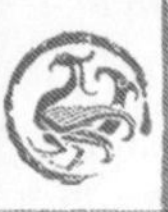

色白，擦之不去，或见口腔溃疡；伴见口渴，咽干舌燥，畏冷，下肢不温，腰膝酸软；舌质红，苔少，脉细数。

【加减】阴虚火旺明显者，可去半夏，酌加知母、沙参、鳖甲、牛膝等；久病见肾阳虚证者，酌加菟丝子、巴戟天、杜仲等；上焦火旺者，酌加黄芩、桑白皮、栀子等。

【方解】肾阴亏损，久则脏腑官窍失养，阴不制阳，阳浮于上遂成虚火，火盗母气，伏于肺间，上熏口腔黏膜，故见黏膜白斑或口腔溃疡、白斑擦之难去；火热伤津，阴津不足，故见口渴、咽干舌燥；久病阴虚及阳，故见畏冷、下肢不温、腰酸膝软；舌脉均为阴虚津伤之象。

方中用六味地黄丸滋阴补肾，用以复久虚之本；肉桂引火归原，敛降虚火；麦冬、石斛归肺、肾经，养阴生津，益固肺金之母气；半夏取其燥湿化痰，防火热灼津生痰。诸药合用，共奏滋补肾阴、引火归原之功，肾阴复，虚火降，白斑去，诸症除。

【注意事项】久病证属阳虚者不宜使用或加减使用。

【现代研究】熟地黄具有防止肾上腺皮质萎缩、促进肾上腺皮质激素合成等作用；山茱萸具有抑菌、强心、升血压、抗血栓、抗氧化等作用；牡丹皮具有抗炎、降温、解热、镇痛等作用；泽泻有利尿、降血压、降血糖、抗脂肪肝、抑菌等作用；茯苓具有利尿、镇静、抗肿瘤、降血糖、增加心肌收缩力、抗胃溃疡等作用；肉桂具有扩张血管、促进血液循环、增强冠脉及脑血流量、使血管阻力下降、解热、镇痛、镇静等作用；麦冬具有调节血糖、提高免疫功能、抗缺氧、保护心肌、抗休克、抗菌等作用；半夏具有明显的止咳作用，还有广泛的抗肿瘤、对抗心律失常和室性早搏、抗胃溃疡等作用；石斛能促进胃液的分泌而助消化，使其蠕动亢进而通便，有一定镇痛解热作用，对实验小鼠的免疫功能有提高和促进恢复的作用，此外，对白内障也有一定的延缓发展及治疗作用。

【用方经验】考《重楼玉钥·梅涧医语》曰：“喉间发白之症，余经十余俱已收功，此症属少阴肾经，热邪伏其间，盗其肺金之母气，故喉咙起白……治法必以紫正六味地黄丸为主。”考究患者如属肾阴虚损者，即用六味为滋阴补肾之主药，配伍肉桂温阳引火归原，加麦冬、石斛归经肺肾，养阴生津，益固肺金之母气，半夏取其燥湿化痰，而获痊愈之效。

第十一节　其他咽喉口腔病

本节内容主要包括颈动脉痛综合征、根周炎、根尖炎等牙痛病症，以及齿衄、唇炎等。

何宗德经验方

【组成】柴胡 9 g，白芍 9 g，川芎 9 g，夏枯草 15 g，当归 9 g，羌活 9 g，秦艽 9 g，桂枝 9 g，海风藤 15 g，络石藤 15 g，姜黄 9 g，甘草 5 g。

【功效】疏肝行气通络，祛风散寒除湿。

【主治】颈动脉痛综合征。症见：空咽痛，进食反而减轻，颈动脉全程可有触痛，兼见小便清白，舌苔厚腻，上下睑浮肿及关节酸痛等症。

【加减】肝阳上亢，阴亏津少者，去柴胡，用蒺藜、穞豆衣等；重症者可用羚羊角粉 0.3～0.7 g 吞服；脉细而有瘀血者加用丹参、赤芍；举止沉重者选加葛根；头昏眼花者加用石决明、蔓荆子、苦丁茶；前额痛或颌面痛者加细辛；头皮或巅顶痛者加藁本、白芷；眼眶痛者加木贼、白菊花等；枕痛者加葛根、薄荷；偏头痛者加荆芥穗、防风等。

【方解】本方由柴胡疏肝散和蠲痹汤化裁而成，主治颈动脉痛综合征。颈动脉痛综合征的临床表现类似于中医学的痹症，由风、寒、湿三气杂至，阻滞经络而成。肝主筋，主痛，喜条达而性刚强。若忧虑伤肝，肝失疏泄，气机失调，易致经脉气滞，不通则痛而成本病。可见，本病的发生与肝的关系亦甚为密切。因此，治疗以疏肝行气通络，祛风散寒除湿为则。

方中柴胡疏肝解郁，白芍养血柔肝、缓急止痛；夏枯草清肝散郁；川芎和当归补血活血、调经行气、祛风止痛；姜黄破血行气、通络止痛；羌活、秦艽、桂枝合用以祛风散寒、胜湿除痛、通阳化气；海风藤与络石藤皆能祛风通络、胜湿除痛；甘草除缓和药性外，还能缓急定痛。全方在于疏肝行气，活血通络，祛风散寒，除湿定痛。

【注意事项】注意调畅情志，若忧虑不安，情绪不稳，不仅为本病的诱因，还可影响早日痊愈。

【现代研究】方中柴胡具有对中枢神经系统明显的镇静、镇痛、解热、降温、抗炎、调节免疫、抗肿瘤、影响代谢等作用；白芍具有解热、抗炎及抗菌等作用；川芎具有改善循环、抗血栓形成、解痉、镇静等作用；夏枯草具有降血压、抑菌、抗炎、降血糖、免疫抑制作用；当归具有增加冠脉血流量、抗心律失常、抗氧化和清除自由基、对子宫“双向性”作用、抑制血小板聚集、对抗血栓等作用，还有镇静、止痛、抗炎、抗菌作用；羌活具有抗菌、解热镇痛、抗炎抗过敏、改善心肌缺血、扩张脑血管、抗休克等作用；秦艽具有抗炎解热、镇静镇痛、抗过敏、降血压等作用；桂枝具有镇痛、镇静、抗惊厥、解热、改善外周循环、提高免疫、抗菌、祛痰等作用；海风藤具有抑制肿瘤作用；络石藤具有扩张血管、降血压、抗菌作用；姜黄具有抑制血小板聚集、降低血黏度、降血脂、抗氧化、抗肿瘤、抗炎等作用；甘草有肾上腺皮质激素样作用，还有抗溃疡、解痉、保肝、调节免疫、抗病毒及抗菌、止咳平喘和祛痰等作用。

【用方经验】何宗德教授认为风、寒、湿三气杂至，合而阻滞经络，使经络气机不畅，不通则痛，引起颈动脉痛综合征；此外，肝失疏泄、气机失调，也往往引起经脉气滞而成本病。因此，治疗当以疏肝行气通络，祛风散寒除湿。本经验方由柴胡疏肝散和蠲痹汤化裁而成，临床应注意辨证加减，愈后还需温阳健脾益气以善后，以防复发。常规用药为：柴胡9 g，白芍9 g，川芎9 g，夏枯草9 g，当归9 g，羌活9 g，秦艽9 g，桂枝9 g，海风藤15 g，络石藤1 g，姜黄9 g，甘草5 g。

大剂麻黄附子细辛汤（朱进忠经验方）

【组成】麻黄15 g，细辛5 g，附子15 g。

【功效】温阳散寒。

【主治】牙痛，证属心肾阳虚、寒邪闭塞者。症见：牙痛隐隐，遇冷发作时痛剧，冬季易发，牙龈红肿不明显；平素畏冷身寒，易出汗，小便清长，发作时或伴见发热恶寒，盖衣被而不缓解；舌淡，苔白，脉沉弦。

【加减】应用时可视伴症化裁使用。如汗出多者，可酌加五味子、牡蛎、浮小麦等；兼见气虚证者，可酌加黄芪、防风、白术等。

【方解】肾主骨，齿为骨之余，心肾阳虚，水火不交，上不能暖齿，故见牙痛隐隐、牙龈红肿不明显；阳虚则生内寒，卫外不足，更易受外寒侵袭，表里俱寒，故遇冷发作时痛剧、冬季易发；伴症及舌脉均为阳虚复受外寒之象。

方中麻黄辛、温，发汗解表以散外寒；附子辛、热，温肾助阳以散内寒；二药配合，相辅相成，为助阳解表的常用组合；细辛归肺、肾二经，芳香气浓，性善走窜，通彻表里，既能祛风散寒，助麻黄解表，又可鼓动肾中真阳之气，协附子温里；三药合用，补散兼施，表散外感风寒之邪，内固已虚之阳气，且麻黄、附子量亦稍重，加强散寒温阳之力，则久虚复感之牙痛可除。

【注意事项】牙痛证属实火熏蒸者不宜使用。

【现代研究】麻黄具有发汗、解热、兴奋中枢神经、升血压、抗病毒、抗病原微生物等作用；细辛具有解热、抗炎、镇静、抗惊厥及局麻、抑菌等作用；附子具有强心、抗炎、镇痛、抗衰老等作用。

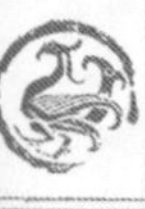

牙痛散外用方（陈培燊经验方）

【组成】防风 3 g，羌活 3 g，细辛 3 g，荜茇 3 g，冰片 5 g，雄黄 3 g。将前四味研细粉，再加入研细的冰片、雄黄，混合，备用。用时取药粉少许撒至龋洞或病牙之牙龈上。

【功效】祛风，散寒，止痛。

【主治】牙髓炎，根周炎，证属风寒侵袭者。症见：牙齿或牙龈疼痛，遇冷热或刺激性食物则痛剧，伴畏寒发热，头痛；舌淡，苔薄白，脉紧。

【加减】外用时可同时服用汤剂治疗。

【方解】风寒外袭，首犯清窍，牙齿位居口腔，尤易受邪，故见牙齿或牙龈疼痛、伴见畏寒发热、头痛；牙根深入牙床，受邪易深入而成伏寒，故见遇冷热或刺激性食物则痛剧；舌脉均为风寒外袭之象。

方中防风、羌活、细辛解表散寒、祛风止痛以散外邪，细辛入肺、肾，尤为治牙痛之要药；冰片辛苦微寒，解毒消肿；雄黄辛温，解毒，与细辛三者合用，为治疗牙痛的常用组合；荜茇温中散寒、下气止痛；诸药共用，辛温苦凉并用，共奏祛风、散寒、止痛之功，风寒之邪去，牙痛之症消，尤以适用牙痛初作或急性发作者。

【注意事项】牙痛证属久病虚火或有溃烂者不宜使用。

【现代研究】防风、羌活、细辛具有解热、抗炎、镇静、抗惊厥、抗过敏、镇痛等作用；冰片具有抑菌、抗炎等作用；雄黄有很强的杀菌作用，可通过诱导肿瘤细胞凋亡，抑制细胞 DNA 合成，增强机体的细胞免疫功能等多种因素发挥其抗肿瘤作用，此外还可以抗血吸虫及疟原虫。

万济舫经验方

【组成】黑玄参 15 g，透熟地黄 15 g，生石膏 30 g，肥知母 9 g，天冬 9 g，麦冬 9 g，细生地黄 15 g，牡丹皮 6 g，鲜石斛 9 g，白芍 9 g，山药 18 g，鲜茅根 60 g，生赭石（研末）60 g，地榆炭 9 g。

【功效】滋阴清热，平肝潜阳，凉血止血。

【主治】齿衄，证属阴虚阳亢、胃热炽盛者。症见：牙龈出血，色红，量多，牙龈红肿疼痛，口腔溃疡，反复不愈；伴见面红目赤，颧红，口渴咽干，心烦，少寐多梦，胸胁疼痛，腰膝酸软，大便干结，小便黄赤；舌红，苔黄，脉细数。

【加减】出血不多，阴亏明显者可加重滋阴药的用量；出血量多，热象明显者，可加重清热药用量；后期可酌加一定的益气养阴之品或阴阳双补之品，使阴阳互生，则齿衄不作。

【方解】肾主齿，阳明胃经入上齿中，素体阴虚不能制阳，阳亢于上，又复加胃热炽盛，熏蒸口齿，故见齿衄、口腔溃疡；热势凶猛，血受热妄行，故出血量多色红、牙龈肿痛；邪热伤阴灼津，扰乱心神，故见口渴咽干、心烦失眠等症；伴症及舌脉均为阴虚阳亢、胃热炽盛之象。

方中细生地黄、生石膏、肥知母、牡丹皮、黑玄参共用清热泻火凉血、养阴生津止渴；天冬、麦冬、鲜石斛共用增强养阴生津之力，并重在清泻心、肺、胃之热；肝肾阴虚，肝阳上亢，不能下潜，故重用赭石滋阴潜阳，兼能合鲜茅根、地榆炭能凉血止血，透熟地黄、白芍补养肝肾阴血，如此则肝阳下潜则不为患；山药补养脾胃、生津润肺，用之顾护中气，防诸药太过寒凉。诸药合用，滋阴清热为主，辅以凉血止血、平肝潜阳，如此阴复则能制阳，阳平热清则齿不受灼，齿衄自止。

【注意事项】齿衄证属虚寒者不宜使用。

【现代研究】熟地黄具有防止肾上腺皮质萎缩、促进肾上腺皮质激素合成等作用；玄参有降血压、增加心肌血流量、抑菌、抗炎、镇静、抗惊厥等作用；麦冬能增强网状内皮系统吞噬能力，升高外周白细胞，提高免疫功能，增加冠脉血流量，对心肌缺血有明显保护作用，并能抗心律失常及改善心肌收缩力，改善左心室功能及抗休克作用，还有一定的镇静和抗菌作用；生地黄水提取液有降血压、镇静、抗炎、抗过敏作用，其流浸膏有强心、利尿作用，此外还具有促进机体淋巴细胞的转化、增加T淋巴细胞数量的作用，并能增强网状内皮细胞的吞噬功能；知母动物实验有防止和治疗大肠埃希菌所致高热的作用，体外实验表明其具有广泛的抑菌、降血糖、抗肿瘤等作用；生石膏可以明显增强兔肺泡巨噬细胞对白色葡萄球菌死菌及胶体金的吞噬能力，并能促进吞噬细胞的成熟，还有缩短血凝时间、利尿、增加胆汁排泄等作用；天冬可使外周血管扩张、血压下降、心收缩力增强、心率减慢和尿量增加，所含天冬酰胺有一定平喘祛痰作用，煎剂体外实验有较强的抑菌作用，另外还有提高系统免疫功能和抑制肿瘤细胞增殖的作用；牡丹皮具有抗炎、镇静、降温、解热、镇痛、解痉、抗动脉粥样硬化、利尿及抗溃疡的作用；石斛能促进胃液的分泌而助消化，使其蠕动亢进而通便，但若用量增大，反使肠肌麻痹，有一定镇痛解热作用，可提高小鼠巨噬细胞吞噬作用，用氢化可的松抑制小鼠的免疫功能之后，石斛多糖能恢复小鼠免疫功能，石斛水煎剂对晶状体中的异化变化有阻止及纠正作用，对半乳糖性白内障不仅有延缓作用，而且有一定的治疗作用；白芍有提高机体巨噬细胞的吞噬功能、提高免疫功能、镇痛、解痉等作用；白茅根具有利尿、止血等作用；地榆煎剂可明显缩短出血和凝血时间，且生地榆止血作用明显优于地榆炭，实验表明，地榆制剂对烧伤、烫伤及伤口的愈合有明显的作用，能降低毛细血管的通透性，减少渗出，减轻组织水肿，体外实验表明，地榆水煎剂对伤寒沙门菌、脑膜炎奈瑟菌及钩端螺旋体等均有抑制作用，尤其对志贺菌属作用较强；赭石对肠管有兴奋作用，可使肠蠕动亢进，所含铁质能促进红细胞及血红蛋白的新生，对中枢神经系统有镇静作用。

唇风饮（齐强经验方）

【组成】防风9 g，荆芥9 g，薄荷6 g，连翘12 g，焦栀子9 g，黄芩9 g，生石膏9 g，白术9 g，白芍6 g，当归9 g，滑石9 g，薏苡仁12 g，甘草6 g。

【功效】散风，清热，除湿。

【主治】脾胃湿热，复受风邪所致过敏性唇炎。症见唇部发痒，色红肿胀，口渴喜饮，口臭，大便干燥，舌质红，脉滑数。

【加减】大便秘结者，加大黄、玄明粉以泄热通便；唇色红肿严重者，加黄连以清热解毒。

【方解】本方所治之证为脾胃湿热，复受风邪所引起的过敏性唇炎。脾胃湿热，复受风邪，风势相搏，结于口唇而发。风胜则痒，热胜则红，湿胜则肿。故见唇部发痒，色红肿胀；口渴喜饮，口臭，大便干燥，舌质红，脉滑数均为脾胃湿热之证。治宜散风，清热，除湿。

本方防风、荆芥、薄荷疏解风邪，为主药；连翘、栀子、黄芩、生石膏清热解毒，白术、滑石、薏苡仁健脾清热利湿，共为辅药；当归、白芍养血活血，为佐药；甘草调和诸药，为使药。各药合用，共奏散风、清热、除湿之功。

【注意事项】脾胃虚寒者慎用。

【现代研究】防风具有解热、抗炎、抗过敏作用；荆芥有抗菌、抗炎、镇痛作用；薄荷有发汗解热、抑菌、消炎止痛的作用；连翘有广谱抗菌作用，可以抗炎、解热；栀子有抗菌、抗炎的作用；黄芩有抗菌、调节免疫功能的作用；石膏有消炎镇痛、退热的作用；白术能促进细胞免疫功能，有抗菌、抗肿瘤作用；白芍可抗菌、抗炎、镇痛、解痉、增强免疫力；当归可增加冠脉血流量，具有抗炎、镇痛、抗损伤的作用；滑石有吸附和收敛作用，有抗菌作用；薏苡仁有解热、镇静、镇痛作用；甘草有抗菌、抗病毒、抗炎、抗过敏、解毒作用，还有类肾上腺皮质激素样作用。

【用方经验】齐强教授认为过敏性唇炎主要是因脾胃湿热，复受风邪所引起的，治宜散风，清热，除湿。临床应随症加减用药。因过敏性唇炎可反复发作，及早预防很有必要。

第四章　耳鼻咽喉肿瘤

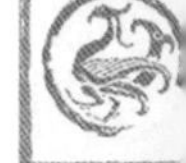

第一节　囊肿与良性肿瘤

本节内容主要包括声带囊肿、甲状腺瘤、鼻与咽喉乳头状瘤。

耳鼻咽喉囊肿与良性肿瘤，中医多从痰浊凝结、气滞血瘀认识。

谷铭三经验方

【组成】半枝莲 30 g，山豆根 15 g，连翘 15 g，马勃 15 g，生地黄 15 g，玄参 15 g，麦冬 15 g，桔梗 10 g，射干 15 g，莪术 15 g，薏苡仁 30 g，木贼 15 g，藕节炭 15 g，甘草 10 g。

【功效】养阴清热，祛湿散结。

【主治】声带囊肿，证属肺肾阴虚、痰湿瘀结者。症见声音嘶哑，甚者不能发声，咽干口燥，时有疼痛，咽部异物感明显；伴见咳嗽痰多，色白质黏，气短气喘，颧红，烦热乏力，失眠多梦，腰膝酸软；舌边尖红，舌苔薄黄，脉沉弦。喉镜检查可见声带部囊肿隆起，肿胀，颜色淡白。

【方解】肺肾主呼吸，肺主发声，声带为发声器官，肺肾阴虚，则声带失养，声音嘶哑；肺失营养，宣降失司，则津液不布，痰湿遂生；痰湿瘀结咽喉，久聚声带则增生成为囊肿；痰湿壅阻，则咳嗽痰多、色白质黏；肿物阻隔咽喉，故有咽部明显异物感；气短气喘、颧红、烦热乏力、失眠多梦、腰膝酸软、舌边尖红、舌苔薄黄、脉沉弦均为肺肾阴虚、痰湿瘀结之象。

方中生地黄、玄参、麦冬养阴生津，合藕节炭滋阴凉血，合木贼有疏散风热之功，制上炎之虚火；山豆根、连翘、马勃、桔梗、射干、半枝莲清热解毒、利咽消肿；莪术行气止痛，兼助诸药消积；薏苡仁合半边莲、桔梗等药清热祛湿化痰；甘草助诸药清热解毒，并调和诸药。诸药合用，共奏养阴清热、祛湿散结之功，使痰湿祛，阴津复，则囊肿消，声音开。

【注意事项】声带囊肿属虚证者不宜使用。

【现代研究】半枝莲对某些肉瘤、脑瘤、艾氏腹水癌等多种动物肿瘤细胞均有一定抑制作用，对急性粒细胞型白血病细胞有轻度抑制作用，此外还有抑菌、利尿、止咳、平喘等多种药理作用；山豆根有抗癌作用，所含苦参碱、氧化苦参碱对实验性肿瘤均呈抑制作用，有抗溃疡作用，能抑制胃酸分泌，对实验性溃疡有明显的修复作用，具有多种抗菌、平喘、升高白细胞、抗心律失常、抗炎及保肝等作用；连翘具有抗微生物、镇吐、抗肝损伤等作用；马勃具有止血作用，对口腔及鼻出血具有明显的止血效果，其煎剂对金黄色葡萄球菌、铜绿假单胞菌、变形杆菌及肺炎链球菌均有抑制作用，对少数致病真菌也有抑制作用；生地黄水提取液有降血压、镇静、抗炎、抗过敏作用，其流浸膏有强心、利尿作用，此外还具有促进机体淋巴细胞的转化、增加 T 淋巴细胞数量的作用，并能增强网状内皮细胞的吞噬功能；玄参具有降血压、增加心肌血流量、抗菌、抗炎、镇静、抗惊厥等作用；麦冬具有调节血糖、提高免疫功能、抗缺氧、保护心肌、抗休克、抗菌等作用；生地黄水提取液有降血压、镇静、抗炎、抗过敏作用，其流浸膏有强心、利尿作用，此外还具有促进机体淋巴细胞的转化、增加 T 淋巴细胞数量的作用，并能增强网状内皮细胞的吞噬功能；桔梗具有排痰、镇咳、增强抗炎和免疫作用、镇静、镇痛、解热等作用；射干对常见致病性真菌有较强的抑制作用，对外感及咽喉疾患中的某些病毒（腺病毒、ECHO11）也有抑制作用，有明显的利尿作用，此外还有抗炎、解热及止痛作用；莪术挥发油制剂对多种癌细胞既有直接破坏作用，又能通过免疫系统特异性免疫增强而获得明显的免疫保护效应，从而具有抗癌作用，温莪术挥发油能抑制多种致病菌的

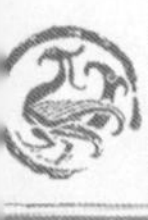

生长，莪术油具有明显的抗胃溃疡作用，其水提取液可抑制血小板聚集，促进微动脉血流恢复，完全阻止微动脉收缩，明显促进局部微循环恢复，莪术水提醇液对体内血栓形成有抑制作用，此外莪术对呼吸道合胞病毒有直接灭活作用，莪术油有明显的保肝和抗早孕作用。

【用方经验】谷铭三老中医临床用木贼，除治眼疾外，主用本品消除各种息肉，常与薏苡仁相合，移用于治疗囊肿，效果亦良。

钱伯文经验方

【组成】夏枯草 24 g，昆布 24 g，海藻 12 g，水红花子 12 g，生黄芪 12 g，玄参 12 g，煅牡蛎 12 g，香附 12 g，炒白术 9 g，贝母 3 g，天龙 2 条。

【功效】消肿散结，清热化痰。

【主治】甲状腺瘤，证属肝郁化火伤津、痰火胶结者。症见颈部甲状腺肿大，常为单发性，边缘清楚，质稍硬，可随吞咽上下活动，严重者吞咽及呼吸困难，声音嘶哑；伴见长期低热，急躁易怒，颧红口干，精神疲惫，胃纳不佳，月经不调；舌质红，苔薄腻，脉细弦。检查见：颈部甲状腺触及肿大，质地较硬，表面不平或光滑，活动尚可，重者可见气管偏移；病理诊断为甲状腺瘤。

【加减】随病情发展加减变化：阴虚火旺明显者，酌加牡丹皮 10 g、六味地黄丸 12 g 滋阴降火；药后胃纳欠佳、苔薄、脉弦者，加橘皮、橘叶各 6 g，去炒白术；若烦躁易怒、颧红等症好转者，加黄药子 12 g，去香附；若药后出现睡眠不安者，酌加茯苓 12 g、首乌藤 24 g。

【方解】肝郁化火，炼津为痰，痰火互结，聚于颈项，遂成瘿瘤。痰凝结聚，故颈部可见肿块、质稍硬、边缘清楚；颈项部为气、食之通道，喉为发声器官，肿块压迫，故可见声音嘶哑、严重时吞咽及呼吸困难，检查见气管偏移；肝气郁结，化火伤津，津亏心神失养，故见长期发热、急躁易怒、颧红口干、精神疲惫；舌质红、苔薄腻、脉细弦为肝郁化火伤津、痰火胶结之象。

方中昆布、海藻、贝母、煅牡蛎共用化痰消肿、软坚散结；水红花子、天龙清热止痛，化痞散结；天龙助香附疏肝解郁、通络理气；玄参、夏枯草清热解毒，夏枯草兼能助诸药散结消肿；黄芪、白术健脾益气，合玄参有养阴生津之功，防痰火旺盛、气阴耗伤太过。方中诸药合用，共奏消肿散结、清热化痰之功。

【注意事项】甲状腺瘤属极虚者不宜使用。

【现代研究】夏枯草具有降血压、抗炎、抑菌等作用；昆布有防止缺碘性甲状腺肿的作用，其所含海带氨酸及钾盐有降血压作用，藻胶酸和海带氨酸有降血清胆固醇的作用，热水提取物对于体外的人体 KB 癌细胞有明显的细胞毒作用，对肿瘤 S180 有明显的抑制作用，并能提高机体的体液免疫，促进机体的细胞免疫，此外昆布多糖还能防治高血糖；海藻含碘化物，对缺碘引起的地方性甲状腺肿大有治疗作用，并对甲状腺功能亢进、基础代谢率增高有暂时抑制作用，褐藻酸硫酸酯有抗高血脂作用，又可降低血清胆固醇及减轻动脉粥样硬化，其水煎剂有降血压作用，海藻中所含褐藻酸有类似肝素样作用，表现为抗凝血、抗血栓、降低血黏度及改善微循环作用；黄芪具有增强机体免疫功能、保肝、利尿、抗衰老、抗应激、降血压和较广泛的抗菌作用；白术具有对肠管的双重调节作用，并有强壮机体、增强免疫力、保肝利胆、利尿、降血糖、抗血凝、抗菌、抗肿瘤等诸多作用；当归具有增加冠状动脉血流量、促进红细胞及血红蛋白生成及抗血栓作用；玄参有降血压、增加心肌血流量、抑菌、抗炎、镇静、抗惊厥等作用；牡蛎具有镇静、抗惊厥、降血脂、抗凝血、抗血栓等作用；贝母具有镇咳、祛痰、降血压、解痉、抗溃疡等作用。

消瘤汤（张赞臣经验方）

【组成】夏枯草 10 g，山慈菇 9 g，炒荆芥 4.5 g，粉牡丹皮 9 g，生白芍 9 g，蒺藜 9 g，贝母 9 g，天花粉 10 g，白茯苓 10 g，生黄芪 12 g，仙鹤草 30 g，僵蚕 4.5 g。

【功效】理气化痰，软坚散结。

【主治】鼻与咽喉乳头状瘤，表现为鼻腔或喉腔内可见灰白色或淡红色、表面呈乳头状增生或如息肉样的新生物，随着新生物的增大，则出现相应的症状。

【加减】气虚明显者，加太子参、炒白术等；浊涕多者酌加苍耳子、辛夷等；鼻塞头痛酌加白芷、薏苡仁等；血涕酌加黄芩等。喉头梗堵不适感甚者，加珠儿参、肥玉竹以益肺气；胸膺满闷者，加郁金、野蔷薇花、麸炒枳壳、绿萼梅、佛手花等轻清理气；脾运不健者，选用炒白术、广木香等理气悦脾和中。

【方解】本方所治为鼻蕈、喉蕈，扶正与祛邪并举，理气化痰、软坚散结，着力于调整脏腑内在功能，临床应用时须根据不同的兼症而辅以不同的治法。

方中以夏枯草清肝火散郁结，配山慈菇、僵蚕、天花粉、贝母化痰散结以消瘤，配蒺藜平肝散郁；其中山慈菇一味，多用于外治瘰疬、结核，内服亦能消坚散结、化痰解毒，且长于消瘤；生白芍平肝抑肝、牡丹皮活血散瘀，两药合用气血并调、标本兼治；黄芪、茯苓健脾益气以扶正；炒荆芥散瘀血、破结气，实质也是一味散瘀血、破结气的良药，炒用则减弱其发表之性；仙鹤草调补气血，还能祛瘀散结，善于攻坚，又名石打穿，可用治肿瘤，有补气消瘤的双重作用。

【注意事项】本病的形成非一朝一夕，手术割治后，病根并未随之而去，中医治疗也不能急于求成，需缓缓调治，以提高机体本身的抗病能力。长期用药时须时时顾护脾胃，用药以清淡平和为宜，用药剂量宜轻，不宜过量。

【现代研究】方中夏枯草具有降血压、抑菌、抗炎、降血糖、免疫抑制作用；山慈菇具有抗肿瘤、对白细胞影响、致应激反应等作用；荆芥具有抗菌抗病毒、抗炎、镇痛、抗氧化等作用；体外试验有较弱的抑制癌细胞的作用；牡丹皮具有降低心输出量、抗血小板凝聚、抗炎、抗变态反应和中枢抑制等作用；白芍具有解热、抗炎及抗菌等作用；蒺藜具有降血压、强心、抗动脉硬化、利尿、强壮与抗衰老、抗过敏等作用；贝母具有镇咳祛痰、松弛平滑肌、对循环系统的调节等作用；天花粉有调节免疫、抗肿瘤、抑制蛋白质的生物合成以及抗菌作用；白茯苓具有利尿、镇静、抗肿瘤、促进免疫等作用；黄芪具有提高免疫、延长细胞寿命、刺激干扰素系统、调节心血管系统、抗疲劳、抗氧化、抗衰老等作用；仙鹤草具有止血、抗菌、抗炎、抗肿瘤作用；僵蚕具有催眠、抗惊厥、抗凝、降血糖等作用。实验研究，经流式细胞仪检测鼻内翻性乳头状瘤患者的外周血 T 淋巴细胞亚群及 NK 细胞活性发现，消瘤汤能改善细胞的免疫功能低下的状态。与术前检测结果比较，术后应用消瘤汤的治疗组 $CD3^+$、$CD4^+$ T 细胞及 NK 细胞比例升高，$CD8^+$ T 细胞比例降低，而对照组的 $CD3^+$、$CD4^+$ T 细胞及 NK 细胞比例均减低，而 $CD8^+$ T 细胞比例升高。

【用方经验】张赞臣教授认为，根据本病的成因，治疗应以平肝解郁、益气健脾、理气化痰、软坚散结为大法，扶正与祛邪并举，着力于调整脏腑内在功能，并根据不同的兼症而辅以不同的治法。本病的治疗，切不可急于求成，长期用药时须时时顾护脾胃，用药以清淡平和为宜，用药剂量宜轻，不宜过量；加用健脾理气药时，应避免温燥性烈者，以太子参、淮山药、炒白术、制黄精之类悦脾和胃，剂量亦不宜过大。有肝旺者，慎用重镇，而以疏肝平肝，兼有解郁散结功能的蒺藜、大白芍、夏枯草等药较为适宜。有肺胃阴虚者，多选用沙参、百合、天花粉之类，以免过于滋腻。

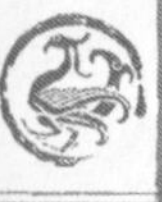

第二节 鼻部癌肿

本节内容包括鼻与鼻腔的各种恶性肿瘤。

鼻部恶性肿瘤，中医多从邪盛正虚认识，邪盛者，以热毒熏蒸、痰浊凝结、气滞血瘀为主；正虚者，肺脾肝肾虚损，气血阴阳不足。中医药治疗对于鼻部恶性肿瘤，主要是起到对西医治疗的配合性作用，亦有单独应用而痊愈者。

郭振球经验方

【组成】沙参 15 g，麦冬 15 g，生地黄 15 g，山药 15 g，百合 15 g，薏苡仁 15 g，石斛 15 g，女贞子 15 g，墨旱莲 15 g，白茅根 30 g，白花蛇舌草 30 g，菊花 10 g。

【功效】清热润燥，宁血活络，滋养肺胃。

【主治】鼻部癌肿，证属热结肺胃、迫血妄行、津伤化燥者。症见鼻塞，流脓涕血，血色暗红，量多不止，嗅觉减退，头痛头昏，咳嗽，痰黄，面色萎黄，形体消瘦，神疲力倦；舌质暗红，苔燥少津，脉细涩。

【加减】治疗后出血止，而舌干少津，咽喉干燥明显者，证属气阴两虚、津液不足者，可去女贞子、墨旱莲、白茅根，酌加核桃仁 15 g，连翘、蜂蜜（炖冲）各 10 g，薄荷（后下）6 g，长期坚持服用，可有效减轻患者的气阴两虚症状，提高生活质量。

【方解】肺开窍于鼻，热结肺胃，循经上蒸，熏灼鼻窍黏膜，故鼻塞、鼻流脓涕血；患者久病血瘀，热势持续凶猛，故血色暗红、量多不止；久病体虚，邪毒蕴结，留滞鼻窍脑内，故鼻塞、嗅觉减退、头痛头昏；肺经蕴热，故咳嗽、痰黄；久病气阴两伤，故面色萎黄、形体消瘦、神疲力倦；舌质暗红、苔燥少津、脉细涩均为久病血瘀、气阴两伤之象。

方中沙参、麦冬、百合、生地黄、石斛滋养肺胃，清热养阴生津；女贞子、墨旱莲滋补肝肾，墨旱莲兼合白茅根凉血止血；菊花、白花蛇舌草清热解毒，薏苡仁渗湿排脓，三者共制癌毒；山药补脾养胃，生津益肺，固护中土，扶正以抗邪。诸药合用，清热凉血以去标，养阴生津以治本，清热解毒以制癌，补养脾胃以扶正，则标去本复，诸症皆轻。

【注意事项】久病气虚、水饮内停者不宜使用。

【现代研究】沙参具有降血压、抑菌、抗炎、镇静等作用；牡丹皮具有抗炎、降温、解热、镇痛等作用；麦冬具有调节血糖、提高免疫功能、抗缺氧、保护心肌、抗休克、抗菌等作用；生地黄水提取液有降血压、镇静、抗炎、抗过敏作用，其流浸膏有强心、利尿作用，此外还具有促进机体淋巴细胞的转化、增加 T 淋巴细胞数量的作用，并能增强网状内皮细胞的吞噬功能；山药对实验大鼠脾虚模型有预防和防止作用，对离体肠管运动有双向调节作用，有助消化作用，对小鼠细胞免疫功能和体液免疫有较强的促进作用，并有降血糖、抗氧化等作用；白茅根具有利尿、止血等作用；百合水提液对实验动物有止咳、祛痰作用，可对抗组胺引起的蟾蜍哮喘，此外还有强壮、镇静、抗过敏作用，百合水煎醇沉液有耐缺氧作用，另外百合可防止环磷酰胺所致的白细胞减少症；薏似仁煎剂、醇及丙酮提取物对癌细胞有明显抑制作用，薏苡仁内酯对小肠有抑制作用，其脂肪油能使血清钙、血糖量下降，并有解热、镇静、镇痛作用；石斛能促进胃液的分泌而助消化，使其蠕动亢进而通便，但若用量增大，反使肠肌麻痹，有一定镇痛解热作用，可提高小鼠巨噬细胞吞噬作用，用氢化可的松抑制小鼠的免疫功能之后，石斛多糖能恢复小鼠免疫功能，石斛水煎对晶状体中的异化变化有阻止及纠正作用；墨旱莲有抑菌、保肝、抗诱变、止血等作用，其煎剂还能明显提高机体免疫功能，此外还能增加冠脉血流量，提高抗缺氧能力；女贞子可增强非特异性免疫功能，对异常的免疫功能具有双向调节作用，对化疗和放疗所致的白细胞减少有升高作用，可降低实验动物的血清胆固醇，有预防和消减动脉粥样硬化斑块和减轻斑块厚度的作用，能减少冠状动脉粥样硬化病变数并减轻其阻塞程度，能明显降低高龄鼠脑、肝中丙二醛含量，具有一定抗衰老作用，有强心、利尿、降血糖及保肝作用，并有止咳、缓泻、抗菌、抗肿瘤作用；菊花具有抗菌、抗病毒、扩张冠脉及增加冠脉血流量、提高心肌耗氧量、解热、抗炎等作用；白花蛇舌草具有抗肿瘤、抗菌消炎等作用。

【用方经验】郭振球教授认为，本方所治鼻部癌肿衄血，乃热乘气血，伤津化燥所致。足阳明胃经，为多血多气之海，其经脉，起于鼻，交頞中，旁约太阳之脉，下循鼻外。而肝藏血；肺主气，开窍于鼻。血之与气相随而行，循于经脉，荣于脏腑。若劳伤脏腑，气血生热，肺胃郁结，热壅于鼻则为肺癌；血热流散妄行，随气发泄于鼻，则为鼻衄。脏虚不复，劳热停积，则形体日益消瘦。此案手术前，配合滋养肺胃，清热润燥，从本施治，且患者能坚持服药，不曾间断，因此，对控制鼻癌病灶的恶化与转移，促进机体的恢复，具有满意的效果。

潘明继经验方

【组成】金银花 15 g，连翘 15 g，白英 15 g，夏枯草 15 g，枇杷叶 15 g，重楼 15 g，党参 15 g，茯苓 15 g，山药 15 g，三棱 10 g，莪术 10 g。

【功效】清热解毒，破瘀散结，佐以健脾。

【主治】上颌窦癌肺转移，证属热毒移肺、聚为积癥者。症见鼻塞，流脓血涕，味腥臭，嗅觉减退，甚者不闻香臭，时有鼻衄，头痛头重，或面颊肿胀疼痛，张口困难，咳嗽痰多，胸闷不舒，神疲力倦，胃纳差，时腹胀，大便溏，小便黄赤。舌质暗红，舌体胖，苔白或黄腻，脉濡缓。检查见鼻内肿物颜色暗红，鼻道内浊涕较多。

【加减】临床上根据邪正盛衰及兼症适当增减药物及用量。

【方解】邪毒久积化癌，肿物堵塞鼻窍，邪毒瘀滞鼻窍，故见鼻塞、嗅觉减退、鼻内肿物颜色暗红；邪毒久郁化火，熏灼骨肉脉络，故见流脓血涕、味腥臭、时有鼻衄；邪毒移肺，故见胸闷不舒、咳嗽痰多；癌肿压迫脉络，又受火毒蒸灼，则面颊肿胀疼痛；邪毒停留脑窍，向深处扩散，则见头痛头重、张口困难；久病体虚，脾胃受损，则见神疲力倦、时腹胀、大便溏；舌质暗红，舌体胖，苔白或黄腻，脉濡缓均为热毒瘀结、脾胃虚损之象。

方中金银花、连翘、白英、夏枯草、重楼清热解毒、消肿散结；枇杷叶清降肺气；三棱、莪术破血行气、消积止痛；党参、茯苓、山药健脾益气，扶正祛邪。诸药合用，共奏清热解毒、破瘀散结、健脾益气之功，标本兼治，邪毒可治。

【注意事项】肿瘤患者证属正气虚衰者不宜使用。

【现代研究】金银花具有抗病原微生物、抗炎解热、加强防御功能、兴奋中枢、降血脂、抗内毒素等作用；连翘具有抗微生物、镇吐、抗肝损伤等作用；夏枯草具有降血压、抗炎、抑菌等作用；枇杷叶有镇咳、平喘、抑菌、抗炎等作用；党参具有调节胃肠道运动、抗溃疡、增强免疫、降血压、延缓衰老、抗缺氧、抗辐射等作用；茯苓具有利尿、镇静、抗肿瘤、降血糖、增加心肌收缩力、抗胃溃疡等作用；白英体外实验具有明显的抗癌作用，煎剂对小鼠艾氏腹水痛、肉瘤 S180、梭型细胞肉瘤（实体型和腹水型）均有抑制作用，水提取物对动物能促进其抗体及球蛋白的形成，有增强机体非特异性免疫的作用，对动物能降低血管通透性，有抗炎作用，水浸液对金黄色葡萄球菌、志贺菌属、铜绿假单胞菌均有抑制作用；重楼具有抗菌、杀精、镇静镇痛、平喘止咳等作用；三棱水提物能显著延长凝血酶对人纤维蛋白的凝聚时间，水煎剂能显著抑制血小板聚集，降低全血黏度，能抗体外血栓形成，并使血栓时间延长，

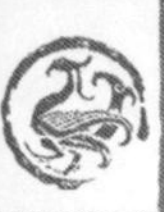

血栓长度缩短，血栓重量减轻，另外其水煎剂对离体家兔子宫有兴奋作用；莪术挥发油制剂对多种癌细胞既有直接破坏作用，又能通过免疫系统特异性免疫增强而获得明显的免疫保护效应，从而具有抗癌作用，温莪术挥发油能抑制多种致病菌的生长，莪术油具有明显的抗胃溃疡作用，其水提取液可抑制血小板聚集，促进微动脉血流恢复，完全阻止微动脉收缩，明显促进局部微循环恢复，莪术水提醇液对体内血栓形成有抑制作用，此外莪术对呼吸道合胞病毒有直接灭活作用，莪术油有明显的保肝和抗早孕作用。

【用方经验】以本方所治一例患者，症见左鼻流脓涕，左上颌面部瘫肿，咳嗽，系上颌窦癌术后复发并肺转移其病变部位在鼻左颊面及肺部，累及手太阴肺与足阳明胃经，病因为风热积毒。虽患者已手术治疗，但邪毒难以完全清除，余毒蕴积日久而发，且传之于肺。中医学认为，鼻乃肺之外窍，鼻病传肺，及窍病传脏。太阴、阳明相表里，手足阳明属表，手足太阴属里，邪毒客于手阳明大肠之表，传于手太阴肺之里，此即仲景“经络受邪入脏腑”。故遣金银花、连翘、白英、夏枯草、枇杷叶及重楼之属，清解肺胃热毒；辅三棱、莪术破气破血以消瘀散积；佐党参、茯苓、山药健脾实脾，以绝邪毒从足阳明胃表传入足太阴脾里之途径。此乃截断扭转之法，且有培土生金之妙。患者经连续八年用药获显效，肺转移后存活 10 年，癌灶未见增大。可见中医中药疗法对控制恶性肿瘤的发展，延长患者生命具有重要的临床意义。

第三节　鼻咽癌

鼻咽癌是临床高发癌肿，往往以西医治疗为主，但放疗、化疗容易引起严重副作用。中医对鼻咽癌主要从热毒熏蒸、痰浊凝结、气滞血瘀认识，对于放疗或化疗后，主要从阴液不足，气血不足，脾胃亏虚方面认识。中医辨证论治是鼻咽癌治疗的重要补充，其效应主要是：可明显减轻鼻咽癌放化疗的副作用；对部分已丧失了放化疗机会的晚期鼻咽癌患者，亦可运用辨证论治，具有一定治疗作用，有可能让患者带瘤生存；中药治疗有直接杀伤癌细胞的作用；中药的应用具有增强鼻咽癌细胞对放疗敏感性的作用。

谷铭三经验方（一）

【组成】黄芩 25 g，当归 15 g，生地黄 15 g，玄参 15 g，麦冬 15 g，芦根 15 g，天花粉 15 g，葛根 10 g，知母 15 g，山茱萸 15 g，天冬 15 g，淡竹叶 10 g。

【功效】益气养血，滋阴润燥。

【主治】鼻咽癌，放疗后，证属气阴两虚者。症见鼻塞，流脓血涕，味腥臭，嗅觉减退，甚者不闻香臭，时有鼻衄，头痛头重，耳鸣，听力下降，耳内胀闷感；伴见全身乏力、气短、自汗，动则加重，口干舌燥，五心烦热，大便秘结；舌淡或舌红暗，苔薄白少津，或少苔，脉细数或弦细。检查见：鼻咽肿块较放射前基本平复，黏膜红赤干燥，覆有干痂，咽部黏膜干皱红肿，多伴有颈部淋巴结肿大。

【加减】根据气阴虚损的程度，分别加重益气或养阴药物的用量，并酌加解毒抑癌之品。

【方解】邪毒久聚成癌，结滞鼻窍，故鼻塞、嗅觉减退；邪毒熏灼鼻窍黏膜肌肤，故流脓血涕、味腥臭；浊邪久留脑窍，故头痛头重、耳鸣、听力下降、耳内胀闷感；久病气血多虚衰，鼻咽癌患者接受放疗，耗气伤阴严重，故见全身乏力、气短、自汗、口干舌燥、五心烦热等；放射治疗后肿块较前缩小，阴虚失养，故黏膜红赤干燥、覆有干痂、咽部黏膜干皱红肿；舌淡或暗红、苔薄白少津或少苔、脉细数或弦细均为久病有瘀、气阴两虚之象。

方中黄芪、当归益气养血；生地黄、玄参、麦冬、天冬清热润肺、养阴生津；芦根、天花粉、淡竹叶、知母清热泻火、生津止渴；葛根合黄芪升举清阳，兼能生津止渴；山茱萸补益肝肾，扶正祛邪，兼制诸药之寒凉；方中遣大量养阴生津药，配以益气，佐以扶正，针对鼻咽癌患者放疗后气阴两伤的情况，药中病症，疗效明显。

【注意事项】鼻咽癌证属湿热内蕴者不宜使用。

【现代研究】黄芪具有增强机体免疫功能、保肝、利尿、抗衰老、抗应激、降血压和较广泛的抗菌作用；当归具有增加冠状动脉血流量、促进红细胞及血红蛋白生成与抗血栓作用；玄参有降血压、增加心肌血流量、抑菌、抗炎、镇静、抗惊厥等作用；麦冬能增强网状内皮系统吞噬能力，升高外周白细胞，提高免疫功能，增加冠脉血流量，对心肌缺血有明显保护作用，并能抗心律失常，改善心肌收缩力，改善左心室功能及抗休克作用，还有一定的镇静和抗菌作用；生地黄水提取液有降血压、镇静、抗炎、抗过敏作用，其流浸膏有强心、利尿作用，此外还具有促进机体淋巴细胞的转化、增加 T 淋巴细胞数量的作用，并能增强网状内皮细胞的吞噬功能；芦根具有解热、镇静、镇痛、降血压、降血糖、抗氧化及雌性激素样作用，对β-溶血链球菌有抑制作用，所含薏苡素对骨骼肌有抑制作用，苜蓿素对肠管有松弛作用；天花粉所含蛋白有免疫刺激和免疫抑制两种作用，体外实验证明，天花粉蛋白可抑制 HIV 在感染的免疫细胞内的复制繁衍，减少免疫细胞中受病毒感染的活细胞数，能抑制 HIV 的 DNA 复制和蛋白质合成，天花粉水提取物的非渗透部位能降低血糖活性，天花粉煎剂对溶血性链球菌、肺炎链球菌、白喉棒状杆菌有一定的抑制作用；葛根具有扩张冠脉血管和脑血管、增加冠脉血流量和脑血流量、解热、解痉等作用；知母动物实验有防止和治疗大肠埃希菌所致高热的作用，体外实验表明其具有广泛的抑菌、降血糖、抗肿瘤等作用；山茱萸具有抑菌、强心、升血压、抗血栓、抗氧化等作用；天冬酰胺有一定的平喘镇咳祛痰作用，可使外周血管扩张、血压下降、心收缩力增强、心率减慢和尿量增加，煎剂体外实验对甲型及乙型溶血性链球菌、白喉棒状杆菌、肺炎链球菌、金黄色葡萄球菌等均有不同程度的抑制作用，天冬还具有升高外周白细胞、增强网状内皮系统吞噬能力及体液免疫功能的作用，煎剂或醇提取液可促进抗体生成，延长抗体生存时间，对实验动物油非常显著的抗细胞突变作用，可升高肿瘤细胞 cAMP 水平，抑制肿瘤细胞增殖。

【用方经验】鼻咽癌类似于中医“鼻渊”等证。鼻位于诸阳交会的头面部，为“清空”之窍，通过经络从属于肺、脾、肾、胆诸脏；鼻为清浊之气出入的门户，助肺脏行呼吸、主嗅觉。上述脏腑功能失调，导致气滞血瘀，痰浊凝聚，上阻鼻窍，瘀久成块，久化火毒，内攻腐烂成癌，从而出现鼻塞、头痛等症。因此，谷铭三老中医治疗鼻咽癌在调理脏腑功能的同时，常采用清热化痰、祛瘀散结的药物组方施治。常用的药物有射干、黄芩、瓜蒌、芦根、白及粉、三七粉、紫菀、苍耳子、辛夷花、大蒜等。上述诸药只要配合得当，对治疗鼻咽癌有一定的效果。

谷铭三老中医对鼻咽癌有转移的患者，常常据证加减进行治疗。鼻咽癌出现淋巴结转移的患者，常以伴随颈部淋巴结肿大多见，除在原方中重用化痰软坚的药物外，还常用独角膏（市售）或消癌膏（由壁虎、全蝎等药物熬制而成）外贴，配合小金丹以增强化痰散结功效。有时也用鲜独角莲与甘草粉、大黄粉、高粱米面捣烂调和成膏状外敷肿块。鼻咽癌出现骨转移者，转移部位多有疼痛，多用青莪丸（杜仲、补骨脂、核桃仁、大蒜）加青木香、威灵仙、紫苏木、延胡索、马钱子补肾祛瘀、通络止痛。并认为只要守方持续治疗，对抑制骨转移的发展速度有一定疗效。对肺转移表现为咳嗽、咳血者，多配合大剂量的百合、天冬，以及沙参、玄参、白及粉、三七粉、藕节、芦根等滋阴润肺、止咳止血药进行治疗。对肝转移的患者可配服大黄䗪虫丸。

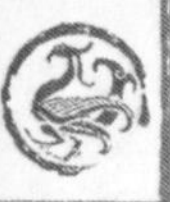

谷铭三经验方（二）

【组成】鱼腥草 50 g，败酱草 40 g，射干 30 g，马勃 20 g，三七粉 20 g，苍耳子 15 g，玉竹 30 g，蜣螂 10 g，辛夷花 20 g。

【功效】清热败毒，化痰散结，祛瘀止痛。

【主治】鼻咽癌，经放化疗后复发，证属热毒壅盛，痰瘀互结者。症见鼻咽部肿物溃烂坏死，表面有脓痂，混有血性分泌物，鼻咽黏膜红赤，咽部黏膜红肿；头痛明显，鼻流浊血涕，气味秽臭，咳嗽痰稠，耳鸣耳聋，心烦失眠，口苦咽干；舌质暗红，苔黄腻，脉弦滑或弦数。

【加减】同时配合大蒜汁滴鼻，或用大蒜、三七粉、熊胆粉捣泥塞鼻，或用大蒜泥贴足心。

【方解】热毒壅盛，熏灼鼻咽黏膜血络，故鼻流脓血涕、气味秽臭、鼻咽部肿物溃烂坏死、黏膜红肿、混有血性分泌物；热毒久留，炼液为痰，故咳嗽、痰稠；久病血瘀，痰毒互结滞留脑窍，故头痛明显、耳聋耳鸣；毒热伤津扰神，心神失养，故心烦失眠、口苦咽干；舌质暗红，苔黄腻、脉弦滑或弦数均为热毒壅盛、痰瘀互结之象。

方中鱼腥草、败酱草、射干、马勃清热解毒、消痈排脓、利咽，射干兼能化痰；三七活血化瘀；苍耳子、辛夷通窍止痛；蜣螂解毒消肿；玉竹养阴润燥，生津止渴，防止毒热耗津伤液。诸药合用，共奏清热解毒、化痰祛瘀之功，佐以养阴扶正，针对鼻咽癌复发后的症状有较好的治疗作用。

【注意事项】鼻咽癌复发虚象明显者不宜使用。

【现代研究】鱼腥草具有明显的抗菌、抗病毒、提高机体免疫力、抗炎等作用；败酱草对金黄色葡萄球菌、志贺菌属、伤寒沙门菌、铜绿假单胞菌、大肠埃希菌有抑制作用；并有抗肝炎病毒作用，能促进肝细胞再生，防止肝细胞变性，改善肝功能，此外还有抗肿瘤作用，其乙醇浸膏或挥发油均有明显镇静作用；射干对常见致病性真菌有较强的抑制作用，对外感及咽喉疾患中的某些病毒(腺病毒、ECHO11) 也有抑制作用，有明显的利尿作用，此外还有抗炎、解热及止痛作用；辛夷具有收缩鼻黏膜血管、促进黏膜分泌物的吸收、抗炎、抗过敏、镇痛、降血压等作用；三七具有止血、抗血栓、促进造血、抗炎、保肝、抗肿瘤、镇痛、延缓衰老及对心血管的广泛双向调节等作用；马勃具有止血作用，对口腔及鼻出血具有明显的止血效果，其煎剂对金黄色葡萄球菌、铜绿假单胞菌、变形杆菌及肺炎链球菌均有抑制作用，对少数致病真菌也有抑制作用；苍耳子具有降血压、降血糖及对呼吸系统的双重调节等作用；玉竹具有促进实验动物抗体形成，提高吞噬细胞的吞噬百分数和吞噬指数，促进干扰素的合成，抑制结核分枝杆菌生长，降血糖，降血脂，缓解动脉粥样斑块形成，促进外周血管和冠脉扩张，延长耐缺氧时间，强心，抗氧化，抗衰老等作用，此外还有类似肾上腺皮质激素样作用。

【用方经验】同上方。

养阴泻白解毒汤（王士贞经验方）

【组成】桑白皮 15 g，地骨皮 15 g，甘草 5 g，玄参 15 g，白芍 15 g，沙参 15 g，麦冬 15 g，贝母 10 g，瓜蒌子 10 g，龙利叶 15 g，猫爪草 15 g。

【功效】养阴清肺，解毒化痰。

【主治】肺阴亏虚、虚火上炎所致的鼻咽癌，包括鼻咽癌放疗后者，见口鼻干燥、干咳少痰，或痰黏难咯，舌红少苔，脉细数。

【加减】口干引饮甚者，选加石斛、玉竹、葛根；咽痛不适，选加桔梗、牛蒡子、岗梅根、甘草；痰多黏稠难咯，选加法半夏、僵蚕、陈皮；头晕耳鸣，低头四肢触电感，选用鸡血藤、牛膝、何首乌、山茱萸；头痛，选用蒺藜、蔓荆子、杭菊花、柴胡；鼻咽肿块及颈淋巴结未消，宜加重解毒散结药如重楼、山海螺等。山海螺消肿解毒，且有益气的作用，故较多选用；肺经热重者，可加黄芩、知母等以增强清泄肺热之效。

【方解】鼻咽癌患者，特别是在放疗后，

肺阴亏虚，虚火上炎，故见口鼻干燃、干咳少痰，或痰黏难咯，舌红少苔，脉细数。

本方由养阴药、解毒药及清肺药（泻白散）三部分组成，玄参、麦冬、白芍、沙参养阴润燥，桑白皮清肺热，泻肺气，地骨皮泻肺中深伏之火，龙利叶、猫爪草清热解毒，贝母、瓜蒌子清热化痰，甘草泻火解毒，调和诸药。诸药合用，共奏养阴清肺解毒化痰之功。

【注意事项】鼻咽癌放化疗后，除表现为肺阴虚外，亦可出现脾胃亏虚及肾阴亏虚，还可出现气虚，临床应辨证施治。

【现代研究】养阴清肺汤雾化吸入能明显减轻口腔黏膜的放射性损伤，提高鼻咽癌放疗患者急性口腔黏膜反应发生时的放射剂量，降低反应级别。药理研究证明，养阴清肺汤对白喉棒状杆菌有较强的抑菌和杀菌能力，对其毒素也有较强的中和能力。

泻白散主要有解热，抗菌，镇咳等作用。泻白散对实验性发热的家兔有解热作用，与一些合成解热镇痛药大致相等。泻白散组成药对金黄色葡萄球菌、结核分枝杆菌、伤寒沙门菌、流感甲型京科 68－1 病毒有较强抑制作用，对福氏痢疾杆菌、志贺菌属也有抑制作用。泻白散组成药有祛痰、镇咳作用。猫爪草具有抗肿瘤作用，其所含皂苷及多糖对体外培养的肉瘤 S180、艾氏腹水瘤 EAC 及人乳腺癌细胞株 MCF－7 均有对抗作用，并且还有体外抗白血病细胞作用。还可通过增强机体细胞毒性 T 淋巴细胞（CTL）杀菌能力，从而达到抗结核及其他细菌的目的。

孙秉严经验方（一）

【组成】川芎 10 g，白芷 10 g，荆芥 10 g，天麻 10 g，蜈蚣 3 条，僵蚕 15 g，全蝎 6 g，蝉蜕 10 g，厚朴 10 g，枳壳 10 g，牵牛子 20 g，党参 10 g，生黄芪 30 g，熟地黄 30 g，附子 10 g，肉桂 10 g，干姜 10 g，辛夷 10 g，苍耳子 10 g。

【功效】散寒化毒，清窍化浊。

【主治】鼻咽癌，证属寒毒瘀结，上攻清窍者。症见鼻塞，鼻涕带血或时常鼻衄，涕白黏，无明显异味，血色鲜红，嗅觉减退，耳聋耳鸣，头部及眼眶部疼痛，面颊部麻木感；舌淡红，苔薄白，脉沉弦。病理检查确诊为鼻咽癌。

【加减】同时配合成药：消瘤丸每次 15 丸，每日 2 次；新丹丸每丸 9 g，每日 1 丸；1211 液每支 10 ml，每日 3 支；青龙衣液 10 ml，每日 3 次。

【方解】寒毒互结，久留为瘀化癌；寒邪闭塞鼻窍，癌肿压迫鼻咽，故鼻塞、嗅觉减退；毒邪腐蚀黏膜肌肤，故鼻涕带血或时常鼻衄；寒邪留置，故涕色白黏无明显异味；寒毒阻滞气机，清阳不升，浊阴不降，故头及眼眶部疼痛、耳聋耳鸣邪留经络，则面颊部麻木感；病理诊断为鼻咽癌，舌质淡红、苔薄白、脉沉弦为寒毒瘀结之象。

方中川芎、天麻、僵蚕、蜈蚣、全蝎合用祛风攻毒散结、行气通络止痛，治疗气机久瘀所致癌肿；苍耳子、白芷、辛夷、荆芥合用散寒止痛、通窍化浊，以治疗局部鼻塞、流涕等症状为主；附子、肉桂、干姜温阳散寒止痛，用先天以治后天，以除寒毒之根；黄芪、党参补气助阳，扶正以祛邪；熟地黄滋补肾阴，一方面防止邪毒伤阴，补养耗伤之阴津，另一方面制约附、姜、桂、芪之辛热，使温而不燥；久病易伤及脾胃，运化受损，厚朴、枳壳、牵牛子行气消食除胀，以助中焦运化。诸药合用，共奏散寒化毒、清窍化浊之功。

【注意事项】鼻咽癌，证属火毒壅盛证者不宜使用。

【现代研究】川芎具有改善血流动力学状况、抗凝、降血压、抑菌、抗组胺和利胆作用；辛夷具有收缩黏膜血管的作用，能保护鼻黏膜，并促进黏膜分泌物的吸收，减轻炎症，乃至鼻腔通畅，另外还有镇静镇痛、抗过敏、降血压作用；苍耳子具有降血压、降血糖作用，并对呼吸系统有双重调节等作用；白芷具有解热、镇痛抗炎、解痉、兴奋中枢神经、升高血压、抗微生物、对心血管及平滑肌有双重作用；荆芥具有微弱解热、抑菌、镇痛、抗炎等作用；蜈蚣煎剂能改善小鼠的微循环，延长凝血时间，降低血黏度，并有

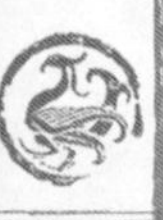

明显的镇痛、抗炎作用；僵蚕提取液在体内、外均有较强的抗凝作用，体外实验对金黄色葡萄球菌、铜绿假单胞菌有轻度的抑菌作用，其醇提取物体外可抑制人体肝癌细胞的呼吸，可用于直肠瘤型息肉的治疗；全蝎提取液有抑制动物血栓形成和抗凝作用，蝎身及蝎尾制剂对动物躯体痛或内脏痛均有明显镇痛作用，全蝎水、醇提取物分别对人体肝脏和结肠癌细胞有抑制作用；天麻具有降低外周血管、脑血管和冠状血管阻力，并有降血压、减慢心率及镇痛抗炎作用，天麻多糖有免疫活性；蝉蜕具有显著的免疫抑制和抗过敏、抗惊厥、镇静、解热等作用；厚朴对多种病菌有抑制作用，厚朴酚对实验性胃溃疡有防治作用，此外还有降血压作用；枳壳可使胃肠收缩节律增加，有抑制血栓形成、抗胃溃疡的作用，此外其煎剂或酊剂静脉注射对动物离体心脏有强心作用；牵牛子能增强离体兔回肠节律性收缩和抑制小鼠胃排空，在体外对多种革兰阳性菌和阴性菌均有较强的抗菌活性；黄芪能促进机体代谢、抗疲劳、促进血清和肝脏蛋白质的更新、抗菌、抑病毒、增强和调节机体免疫功能等作用；党参具有调节胃肠道运动、抗溃疡、增强免疫、降血压、延缓衰老、抗缺氧、抗辐射等作用；熟地黄具有防止肾上腺皮质萎缩、促进肾上腺皮质激素合成等作用；附子具有强心、抗炎、镇痛、抗衰老等作用；肉桂具有扩张血管、促进血液循环、增强冠脉及脑血流量、使血管阻力下降、解热、镇痛、镇静等作用；干姜具有镇静镇痛、抗炎、止呕及短暂升高血压等作用。

孙秉严经验方（二）

【组成】大黄 15 g，厚朴 15 g，枳实 15 g，玄明粉（冲服）12 g，肉桂 15 g，干姜 15 g，附子 15 g，山豆根 10 g，三棱 15 g，莪术 15 g，桃仁 15 g，牛蒡子 10 g，红花 15 g，马勃 6 g，桔梗 15 g。

【功效】温阳驱毒，化瘀攻下。

【主治】软腭淋巴肉瘤，证属寒瘀毒结者。症见咽痛剧烈，吞咽时加重，或吞咽困难只能进流质食物，伴见声音嘶哑，张口困难，甚者牙关紧闭，口腔溃疡，面色苍白，神倦无力，胃脘部胀痛，遇冷诸症加剧；舌质淡红或暗红，舌苔薄白，舌有齿痕，胃脘部按压痛。检查见上颚肿物质地硬，不活动，色淡白，或有溃烂，疮面可有脓点附着。

【加减】宜同时配合成药：消瘤丸，每日 20 粒；化郁丸，隔日 1 丸。因患者吞咽及呼吸功能均有障碍，病情较急时，配合丸药加强驱除癌毒的力量，丸药组成如下：轻粉 30 g，黄连 10 g，桃仁 10 g，槐角 10 g，槐花 10 g，杏仁 10 g，连翘 10 g，大蜂房 3 个，大黄 10 g。上药共炼蜜为丸，每日服 2 次，5 日服完。

【方解】寒瘀毒结于软腭，积久成癌；寒邪留滞，故上颚肿物质硬、不活动、色淡白、遇冷诸症加剧；毒邪腐蚀肌肤，故咽痛剧烈、上腭肿物或有溃烂；癌肿位于口腔，邪毒弥漫附近肌肤组织，故见声音嘶哑、张口困难、口腔溃疡；久病伤正，故见胃脘部胀痛、面色苍白、神倦无力。舌脉所见为寒瘀毒结之象。

方中大黄、厚朴、枳实、玄明粉为大承气汤，泻下攻结，清热解毒，使毒邪从下而泻；附子、肉桂、干姜温阳散寒，振奋阳气，除久积之寒毒；桃仁、红花、三棱、莪术行气活血化瘀，软坚散结止痛；山豆根、牛蒡子、桔梗、马勃清热解毒利咽，驱散局部积聚之寒毒。诸药合用，温阳、驱毒、化瘀、攻下齐举，使瘀毒去，寒邪散，阳气复，诸症消。

【注意事项】软腭肿瘤，证属火毒旺盛或湿热结聚者不宜使用。

【现代研究】山豆根有抗癌作用，所含苦参碱、氧化苦参碱对实验性肿瘤均呈抑制作用，有抗溃疡作用，能抑制胃酸分泌，对实验性溃疡有明显的修复作用，具有多种抗菌、平喘、升高白细胞、抗心律失常、抗炎及保肝等作用；马勃具有止血作用，对口腔及鼻出血具有明显的止血效果，其煎剂对金黄色葡萄球菌、铜绿假单胞菌、变形杆菌及肺炎链球菌均有抑制作用，对少数致病真菌也有抑制作用；附子具有强心、抗炎、镇痛、抗衰老等作用；肉桂具有扩张血管、促进血液循环、增强冠脉及脑血流量、使血管阻力下降、解热、镇痛、镇静等作用；大黄能增加肠蠕动，抑制肠内水分吸收，促进排便，还有抗感染作用，对多种革兰阳性和阴性菌均有抑制作用，对流感嗜血杆菌也有抑制作用，有利胆和健胃作用，此外，还有止血、保肝、降血压、降低血清胆固醇等作用；厚朴对多种病菌有抑制作用，厚朴酚对实验性胃溃疡有防治作用，此外还有降血压作用；枳实可使胃肠收缩节律增加，有抑制血栓形成、抗胃溃疡的作用，此外其煎剂或酊剂静脉注射对动物离体心脏有强心作用；三棱水提物能显著延长凝血酶对人纤维蛋白的凝聚时间，水煎剂能显著抑制血小板聚集，降低全血黏度，能抗体外血栓形成，并使血栓时间延长，血栓长度缩短，血栓重量减轻，另外其水煎剂对离体家兔子宫有兴奋作用；莪术挥发油制剂对多种癌细胞既有直接破坏作用，又能通过免疫系统特异性免疫增强而获得明显的免疫保护效应，从而具有抗癌作用，温莪术挥发油能抑制多种致病菌的生长，莪术油具有明显的抗胃溃疡作用，其水提取液可抑制血小板聚集，促进微动脉血流恢复，完全阻止微动脉收缩，明显促进局部微循环恢复，莪术水提醇液对体内血栓形成有抑制作用，此外莪术对呼吸道合胞病毒有直接灭活作用，莪术油有明显的保肝和抗早孕作用；桃仁、红花都能明显改善血流动力学状况，增加冠状动脉血流量，降低血管阻力、改善微循环的作用；牛蒡子对肺炎链球菌有显著抗菌作用，还有解热、利尿、降低血糖、抗肿瘤等作用；桔梗具有排痰、镇咳、增强抗炎和免疫、镇静、镇痛、解热等作用。

第四节　喉部癌肿

本节内容包括喉部各种恶性肿瘤。喉部恶性肿瘤确诊后，一般以手术、化疗为主。中医药对喉部癌肿的治疗，一般以配合性作用为主，亦有单独应用而取得治愈效果者。

孙秉严经验方

【组成】陈皮 10 g，桔梗 15 g，生地黄 25 g，麦冬 25 g，射干 20 g，马勃 10 g，厚朴 10 g，半枝莲 25 g，百部 15 g，金银花 20 g，三棱 15 g，牛蒡子 10 g，莪术 15 g，枳实 10 g，牵牛子 15 g，山豆根 20 g，槟榔 15 g，大黄 15 g，土茯苓 30 g，玄明粉（冲服）15 g。

【功效】清热解毒，化瘀攻下。

【主治】喉癌，证属热毒内蕴者。症见喉部剧痛，吞咽不利，声嘶或失音，咳嗽痰稠，痰中带血，气粗喘鸣，甚至呼吸困难；伴见面色苍白，体质消瘦，饮食难下，睡卧不宁，口干口苦，气息臭秽，便结溺赤；舌质红或红绛，苔黄厚腻，脉弦滑数。检查见喉部肿物溃烂，覆有秽膜，颌下及颈部淋巴结肿大，胃脘部按压痛。

【加减】同时配合成药：消瘤丸，每日 20～30 粒；化郁丸，每粒 9 g，每日 1 粒；1213 液，每日 100 ml。

【方解】热毒内蕴，久留为滞，结聚成癌。热毒蒸灼，腐蚀肌肤经络，故喉部疼痛剧烈、痰中带血、肿物溃烂、覆有秽膜；癌肿困结，气机不利，故吞咽不利，气粗喘鸣；咽喉为肺胃之门户，热毒积聚，蕴于肺经，炼津为痰，故咳嗽痰稠；久病正气不足，饮食运化不足，故见面色苍白、体质消瘦；热邪亢盛，疼痛不止，扰乱心神，故睡卧不宁；口干口苦、气息臭秽、便结溺赤、舌质红或红绛、苔黄厚腻、脉弦滑数均为热毒内蕴之象。

方中射干、马勃、金银花、牛蒡子、山豆根、半枝莲、土茯苓清热解毒，利咽消肿；百部、桔梗合牛蒡子清热宣肺，化痰止咳；三棱、莪术软坚散结，化瘀消肿；大黄、玄明粉清热解毒，泻下攻积，并能引热毒从下

而出；热毒久留，耗阴伤津，生地黄、麦冬养阴生津；陈皮、厚朴、枳实、槟榔健脾行气，除痰；陈皮合牵牛子健脾益胃，助脾胃恢复运化，并防止诸药伤及脾胃。诸药合用，共奏清热解毒、化瘀攻下之功，使热毒可清，邪有出路，诸症自减。

【注意事项】喉癌久病，证属虚证者不宜使用。

【现代研究】陈皮具有升血压、调节心脏功能、扩张气管、利胆、降低血清胆固醇等作用；桔梗具有排痰、镇咳、增强抗炎和免疫、镇静、镇痛、解热等作用；生地黄水提取液有降血压、镇静、抗炎、抗过敏作用，其流浸膏有强心、利尿作用，此外还具有促进机体淋巴细胞的转化、增加 T 淋巴细胞数量的作用，并能增强网状内皮细胞的吞噬功能；麦冬能增强网状内皮系统吞噬能力，升高外周白细胞，提高免疫功能，增加冠脉血流量，对心肌缺血有明显保护作用，并能抗心律失常及改善心肌收缩力，改善左心室功能及抗休克作用，还有一定的镇静和抗菌作用；射干对常见致病性真菌有较强的抑制作用，对外感及咽喉疾患中的某些病毒（腺病毒、ECHO11）也有抑制作用，有明显的利尿作用，此外还有抗炎、解热及止痛作用；马勃具有止血作用，对口腔及鼻出血具有明显的止血效果，其煎剂对金黄色葡萄球菌、铜绿假单胞菌、变形杆菌及肺炎链球菌均有抑制作用，对少数致病真菌也有抑制作用；厚朴对多种病菌有抑制作用，厚朴酚对实验性胃溃疡有防治作用，此外还有降血压作用；枳实可使胃肠收缩节律增加，有抑制血栓形成、抗胃溃疡的作用，此外其煎剂或酊剂静脉注射对动物离体心脏有强心作用；牵牛子能增强离体兔回肠节律性收缩和抑制小鼠胃排空，在体外对多种革兰阳性菌和阴性菌均有较强的抗菌活性；三棱水提物能显著延长凝血酶对人纤维蛋白的凝聚时间，水煎剂能显著抑制血小板聚集，降低全血黏度，能抗体外血栓形成，并使血栓时间延长，血栓长度缩短，血栓重量减轻，另外其水煎剂对离体家兔子宫有兴奋作用；莪术挥发油制剂对多重癌细胞既有直接破坏作用，又能通过免疫系统特异性免疫增强而获得明显的免疫保护效应，从而具有抗癌作用，温莪术挥发油能抑制多种致病菌的生长，莪术油具有明显的抗胃溃疡作用，其水提取液可抑制血小板聚集，促进微动脉血流恢复，完全阻止微动脉收缩，明显促进局部微循环恢复，莪术水提醇液对体内血栓形成有抑制作用，此外莪术对呼吸道合胞病毒有直接灭活作用，莪术油有明显的保肝和抗早孕作用；牛蒡子对肺炎链球菌有显著抗菌作用，还有解热、利尿、降低血糖、抗肿瘤等作用；半枝莲对某些肉瘤、脑瘤以及艾氏腹水癌等多种动物肿瘤细胞均有一定抑制作用，对急性粒细胞型白血病细胞有轻度抑制作用，此外还有抑菌、利尿、止咳、平喘等多种药理作用；金银花具有抗病原微生物、抗炎解热、加强防御功能、中枢兴奋、降血脂、抗内毒素等作用；山豆根有抗癌作用，所含苦参碱、氧化苦参碱对实验性肿瘤均呈抑制作用，有抗溃疡作用，能抑制胃酸分泌，对实验性溃疡有明显的修复作用，具有多种抗菌、平喘、升高白细胞、抗心律失常、抗炎及保肝等作用；大黄能增加肠蠕动，抑制肠内水分吸收，促进排便，还有抗感染作用，对多种革兰阳性和阴性菌均有抑制作用，对流感病毒也有抑制作用，有利胆和健胃作用，此外，还有止血、保肝、降血压、降低血清胆固醇等作用。

谷铭三经验方（一）

【组成】黄芪 50 g，当归 30 g，鸡血藤 30 g，穿山甲（先煎）20 g，瓜蒌 40 g，贝母 20 g，三七粉 20 g，墨旱莲 40 g，山豆根 30 g，黄药子 20 g，牛蒡子 30 g，半边莲 50 g，白花蛇舌草 40 g，天冬 30 g，射干 20 g，皂角刺 30 g。

【功效】益气养血，清热化痰，散结利咽。

【主治】喉癌术后，伤口不易愈合，痰热壅盛者。症见手术伤口久不愈合，时渗出血水，声音嘶哑，呼吸不畅，咳嗽痰多，痰黏不易咳出，痰中带血，咽喉疼痛，大便秘结；舌质紫或暗红，苔黄厚腻，脉滑数。检查见手术切口处漫肿，表面分泌物较多，或有颈部淋巴结肿大。

【加减】临证时根据病情轻重，痰热、阴伤的偏盛调整药量；根据兼症增减药物；另外要注意顾护胃气。具体可参考用药经验。

【方解】痰热蕴结咽喉，清道不利，功能失司，故声音嘶哑、呼吸不畅、咳嗽痰黄、手术切口不易愈合；热邪熏灼，故咽喉疼痛、手术切口处漫肿、时渗出血水；热邪炼津为痰，灼伤阴津，故痰黏不易咳出、大便干结；病理确诊为喉癌，久病故舌紫或暗红；苔黄厚腻、脉滑数均为其痰热壅盛之象。

方中黄芪、当归、鸡血藤、天冬合用益气养血，育阴扶正，监制放疗火热伤阴耗气的不良反应；黄芪配穿山甲、皂角刺具有益气托疮排脓的功效，可以促进术后刀口的快速愈合；射干、瓜蒌、贝母、牛蒡子、山豆根、白花蛇舌草、半边莲共用清热解毒，化痰利咽，既可抑制喉癌，又能解除痰黏不易咳出的痰热证；白花蛇舌草、贝母、黄药子、瓜蒌合用消肿散结；黄药子还可助三七粉、墨旱莲凉血祛瘀止血。诸药合用，共奏益气养血、清热化痰、散结利咽之功，对喉癌术后刀口不愈，痰热壅盛的患者有效。

【注意事项】喉癌术后，证属气阴两虚者不宜使用，火毒困结、气血瘀阻者应加减使用。

【现代研究】黄芪能促进机体代谢、抗疲劳、促进血清和肝脏蛋白质的更新、抗菌、抑病毒、增强和调节机体免疫功能等作用；沙参具有降血压、抑菌、抗炎、镇静等作用；当归具有抗菌、抗炎镇痛、保肝、抑制中枢神经系统、抗肿瘤并对血液、心血管及免疫系统有广泛的作用；鸡血藤水提醇沉制剂能增加实验动物股动脉血流量，降低血管阻力，对血小板聚集有明显抑制作用，水煎剂可降低动物胆固醇，明显对抗动脉粥样硬化病变，水提物及酊剂有明显的抗炎作用，并对免疫系统有双向调节功能；瓜蒌具有祛痰、抑菌、降血脂、致泻等作用；贝母具有镇咳、祛痰、降血压、解痉、抗溃疡等作用；三七具有止血、抗血栓、促进造血、抗炎、保肝、抗肿瘤、镇痛、延缓衰老及对心血管的广泛双向调节等作用；墨旱莲有抑菌、保肝、抗诱变、止血等作用，其煎剂还能明显提高机体免疫功能，此外还能增加冠脉血流量，提高抗缺氧能力；山豆根有抗癌作用，所含苦参碱、氧化苦参碱对实验性肿瘤均呈抑制作用，有抗溃疡作用，能抑制胃酸分泌，对实验性溃疡有明显的修复作用，具有多种抗菌、平喘、升高白细胞、抗心律失常、抗炎及保肝等作用；黄药子对缺碘食物引起的甲状腺肿有一定的治疗作用，其表现为肿大的甲状腺重量减轻、腺组织和血清蛋白结合碘增加，对大鼠自发性甲状腺肿亦有改善作用，黄药子对小鼠肉瘤 180 及子宫颈癌 U14 有抑制作用，此外还有止血、抗病原微生物作用及对离体兔肠平滑肌有调节作用等；牛蒡子对肺炎链球菌有显著抗菌作用，还有解热、利尿、降低血糖、抗肿瘤等作用；天冬酰胺有一定的平喘镇咳祛痰作用，可使外周血管扩张、血压下降、心收缩力增强、心率减慢和尿量增加，煎剂体外实验对甲型及乙型溶血性链球菌、白喉棒状杆菌、肺炎链球菌、金黄色葡萄球菌等均有不同程度的抑制作用，天冬还具有升高外周白细胞、增强网状内皮系统吞噬能力及体液免疫功能的作用，煎剂或醇提取液可促进抗体生成，延长抗体生存时间，对实验动物有非常显著的抗细胞突变作用，可升高肿瘤细胞 cAMP 水平，抑制肿瘤细胞增殖；射干对常见致病性真菌有较强的抑制作用，对外感及咽喉疾患中的某些病毒（腺病毒、ECHO11）也有抑制作用，有明显的利尿作用，此外还有抗炎、解热及止痛作用；皂角刺具有祛痰、抑菌等作用；白花蛇舌草具有抗肿瘤、抗菌消炎等作用。

【用方经验】谷铭三老中医治疗喉癌常用药有夏枯草、海藻、连翘、射干、玄参、麦冬、半枝莲、石见穿、白花蛇舌草、重楼、僵蚕、百合、贝母等。这些药品多归肺经，具有养阴清热、化痰利咽的作用，其中射干有治“喉痹咽痛”“散结气”，疗“咳唾言语气臭”的功效，对于喉癌表现咽喉肿痛，伴有热痰壅盛者，或瘀血痰浊互结，舌质紫暗苔腻者有较好的作用。喉癌伴咽干痛明显者，常用拳参 50 g 煎水含漱；伴淋巴结肿大

或颈部肿块，可用独角膏或消癌膏外敷，配服小金丹、小金片等；痰中带血者可加用三七粉、云南白药。其中云南白药可大剂量使用，尤其对癌肿出血具有较好效果。伴口臭明显者，重用连翘；伴发热者可用生石膏、知母、羚羊角粉、柴胡、金银花、熊胆粉等药物；持续高热不退者，部分患者用柴胡注射液、白花蛇舌草注射液等作穴位注射有良效；伴吞咽困难者，可用威灵仙、急性子、冬凌草等药醋蜜煎，送服壁虎粉；亦可服冬凌草片，每日 3 次，每次 10 片；喉癌疼痛明显或向耳部放射痛者，可加用延胡索、徐长卿、白屈菜、乳香、没药等，亦可用麝香注射液、当归注射液、红花注射液作穴位注射。

谷铭三经验方（二）

【组成】生地黄 25 g，玄参 15 g，山茱萸 15 g，金银花 10 g，瓜蒌 25 g，知母 25 g，山豆根 10 g，贝母 10 g，山慈菇 25 g。

【功效】化痰散结，益气养阴生津。

【主治】喉癌术后，颈部淋巴结转移，证属气阴两亏，痰浊流注者。症见咽喉干燥疼痛，吞咽时明显，渴喜冷饮，神疲乏力，心烦失眠，颧红盗汗，小便短赤；颈部活动不适，可见大小不等的肿块，质地较硬，与基底粘连。舌绛，苔少欠润，脉沉细数。检查见：颈部可触及大小不等的淋巴结肿大，质硬，活动较差。

【加减】配服马钱子丸，每日 1 次，每次 10 粒。在颈部肿块明显缩小，咽喉部干燥、吞咽疼痛等症状亦有缓解后，可投以六味地黄汤加山豆根、山慈菇、贝母水煎服，配合马钱子丸，巩固疗效。

【方解】平素气阴两亏，虚火上炎，肺气宣降失司，凝湿化痰，痰火瘀结咽喉，久而成癌。多次手术，阴血亏损，津液暗耗，正气衰败，痰火乘虚流注，出现淋巴转移，故检查见颈部多发淋巴结肿大；气阴亏虚，咽喉失养，故见咽喉干燥疼痛；癌肿位于喉部，故吞咽时疼痛加剧；神疲乏力、颧红盗汗、心烦失眠、小便短赤、舌绛、苔少欠润、脉沉细数均为气阴两虚之象。

方中生地黄、玄参、知母滋补肝肾之阴，养阴清热，生津润燥；瓜蒌、贝母清热化痰，消肿散结；山豆根、山慈菇、金银花清热解毒，消肿止痛；山茱萸滋补肝肾，助诸药滋阴之力；再配合马钱子丸解毒散结功效大增。诸药合用，肝肾之阴可复，虚火得清，痰浊得化，肿大的淋巴结可消，而获良效。

【注意事项】无明显使用禁忌，临证可根据病证变化适当加减药物。

【现代研究】生地黄水提取液有降血压、镇静、抗炎、抗过敏作用，其流浸膏有强心、利尿作用，此外还具有促进机体淋巴细胞的转化、增加 T 淋巴细胞数量的作用，并能增强网状内皮细胞的吞噬功能；玄参有降血压、增加心肌血流量、抑菌、抗炎、镇静、抗惊厥等作用；山茱萸具有抑菌、强心、升血压、抗血栓、抗氧化等作用；金银花具有抗病原微生物、抗炎解热、加强防御功能、兴奋中枢、降血脂、抗内毒素等作用；瓜蒌具有祛痰、抑菌、降血脂、致泻等作用；知母动物实验有防止和治疗大肠埃希菌所致高热的作用，体外实验表明其具有广泛的抑菌、降血糖、抗肿瘤等作用；山豆根有抗癌作用，所含苦参碱、氧化苦参碱对实验性肿瘤均呈抑制作用，有抗溃疡作用，能抑制胃酸分泌，对实验性溃疡有明显的修复作用，具有多种抗菌、平喘、升高白细胞、抗心律失常、抗炎及保肝等作用；夏枯草具有降血压、抗炎、抑菌等作用；贝母碱在低浓度下对支气管平滑肌有明显扩张作用，贝母碱及去氢贝母碱有明显镇咳作用，还有中枢抑制作用，能镇静、镇痛。

张梦侬经验方

【组成】炒橘核 15 g，煨三棱 15 g，煨莪术 15 g，天葵子 15 g，海藻 15 g，昆布 15 g，黄药子 15 g，枳壳 15 g，浙贝母 15 g，蒲公英 30 g，紫花地丁 30 g，白茅根 60 g，白花蛇舌草 120 g，夏枯草 120 g，何首乌 120 g，蜂蜜 90 g。每剂加水 10 磅（1 磅等于 500 mL），熬至 3 磅，去渣，加蜜入药汁中熬令和，分 2 日 6 次服。

同时配合外敷药：生何首乌 150 g，生重楼 60 g，忌铁器。

【功效】消肿败毒，软坚散结。

【主治】喉癌，证属热毒结聚者。症见声音嘶哑，咽喉疼痛，吞咽困难，痰中带血，口气恶臭，口苦咽干，渴喜冷饮，大便干结，小便黄赤；舌质红，苔黄腻，脉弦滑数。检查见喉部肿物呈菜花状，溃烂渗血，表面有伪膜覆盖；病理诊断为喉癌。

【加减】在肿物明显缩小后，可以改为丸剂内服：天葵子、土贝母、煨三棱、煨莪术、海藻、昆布、黄药子、白药子、炒橘核、焦山楂、蒲公英、紫花地丁各 120 g，三七粉、青黛、鸡内金各 60 g；共研细末，炼蜜为丸，如梧桐子大；每次 40 丸，每日 3 次。另用外敷药：重楼、白及、海藻、天葵子、野菊花各 60 g，卤碱 30 g；共研细末，每次 15 g，开水调药，干湿适宜，敷贴患处，用绷带包扎。

【方解】喉为声音之门户，热毒结聚咽喉，烧灼喉道，故声音嘶哑；邪结咽喉，脉络痹阻，火毒熏蒸，气血壅滞，故见咽喉疼痛、口气恶臭、吞咽困难、肿块溃腐渗血；热灼脉络，迫血外溢，则痰中带血；热邪伤津，故口苦咽干、渴喜冷饮、大便干结、小便短赤；病理确诊为喉癌，舌质红、苔黄腻、脉弦滑为热毒内困之症。

方中天葵子、蒲公英、紫花地丁、夏枯草、黄药子、白花蛇舌草共奏清热解毒，散结消肿之功；黄药子、贝母、枳壳合用清热化痰、散结消痈；三棱、莪术、橘核、枳壳合用行气散结止痛；海藻、昆布合用，加强全方消痰软坚消肿之力；白茅根清泻肺胃之热，兼能凉血止血；何首乌解毒，兼合蜂蜜补益精血，防热毒耗伤阴液太过。外敷药重楼具有清热解毒、消肿止痛之效，合何首乌攻补兼施，加强局部治疗。内外、诸药合用，共奏消肿败毒、软坚散结之功，并略加补益之品，对此类癌症患者有捷效。

【注意事项】喉癌证属虚证者不宜使用。

【现代研究】炒橘核具有镇痛、抗炎和促进小鼠小肠推进运动作用；三棱水提物能显著延长凝血酶对人纤维蛋白的凝聚时间，水煎剂能显著抑制血小板聚集，降低全血黏度，能抗体外血栓形成，并使血栓时间延长，血栓长度缩短，血栓重量减轻，另外其水煎剂对离体家兔子宫有兴奋作用；莪术挥发油制剂对多种癌细胞既有直接破坏作用，又能通过免疫系统特异性免疫增强而获得明显的免疫保护效应，从而具有抗癌作用，温莪术挥发油能抑制多种致病菌的生长，莪术油具有明显的抗胃溃疡作用，其水提取液可抑制血小板聚集，促进微动脉血流恢复，完全阻止微动脉收缩，明显促进局部微循环恢复，莪术水提醇液对体内血栓形成有抑制作用，此外莪术对呼吸道合胞病毒有直接灭活作用，莪术油有明显的保肝和抗早孕作用；重楼有光谱抗菌作用，尤其对化脓性球菌的作用优于黄连，对亚洲甲型流感病毒有加强的抑制作用，所含甾体皂苷和氨基酸有抗蛇毒作用；海藻含碘化物，对缺碘引起的地方性甲状腺肿大有治疗作用，并对甲状腺功能亢进、基础代谢率增高有暂时抑制作用，褐藻酸硫酸酯有抗高血脂作用，又可降低血清胆固醇及减轻动脉粥样硬化，其水煎剂有降血压作用，海藻中所含褐藻酸有类似肝素样作用，表现为抗凝血、抗血栓、降低血黏度及改善微循环作用；昆布有防止缺碘性甲状腺肿的作用，其所含海带氨酸及钾盐有降血压作用，藻胶酸和海带氨酸有降血清胆固醇的作用，热水提取物对于体外的人体 KB 癌细胞有明显的细胞毒作用，对 S180 肿瘤有明显的抑制作用，并能提高机体的体液免疫，促进机体的细胞免疫，此外昆布多糖还能防治实验性高血糖；墨旱莲有抑菌、保肝、抗诱变、止血等作用，其煎剂还能明显提高机体免疫功能，此外还能增加冠脉血流量，提高抗缺氧能力；半夏具有抑制呕吐中枢而止呕、止咳、抗胃溃疡、抗肿瘤等作用；黄药子对缺碘食物引起的甲状腺肿有一定的治疗作用，其表现为肿大的甲状腺重量减轻、腺组织和血清蛋白结合碘增加，对大鼠自发性甲状腺肿亦有改善作用，黄药子对小鼠肉瘤 180 及子宫颈癌 U14 有抑制作用，此外还有止血、抗病原微生物作用及对离体兔肠平滑肌有调节作用等；枳壳可使胃肠收缩节律增加，有抑制血栓形成、抗胃溃疡的作用，此外其煎剂或酊剂静脉注射

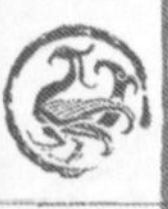

对动物离体心脏有强心作用；牵牛子能增强离体兔回肠节律性收缩和抑制小鼠胃排空，在体外对多种革兰阳性菌和阴性菌均有较强的抗菌活性；贝母碱在低浓度下对支气管平滑肌有明显扩张作用，贝母碱及去氢贝母碱有明显镇咳作用，还有中枢抑制作用，能镇静、镇痛；蒲公英具有抗病原微生物、保肝利胆、抗胃溃疡、增强免疫功能等作用；栀子提取物对结扎总胆管动物的 GOT 升高有明显的降低作用，所含成分有明显的利胆、利胰及降胰酶作用，还有镇静、抑菌、降血压等作用；白茅根具有利尿、止血等作用；白花蛇舌草具有抗肿瘤、抗菌消炎等作用；夏枯草具有降血压、抗炎、抑菌等作用。

第五节　口腔癌肿

本节内容包括口腔的各种癌肿。

口腔恶性肿瘤，中医多从热毒熏蒸、痰浊凝结、气滞血瘀为主，或兼气血阴阳不足。中医药治疗对于口腔恶性肿瘤，主要起到对西医治疗的配合性作用，亦有单独应用而取得痊愈者。

贾堃经验方

【组成】重楼 10 g，山豆根 10 g，瓦楞子 30 g，露蜂房 10 g，野菊花 30 g，料姜石 60 g。同时配合口服平消片，每次 8 片，每日 3 次。

【功效】清热解毒，消肿散结。

【主治】唇癌，证属热毒壅盛者。症见唇部肿块，溃烂渗血，疼痛明显，张口受限，口干舌燥，渴喜凉饮，咽痛，牙龈肿痛。舌质红，苔黄，脉弦细。检查见：肿物质硬，触之疼痛明显，表面溃烂或如菜花状。

【加减】可酌加蜈蚣 2 条，乌蛇 10 g，土鳖虫 10 g，加强软坚散结之效。另可将平消片易服金星散（郁金香 20 g，白矾 20 g，火硝 20 g，重楼 20 g，蟾酥 3 g，红硇砂 6 g，鸡蛋壳 30 g，料姜石 30 g，仙鹤草 30 g，天南星 30 g，共研细粉），每次服 1～6 g，每日 3 次，开水送下。

【方解】热毒壅盛，聚于口唇，熏灼肌肤，故唇部溃烂渗血、疼痛明显；热邪灼津伤液，故口干舌燥、渴喜冷饮；热毒蔓延，影响附近器官，故牙龈肿痛、咽痛、张口受限。舌质红、苔黄、脉弦细为热毒之象。

方中重楼、山豆根、野菊花、料姜石清热解毒、消肿止痛；瓦楞子加强诸药软坚散结之功，兼能消痰化瘀；露蜂房攻毒消积，兼能祛风止痛。全方重用清热解毒、消肿散结之品，配合平消片，功效更著，对属实证之唇癌有快速祛邪的功效。

【注意事项】唇癌，久病体虚甚者不宜使用。

【现代研究】山豆根有抗癌作用，所含苦参碱、氧化苦参碱对实验性肿瘤均呈抑制作用，有抗溃疡作用，能抑制胃酸分泌，对实验性溃疡有明显的修复作用，具有多种抗菌、平喘、升高白细胞、抗心律失常、抗炎及保肝等作用；菊花具有抗菌、抗病毒、扩张冠脉及增加冠脉血流量、提高心肌耗氧量、解热、抗炎等作用；重楼苷有镇静、镇痛作用，本品的水煎剂或乙醇提取物有明显的镇咳、平喘作用，重楼粉有明显的止血作用，此外，还有抗肿瘤作用。

谷铭三经验方

【组成】西洋参（先煎）5 g，生地黄 10 g，天冬 15 g，半枝莲 15 g，石见穿 15 g，白花蛇舌草 20 g，三棱 15 g，莪术 15 g，虎杖 15 g，生薏苡仁 25 g，丹参 20 g，小白花蛇 1 条，炙鳖甲（捣，先煎）15 g，败酱草 20 g，连翘 20 g。

【功效】滋阴清热，泻火解毒，软坚散结。

【主治】腔颊部纤维肉瘤术后，证属气阴

两亏、心脾积火、毒热蕴结者。症见口腔颊部手术刀口肿胀疼痛，有少量分泌物，多发性口腔溃疡，分泌脓汁，气味恶臭，张口困难，只能导管进流质饮食，口干咽痛；舌质暗红，苔少，脉细数。检查见口腔颊部手术切口溃烂，少量分泌物，触痛明显，多发性口腔溃疡。

【加减】视伴随症状可以加减药物；同时可配合药物外敷加强局部治疗。

【方解】心脾积火，上犯口腔，久聚化毒，久滞成癌。术后气阴大伤，火毒益盛，故见口腔颊部手术刀口肿胀、分泌物少；火毒熏灼，腐蚀肌肤，故见多发性口腔溃疡、分泌脓汁、气味恶臭；术后肌肤损伤，邪毒弥漫，故张口困难、口干咽痛；舌质暗红、苔少、脉细数均为热伤气阴之象。

方中西洋参、生地黄、天冬、炙鳖甲共用滋阴清热、益气生津；半枝莲、石见穿、白花蛇舌草、连翘、小白花蛇、败酱草、虎杖、生薏苡仁合用清热泻火、解毒利湿，以消除肿胀及恶臭的分泌物；丹参、三棱、莪术可活血化瘀、软坚散结，以促进刀口瘢痕和肿胀的消失，抑制纤维肉瘤的复发。诸药共用，合奏滋阴清热、泻火解毒、软坚散结之功，再据症加减变化，对肿瘤术后有较好的疗效，可以明显提高患者的生活质量。

【注意事项】无明显使用禁忌；可根据气阴亏虚程度及火毒旺盛程度加以调整药物。

【现代研究】生地黄水提取液有降血压、镇静、抗炎、抗过敏作用，其流浸膏有强心、利尿作用，此外还具有促进机体淋巴细胞的转化、增加 T 淋巴细胞数量的作用，并能增强网状内皮细胞的吞噬功能；天冬酰胺有一定的平喘镇咳祛痰作用，可使外周血管扩张、血压下降、心收缩力增强、心率减慢和尿量增加，煎剂体外实验对甲型及乙型溶血性链球菌、白喉棒状杆菌、肺炎链球菌、金黄色葡萄球菌等均有不同程度的抑制作用，天冬还具有升高外周白细胞、增强网状内皮系统吞噬能力及体液免疫功能的作用，煎剂或醇提取液可促进抗体生成，延长抗体生存时间，对实验动物有非常显著的抗细胞突变作用，可升高肿瘤细胞 cAMP 水平，抑制肿瘤细胞增殖；半枝莲对某些肉瘤、脑瘤、艾氏腹水癌等多种动物肿瘤细胞均有一定抑制作用，对急性粒细胞型白血病细胞有轻度抑制作用，此外还有抑菌、利尿、止咳、平喘等多种药理作用；白花蛇舌草具有抗肿瘤、抗菌消炎等作用；三棱水提物能显著延长凝血酶对人纤维蛋白的凝聚时间，水煎剂能显著抑制血小板聚集，降低全血黏度，能抗体外血栓形成，并使血栓时间延长，血栓长度缩短，血栓重量减轻，另外其水煎剂对离体家兔子宫有兴奋作用；莪术挥发油制剂对多种癌细胞既有直接破坏作用，又能通过免疫系统特异性免疫增强而获得明显的免疫保护效应，从而具有抗癌作用，温莪术挥发油能抑制多种致病菌的生长，莪术油具有明显的抗胃溃疡作用，其水提取液可抑制血小板聚集，促进微动脉血流恢复，完全阻止微动脉收缩，明显促进局部微循环恢复，莪术水提醇液对体内血栓形成有抑制作用，此外莪术对呼吸道合胞病毒有直接灭活作用，莪术油有明显的保肝和抗早孕作用；虎杖具有泻下、祛痰止咳、降血压、止血、镇痛及抑菌抗病毒等作用；薏苡仁煎剂、醇及丙酮提取物对癌细胞有明显抑制作用，薏苡仁内酯对小肠有抑制作用，其脂肪油能使血清钙、血糖量下降，并有解热、镇静、镇痛作用；丹参能扩张冠脉，增加冠脉血流量，改善心肌缺血，能提高耐缺氧能力，对缺氧心肌有保护作用，改善微循环，调节血脂，此外还有保护受损肝细胞、促进肝细胞再生、抗肝纤维化作用，保护胃黏膜、抗胃溃疡，有镇静、镇痛作用，并具有抗炎、抗过敏、抑菌等广泛的作用；鳖甲能降低实验性甲亢动物血浆 cAMP 含量，能提高淋巴母细胞转化率，延长抗体存在时间，增强免疫功能，能保护肾上腺皮质功能，能促进造血功能，提高血红蛋白含量，能抑制结缔组织增生，有防止细胞突变作用，还有一定镇静作用；败酱草对金黄色葡萄球菌、志贺菌属、伤寒沙门菌、铜绿假单胞菌、大肠埃希菌有抑制作用；并有抗肝炎病毒作用，能促进肝细胞再生，防止肝细胞变性，改善肝功能，此外还有抗肿瘤作用，其乙醇浸膏或挥发油均有明显镇静作用；连翘具有抗微

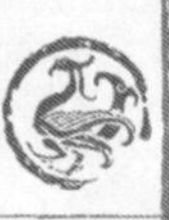

生物、镇吐、抗肝损伤等作用；夏枯草具有降血压、抗炎、抑菌等作用。

【用方经验】口腔颊部纤维肉瘤属口腔恶性肿瘤的范畴。此患者先后手术 3 次，导致气阴两亏，心脾火炽，毒热蕴结于口腔颊部，产生刀口肿胀、溃疡及分泌物恶臭。故治疗应滋阴清热、泻火解毒、软坚散结。

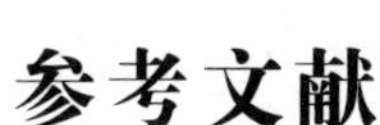

参考文献

[1] 郭维一，郭补林，郭爱玲，等. 郭维一老中医临证实践录［M］. 西安：陕西科学技术出版社，1994.

[2] 李凡成，徐绍勤. 中国现代百名中医临床家谭敬书［M］. 北京：中国中医药出版社，2007.

[3] 蔡福养. 蔡福养临床经验辑要［M］. 北京：中国医药科技出版社，2000.

[4] 许履和，徐福松. 许履和外科医案医话集［M］. 南京：江苏科学技术出版社，1980.

[5] 李文亮，齐强. 千家妙方［M］. 北京：战士出版社，1982.

[6] 高学敏. 中药学［M］. 北京：中国中医药出版社，2002.

[7] 干祖望. 干祖望医书三种［M］. 郑州：山东科学技术出版社，2003.

[8] 刘尚义. 南方医话［M］. 北京：北京科学技术出版社，2005.

[9] 陈明，刘燕华，李芳. 刘渡舟临证验案精选［M］. 北京：学苑出版社，1996.

[10] 朱进忠. 难病奇治［M］. 重庆：科学技术文献出版社重庆分社，1989.

[11] 张剑华，张宁. 耳鼻喉科外科名家张赞臣学术经验集［M］. 上海：上海中医药大学出版社，2002.

[12] 上海中医研究所. 张赞臣临床经验选编［M］. 北京：人民卫生出版社，1981.

[13] 于振宣，崔秀梅，程爵棠. 中国当代中医专家临床经验荟萃（一）［M］. 北京：学苑出版社，1997.

[14] 王足明，凌可与. 疑难病证中医治验［M］. 长沙：湖南科学技术出版社，1983.

[15] 孙光荣，杨龙会，马静. 当代名老中医典型医案集·五官科分册［M］. 北京：人民卫生出版社，2009.

[16] 俞无名，干千. 中医临床家干祖望［M］. 北京：中国中医药出版社，2001.

[17] 张重华. 喉科启承　张赞臣经验精粹［M］. 上海：上海医科大学出版社，1999.

[18] 关思友. 关思友医案医话选［M］. 郑州：郑州大学出版社，2003.

[19] 刘炳凡. 奇效验案［M］. 长沙：湖南科学技术出版社，1992.

[20] 颜德馨. 颜德馨诊治疑难病秘笈［M］. 上海：文汇出版社，2000.

[21] 陈纪藩. 疑难病证治精华［M］. 广州：广东科技出版社，2001.

[22] 孙一民. 临症医案医方（修订本）［M］. 郑州：河南科学技术出版社，1985.

[23] 张梦侬. 临证会要［M］. 北京：人民卫生出版社，2007.

[24] 郑虎占. 颜正华临证论治［M］. 哈尔滨：黑龙江科学技术出版社，2000.

[25] 王寿亭，王现图，张志兴. 医案丛刊：临证实效录［M］. 郑州：河南科学技术出版社，1982.

[26] 王晓光. 当代名医经方应用赏析［M］. 北京：人民军医出版社，2005.

[27] 王现图. 杂病论治［M］. 郑州：河南科学技术出版社，1987.

[28] 浙江中医学院. 何任医案选［M］. 杭州：浙江科学出版社，1981.

[29] 成都中医学院. 李斯炽医案（第一集）［M］. 成都：四川人民出版社，1978.

[30] 张琪. 张琪临证经验荟要［M］. 北京：中国中医药出版社，1992.

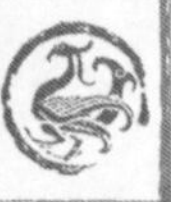

[31] 高新彦. 古今名医医案赏析 [M]. 北京：人民军医出版社，2003.
[32] 中国中医研究院. 朱仁康临床经验集 [M]. 北京：人民卫生出版社，2005.
[33] 南京中医药大学. 中药大辞典 [M]. 上海：上海科学技术出版社，2006.
[34] 刘韵远，李桂茹. 儿科名医刘韵远临证荟萃 [M]. 北京：中医古籍出版社，1994.
[35] 吉良晨. 临证治验录 [M]. 太原：山西科学技术出版社，1993.
[36] 焦树德. 医学实践录 [M]. 北京：华夏出版社，1999.
[37] 赵晓琴. 赵昌基临床经验与学术研究 [M]. 北京：中医古籍出版社，2006.
[38] 王士贞. 中医耳鼻咽喉科临床研究 [M]. 北京：人民卫生出版社，2009.
[39] 刘惠民. 刘惠民医案 [M]. 济南：山东科学技术出版社，1978.
[40] 朱世增. 张赞臣论五官科 [M]. 上海：上海中医药大学出版社，2009.
[41] 王静安. 王静安临证精要 [M]. 成都：四川科学技术出版社，2004.
[42] 顾兆农，薛秦. 顾兆农医案选 [M]. 太原：山西科学技术出版社，1988.
[43] 刘冠军，刘芳，刘虹. 刘冠军临证医方妙用 [M]. 长沙：湖南科学技术出版社，2002.
[44] 金宇安. 屠金城临床经验集粹 [M]. 北京：中国中医药出版社，1994.
[45] 万济舫. 万济舫临证辑要 [M]. 武汉：湖北人民出版社，1982.
[46] 姚树棠. 太和医案选 [M]. 西安：陕西科学技术出版社，1988.
[47] 张学文. 瘀血证治 [M]. 西安：陕西科学技术出版社，1998.
[48] 王修善. 王修善临证笔记 [M]. 太原：山西人民出版社，1978.
[49] 张赞臣. 整体调治鼻衄用药需识八要 [M]. 北京：中医古籍出版社，1992.
[50] 许玉山. 许玉山医案 [M]. 太原：山西人民出版社，1983.
[51] 范中林医案整理小组. 范中林六经辨证医案选 [M]. 沈阳：辽宁科学技术出版社，1984.
[52] 傅明波. 傅魁选临证秘要 [M]. 上海：上海科学技术出版社，2002.
[53] 刘强. 名老中医医话 [M]. 北京：科学技术文献出版社，1985.
[54] 史宇广，单书健. 当代名医临证精华·血证专辑 [M]. 中医古籍出版社，1992.
[55] 刘星元. 刘星元临证集 [M]. 兰州：甘肃人民出版社，1980.
[56] 孙英远，孙继先. 孙允中临证实践录 [M]. 沈阳：辽宁人民出版社，1981.
[57] 周建宣，吴盛荣. 吴光烈临床经验集 [M]. 厦门：厦门大学出版社，1996.
[58] 吴少怀医案整理组整理. 吴少怀医案 [M]. 济南：山东人民出版社，1978.
[59] 班秀文. 班秀文妇科医论医案选 [M]. 人民卫生出版社，1987.
[60] 崔文彬. 崔文彬临证所得 [M]. 呼和浩特：内蒙古人民出版社，1982.
[61] 张耀卿，陈道隆. 内科临证录 [M]. 上海：上海科学技术出版社，1978.
[62] 王渭川. 王渭川临床经验选 [M]. 西安：陕西人民出版社，1979.
[63] 赵绍琴. 赵绍琴临床经验辑要 [M]. 北京：中国医药科技出版社，2001.
[64] 邵公厚. 效方拾萃 [M]. 北京：中国中医药出版社，1991.
[65] 上海中医学院. 老中医临床经验选编第一辑 [M]. 上海：上海中医学院出版社，1978.
[66] 广州中医学院. 中医喉科学讲义 [M]. 北京：人民卫生出版社，1964.
[67] 万友生. 万友生医案选 [M]. 上海：上海中医药大学出版社，1997.
[68] 徐振纲. 何世英儿科医案 [M]. 银川：宁夏人民出版社，1979.
[69] 赵玉贤. 周慕新儿科临床经验选 [M]. 北京：北京出版社，1981.
[70] 贺季衡. 贺季衡医案 [M]. 南京：江苏科学技术出版社，1983.
[71] 湖南省中医药研究所. 湖南省老中医医案选（二） [M]. 长沙：湖南科学技术出版社，1981.
[72] 邹云翔，黄新吾. 邹云翔医案 [M]. 南京：江苏科学技术出版社，1981.

[73] 隋殿军，王之虹. 中国当代名医医案医话选 [M]. 长春：吉林科学技术出版社，1995.
[74] 吉良晨. 临证治验录 [M]. 北京：中国书店，2000.
[75] 王鹏宇. 内蒙古名老中医临床经验选粹 [M]. 北京：中医古籍出版社，1991.
[76] 朱进忠. 天人相应与辨证论 [M]. 太原：山西科学技术出版社，1985.
[77] 谷方芳，张天文. 谷铭三治疗疑难病验案选 [M]. 大连：大连理工大学出版社，1992.
[78] 包素珍. 肿瘤名家验案精选 [M]. 北京：人民军医出版社，2006.
[79] 李济仁. 名老中医肿瘤验案辑按 [M]. 上海：上海科学技术出版社，1990.
[80] 孙秉严，郭振芳. 孙秉严治疗肿瘤临床经验 [M]. 北京：科学出版社，1992.

图书在版编目（CIP）数据

耳鼻咽喉口腔科国医圣手时方 / 李凡成，彭清华主编. -- 长沙 : 湖南科学技术出版社，2024.9

（国家级名老中医临证必选方剂系列丛书 / 彭清华总主编）

ISBN 978-7-5710-2163-4

Ⅰ. ①耳… Ⅱ. ①李… ②彭… Ⅲ. ①中医五官科学—时方—汇编 Ⅳ. ①R289.58

中国国家版本馆 CIP 数据核字(2023)第 072768 号

ERBIYANHOUKOUQIANGKE GUOYI SHENGSHOU SHIFANG

耳鼻咽喉口腔科国医圣手时方

主　　编：李凡成　彭清华

出 版 人：潘晓山

责任编辑：李　忠

出版发行：湖南科学技术出版社

社　　址：长沙市芙蓉中路一段 416 号泊富国际金融中心

网　　址：http://www.hnstp.com

湖南科学技术出版社天猫旗舰店网址：

http://hnkjcbs.tmall.com

邮购联系：0731-84375808

印　　刷：长沙市雅高彩印有限公司

（印装质量问题请直接与本厂联系）

厂　　址：长沙市开福区中青路 1255 号

邮　　编：410153

版　　次：2024 年 9 月第 1 版

印　　次：2024 年 9 月第 1 次印刷

开　　本：710mm×1000mm　1/16

印　　张：13.25

字　　数：342 千字

书　　号：ISBN 978-7-5710-2163-4

定　　价：68.00 元